國家古籍整理出版專項經費資助項目

中華古籍保護計劃

ZHONG HUA GU JI BAO HU JI HUA CHENG GUO

·成果·

中華醫藏

第三編

叢書卷

雪潭居醫約

1

（明）陳澈 編輯

《中華醫藏》編委會 編
江凌圳 主編

國家圖書館出版社

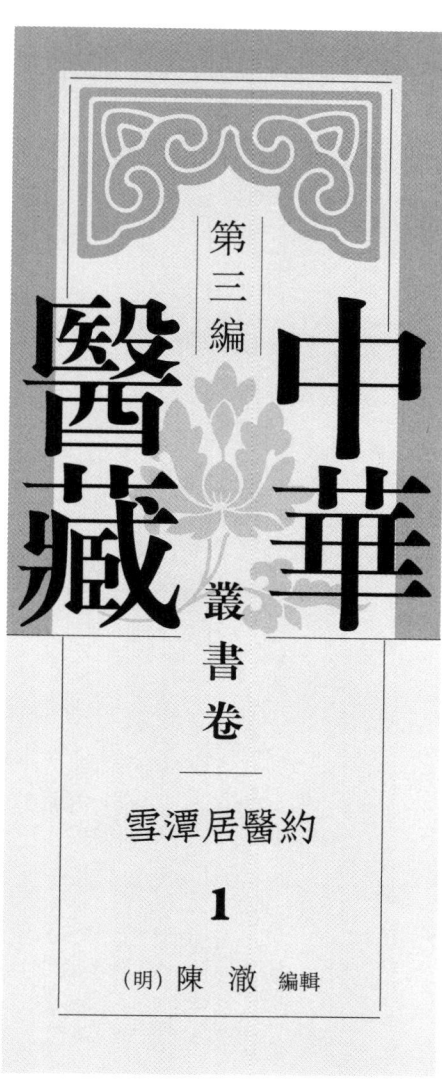

圖書在版編目(CIP)數據

雪潭居醫約:全三册/(明)陳澈編輯;《中華醫藏》編委會編;江凌圳主編.—北京:國家圖書館出版社,2024.6
(中華醫藏·第三編·叢書卷)
ISBN 978-7-5013-8121-0

Ⅰ.①雪… Ⅱ.①陳… ②中… ③江… Ⅲ.①中醫典籍-中國-明代 Ⅳ.①R2-52

中國國家版本館 CIP 數據核字(2024)第 090761 號

書　　名	雪潭居醫約(全三册)
著　　者	(明)陳澈 編輯
叢 書 名	中華醫藏·第三編·叢書卷
著　　者	《中華醫藏》編委會 編　江凌圳 主編
項目統籌	殷夢霞
責任編輯	張愛芳　靳　諾　宋紅垚
編　　務	湯紅霞
封面設計	敬人書籍設計工作室
出版發行	國家圖書館出版社(北京市西城區文津街 7 號　100034) (原書目文獻出版社　北京圖書館出版社) 010-66114536　63802249　nlcpress@nlc.cn(郵購)
網　　址	http://www.nlcpress.com
印　　裝	河北三河弘翰印務有限公司
版次印次	2024 年 6 月第 1 版　2024 年 6 月第 1 次印刷
開　　本	787×1092　1/16
印　　張	91.25
書　　號	ISBN 978-7-5013-8121-0
定　　價	2400.00 圓

《中華醫藏》規劃指導委員會　編纂委員會

專家委員會人員名單（二〇一二年）

規劃指導委員會

主任委員：蔡　武　王國强

副主任委員：楊志今　周和平　李大寧

委　　員：趙　雯　于　群　劉小琴　詹福瑞　蘇　國　石鵬建　閆　金　王　居

孫光奇　裴　飈　段　勇　王　煉　桑濱生　李　昱　晋保平

規劃指導委員會辦公室

主　　任：劉小琴

副　主　任：張志清　李　昱

成　　員：尹壽松　王思成　崔　蒙　柳長華　王振國

編纂委員會

編纂委員會辦公室

專家委員會

顧　　問：傅熹年　丁　瑜　王　堯　安平秋

主任委員：李致忠　王永炎

副主任委員：曹洪欣

委　　員（按姓氏筆畫排序）：

王玉川　石學敏　史金波　白化文　朱良春　朱鳳瀚　李今庸　李經緯

余瀛鰲　馬繼興　陸廣莘　陳可冀　張燦玾　程毅中　路志正　鄧鐵濤

注：《中華醫藏》規劃指導委員會、編纂委員會、專家委員會人員名單據二〇一二年八月文化部、國家中醫藥管理局『關於成立《中華醫藏》規劃指導委員會、《中華醫藏》編纂委員會、《中華醫藏》專家委員會的通知』（文公共函〔二〇一二〕一五八五號）

《中華醫藏》規劃指導委員會　編纂委員會
專家委員會人員名單（二〇二二年）

規劃指導委員會

主任委員：胡和平　余艷紅　于文明

副主任委員：張　旭　熊遠明　王志勇

委　　員：馬秦臨　李　宏　陳彬斌　張志清　唐愛華　孫志誠　王新祥　王啓明
　　　　　王小龍　張劍輝　羅　静　崔建民　王思成　劉群峰　李　昱　陳榕虎

規劃指導委員會辦公室

主　　任：陳彬斌　李　昱

副　主　任：張志清　陳榕虎

成　　員：湯　琳　邱　岳　賀曉路　李海燕　蕭永芝　王振國

編纂委員會

主任委員：熊遠明　黃璐琦　張伯禮

副主任委員：陳彬斌　李　昱　張志清

委　　員（按姓氏筆畫排序）：

王　麗　王　鵬　王旭東　王春艷　王映輝　王振國　扎　巴　玉臘波

艾爾肯·卡斯木　布仁達來　邢玉瑞　多吉卓嘎　江凌圳　李文林　李海峰

李海燕　李國慶　李燦東　李鴻濤　李耀輝　吴　格　吴元豐　何清湖

佟　琳　汪　劍　沈乃文　宋　坪　宋咏梅　林世田　和中浚　胡方林

胡旺林　徐憶農　殷夢霞　陳仁壽　陳先行　陳紅彦　陳麗雲　黃建明

黃潤華　崔　爲　許逸民　張其成　張華敏　張偉娜　張愛芳　張樹劍

張豐聰　達　娃　達力扎布　楊　峰　楊繼紅　甄雪燕　趙　瓊　趙　艷

蕭永芝　蔡永敏　蔡鴻新　蔣力生　鄧　都　劉更生　戴　銘　鞠寶兆

魏　崇　儲戟農　蘇品紅　羅　琳　羅艷秋

編纂委員會辦公室

主　　任：張志清　唐旭東

副 主 任：湯　琳　邱　岳　蘇品紅　李海燕

　　　　　蕭永芝　王振國　魏　崇

成　　員（按姓氏筆畫排序）：

王　沛　王　鵬　王春燕　王映輝　王紅蕾　李　辰　李　兵　李　萌

李雨欣　李鴻濤　佟　琳　宋咏梅　范　磊　周　揚　洪　琰　陳　聰

陳廣坤　張　磊　張效霞　張偉娜　張愛芳　張豐聰　葛　政　賀曉路

楊照坤　趙文友　臧守虎　劉更生　儲戟農

專家委員會

顧　　問：傅熹年　丁　瑜　王　堯　安平秋

主任委員：周和平　李致忠　王永炎

副主任委員：曹洪欣

委　　員（按姓氏筆畫排序）：

于智敏　王　琦　王玉川　王旭東　王莒生　王振國　王國辰　石學敏

史金波　白化文　仝小林　邢玉瑞　朱良春　朱鳳瀚　伊廣謙　李大寧

李今庸　李秀明　李宗友　李經緯　李鴻濤　余瀛鰲　沈澍農　武繼彪

孟慶雲　胡曉峰　柳長華　段逸山　馬繼興　高文柱　陸廣莘　陳可冀

陳其廣　黃龍祥　崔　蒙　張如青　張志斌　張華敏　張瑞賢　張燦玾

萬　芳　董洪利　程毅中　焦振廉　楊成凱　楊金萍　裘　儉　甄　艷

路志正　趙京生　臧守虎　鄭金生　鄧鐵濤　魯兆麟　劉保延　劉時覺

諸國本　潘桂娟　薛清祿　錢超塵　嚴世芸　嚴季灡

注：《中華醫藏》規劃指導委員會、編纂委員會、專家委員會人員名單據二〇二二年六月文化和旅游部、國家中醫藥管理局『關於調整《中華醫藏》規劃指導委員會、編纂委員會、專家委員會的通知』（文旅公共發〔二〇二二〕六八號）

前言

中醫藥是中華民族的偉大創造，是包括我國漢族和少數民族醫藥在内的各民族醫藥的統稱，具有悠久的歷史傳統、獨特的理論體系和豐富的技術方法，反映了中華民族對自然、生命、健康和疾病的認識，是我國獨具特色優勢的衛生、經濟、科技、文化和生態資源，具有科學和人文雙重屬性。中醫藥古籍承載着中華民族特有的精神價值、思想智慧和生命健康知識，藴含着豐富而寶貴的原創思維、獨特理論和實踐經驗，是養生保健、防病治病理論與方法的寶藏，更是中醫藥科技創新和學術進步的源泉。發掘、整理、保護和利用中醫藥古籍，不僅是弘揚中華優秀傳統文化的重要舉措，也是傳承中醫藥學術精華、促進中醫藥原始創新的必由路徑。

毛澤東同志指出：『中國醫藥學是一個偉大的寶庫，應當努力發掘，加以提高。』在黨和政府的大力支持與推動下，我國持續開展了中醫藥古籍普查、整理和研究工作。1954年11月，《中共中央批轉中央文委黨組關於改進中醫工作問題的報告》中提出，『整理出版中醫書籍：出版中醫中藥書籍，包括整理、編輯和翻印古典的和近代的醫書』，係中央對中醫藥古籍工作的首次指示，對推動中醫藥古籍工作起到了重要作用。《1963—1972年科學技術發展規劃綱要》將『整理和注解歷代中醫名著』列爲工作任務，中醫藥古籍工作首次被納入國家規劃。爲落實全國《古籍整理出版規劃（1982—1990）》，自1982年起，原衛生部先後下達了二百餘種中醫藥古籍整理研究任務，整理出版了一批經典中醫藥古籍。2005年，財政部設立專項，實施了『中醫古籍搶救工程』。2010年，財政部支持國家中醫藥管理局實施公共衛生專項資金項目『中醫藥古籍保護與利用能力建設』，成果彙成《中國古醫籍整理叢書》陸續出版。同時，在有關部門的推動下，國家圖書館（國家古籍保護中心）、中國中醫科學院中醫藥信息研究所（全國中醫行業古籍保護中心）組織全國專家學者開展了大量調研工作，從一萬三千餘種中醫藥古籍中遴選古籍元典二千二百八十九種，初步形成了《中華醫藏》選目；在進行全國古籍普查的基礎上推進中醫藥古籍普查，編纂中醫藥古籍普查登記目録，進一步理清了中醫藥古籍的存世狀况。這些工作的開展，使得中醫藥古籍保護、整理和研究工作薪火相傳，延續至今。

習近平總書記指出，『中醫藥學是中國古代科學的瑰寶，也是打開中華文明寶庫的鑰匙』，强調要『切實把中醫藥這一祖先留給我們的寶貴財富繼承好、發展好、利用好』。黨的十八大以來，歷久而彌新的中醫藥學迎來了天時、地利、人和的歷史發展機遇，中醫藥古籍工作得到前所未有的重視和加强。2019年，《中共中央 國務院關於促進中醫藥傳承創新發展的意見》提出『挖掘和傳承中醫藥寶庫中的精華精髓。加强典籍研究利用，編撰《中華醫藏》』。2022年，中共中央辦公廳、國務院辦公廳印發的《關於推進新時代古籍工作的意見》，提出『梳理挖掘古典醫籍精華，推動中醫藥傳承創新發展，增進人民健康福祉』。系統總結、整理、挖掘中醫藥古籍資源，夯實中醫藥學進一步發展的理論基礎，促進中醫藥傳承創新發展，努力保障人民身心健康，增進社會福祉，成爲行業期待、社會所需和時代召喚。

爲此，在全國古籍普查工作已取得重大成果的今天，去粗取精，去僞存真，將中醫藥古籍的元典和精華萃爲一編尤爲重要，是一項强固中醫藥傳承創新發展大厦基石的偉大工程。

2018年，財政部正式將《中華醫藏》列入『中華古籍保護計劃』立項資助，由文化和旅游部牽頭，國家中醫藥管理局組織推進，國家圖書館（國家古籍保護中心）、中國中醫科學院中醫藥信息研究所（全國中醫行業古籍保護中心）具體實施。全國二十八家單位、三十四個課題組、近千名專家學者參與，國內外二百餘家古籍館藏機構支持項目實施。

《中華醫藏》是集保存、研究、利用爲一體的中醫藥古籍再生性保護項目。萃取精華、呈現元典，與部次流別、提要鈎玄是這套大型叢書的兩項核心工作，同時致力於推動中醫藥古籍的學術研究與資源開放共享。一方面通過深入細緻的目録學研究和全面實地考察，收録涵蓋中醫藥經典著作、各學科領域源頭性與代表性著作、歷代醫藥名家名著等，所選版本力求最精，采用『編』『類』相結合的方式，集成編纂，以先進的技術手段影印出版，使得珍貴醫籍化身千百，分藏各地，用之當代，垂之後世，架起中醫藥古籍保護和利用的橋梁。另一方面通過『辨章學術，考鏡源流』，形成每一類目的『類序』和每一書目的『提要』，可以爲科學研究提供豐富的文獻基礎，爲文化、教育和相關産業提供系統便捷的研究資料，爲臨床實踐、養生保健提供寶貴的經驗，使後世學者能『即類求書，因書究學』，真正做到『人守其學，學守其書，書守其類』。

《中華醫藏》是國家重大文化工程，是中醫學傳承創新發展的基礎性學術巨著，也是盛世修典的重要體現。《中華醫藏》之『藏』是中國古代醫學典籍之『藏』，不僅是中醫藥古籍文獻的系統彙集和影印出版，更是嚴謹的學術研究和體系創新；既是對存世重要古典醫籍的集結彙總和分類編次，也是對中醫藥學術發展史的一次系統梳理，是歷代傳世醫藥文獻系統研究整理的最新成果。通過遴選編修、影印出版，引領具有版本價值、學術價值和臨床價值的珍貴典籍走出秘閣、服務社會，昭示先賢智慧，傳承醫統正脉，引導原始創新，保護原創權益，爲後世留下一座恢宏而實用的寶庫，意義和價值重大，必將爲加快構建中國特色、中國風格、中國氣派的中醫藥學科體系、學術體系和話語體系，爲中華文明的偉大復興做出更大的貢獻！

編纂一部賅括古今、薈萃百家、涵蓋各科，全面反映中醫藥學發展歷程和成就的大型醫學叢書，是幾代中醫藥學人的夢想。在《中華醫藏》的編纂過程中，全體同仁群策群力，同心同德，不畏艱難，奔走於全國各地，搜采秘本佳籍。同時，該項目得到了社會各界的廣泛支持，許多專家不顧年高事繁，事必躬親，爲項目實施建言獻策、保駕護航。值此《中華醫藏》出版之際，謹對財政部、文化和旅游部、國家中醫藥管理局、中國社會科學院等部委單位的大力支持、悉心指導，對社會各界的鼎力襄助、中醫藥行業同仁的辛勤付出致以崇高的敬意和衷心的感謝！

《中華醫藏》編纂委員會

二〇二二年十月十日

凡例

一、《中華醫藏》是『中華古籍保護計劃』的一項重大成果，由文化和旅游部牽頭，國家中醫藥管理局組織推進，國家圖書館（國家古籍保護中心）、中國中醫科學院中醫藥信息研究所（全國中醫行業古籍保護中心）具體實施。其編纂宗旨爲保護、傳承、整理、利用中醫藥古籍，着力推動中醫藥古籍的學術研究與資源開放共享，揭示中醫藥發展源流，推動中華傳統醫藥科技發展與文化守正創新。

二、《中華醫藏》選録歷代中醫藥經典醫籍，在選擇版本時注重珍稀孤罕善本和有藝術特色的繪刻佳本，共計二千二百八十九種，其中民族醫藥古籍二百二十四種。

三、選録範圍：

（一）寫印於1911年以前（含1911年）的中醫藥古籍，其中民族醫藥古籍年限適當後延；

（二）收録中醫藥古籍僅限紙質文獻；
（三）適當收録在國外寫印的、由中國人編撰的中醫藥著作；
（四）民族醫藥古籍僅爲用漢文或民族文字著述者；
（五）適當收録分散載於《道藏》等各類叢書、類書和文集中的醫、藥、養生論著。

四、選録原則：
（一）中醫藥經典著作及其注釋研究著作。原書已佚的經典著作，選擇最佳輯本；
（二）中醫藥各學科代表著作、源頭性著作；
（三）歷代醫藥名家名著；
（四）地區代表性醫藥著作，如地方本草、地方病專著等；
（五）具有民間特色的中醫藥著作，如鈴醫、草藥醫及行之有效的特殊療法等；
（六）歷代醫事制度、醫家傳略、醫史著作等。

五、本書選録中醫藥古籍儘量選取其存世（包括國内外）最早、最完好、刻印或抄録最佳的版本爲底本；選録之書版本殘損者，進行書版補佚。補配原則如下：

（一）選録古籍的同一版本。某些卷帙分藏數地，則通過補配合成完璧；

（二）補配時，在全面調研的基礎上，選定主體底本（主體底本應是同一版本的古籍中書品狀況最爲完好者），依據主體底本的殘損缺佚情況選擇該書同一版本的其他藏品進行補配，并注明殘損缺佚及補配的相關信息。

六、本書按分類編年法編排：

（一）全書設二級結構，第一級爲『編』，第二級爲『類』。全書分四編，具體如下：

第一編：醫經（内經、難經）、傷寒金匱、本草、養生、醫史；

第二編：藏象、運氣、病因病機、針灸推拿、經絡骨度、診法、方書；

第三編：通論、内科、外科、傷科、女科、兒科、温病、眼科、咽喉口齒、醫案醫話、叢書；

第四編：藏醫、蒙醫、維吾爾醫、傣醫、彝醫。

（二）類下具體書籍大致依照成書年排列；成書年不詳者，依據刊刻或抄録年排列；刊刻或抄録年不詳者，依據著者卒年或大致生活年代排列；著者卒年或大致生活年代亦不詳者，依據書籍著録版本大致年代排列。

七、爲體現全書『辨章學術，考鏡源流』的功用，在每類類名下設有類序，每書書名下設有内容簡介。各書書名和著者，大體按照卷端著録。各部分文字涉及异體字的，統一使用規範漢字。

《叢書卷》編纂人員名單

主　審：盛增秀　朱建平　臧守虎

主　編：江凌圳

副主編：莊愛文　高晶晶　李曉寅　丁立維

編　委（按姓氏筆畫排序）：

丁立維　王　英　毛偉波　石芹芹　朱建平

竹劍平　江凌圳　安　歡　李延華　李　健

李曉寅　余　凱　周　維　孟子蛟　胡　晶

莊愛文　高晶晶　陳秀琳　孫舒雯　崔一迪

《叢書卷》類序

『叢書』一詞最早見於唐代韓愈《剥啄行》『門以兩版，叢書於間』，意爲聚集書籍。而作爲書籍類别的叢書，亦稱叢刊、叢刻等，即根據一定目的和使用對象，將兩種或以上獨立成書的書籍在一個總名下彙編爲一書。常見含括多個類别的綜合性叢書和單一類别的專門性叢書。叢書之體始自齊梁，叢書之名始見於唐代《笠澤叢書》（名爲『叢書』，實爲雜文集）。現存最早的叢書一般認爲是南宋嘉泰二年（1202）俞鼎孫、俞經的《儒學警悟》，惜其流傳不廣。

醫學類叢書屬於專門性叢書。現存最早的醫學類叢書爲南宋楊士瀛所撰《新刊仁齋直指》，含子書四種，包括《新刊仁齋直指附遺方論》《新刊醫脉真經》《新刊傷寒類書活人總括》《新刊仁齋直指小兒附遺方論》，該叢書總書名與子書《新刊仁齋直指》相同，係以子書名代叢書總書名。

最早見於書目著録的醫學類叢書爲元代杜思敬輯《濟生拔粹》，又名《濟生拔粹方》，選取金元時期張元素及其弟子、門人等名家醫籍十九種，擇其尤切用者，節而録之，門分類析，有論有方，雖爲節本，但對傳播、保存以及校訂金元醫籍等方面均有重要的意義，極具文獻學價值。

隨着學術的發展、印刷術的普及，明代整理、輯録叢書較多，在編纂、刊印方面取得了相當成就。醫學類叢書常見兩種類型，一是個人或家族對醫籍的彙纂，如《汪石山醫書》《景岳全書》；一是藏書家、刻書家對不同醫籍的彙刊，如胡文煥《醫家萃覽》、余象斗《必用醫學須知》。

清代是醫學叢書編纂的繁榮時期，數量逾百種，遠超前代之和。有名醫撰著，如陳念祖《南雅堂醫書全集》、王士雄《潛齋醫書五種》等；有藏書家編輯，如葉志詵《漢陽葉氏叢刻》、丁丙《當歸草堂醫學叢書》；還有官方編纂醫學叢書，如太醫院編《脉學本草醫方全書》。

民國時期，叢書又有新的發展，出現了影響深远的大型綜合性叢書，如《四部叢刊》《四部備要》等。此外，叢書編纂突破四部分類體系，如《叢書集成》以實用與罕見爲標準，分爲十大類。在此影響下，醫學叢書的編纂亦層出不窮。著名的有裘慶元編《三三醫書》，收録《温熱逢源》等九十九種醫書；錢季寅輯《影印古本醫學叢書》，收録《古本難經闡注》等十種；國醫書局輯《國醫小叢書》，收録《時疫白喉捷要》等三十四種；曹炳章輯《中國醫學大成》，收輯

《靈樞識》等一百三十餘種；裘慶元輯《珍本醫書集成》，收録《内經素問校義》等九十種；陳存仁輯《皇漢醫學叢書》，收録《素問識》等七十二種。皆具内容豐富、類別多樣的特點，對於醫籍的傳播和保存起到了極大的作用。

經過歷代叢書的編纂，中醫古籍大部分被收入醫學叢書，中醫古籍目前流傳的版本也以叢書居多。編纂刊布醫學叢書，對於醫家專人、醫學專題、地方性醫學的研究，保存醫學文獻，尤其是一些篇幅較短小、容易散佚的文獻，具有十分重要的作用。故清代張之洞《書目答問》謂：『叢書最便學者，爲其一部之中，可該群籍，搜殘存佚，爲功尤巨，欲多讀古書，非買叢書不可。』

醫學叢書類目始創於日本高島久也、岡田昌春合編的《躋壽館醫籍備考》，此後《中國醫學書目》《南京國學圖書館書目》皆仿之，專門著録醫學叢書。《中國中醫古籍總目》著録中醫叢書類古籍二百零六種，《新編中國中醫古籍總目》著録中醫叢書類古籍二百五十種。若計入民國時期的文獻，則有三百種之多。這些叢書對保存、整理、研究、傳承中醫學術發揮了重要作用。

《中華醫藏·第三編·叢書卷》收録二十七種代表性醫學類叢書。其中收録最多的爲一人自撰或據前人著述輯録的叢書，如明代王肯堂《證治準繩》，先成《雜病證治準繩》并附以《類方》，後續成《傷寒證治準繩》《幼科證治準繩》《女科證治準繩》《瘍醫準繩》四種，後世稱《六科證治準繩》；明代張三錫纂《醫學準繩六要》，含《經絡考》《四診法》《病機部》《運氣略》《本草選》《治法彙》六種；明代盧復輯《芷園醫種》，含《醫種子》四種、《芷園臆草》五種；清代沈明宗編注《醫徵》，含《金匱要略編注》《傷寒六經纂注》《温熱病論》《虚勞内傷》《女科附翼》子書五種，附録《客窗偶談》一種；清代蔡貽績輯《醫學四要》，含《醫學指要》《醫會元要》《傷寒温疫抉要》《内傷集要》四種；清代李守永删訂《司命秘笈》，含《龍宮三十禁方》《華祖青囊外症十方》《枕中秘要》三種傳説與孫思邈有關的醫書。另如《證治大還》《沈氏尊生書》《鄭氏彤園醫書》《聊復集》《齊氏醫書四種》《醫學切要全集》《醫學六種》等等。尤重名家名著稿抄本，如《泉唐沈氏醫書九種》《田晋蕃醫書七種》《正誼堂醫書九種》《連自華醫書十五種》等，其中《田晋蕃醫書七種》收録的《中西醫辨》爲中西醫結合早期經典之作。有兩人以上的名家醫著合刻叢書，如明代何柬編撰的《醫學統宗》，含子書七種，其中何柬自撰者三種，校補滑壽所著醫書三種。有學術流派、地方醫學類叢書，如清代陳嘉璴輯《醫學粹精》，除陳氏自撰之書，還收録明代有學術傳承關係的周之幹、查萬合、胡慎柔之書；清代楊乘六《己任編》，輯評明末清初醫家高鼓峰、吕留良、董廢翁三家四部醫書彙集之編；《盤珠集》，含嚴潔、施雯、洪煒三人或獨撰或合撰的五種。有官修綜合性醫學叢書，如乾隆年間組織太醫院院判編纂的官修綜合類叢書《御纂醫宗金鑑》，收録十五種醫籍。另外，《中華醫藏·第三編·叢書卷》包含了部分全書，如明代彭月光《體仁彙編》，有論有方，卷號連續，并無子書之名；張介賓《景岳全書》六十四卷，全書分爲十六種，内容不重複，卷序連續；陳澈《雪潭居醫約》取張介賓《類經》、王肯堂《證治準繩》、繆希雍《神農本草經疏》等書之精要，參以自身醫案，編輯成書，是一部内容豐富的綜合性醫書；清代程文囿《醫述》十六卷，編纂思想統一，卷次連續，但又各有主題，書中引録甚多，所輯古今醫書三百二十餘種，經史子集四十餘種。

需要説明的是，部分所收叢書有缺子書、缺卷、缺葉者，如有同一版本儘量配補。其中清代汪啓賢、汪啓聖選注《濟世全書》，本藏從他館補配三種，收齊二十七種子書，首次成爲完書。《新刊仁齋直指》《濟生拔粹》《古今醫統正脉全書》等代表性醫學類叢書的子書計劃收入《中華醫藏》其他類目者，《叢書卷》不再重複收録。

《中華醫藏·第三编·叢書卷》收録代表性醫學類叢書共二十七種，按成書時間先後，依次爲：《體仁彙編》（全二册）、《醫學統宗》（全一册）、《證治準繩》（全二十四册）、《醫學準繩六要》（全七册）、《芷園醫種》（全二册）、《雪潭居醫約》（全三册）、《景岳全書》（全十册）、《濟世全書》（全八册）、《醫徵》（全三册）、《醫學粹精》（全一册）、《證治大還》（全六册）、《己任編》（全一册）、《御纂醫宗金鑑》（全十六册）、《盤珠集》（全三册）、《沈氏尊生書》（全八册）、《鄭氏彤園醫書》（全四册）、《聊復集》（全一册）、《醫學四要》（全三册）、《醫述》（全六册）、《齊氏醫書四種》（全四册）、《醫學切要全集》（全二册）、《醫學六種》（全二册）、《司命秘笈》（全一册）、《泉唐沈氏醫書九種》（全二册）、《田晉蕃醫書七種》（全六册）、《正誼堂醫書九種》（全一册）、《連自華醫書十五種》（全三册）。因卷次繁多，體量巨大，爲方便讀者使用，現將《叢書卷》所收二十七種叢書單獨出版。

江凌圳

二〇二四年四月

總目録

第一册

雪潭居醫約八卷（卷一至二）

（明）陳澈 編輯

明崇禎十四年（1641）著者自刻本……一

第二册

雪潭居醫約八卷（卷三至五）

（明）陳澈 編輯

明崇禎十四年（1641）著者自刻本……一

第三册

雪潭居醫約八卷（卷六至八）

（明）陳澈 編輯

明崇禎十四年（1641）著者自刻本……一

雪潭居醫約

三衢徐世蔭較正　三山陳澈編輯

陰陽應象統論

黄帝曰。陰陽者。天地之道也。萬物之綱紀。變化之父母。生殺之本始。神明之府也。治病必求於本。故積陽為天。積陰為地。陰靜陽躁。陽生陰長。陽殺陰藏。陽化氣。陰成形。寒極生熱。熱極生寒。寒氣生濁。熱氣生清。清氣在下。則生飧泄。濁氣在上。則生䐜脹。此陰陽反作。病之逆從也。故清陽為天。濁陰為地。地氣上為雲。天氣下為雨。雨出地氣。雲出天氣。故清陽出上竅。濁陰出下竅。清陽發腠理。濁陰走五臟。

雪潭居醫約八卷

（明）陳澈 編輯　明崇禎十四年（1641）著者自刻本

清陽實四支。濁陰歸六府。水為陰。火為陽。陽為氣。陰為味。味歸形。形歸氣。氣歸精。精歸化。精食氣。形食味。化生精。氣生形。味傷形。氣傷精。精化為氣。氣傷於味。陰味出下竅。陽氣出上竅。味厚者為陰。薄為陰之陽。氣厚者為陽。薄為陽之陰。味厚則泄。薄則通。氣薄則發泄。厚則發熱。壯火之氣衰。少火之氣壯。壯火食氣。氣食少火。壯火散氣。少火生氣。氣味辛甘發散為陽。酸苦涌泄為陰。陰勝則陽病。陽勝則陰病。陽勝則熱。陰勝則寒。重寒則熱。重熱則寒。寒傷形。熱傷氣。氣傷痛。形傷腫。故先痛而後腫者。氣傷形也。先腫而後痛者。形傷氣也。風勝則動。熱勝則腫。燥勝則乾。寒勝則

第一册目録

雪潭居醫約八卷

（卷一至二）

（明）陳澈 編輯

明崇禎十四年（1641）著者自刻本

雪潭居醫約八卷

明陳澈編輯，明崇禎十四年（1641）著者自刻本。

陳澈，生卒年不詳，號雪潭，三山（今福建福州）人，約生活於明末清初。習舉業，精醫術，著作僅有《雪潭居醫約》一書傳世。

此書成於崇禎十四年，共八卷，每卷含一子目，依次爲《格致要論》《脉色解微》《疾病闡疏》《六淫分類》《内傷條辨》《雜症彙考》《女科正録》《藥症忌宜》，是一部彙集醫理、診斷、疾病、方藥等的綜合性醫書。

《中華醫藏》影印底本原書版框高二十二點三厘米，寬十三點五厘米，現藏浙江圖書館。此書原缺牌記、吴聖錫序與自序葉三，周之夔序爲抄配，皆從他館補配。

（高晶晶）

此書奉
觀察徐竹孫先生。慨醫學之淩夷。憫忠
仁念。命輯玄編。討論棗梨。歷匝寒暑。上

雪潭居醫約

下逮我明諸大家。凡有立論布方。遍經
漏貽關謬。僭綴叅既約而精。復明且備。洵
爲濟世之慈航也。覽者辨之。三山清

醫約序

戊寅夏杪閩中郡邑民多羸瘠淒徃縣頓貧甚告者伶仃莞簣間竟一刀圭不可得也周禮稽醫予以治疾病亦王政一端也余因捐金

集醫以待纔屬至者五閲月而全活以數萬計當發念時謂施藥以治病也藥弗精良醫弗詳毖不如無施安得練臧開敏其人庶或有濟諸同事皆同陳生澈即病者亦

羣趨陳生澈劉賓客曰羣者生焉而肥美瘦者造焉而善馳殆美是夫既而鄉大夫士皆言生淬心制舉舒暮丹鉛所為文衍溢而藻其醫乃餘伎耳余為之心賞不置尋

以茲編相示乞言弁首夫人生陰陽之患起居之疢槃句牀笫之虞其數不勝窮也自岐伯華陽金石艸木之味逸遡靈樞内景及備方緒論之家其數亦不勝窮也醫以

爲而云約也蓋萬物化醇歸元於一元氣既復百昌暢遂則疵疢不生約者使有所歸也然後約衆喙之綜籍者也至於獨出名理折衷前人經驗已試以待來學有若越

氏銅膚九臟九腑灼灼可按又若秦人隔垣洞視筋絡雖李聽帷帝之畧甄權砭石之圖較其精勤仁言利溥至今海内夷寇交讧兵餉兩詘任事與議事者紛紜而卒未

有一當醫〻症羸之夫日投離劑元氣積削則稱筆反得無虛以入鏡病源而調燮因之約之一義即為理國者今日對症之方可也以有於病自首神與技而名位㝡達

者有唐相國賈元靖元靖治邊有
殊勳其德業至今光史册間生方
治制舉余且有厚望焉
　皆
崇禎辛巳歲孟秋七日

福建等處提刑按察司按察使三
衢徐世蔭撰

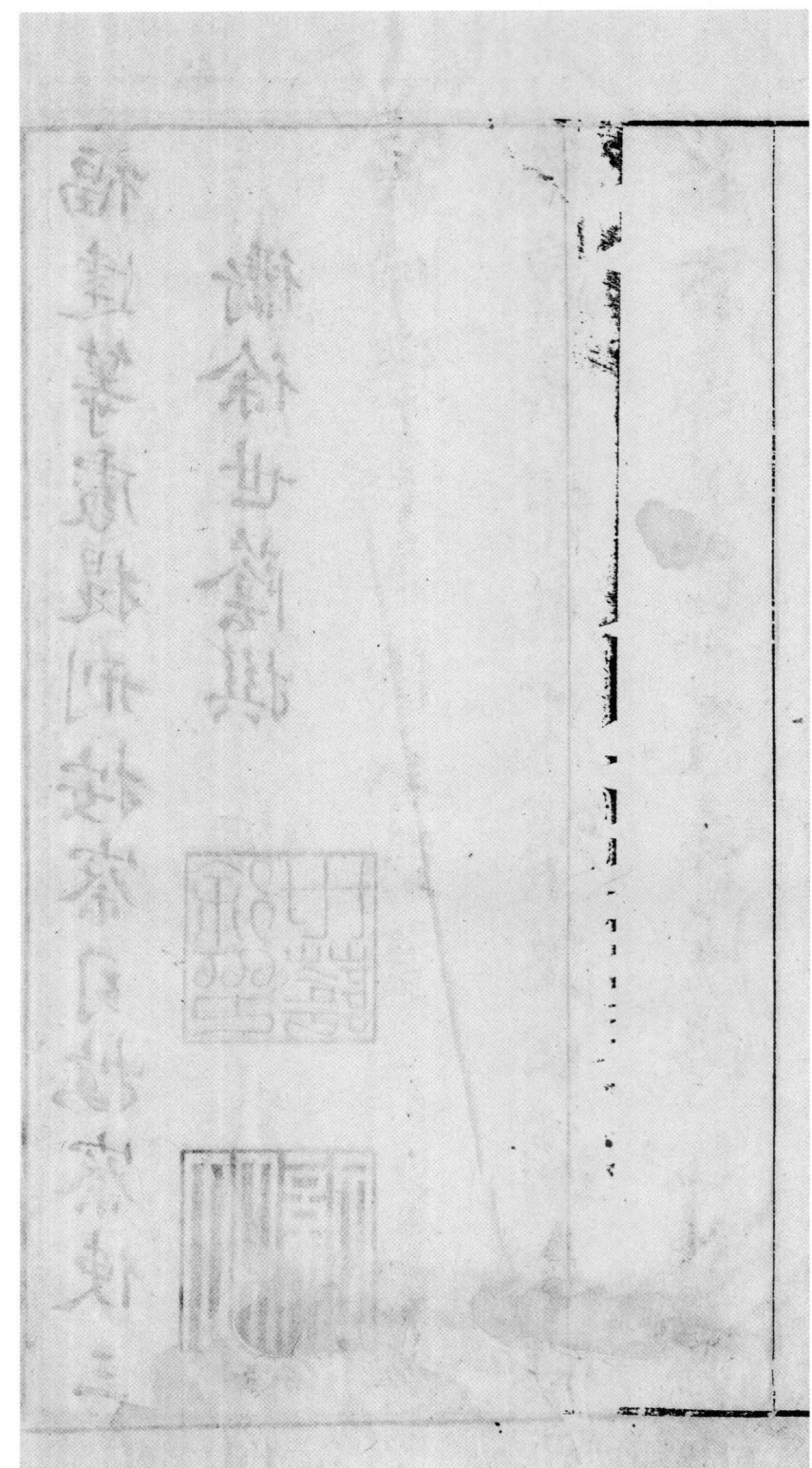

序

醫不能全無失而人子不可不知
醫以人子事親如臣事君薦瘥
多亂不絶如帶猶救之圖存捐
捐無已蓋不可爲而淡之則天

馬一

也可為而不為非天也豈有父母
疾痛寃轉床蓐而付之無可奈
何之天者哉是以古有因病知醫
者然則今能因病而簡方亦未
為脫甚今天下既痺劚矣肩辟

以癬行而致養癰腹裡復瘠
樗而至腐敗緣喉糜移肢末不
仁百孔千瘡身其餘幾此即盧
扁再世猶栗栗然懸膏肓之莫
可問乃庸手罔知症候或宜補

而參朮不施或宜攻而烏喙不用一似以人命為戲者豈不念沉痾霍去金帛隨之哉無如內經本艸原未究心世以醫呼我我姑以醫應之而欲於天地瘡痍之日收遺

魂續命之功依古來有蘿子曰學
醫人貴今貴恐不貴于學醫矣
然則醫病者之病及醫醫者之病
如今醫者之病一在恐列艷廉胥
蔡琢經身吹血吸膏嘗不少貸

而歎其爬搔噢咻如陽和之醫病
草叉無望矣此其治利用憂山居
云備令憂氏病從此得國醫維
摩詰亦云一切衆生病是故我病
若一切衆生得不病則我病滅推

是心也。將剜肉充腸。固不敢。處脂自潤。亦不恐。覷瘦天下肥。不一劑而白骨頓肉矣。今醫者之病又在情。選懦觀望。首鼠攢議。惟聞戰聲已駭。便下死而忍其頂門運

針操刀刮毒要無遺矣是其治利
用怒華陀治一守病篤以爲盛怒
則差乃多受其貨無何棄去留
書罵之守恚甚吐血數升而愈
蓋怒則氣作髮亦爲豎詩而愈

瘡癢可愈風皆是指也若痛癢不切瞑眩奚関徒謂誦經可以却病是信醫不如信巫也羈縻哉犹鈴索是止渴堪用鴆相也静身蕤骨有餘殘生孫子曰報敵者

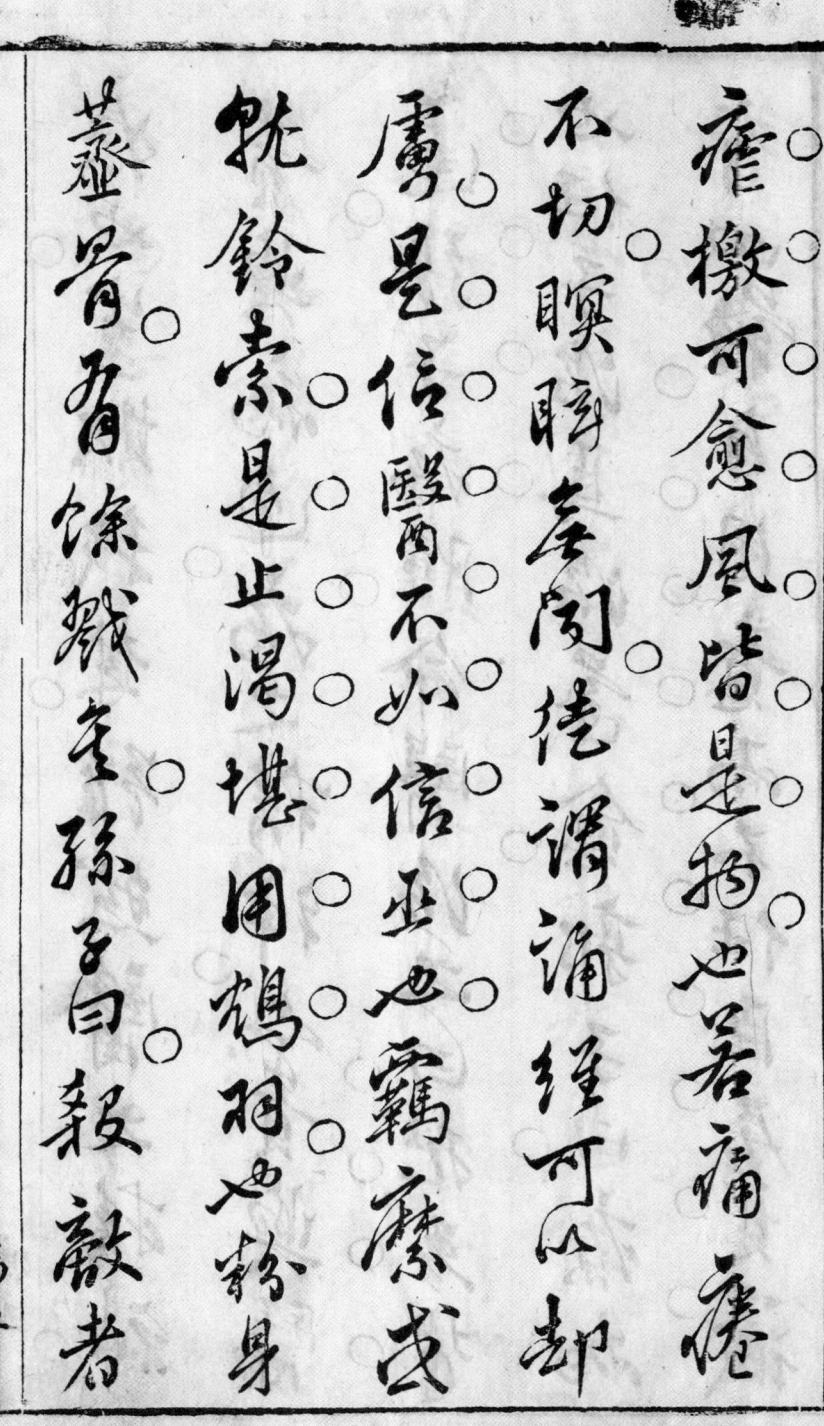

然也豈欺我哉雖然醫之精神貴與病通病之精神貴與醫通張子病腫命醫治之曰按背也任子治焉治益愈郭子曰療病有四難自用意而不任臣居貴一識

以醫之為道隨之氣任巧神存心手之間若畫一方而左右息損一藥而比章彼有文法徒煩秦醫何以故敢終之以任之之說未知於適來病症類者中否於醫者意也

因峯生意謂陳子陳子國儒而藝者紹書妙理徽結俱是遂生時後之約說以相示說果約乎約而博用之即醫國何不可

賜進士出身福建布政使司分守福

寧道右參議前禮部儀制清吏
司郎中古吳馮雲起題

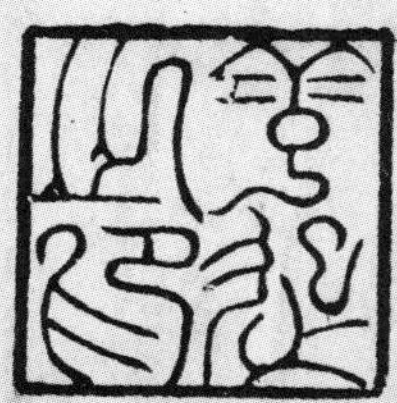

醫約序

昔陽翟褚澄之言醫曰繇漢而上有說無方繇漢而下有方無說說不乘理方不達義雖出後學亦是良師斯言也約而盡矣夔先祖奉直宵

巖公醫入神品而性懶著述故方不傳先伯雲源公亦良醫而多主丹溪心法薛立齋醫案夔時幼稺莫探二公緒論稍長讀史記倉公傳喜其文簡奇所試方

皆精妙，然以視素難及東垣、仲景諸說，猶六經之於周禮、儀禮、公羊、穀梁，非恒用而不可離也。惟近世王氏之準繩與張氏之類經、繆氏之新書，三書出而方與說燦然明備王書集大成而過詳人不能讀張書註靈素而多奇人不敢遵繆書辯藥性而趨新人不知用令吾友陳雪潭出入三書之奧著爲醫約非合聖

賢所酌至中與身所試屢驗者
寧闕而不録憲長竹谿徐公深嘉
此書爲之梓行廣布雪潭雅哲
文儒也而專精良方以活人徐
公德業名臣也而休容有技以

濟世且徐公太翁望舒先生家居廣行陰德博收奇方以及物則是書之設經三君子性情心術如合四時成歲功其元氣固易簡耳夫兵法不約不能制勝

學問不約不能造極倘疑雪潭是書為濶畧弗完豈知医之意哉夔在吳門交雲間施笠澤言天運人稟代殊東南氣尤弱此時當主補陽而執補陰者多誤蓋氣

為血母陽能生陰實至理也令質之雪潭亦韙其說夔餌二君藥得生全其議論著述綽有陶弘景孫思邈風皆一時偉人蓋二君皆仁心為質而識力高朗學

閎深醇而雪潭近語蘷悔前術之未工今每臨方輒怵肢為戒怯然如讓愀然不敢安食恬寢見異書必考閱通言必錄用心若此吾知其合於道而進乎技豈徒醫哉

能近取譬可謂仁之方也已

崇禎壬午中秋友弟周之夔頓

首拜書

叙

陳子雪潭以所著醫約問世名公貴人既弁而題之矣余可無序也雖然余亦有言余少小失怙恃寄食伯父所煢煢無依讀書終夜不敢輟弱年時已枯癯骨立動憂疾病矣自是之

後幸得一售又復擯落者數四風雨寒暑中懷鬱鬱病日以益深且家居四壁立無負郭之田墻下之桒妻孥飢寒怨聲眤眤相續不才數奇悵焉增懨雖時或貰酒窺書放焉自適大抵皆其憂鬱疾病無聊之所為也庚

辰歲以被放例就學博得閩之三山
夫三山都會地也不得已而仕既拙
探芝餌朮效養生家所為又當繁劇
不得閉戶下帷一意脩書羸病之軀
適增困瘁耳其庶幾有豪宕不羈之
士旁通於服食養性載酒往来澆壘

塊而起沉疴乎来未數日有懷刺而見者狀貌如婦人好女言語恂恂則雪潭陳子也逮予遍謁搢紳先生無不交口謂陳子讀書能文外則古之俞岐不能過也已而

學臺檄月課得陳子所爲藝冲輪溫

粹文如其人而陳子時相過從脫粟濁醪陶陶永夕酒後耳熱眉宇間時見俠氣則向所謂豪宕不羈者乃今見之矣然陳子每相過時控轡以迎者戶外幾無停屨咸曰俟先生以有起色先生其毋吝往無貴賤貧富陳

予每為之躬親亦嘗藥余於困劇中方輾轉呻唫間與一刀圭而愈則其投劑診切勝越人倉公遠甚豈僅服食養性家所為乎余嘗謂陳予大醫醫國次乃醫身方今天下多故
聖明旰食吾子當益砥礪素學以應制

舉科滌病去疾揩之天下此其爲効
豈非若俞岐作相且與皋益等爭烈
哉吾聞陳子日赴人之急方在車輿
中胸喘膚汗輒手一編此其志致蓋
甚遠也天下觀者幸勿以醫約一書
謂足盡陳子其可

崇禎辛巳十月下浣

古蒲友人吳聖錫士宣甫題

醫約自叙

夫醫卜儒者所謂小道也而其書踞
典謨誓誥之前伏羲氏作易得居六
經首未嘗以爲卜筮之書貶之也獨
神農氏本艸黄帝素問内經萬世所
必信必從傾儕之方技而不尊何哉

且夫古聖賢之達卜而吉者比比也若夫違悖藥性而寒畀苓連熱投烏喙此萬無一生然則卜有時而不驗至夫事之朝卜而夕驗者又可以無卜者也若其大者必俟數十年而後或至卜世卜曆之長且遠夫其未驗

則不可知已驗則不必知非若醫之効不效立見其術不可以幾倖售而自欺也世之以岐黃之學欺人者投劑之不詳生人之無術哆然而語於人曰我能多讀書嘻世烏用此讀書而殺人者爲也雖然讀書之不多而

能投劑以生人者又無是理亦在乎知約而已矣夫子曰以約失之者鮮使人人而知約則世可以無病人使病人而知約則亦可以勿藥而愈此醫約之書所為不得已而著也且愚又非敢居著述之名也憶戊寅之歲

當事諸公屬予開局施醫鳩藥材於芝山之禪林其時費僅千餘金全活以數萬計二三年来中夜耿然每感念諸公德意竊謂施藥不如施方施方而以其煩且雜者又不如以其約而易行者可以見之而輙用用之而

必効能使諸公之明德遠也是書也吾師觀察徐力賛予梓之行世觀察明刑之官也夫今將刑一人于市即舜曰殺之三皋陶曰宥之三然後垂德行刑以教其死中求生之意令三指之下一匕之劑畧無緣濇經營之

苦毅然投之或葸縮而姑試之夫病
人無死法傾纍纍然枉死于三指一
匕間而疑讞之無從平反之不得斯
亦淋悶之臯陶所愀然食不下咽者
也夫于公為廷尉民自以為不寃嘻
愚恐夫醫門之寃民多也觀察為之

留意是書也其亦祥刑之意也夫

崇禎辛巳歲七月既望三山陳澈書

於雪潭居

醫約序

昔陽翟褚澄之言醫曰歸漢而上有說無方歸漢而下有方無說說不乘理方不達義雖出後學亦是良師斯言也約而盡其變先祖奉道首

巖公醫入神品而性懶著述故方不傳先備靈源公有良醫而多至丹溪心法薛立齋醫案變附幼科莫探二公緒論稍長讀史記倉公傳喜其事之簡奇所試方

皆精妙與以復素難及東垣仲
景河間諸經之於周禮儀禮
公羊穀梁非恒用而不可離也
惟近世王氏之準繩與張氏之
類經繆氏之新書二書出而方

醫說燦然明備至書集大成而遍
詳人不能讀張書註靈素而多
奇人不敢遵繆書辯藥性而趨
新人不知用今吾友陳雪潭出
入三書之奧著為醫約非合聖

賢所酌至中與身所試屢驗者有
寧謬而不謬愚長竹孫徐子深嘉
此書為之序以廣布雪潭精指
又儒也而專於是道以活人徐
子德業名醫也而使容有技以

濟世且徐公太翁望歸先生家
居廣行陰德傳授奇方及物
利是書之成纘三君子性情心
術如合四時成歲功無元氣固
易簡耳夫無法不約不能制勝

學問不够不能造極備疑雪潭是
書為淵畧奥究豈知醫之意哉夔
在吾門受雪間施與潭之言天運
人稟代殊東南氣柔弱比時醫
主補陽而執補陰者多誤益氣

爲血母陽能生陰實之理也今人質
之雷霹亦辟其說遂錮二君藥
得生公之真乃識論其著述綽有陶弘
景孫思邈風皆一時偉人其蓋二
君皆仁心爲善而識力高明學

問深醇而雪潭近諳變悔前術之
未工合無臨方輒怵惕爲戒倦然
如讓愀然不敢安食恬寢見異書
必考問邇言必採用心若此吾知
其合於道而進乎技豈徒醫哉

能近取譬可謂仁之方也已

崇禎壬午中秋友弟周之夔頓

首拜書

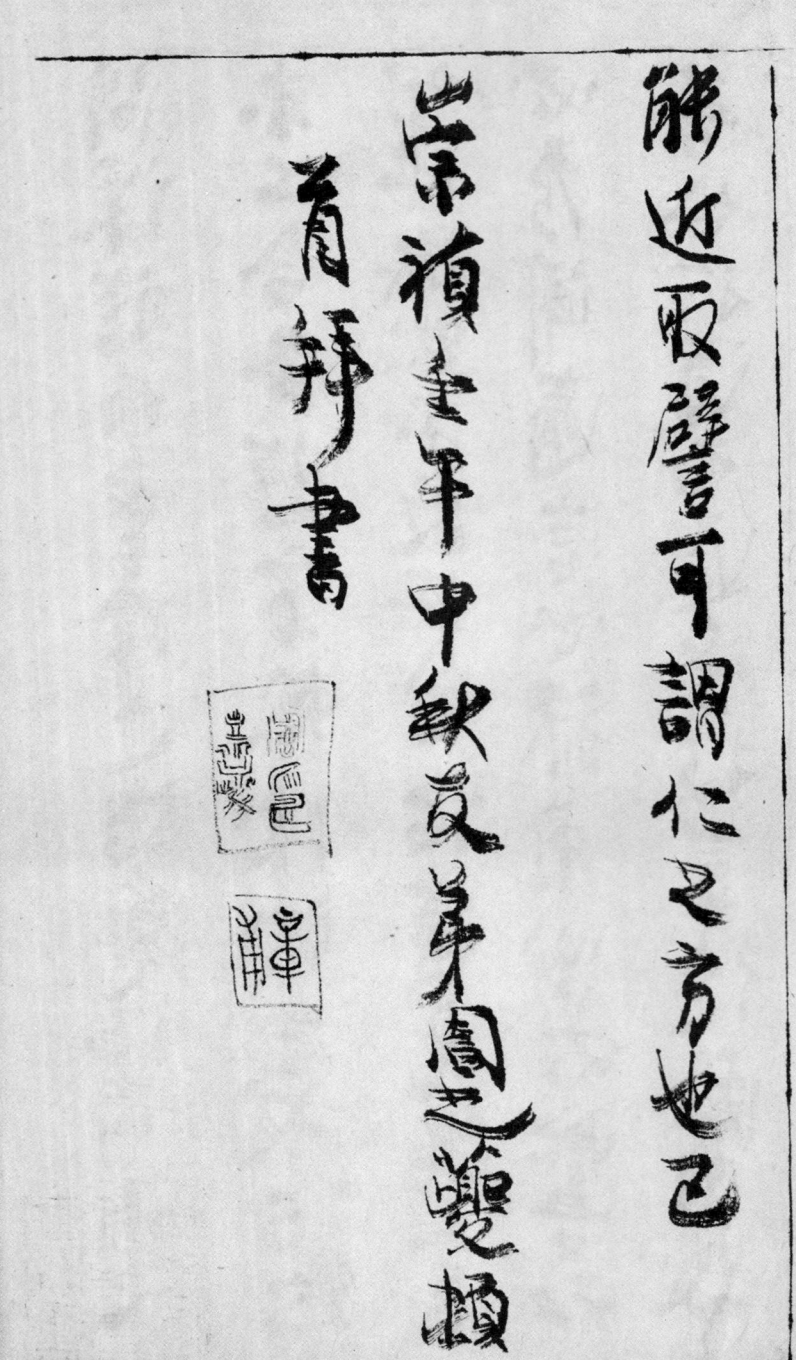

雪潭居醫約目録

一卷

格致要論

熱用寒遠寒論 本草

病繇七情生者祇應養性怡神發舒志氣不宜全仗藥石攻治論 本草

治外客邪利於急攻害於過時論 新書

補中有瀉瀉中有補當升不宜降當降不宜升論

論天地風氣漸薄人亦因之漸弱用藥消息亦必因之而變不可執泥古法輕用峻利 本草

論少年陽痿因於失志不宜補陽 新書

陽常有餘陰常不足治必因之以為損益誤則殺人 綱目

病人之情難逆論類經

惑于傍人亂於擇醫論類經

醫有通弊貴自立品論類經

二卷

脈色解微

診法常以平旦素問脈要精微論

部位素問脈要精微論

呼吸至數素問平人氣象論

五臟之氣脈有常數靈樞根結篇

三部九候素問三部九候論

七診素問三部九候論

診有十度診有陰陽素問方盛衰論

診有大方素問方盛衰論連前篇

脈合四時陰陽規矩素問脈要精微論

四時藏脈病有太過不及素問玉機真藏論

脉分四時無胃曰死素問平人氣象論

逆從四時無胃亦死

五藏平病死脉胃氣為本素問平人氣象論

三陽脈體素問平人氣象論

六經獨至病脈分治素問經脈別論

寸口尺脈診諸病素問平人氣象論
三診六變與尺相應靈樞邪氣藏府病形篇
診尺論疾靈樞論疾診尺篇
藏脈六變病刺不同靈樞邪氣藏府病形篇
摶堅耎散為病不同素問脈要精微論
諸脈證診法素問脈要精微論
關格
孕脈
諸經脈證死期素問大奇論全
決死生素問三部九候論

脈有陰陽真藏素問陰陽別論

骨枯肉陷真藏脈見者死素問玉機真藏論

真藏脈死期

陰陽虛搏病候死期素問陰陽別論

精明五色素問脈要精微論

五官五閱靈樞五閱五使篇全

色藏部位脈病易難靈樞五色篇全

色脈諸診靈樞論疾診尺篇

能合脈色可以萬全素問五藏生成篇

經有常色絡無常變素問經絡論全

新病久病毀傷脉色 素問脉要精微論
五藏五色死生 素問五藏生成篇

三卷

疾病闡蹤

病機 素問至真要大論

邪氣

百病始生邪分三部 靈樞百病死生篇
邪變無窮 靈樞刺節眞邪論

陰陽

生氣邪氣皆本於陰陽 素問生氣通天論

經藏

十二經病　靈樞經脉篇

六淫病解　素問脉解篇

太陰陽明之異　素問太陰陽明論

虛實

五藏虛實病刺　素問藏氣法時論

氣血以并有者爲實無者爲虛　素問調經論

虛實之反者病　素問刺志論

時令

病氣一日分四時　天樞順氣一日分爲四時篇

五藏病氣法時素問藏氣法時篇

五氣

宣明五氣素問宣明五氣篇

情志

情志九氣素問舉痛論

諸風

風證素問風論

八風五風四時之病素問金匱真言論

風傳五藏素問玉機真藏論

諸寒

傷風

痛風

風湯　蒼术溲煎散　加減當歸飲子　舒經湯

風熱

蟬退散　祛風至寶丹　防風通聖散　加減防風湯　加減金花丸　知柏四物湯見火門　三黃連翹飲

風寒

消風散　加減羌活沖和湯　桂枝麻黃湯　麻黄桔梗湯　理中湯俱見傷寒門　加味香蘇散

暴厥

寒門

傳經傷寒

暑風夾痰

因暑中寒

附子理中湯見寒門　香砂理中湯見寒門

因暑冒寒

加減五積散　十味香薷飲　二香紫蘇飲

因暑致厥

黄芪六一散　補中益氣湯見內傷　生脉飲見傷暑

天黄補陰湯　知柏四物湯　加減補陰湯俱見風門

濕門

諸濕約論　約脉　約方　約按

清理諸濕

燥門

諸燥約論　約脉　約方

滋潤諸燥

生血潤膚飲　通幽湯　天門冬膏　四仙膏

瓊玉膏

附消癉諸疷約論約方

上消

加味人參石膏湯　加減地骨皮丹　易老門冬飲子　白术散　參术膏

中消

猪肚丸　黄連參苓散　調胃承氣湯見寒門

醫綱目錄

嘔血

咳血

衄血

乾葛防風湯　止衄散　芎黃湯　清肺飲　黃連散
三白人參湯　參麥飲見傷暑　山梔子散

溺血

當歸承氣湯　羚羊當歸湯　當歸琥珀散
梔子木通湯　故子蒲黃散　鹿角丸
加味地黃丸見火門

下血

黃連香薷飲　槐花散　升麻和血湯　芍藥湯
當歸和血湯　香連丸見痢門　芍藥黃連湯
黃連阿膠丸　補中益氣湯　歸脾湯俱見内傷

五卷

參苓白朮散

傷飲食方

寬中丸　大安丸　除温益氣丸　白朮丸

如意丸　神効感應丸　大枳殼丸　葛花醒酒散　葛黄丸　解酒化毒丹　鹿兎丸　朴黄丸

六平湯　保和丸　加減香薷散　香砂平胃丸

氣門

諸氣約論　約治兼脉　約方

諸氣方

正氣天香散　沉香降氣散　四七湯

鬱門

諸鬱方

痞門

諸痞約論　約治兼脉　約方

諸痞方

失笑丸　附子瀉心湯　生薑瀉心湯

甘草瀉心湯　半夏瀉心湯　黄芩利膈丸

理中丸　增損理中丸　枳實理中丸

活人枳桔湯　平補枳實丸　茯苓杏仁甘草湯

枳實散　半夏湯　枳桂散　大消痞丸

黄連消痞丸　人參湯　四君子湯　異功散

治中湯　大安丸俱見內傷　大黄厚朴湯

三脘痞氣湯

人參平肺散見喘門 六君子湯見痰飲 腎氣丸

調胃白朮澤瀉散 白朮木香散 分氣補心湯

防己散 導水茯苓湯

腫脹門

腫脹約論 約脉 約治 約方

腫脹方

厚朴七物湯 中滿分消湯 中滿分消丸

木香順氣湯 香砂調中湯 藿香正氣散見暑門

木香流氣飲見氣門 蘇子湯 大異香散

大半夏湯 人參當歸湯 七氣消聚散

積聚門

積聚方

痰飲門

痰飲方

喘急門

六卷

雜症彙考

諸瘧門

寒熱門

寒熱方

補中益氣湯　參苓白朮散俱見內傷
六君子湯見痰飲　消痞丸見痞門　人參理中丸
參麥飲見傷暑　升陽開鬱湯　柴胡飲子見風熱
梔連湯見鬱門

發熱門

發熱約論　約方　約按

發熱方

清熱散火湯　清心蓮子飲　清火養血湯
四順清涼飲　承氣湯　大柴胡湯　小柴胡湯
麻黃湯俱見傷寒　補中益氣湯見內傷　人參附子

理中湯　理中丸俱見中寒　升陽湯　加減瀉白散　柴胡飲子　涼膈散　三黃丸　益氣清火湯　滋陰清火湯　補陰丸　加減地黃丸俱見火門　蒼連丸　黃芪六一湯　清暑益氣湯俱見暑門

五蒸　骨蒸　內蒸　勞瘵

五蒸約治　約方

五蒸方

補天丸　防風當歸飲子　五蒸湯　補陰湯

地骨皮枳殼散　秦艽鱉甲丸　加減金花丸

痢門

諸痢方

養榮調血湯　附黃湯　白术散　行滯湯
導氣湯　朴黃丸　大枳殼丸見內傷飲食　三黃丸
參連散見火門　調中養胃湯　加减六味地黃丸見火門　參苓白术散　四君子湯俱見內傷
加减黃連芍藥湯　黃連丸　地榆阿膠湯
歸黃丸

泄瀉門

泄瀉約論　約脉　約方

泄瀉方

加减理中湯　加减清胃飲　健脾除濕湯

霍亂

霍亂方

附子理中湯　四逆湯見中寒　分理四苓散
黄連香薷飲　益元散　香砂平胃散俱見暑門
香薷木瓜湯

嘔吐惡心　吐酸吞酸　嘔吐清水　嘔沫吐蛕
嘔吐約治　約脉　約方

嘔吐方

薑米飲　和中湯　藿香枇杷散　半夏竹茹湯
黄連湯　異功散　四君子湯見脾胃　柿蔕去嘰
湯　透膈湯　獨參湯　丁香吳萸湯　生薑半
夏湯　蒲黄湯　咽醋丸　薑連二陳湯

腹痛　腸鳴

腹痛約治　約方　約按

腹痛方

草豆蔻丸　神聖復氣湯　温胃湯　高良薑湯

桂术湯　香砂理中丸　薑砂六君子湯俱見中寒

厚朴三物湯　小建中湯　附子理中湯　四逆湯見中寒　芍藥甘草湯　四磨湯　沉香降氣丸見氣門　升麻除濕湯　消瘀飲

心痛　卒心痛

心痛約治　約方　約按

心痛方

正氣木香散　木香丸　桂枝薑枳湯　温胃湯

草豆蔻丸見腹痛　麻黄桂枝湯見風寒　化虫丸

朴黄丸見痢門　玄胡索散　梔子湯　桂靈散

頭痛　偏頭痛　眉心痛　頭重

頭痛約治　約方

頭痛方

大青空膏　上清瀉火湯　羌活清空膏　川芎

神効散　半夏白术天麻湯　碧雲散　大川芎

丸　順氣和中湯　白附子散　補中益氣湯見内

傷　半夏瀉心湯見瘧　防風通聖散見風　茯苓湯

喉痺咽嗌痛喉喑

喉痺約治　約方　約按

喉痺方

碧雪散　如聖碧玉丸　神効散　桔梗湯

訶子湯　潤喉散　上清連翹散　利膈湯

增損如聖湯　發聲散　開關散　小續命湯

和肝清肺湯俱見風門　茯苓半夏湯見痰飲

耳聾耳鳴耳腫痛

耳聾約治　約方

耳聾方

鼻塞　鼻淵　鼻中瘜肉　酒皶鼻

鼻塞約治　約方

鼻塞方

蓽澄茄丸　防風湯　蒼耳散　辛夷散

羊肺散　細辛丸　枇杷葉散　大柴胡湯見寒門

齒痛　齒搖齦露　牙蛀

齒痛約治　約方

齒痛方

當歸龍膽散　石膏清胃湯　細辛白芷飲

獨活散　定痛散　立效散　防風通聖散見風門

加減地黄丸見火門　補中益氣湯見内傷　救苦散

治虫散　羌活防風湯

腰痛　脊痛　足痿

腰痛約治　約方　約按

腰痛方

羌活勝濕湯　獨活寄生湯　川芎肉桂湯

杜緜丸　歸鹿膏　八味腎氣丸　滋陰丸見顛中

寄生牛膝酒　四物桃仁酒　如神湯

脇痛

脇痛約治　約方　約按

脇痛方

桂枝散　匀氣湯　沉香導氣散　調中順氣丸

龍薈丸　左金丸見火門　薏苡丸　枳殼煎散

大便不通

黄疸

茯苓除濕湯　茵陳梔子湯　桂枝加黃芪湯
理中加茯苓湯　梔子大黃丸　穀疸丸
葛根湯　芪桂酒湯

驚悸　怔忡　恐

驚悸約治　約方
温膽湯　半夏麻黃丸　辰砂遠志丸
珍珠粉丸　硃砂安神丸　茯苓甘草湯
定志丸　人參散　茯神丸　補膽防風湯

夢遺

夢遺約治　約方

金鎖丹　固真丹　補陰玉露丸　珍珠粉丸
茯苓丸　萆薢分清飲　固精丸　二陳四茯湯

自汗盜汗

自汗約治　約方
百解散　清燥湯　當歸六和湯　參歸散
白术散　地黄丸等方見各門

眼科内外障　風熱　風寒

眼科約治　約方
明目細辛湯　洗肝散　四物龍胆湯　菊花散
和血補氣湯　羌活除翳湯　消翳散　芩連湯

連柏益陰丸　羚羊角散　滋陰地黄丸　人參

補胃丸　益氣聰明湯　乾菊花丸

五癇健忘

五癇約治　約方

清心温胆湯　壽星湯　清神丹　追風祛痰丸

清神牛黄丸　天竺黄散　歸脾散　聰明湯

天王補心丹　硃砂安神丸

癲狂欲獨閉户牖而處

癲狂約治　約方　約按

鎮心丹　當歸承氣湯　寧志膏　防巳地黄湯

七卷
女科正錄

妊娠三兩月胎動不安

胎動腹痛

胎漏經血妄行

妊娠面赤口苦舌乾心煩腹脹

胎冷腹脹虛痛兩脇虛鳴臍下冷疼欲泄不泄小便頻數大便虛滑

妊娠心神忪悸睡裏多驚兩脇膨脹腹滿連臍急痛坐卧不寧氣急逼逼胎驚

懷孕月數未滿欲生者名曰半產

妊娠小便淋瀝

妊娠下赤白痢

妊娠傷寒渾身壯熱眼暈頭旋

妊娠傷寒後變成瘧疾

妊娠喘急兩脇刺痛脹滿

妊娠頭旋目暈視物不見顋項種核

妊娠小腹虛脹

妊娠將產忽見横倒

妊娠欲產忽然氣血暈悶不省人事

妊娠胎肥臨產難生

產後二十一症

熱病胎死腹中當下死胎爲急

臨盆難產并逆生橫生

胎衣不下

產後血暈眩倒

產後口乾痞悶煩亂

產後陰陽不和乍寒乍熱

產後脾虛四肢浮腫

產後乍見鬼神

產後敗血閉於心竅不能言語

產後腹痛便成瀉痢

濕
中濕　身重痺　脚氣

燥
消渴　筋攣　二便閉塞　血枯胃槁

火
眩仆流血　猝心痛　目暴赤腫　口乾舌苦
頭面赤腫　大渴引飲　暴痟　暴注　狂越驚
駭　氣逆衝上　瞤瘈瞀瘛

陽虛　惡寒　自汗

陰虛　潮熱　咳血

脾虛

發熱惡食　停飲　水腫　中滿　噎膈　脾泄

健忘倦怠　痞氣

肺虛

齁喘　咳嗽聲啞　咽燥　肺痿　龜胸息賁

腎虛

腰痛　骨乏骨蒸　傳尸勞　五心煩熱　夢遺

泄精　小便赤澀　溺血血淋　五淋白濁

精寒水竅　齒浮　齒衄下消　陰竅洩氣

諸疝奔豚　陰痿精冷　腎泄足冷

小腸虛

遺尿　餘瀝　淋濁

膽虛

易驚　不得眠

胃虛

不納食　嘔吐　停滯　絞腸痧　中惡腹痛

翻胃

大腸虛

虛熱便閉　虛寒滑泄　腸鳴脫肛

膀胱虛

小便不禁　遺尿

三焦虛

腹中寒　氣短　上中下氣脉不通

心實

譫語　舌破　煩躁　自笑　發狂

肝實

善怒　善太息　脇痛嘔血　瘈搐　目赤腫痛

脾實

蠱脹　易饑　口爛生瘡　中消　溫熱腹痛

肺實

應忌藥品總例　附藥性斷

雪潭居醫約

三衢徐世蔭較正　三山陳澈編輯

陰陽應象統論

黃帝曰陰陽者天地之道也萬物之綱紀變化之父母生殺之本始神明之府也治病必求於本故積陽爲天積陰爲地陰靜陽躁陽生陰長陽殺陰藏陽化氣陰成形寒極生熱熱極生寒寒氣生濁熱氣生清清氣在下則生飱泄濁氣在上則生䐜脹此陰陽反作病之逆從也故清陽爲天濁陰爲地地氣上爲雲天氣下爲雨雨出地氣雲出天氣故清陽出上竅濁陰出下竅清陽發腠理濁陰走五臟

清陽實四支。濁陰歸六府。水為陰。火為陽。陽為氣。陰為味。味歸形。形歸氣。氣歸精。精歸化。精食氣。形食味。化生精。氣生形。味傷形。氣傷精。精化為氣。氣傷於味。陰味出下竅。陽氣出上竅。味厚者為陰。薄為陰之陽。氣厚者為陽。薄為陽之陰。味厚則泄。薄則通。氣薄則發泄。厚則發熱。壯火之氣衰。少火之氣壯。壯火食氣。氣食少火。壯火散氣。少火生氣。氣味辛甘發散為陽。酸苦涌泄為陰。陰勝則陽病。陽勝則陰病。陽勝則熱。陰勝則寒。重寒則熱。重熱則寒。寒傷形。熱傷氣。氣傷痛。形傷腫。故先痛而後腫者。氣傷形也。先腫而後痛者。形傷氣也。風勝則動。熱勝則腫。燥勝則乾。寒勝則

浮。濕勝則濡瀉。天有四時五行。以生長收藏。以生寒暑燥
濕風。人有五藏化五氣。以生喜怒悲憂恐。故喜怒傷氣。寒
暑傷形。暴怒傷陰。暴喜傷陽。厥氣上行。滿脉去形。喜怒不
節。寒暑過度。生乃不固。故重陰必陽。重陽必陰。故曰。冬傷
於寒。春必病溫。春傷於風。夏生飧泄。夏傷於暑。秋必痎瘧。
秋傷於濕。冬生欬嗽。故曰。天地者。萬物之上下也。陰陽者。
血氣之男女也。左右者。陰陽之道路也。水火者。陰陽之徵
兆也。陰陽者。萬物之能始也。故曰。陰在內。陽之守也。陽在
外。陰之使也。

治病必求於本

夫本者原也。始者萬事萬物之所以然也。世未有無源之流，無根之本。澄其源而流自清，灌其根而枝乃茂，無非求本之道。故黄帝曰：治病必求於本。孔子曰：其本亂而末治者否矣。此神聖心傳，出乎一貫，可見隨機應變，必不可忽於根本，而於疾病尤所當先。察得其本，無餘義矣。惟是本之一言，合之則惟一，分之則無窮。所謂合之惟一者，即内經所謂陰陽也。未有不明陰陽而能知事理者，亦未有不明陰陽而能知疾病者，此天地萬物之大本，必不可不知也。所謂分之無窮者，有變必有象，有象必有本，凡事有必不可不顧者，即本之所在也。姑舉其畧，曰：死以生為本，欲救其死勿傷其生邪以正為本欲攻其邪必顧其正陰以陽為本陽存則生陽盡則死靜以動為本有動則活無動則止血以氣為本氣來則行氣去則凝證以脉為本脉吉則吉脉凶則凶先者後之本從此來者須從此去急者緩之本孰急可憂孰緩無慮內者外之本外實者何傷中敗者堪畏下者上之本滋苗者先固其根伐下者必枯其上虛者實之本有餘者拔之無難不足者攻之何忍真者假之本淺陋者只知現在精妙者疑似獨明至若醫家之本在學力學力不到安能格物致知而尤忌者不畏難而自足病家之本在知醫遇士無禮不可以得賢而尤忌者好

雜用而自專。凡此者皆未足以盡求本之妙。而一隅三反。從可類推。總之求本之道無他也。求勿傷其生而已。知病所從生。知亂所繇起。而直取之。是為得一之道。倘但知見病治病。而不求其致病之因。則流散無窮。此許學士所謂廣絡原野。冀獲誠難矣。列子曰。聖人不察存亡。而察其所以然。淮南子曰。所以貴扁鵲者。知病之所從生也。所以貴聖人者。知亂之所繇起也。王應震曰。見痰休治痰。見血休治血。無汗不發汗。有熱莫攻熱。喘生休耗氣。精遺不濇泄。明得箇中趣。方是醫中傑。行醫不識氣。治法從何據。堪笑道中人。未到知音處。此真知本之言也。學者當自省之。

分辨治法指歸

病在於陰毋犯其陽病在於陽毋犯其陰犯之者是謂誅伐無過病之熱也當察其源火苟實也苦寒鹹寒以折之若其虛也甘寒酸寒以攝之病之寒也亦察其源寒從外也辛熱辛溫以散之動於内也甘溫以益之辛熱辛溫以佐之經曰五臟者藏精氣而不瀉者也故曰滿而不能實是有補而無瀉者其常也臟偶受邪則瀉其邪邪盡即止是瀉其邪非瀉臟也臟不受邪毋輕犯也世謂肝無補法知其謬也六腑者傳導化物糟粕者也故曰實而不能滿邪客之而為病乃可攻也中病乃已毋盡劑也病在於經

則治其經病流於絡則及其絡經直絡橫相維輔也病從氣分則治其氣虛者溫之實者調之病從血分則治其血虛則補肝補脾補心實則為熱為瘀熱者清之瘀者行之因氣病而及血者先治其氣因血病而及氣者先治其血因證互異宜精別之病在於表毋攻其裏病在於裏毋虛其表邪之所在攻必從之受邪為本現證為標五虛為本五邪為標譬夫腹脹繇於濕者其來必速當利水除濕則脹自止是標急於本也當先治其標若因脾虛漸成脹滿夜劇晝靜病屬於陰當補脾陰夜靜晝劇病屬於陽當益脾氣是病從本生本急於標也當先治其本舉一為例餘

可類推矣。病屬於虛。宜治以緩。虛者精氣奪也。若屬沉痼。亦必從緩。治虛無速法。亦無巧法。蓋病已沉痼。凡欲施治。宜有次第。故亦無速法。病屬於實。宜治以急。實者邪氣勝也。邪不速逐。則為害滋蔓。故治實無遲法。亦有巧法。此病機緩急一定之法也。

藥性差別論

藥有五味。中涵四氣。因氣味而成其性。合氣與味及性而論其為差別。本自多途。其間厚薄多少。單用互兼。各各不同。經曰。五味之變。不可勝窮。此方劑之本也。陰陽二象。實為之綱紀。鹹味本水。苦味本火。酸味本木。甘味本土。辛味本金此五味之常也及其變也有神明之用焉今姑陳其畧以明之同一苦寒也黄芩則燥天冬則潤蘆會能消黄蘗能補黄連止瀉大黄下通柴胡苦寒而升龍膽苦寒而降同一鹹也澤瀉則瀉蓯容則補海藻昆布則消而軟堅馬莖鹿茸則補而生齒同一酸也硫黄酸而熱空青酸而寒甘合辛而發散為陽甘合酸而收斂為陰參芪陽也甘溫以除大熱地黄五味陰也甘酸以歛陰精聊採數端引以為例良繇氣味互兼性質各異參合多少制用全殊所以窮五味之變明藥物之能厥有旨哉顧其道淵微難以言盡非繇妙悟則物不從心矣有志者宜寤寐兹篇

治毋違時藥宜通變

夫四時之氣行乎天地之間，人處氣交之中，亦必因之而感者，其嘗也。春氣生而升，夏氣長而散，長夏之氣化而奥，秋氣收而斂，冬氣藏而沉，人身之氣自然相通。是故生者順之，長者敷之，化者堅之，收者肅之，藏者固之，此藥之順乎天者也。春溫夏熱，元氣外洩，陰精不足，藥宜養陰；秋涼冬寒，陽氣潛藏，勿輕開通，藥宜養陽，此藥之因時制用，補不足以和其氣者也。然而一氣之中，初中末異；一日之內，寒燠或殊。假令大熱之候，人多感暑，或取涼風，忽感陰邪，繇先而感則為暑病，繇後而感則為寒病。病暑者投以暑藥病寒者投以寒藥此藥之因時制宜以合乎權乃變中之常也此時令不療之所宜審也假令陰虛之人雖當隆冬陰精虧竭水既不足不能制火則陽無所依外泄為熱或反汗出藥宜益陰地黄五味鼈甲枸杞之屬是也設從時令誤用辛溫勢必立斃假令陽虛之人雖當盛夏陽氣不足不能外衛其表表虛不任風寒洒淅戰慄思得熱食及御重裘是雖天令之熱亦不足以敵其真陽之虛病屬虛寒藥宜溫補參芪桂附之屬是也設從時令誤用苦寒亦必立斃此藥之舍時從證者也假令素病血虛之人不利苦寒恐其損胃傷血一旦中暑暴注霍亂須用黄連滑

石以洩之。本不利升，須用葛根以散之。此藥之舍證從時
者也。從違之際，權其輕重耳。至於四氣所傷，因而致病，則
各從所繇。是故經曰：春傷於風，夏生飧泄，藥宜升之、燥之。
升麻、柴胡、羌活、防風之屬是已。夏傷於暑，秋必痎瘧，藥宜
清暑益氣，以除寒熱。石膏、知母、乾葛、麥門冬、桔皮、參、苓、朮
之屬是已。邪若内陷，必便膿血，藥宜祛暑消滯，專保胃氣。
黄連、滑石、芍藥、升麻、蓮實、人參、藊豆、甘草之屬是已。秋傷
於濕，冬生欬嗽，藥宜燥濕清熱，和表降氣，保肺。桑白皮、石
膏、薄荷、杏仁、甘草、桔梗、蘇子、枇杷葉之屬是已。冬傷於寒，
春必病温，邪初在表，藥宜辛寒甘温，甘寒苦寒，以解表邪，

兼除內熱。羌活石膏。葛根前胡。知母竹葉。柴胡麥門冬。荊芥甘草之屬是已。至夏變為熱病。六經傳變藥亦同前散之。貴早治。若淺時。邪結於裏。上則陷胸。中下承氣。中病乃已。慎毋盡劑。勿借勿忒。能事畢矣。已上皆四時六氣所傷致病。並証重舍時。時重舍証。用藥主治之大法。萬世遵守之常經。聖哲復起。不可改已。所云六氣者。即風寒暑濕燥火是也。過則為淫。故曰六淫。淫則為邪。以其為天之氣。從外而入。故曰外邪。邪之所中。各有其地。在表治表。在裏治裏。表裏之間。則從和解。病有是証。証有是藥。各有司存。不相越也。此古人之治法。今人之軌則也。

五運六氣之謬

原夫五運六氣之說其起於漢魏之後乎何者張仲景漢末人也其書不載也華元化三國人也其書亦不載也前之則越人無其文後之則叔和鮮其說予是以知其為後世所撰無益於治療而有誤乎來學學者宜深辨之予見今之醫師學無原本不明所自侈口而談莫不動云五運六氣將以施之治病譬之指算法之精微謂事物之實有豈不誤哉殊不知五運六氣者虛位也歲有是氣至則算無是氣至則不算既無其氣焉得有其藥乎一言可竟已其云必先歲氣者譬夫此年忽多淫雨民病多濕藥宜類

用二朮苦温以燥之佐以風藥如防風羌活升麻葛根之屬風能勝湿故也此必先歲氣之謂也其云毋伐天和者即春夏禁用麻黄桂枝秋冬禁用石膏知毋芩連芍藥之謂即春夏養陰秋冬養陽之義耳乃所以遵養天和之道也昔人謂不明五運六氣簡編方書何濟者正指後世愚蒙不明五運六氣之所以而誤以方冊所載依而用之動輙成過則雖簡編方書亦何益哉予少簡素問中載有是說既長游於四方見天下醫師與學士大夫在在談說其義於時心竊疑之又見性理所載元儒草廬吳氏於天之氣運之中亦備載之予益自信其為天運氣數之法而非

醫家治病之書也後慱覽諸家見諸薦紳家所藏仲景傷寒論皆北宋善板始終詳簡並未嘗載有是說六經治法之中亦並無一字言及之予乃諦信予見之不謬而斷為非治傷寒外感之說予嘗遵仲景治法一切外邪為病靡不響應乃信非仲景之言不可為萬世法程雜學混濫疑誤後人故特表而出之俾来學知所決擇云

塞因塞用通因通用寒因熱用熱因寒用用熱遠熱
用寒遠寒

經曰塞因塞用者譬夫脾虛中焦作脹腎虛氣不歸元致上焦逆滿用人參之甘以補元氣五味子之酸以收虛氣

則脾得補而脹自消，腎得補而氣自歸元，上焦清泰而逆滿自平矣。通因通用者，譬夫傷寒挾熱下利，或中有燥糞，必用調胃承氣湯下之乃安；滯下不休，得六一散清熱除積而愈，皆其義也。寒因熱用，是藥本寒也，而反佐之以熱；熱因寒用，是藥本熱也，而反佐之以寒，則無拒格之患。故曰必先其所主而伏其所因也。用熱遠熱者，是病本於寒，法因熱治，所投熱劑，僅使中病，毋令過爲，過則反生熱病矣。用寒遠寒，義亦同此。

病繇七情生者，祗應養性怡神，發舒志氣，不宜全伏藥石攻治夫喜怒憂思悲恐驚七者皆發於情者也情即神識有知不定無跡可尋觸境乃發滞而難通藥石無知焉能消其妄執縱通其已滞之氣活其已傷之血其默默綿綿之意物而不化者能保無將來復結之病乎祇宜以識遣識以理遣情此即心病還將心藥醫之謂也如是庶可使滞者通結者化情與境離不為所轉當處寂然心君泰定其何七情之為累哉

治外客邪利於急攻害於過時

傷寒溫疫初發邪在於表必頭痛身熱病屬三陽即於此時急表散之冬月即病宜用辛溫辛熱以汗之春溫夏熱

宜用辛凉辛寒甘寒以汗之汗後身凉脉静無所傷犯病不復作而愈如投藥濡滞或病重藥軽不散之於表致邪熱内結病属三陰須下乃愈内虚之人不勝下藥多致危殆必有少陰咽痛等証則又不宜於下或成狐惑蟲食肛門種種難治之條皆失於不早散故也癰疽皆繇榮家實熱氣逆所結急宜凉血活血散結解毒大劑連進内外夾攻務使消散即勢大毒盛一時不能散盡亦必十消七八縱使潰膿保無大害若失於救治使熱毒内攻其膜必壞膜壞則神人不能救矣痘瘡之害多在血熱解於一二日内者十全八九若遅則熱毒内攻臨入於裏腸胃當之必

致大便作泄飱食不化或神昏悶亂便閉腹脹則十不救一除是禀受虛寒方堪補托濟以溫熱可救危急若夫瘄家便須速用辛寒甘寒苦寒之劑清凉發散十不失一假令病重藥輕或治療後期或誤投溫熱則邪熱內攻煩燥悶亂不可救藥矣瘄本暑邪法當解肌若元氣先虛之人脾胃薄弱誤投破氣消食尅伐之藥則中氣愈虛邪反內陷必便膿血治或失宜多成腹脹劇至不救往往而是此之四證皆須急治要以自裏達表者吉自表陷裏者凶故藥宜解散通利最忌收澁破氣及諸溫補其關乎死生者最大故特表而出之俾世人知所先務也

補中有瀉瀉中有補當升不宜降當降不宜升

夫虛實者諸病之根本也補瀉者治療之綱紀也何謂虛五臟六腑虛所生病也何謂實五臟六腑實所生病也經曰真氣奪則虛邪氣勝則實虛則補之實則瀉之此萬世之常經也以補為瀉是補中有瀉也以瀉為補是瀉中有補也譬如參芪炙甘草之退勞倦氣虛發熱地黃黃蘗之滋水堅腎以除陰虛潮熱是補中之瀉也桑根白皮之瀉肺火車前子之利小便除濕是瀉中之補也舉斯為例餘可類推矣升降者病機之最要也升為春氣為風化為木象故升有散之之義降為秋氣為燥化為金象故降有斂

之〻義飲食勞倦則陽氣下陷宜升陽益氣瀉利不止宜升陽益胃鬱火內伏宜升陽散火滯下不休宜升陽解毒開胃除熱因濕洞泄宜升陽除濕肝木鬱於地中以致小腹作脹作痛宜升陽調氣此病宜升之類也陰虛則水不足以制火〻空則發而炎上其為症也為咳嗽為多痰為吐血為鼻衄為齒衄為頭痛為齒痛為眼痛為頭眩為暈為眼花為惡心為嘔吐為口苦舌乾為不眠為寒熱為骨蒸是謂上盛下虛之候宜用蘇子枇杷葉麥門冬白芍藥五味子之屬以降氣氣降則火自降而氣自歸元而又益之以滋水添精之藥以救其本則諸證自瘳此病宜降之

類也。設宜降而妄升。當升而反降。將使輕變為重。重必斃矣。

論天地風氣漸薄人亦因之漸弱用藥消息亦必因之而變不可執泥古法輕用峻利

夫人在氣交之中。其强其弱卒莫逃乎天地之氣明甚。是以上古之人度百歲乃去。今則七十稱古稀矣。身形長大。常過七尺。今則世鮮六尺之軀矣。其壽數精神既已漸減。則血氣臟腑亦應因之漸薄。乃天地之風氣使然。有非人力所能挽回者。又況時丁末造。衆生識昏見陋。五欲熾然。難解難遏。斵喪戕賊。日惟不足。於是疾病叢生。虛多實少。

臨證施治多事調養專防尅伐此今日治法之急務也設使病宜用熱亦當先之以溫病宜用寒亦當先之以清縱有積滯宜消必須先養胃氣縱有邪氣宜祛必須隨時逐散不得過劑以損傷氣血氣血者人之所賴以生者也氣血一虧則諸邪輻輳百病橫生世人之病十有九虛醫師之藥百無一補寧知用藥之誤則實者虛虛者死是死於藥而非死於疾病也其慎其難屬諸司命臨證之頃宜加戰兢勉之哉毋執已見而輕入命也

論少年人陽痿因於失志不宜補陽

經曰腎為作強之官技巧出焉藏精與志者也夫志從士

從心。志主決定。心主思維。思維則或還或改。決定則一立不移。此作強之驗也。苟志不遂則陽氣不舒。陽氣者即真火也。譬夫極盛之火。置之密器之中。閉悶其氣。使不得發越。則火立死而寒矣。此非真火衰也。乃悶鬱之故也。宣其抑鬱。通其志意。則陽氣立舒。而其淒立起矣。若誤謂陽精不足。過投補火之劑。多致癰疽而發。可不戒哉。

陽常有餘陰常不足治必因之以為損益誤則殺人

人身之有陰陽也。水一而已。火則二焉。是稟受之始。陽常有餘。陰常不足。天地且然。況於人乎。故自少至老。所生疾病。靡不緣於真陰不足者。其恒也。若夫真陽不足之病。千百而一二矣陽者氣也火也神也陰者血也水也精也陰陽和平氣血均調是為平人氣象之常候苟失所養或縱恣房室或肆情喜怒或輕犯陰陽或嗜好辛熱以致腎水真陰不足不能匹配陽火遂使陽氣有餘氣有餘即是火故火愈盛而水愈涸於是發為吐血欬嗽吐痰内熱骨蒸盜汗種種陰虛等證若不察不揆其本凡見前証不分陰陽類施温補參芪二术視同食物佐以姜桂若啖五辛倘遇億劇輒投附子於是輕者重重者斃斃相踵死而不悟良可憫也然使其術得售者不獨醫師之罪亦病家不明有以致之耳何則難成易虧者陰也益陰之藥縱醫者

選用無差亦必無旦夕之效助陽之藥能使胃氣一時暫壯飲食加增或陽道興舉有似神王醫家藉以要功病者利其速效彼此固執莫辨所繇故知陰虛真水不足之病十人而九陽虛真火不足之病百不得一用藥補助陽火者往往縣施滋益陰精者未嘗少見宜乎服藥者之多斃無藥者之反存也予見世醫以此傷人者甚衆茲特著其誤以為世戒

瘧痢宜從六淫論

風寒暑濕燥火此天之六淫其邪自外而入感之而病宜隨其邪之所在以攻治之經曰夏傷於暑秋必痎瘧乃暑

邪為病也。雖有山嵐障氣發瘧一證，治稍不同，然其証大都多熱多寒，或熱多寒少，或寒多熱少，或单熱不寒，或单寒不熱，頭疼角疼，大渴引飲，口苦舌乾，嘔吐不思飲食，或煩躁不得眠，必用白虎湯二三劑，隨證增損，解表以祛暑邪，而後隨経消息以除其苦可也。滯下者，俗呼為痢疾，皆緣暑濕與飲食之積滯膠固而成，其證類多裏急後重，數登圊而不便，或發熱，或口渴，或惡心不思食，何莫非暑之標証也？必用六一散、黄連、芍藥為主，而後隨其所苦為之增損。傷氣分則調氣益氣，傷血分則行血和血。然未有不先治暑而可獲效者矣。治病必求其本，其斯之謂歟。

論五臟苦欲補瀉

五臟苦欲補瀉乃用藥第一義好古為東垣高足東垣得之潔古潔古實宗仲景仲景遠師伊尹伊尹原本炎黃聖哲授受百世一源靡或少異不明乎此不足以言醫矣何則五臟之內各有其神神各有性性復各殊故素問命十二官之名厥有旨焉蓋形而上者神也有知而無質形而下者塊然者也五臟之體也有質而無知各各分斷者也肝藏魂肺藏魄心藏神脾藏意與智腎藏精與志皆指有知之性而言即神也神也者陰陽不測之謂也是形而上者臟之性也惟其無形故能主乎有形故知苦欲者猶言

好惡也違其性故苦遂其性故欲欲者是本臟之神之所好也即補也苦者是本臟之神之所惡也即瀉也補瀉係乎苦欲苦欲因乎臟性不屬五行未落陰陽其神用之謂歟自虛則補其母已下乃言臟體之虛實始有補母瀉子之法斯則五行之性也明乎此斯可以言醫道矣

元陰元陽論

凡物之生滅本繇陽氣顧今人之病陰虛者十嘗八九又何謂哉不知此一陰字正陽氣之根也蓋陰不可以無陽非氣無以生形也陽不可以無陰非形無以載氣也故物之生而生於陽也物之成而成於陰也此所謂元陰元陽

亦曰真精真氣也以寒熱言者言其性用也以氣質言者言其形體也性用操消長之權形體係存亡之本欲知所以生滅者須察陽之衰與不衰欲知所以存亡者須察陰之壞與不壞此能保護元陰者也稽之先輩亦有誤者河間治陰虚創瀉火之説丹溪治陰虚用苦寒之方後世宗之而莫能解者蓋熱証明顯人多易見寒証隱微人多不知其扵虚火實火之間尤為難辨也且夫實熱為病者乃凡火也凡火也盛元氣本未有所傷故可以苦寒折之信手任心何難之有虚火為病者元陰虧也元陰不足又非苦劣難堪之物所能填補況沉寒艸木之性絶無生意不

惟不能補陰抑且善敗元陽用之雖未見禍能暗令人精寒無子第陰性柔緩而因循玩用弗之覺耳繇此觀之喜用苦寒而害人者非其已見之誤實繇二子傳之而然或者曰先輩豈無識見而後學敢以妄議乎盛德掩瑕豈非君子余獨何心敢議先輩惟恐辨之不詳終使後人猶豫長夢不醒貽害彌深耳夫元陰者有元陰之象元陰之藏元陰之用元陰之病所謂元陰之象者猶家宅也猶妻妾也言家宅者所以畜財也無家宅則財必敗矣言妻妾者所以助夫也無妻妾則夫必蕩矣此陰以陽為主陽以陰為根經曰五臟者主藏精者也原不可傷也傷則失守而

陰虛陰虛則陽盖虛而元陽無則元陰自絕矣元陰之藏者凡五藏五液各有所主此言五藏本皆屬陰也經曰腎者至陰受五臟六府之精而藏之故五液五津皆歸於腎腎有精室是曰命門為天一所居即元陰之府精藏於此精即陰中之水也氣化於此氣即陰中之火也命門居兩腎之中即人身之太極也元陰之用者凡水火之功缺一不可命門之火謂之元氣命門之水謂之元精此命門之水火即十二臟之化源故心賴之則君主乃明肺賴之則治節以行脾胃賴之以濟倉廩之富肝膽賴之以資謀慮之本膀胱賴之則三焦氣化大小腸賴之則傳道自分此

雖云腎藏伎巧而實皆元陰之用也元陰之病者凡陰氣本無有餘陰病惟皆不足即如陰勝於下原非陰盛是命門之火衰也陽勝於上原非陽盛是命門之水虧也水虧其源則陰虛之病叠出火衰其本則陽虛之證迭生如戴陽者面赤如朱格陽者外熱如火或口渴咽焦每引水以自救或躁擾狂越每欲卧於泥中或五心煩熱而消癉骨蒸或二便秘結而溺漿如汁或為吐血衄血或為咳嗽遺精或斑黃無汗或津液之枯涸或中風瘈瘲以精血之敗傷凡此之類有屬無根之焰有因火不歸原是皆陰不足以配陽病在陰中之水也或神氣之昏沉或動履之困倦

有清濁不分而陽鳴滑泄者有陽痿精寒而臍腹多痛者精遺血泄二便之失禁腰脊如折骨痛之難當凡此之類或以陰强之反剋或繇元氣之被傷皆陽不足以勝陰病在陰中之火也王太僕曰寒之不寒責其無水熱之不熱責其無火無火無水皆在命門總曰陰虚之病其病有所繇生其治必當求本五臟之本本在命門神氣之本本在元精欲保元陰而舍命門則不知元陰為何物故治水治火皆從腎氣此正重命門也知音者共辨劉朱之誤幸矣

論腎泄多在黎明所繇

凡人之生二五妙合之頃識神依托是中即攬父精母血

以為立命之基，遂成左右兩腎。腎間動氣，即道家所謂先天祖氣是也。藏乎兩腎之中，以腎屬水，故稱坎宮。以平人氣象言之，此氣至子後一陽生，生即漸漸上升，歷丑寅卯辰巳而六陽已極，則入離宮。午後一陰生，即白氣變為赤液，漸漸降下，至坎宮復為白氣，晝夜循環，升降不息。此即醫家所謂真陽之火，道家所謂君火，即先天祖氣，醫家所謂相火者是也。方此火之自下而上也，行過中焦，必經脾胃，則能腐熟水穀，蒸糟粕而化精微。脾氣散精，上歸於肺，通調水道，下輸膀胱，氣化而出，是謂清升濁降，即既濟之象也。苟不慎攝生之道，不明正性之理，則必務快其心，逆於生樂憂患以傷心，寒熱以傷肺，饑飽以傷脾，多怒以傷肝，多慾以傷腎，則真氣漸衰，精神日損，馴至子後一陽不以時生，不能上升腐熟水穀，則糟粕無繇而化。寅為三陽之候，陽氣微則不能應候而化物，故天黎明而泄，其泄亦溏，俗名鴨溏，是為腎泄，亦名大瘕泄。昔人以四神丸治，予加人參、蓮肉，輒獲奇效，蓋人參補五臟之陽氣故也。

論似中風與真中風治法逈別誤則殺人

凡言中風，有真假內外之別，差之毫釐，謬以千里。何者？西北土地高寒，風氣剛烈，真氣空虛之人，猝為所中。中臟者死，中腑者成廢人，中經絡者可調理而瘳。治之之道，先以解散風邪為急。次則補養血氣。此治真中外來風邪之法也。其藥以小續命湯。桂枝麻黄生熟附子羌獨活防風白芷南星甘草之屬為本。若夫大江已南之東西。兩浙七閩。百粤兩川。滇南鬼方。荆揚梁三州之域。天地之風氣既殊。人之所禀亦異。其地絶無剛猛之風。而多濕熱之氣。質多柔脆。往往多熱多痰。真陰既虧。内熱彌甚。煎熬津液。凝結為痰。壅塞氣道。不得通利。熱極生風。亦致猝然僵仆類中風證。或不省人事。或語言蹇澀。或口眼歪斜。或半身不遂。其將發也。外必先顯内熱之候。或口乾舌苦。或大便秘澀。小便短赤。此其驗也。劉河間所謂此證全是將息失宜。水不制穴丹溪所謂濕熱相火中痰中氣是也此即内虛暗風確係陰陽兩虛而陰虛者爲多與外來風邪迥別法當清熱順氣開痰以救其標次當治本陰虛則益血陽虛則補氣氣血兩虛則氣血兼補久之自瘳設若誤用治真中風藥如前辛熱風燥之劑則輕變爲重重則必死禍福反掌不可不察也初清熱則天門冬麥門冬甘菊花白芍藥白茯苓栝樓根童便順氣則紫蘇子枇杷葉橘紅鬱金開痰則貝母白芥子竹瀝荊瀝栝樓仁霞天膏次治本益陰則天門冬甘菊花懷生地當歸身白芍藥枸杞子麥門冬五味子牛膝人乳白膠黄檗白蒺藜之屬補陽則人參黄

芪鹿茸大棗巴戟天之屬，與時消息，則因乎證。

似中風問答

或問：有患似中風證，睡不竟夕而易醒，心脉弦而不洪，多怒，肝脉弦而不長，語言蹇澀不利，多痰聲重，小便疾速不能忍且有餘瀝，大便燥結，左尺脉浮洪，飲食少，不易消，此何以故？答曰：睡不竟夕而易醒者，心血不足也，故其脉弦而不洪。東垣云：胃虛者多怒，多怒者肝氣必不和。經曰：怒則氣上逆，加以久病多鬱，故益易怒，故肝脉亦弦而不長。弦為血少，此非以智慧觀察，以慈忍靜定之力和之，未可以藥石瘳也。腎屬水，冬脉沉，故曰諸浮者腎不足也。腎主五液又主二便腎家有火則真陰日虧津液日少不能榮養於舌絡舌絡勁急故語言不利火性急速故小便疾出而不能忍且有餘瀝而大便亦多燥結也故其脉應沉實而反浮洪失常候也肺者五臟之華蓋位乎上象天而屬金喜清肅而惡煩熱熱則津液乾枯無以下滴而通水道或煎熬濃稠而成痰矣肺熱則人參反助邪熱而傷肺故往往聲重多痰壅塞氣道而升降不利也脾為土臟胃為之腑乃後天元氣之所自出胃主納脾主消脾陰虧則不能消胃氣弱則不能納飲食少則後天元氣無自而生精血坐是日益不足也經曰損其脾者調其飲食節其起居

適其寒温此至論也不如是則不足以復脾陰然其要又在戒暴怒使肝無不平之氣肝和則不賊脾土矣命門者火臟也乃先天真陽之氣之所寄即道家所謂先天祖氣醫家所謂真火是也其壯也有三一者元禀過厚二者保嗇精氣不妄施泄三者志氣無所拂鬱則年雖邁而猶壯也不爾則子後一陽不生不能上升熏蒸糟粕而化精微以滋後天之元氣是火不生土而脾胃因之日弱也法當降氣和肝滋腎降氣是陽交於陰也肝和則脾胃不被賊邪所干故能納而能消也脾胃無恙則後天之元氣日益生長矣腎足則真陰自生津液自足舌絡有所榮養則舌

之伸縮自繇而言語自利矣且世無不陰虛而中風者第須撥去煩惱一切放下使心火不炎則腎亦因之而不燥此又治之之本也

論治陰陽諸虛病皆當以保護胃氣為急

夫胃氣者即後天元氣也以穀氣為本是故經曰脉有胃氣曰生無胃氣曰死又曰安穀則昌絶穀則亡可見先天之氣縱猶未盡而他臟不至盡傷獨胃氣偶有傷敗以至於絶則速死矣穀氣者譬國家之餉道也餉道一絶則萬衆立散胃氣一敗則百藥難施若陰虛若陽虛或中風或中暑乃至瀉利滞下胎前産後丁腫癰疽痘瘡痧瘮驚疳

靡不以保護胃氣補養脾氣為先務本所當急也故益陰宜遠苦寒益陽宜防泄氣祛風勿過燥散消暑毋輕下通瀉利勿加消導滯下之忌芒硝巴豆牽牛胎前泄瀉之忌當歸産後寒熱之忌芩連梔子丁腫癰疽之未潰忌當歸痘疹之不可妄下其他内外諸病應設藥物之中凡與胃氣相違者概勿施用投藥之頃宜加三思

論上盛下虚本於腎水真陰不足

人身以陰陽兩稱為平偏勝則病此大較也水不足則火有餘陰既虧則陽獨盛蓋陰陽之精互藏其宅是陰中有陽陽中有陰也故心火也而含赤液腎水也而藏白氣赤

液為陰。白氣為陽。循環往復。晝夜不息。此常度也。苟不知攝養。縱恣情慾。虧損真陰。陽無所附。因而發越上升。此火空則發之義。是周身之氣升於陽也。升於陽則陽盛。故上焦熱而欬嗽生痰。迫血上行。而為吐衄。為煩躁。為頭痛。為不得眠。為胸前骨痛。為口乾舌苦。此其候也。陽愈盛則陰愈虛。陰愈虛則為五心煩熱。為潮熱。骨蒸。為遺精。為骨乏無力。為小水短赤。丹田不煖。則飲食不化。為瀉泄。為卒僵仆。此其候也。治之之要。當亟降氣。當益陰精。氣降即陽交於陰。是火下降也。精血生即腎陰復。是水上升也。此既濟之象。為坎離交也。坎離交即是小周天。至此則陰陽二氣

復淂其平矣○病何自而生哉○

陽滯於陰陰滯於陽論

丹溪云○陽滯於陰○脉浮洪弦數○陰滯於陽脈沉細弱濇○陽滯以寒治之○陰滯以熱治之○竊詳其意○陽滯陰滯○當作熱滯寒滯○求之寒熱○固可作陰陽論○能於陰於陽○分明是於氣血○他無可言也○熱滯於氣固矣○獨無寒滯耶○寒滯於血固矣○獨無熱滯耶○何寒不能傷氣○何熱不能傷血耶○以愚觀之○氣為陽○行脉外○血為陰○行脉内○相並分派○周流循環一身無停止○謂之常脉也○若呼吸定息○脉淂熱則行速為太過○脉淂寒則行遲為不及○五味之偏○七情之過○氣為凝

滯津液稠厚積而久之為飲為痰滲入脉内血為所亂因而凝濁運行泣沍或為沸騰此陰滯於陽也正是血滯於氣也氣病矣或以藥助邪病上生病血病日增溢出脉外隧道隘塞升降有妨運化失令此陽滯於陰也正是氣滯於血也病分寒熱者當是禀受之素偏虚邪之雜合豈可專以陽為熱陰為寒耶浮洪弦數氣病之脈也豈可遽作熱論沉細弱濇血病之脉也豈可遽作寒論此萬病之根本豈止疥癬瘡瘍癰疽而已幸相評其是否

三焦為孤府論

夫臟腑之表裏相配者肺合大腸皆金也心合小腸皆火

也肝合膽皆木也脾合胃皆土也腎合膀胱皆水也惟三焦者雖為水瀆之府而實總護諸陽亦稱相火是又水中之火府內經本篇曰三焦屬膀胱在血氣形志篇曰少陽與心主為表裏蓋其在下者為陰屬膀胱而合腎水在上者為陽合包絡而通心火此三焦之所以際上極下象同六合而無所不包也觀經言六府之别極為明顯以其皆有盛貯因名為府而三焦者曰中瀆之府是孤之府分明確有一府蓋即臟腑之外軀體之内包羅諸臟一腔之大府也故有中瀆是孤之名而亦有大府之形難經謂其有名無形誠一失也是蓋譬之探囊而計物而忘其囊之為

物耳遂致後世紛紛無所憑據有分前後三焦者有言為腎旁之脂者即如東垣之明亦以是三焦手三焦分而為二夫以一三焦尚云其無形而諸論不一又何三焦之多也晝蛇添足愈多愈失矣後世之疑將焉釋哉余因著此三焦為孤府之辯以求正於後之君子焉

左右寸口俱有陰陽表裏論

夫氣口寸口脈口之義乃統兩手而言非獨指右手為氣口也如經脈篇曰手太陰之脈入寸口上循魚際又曰經脈者常不可見也其虛實也以氣口知之經筋篇曰手太陰之筋結於魚後行寸口外側經脈別論曰權衡以平氣

口成寸以决死生平人氣象論曰欲與寸口太過與不及小鍼解曰氣口虛而當補盛而當瀉經又曰氣口何獨為五臟主難經曰十二經皆有動脉獨取寸口以為藏府死生吉凶之法何謂也曰寸口者脉之大會五藏六府之所終始故取法於寸口也諸如此者豈獨指右手為言耶而王叔和未詳經旨突謂左為人迎右為氣口左手左寸人迎以前右手右寸氣口以前等說自昔及今以訛傳訛莫可解救甚至以左候表以右候裏無稽之言其謬為甚夫肝心居左豈不可以為裏腸胃在右豈不可以言表如仲景為傷寒之祖但曰大浮數滑動者此名陽也沉濇弱弦

微者此名陰也又曰表有病者脉當浮而大裏有病者脉當沉而細又如其上取寸口太陰脉也下取趺陽陽明脉也是皆陰陽表裏之謂初未聞以左為人迎而候表右為氣口而候裏即余初年亦嘗為左表右裏之說所惑及今見多識定乃知脉體自有陰陽諸經皆具表裏凡今之習訛者但見左強便曰外感而攻其表但見右盛便曰內傷而攻其裏亦焉知臟氣有不齊脉候有稟賦或左脉素大於右或右脉素大於左孰者為常孰者為變或於偏弱中畧見有力已隱虛中之實或於偏盛中稍覺無神便見實中之虛設不知此而執欲以左右分表裏豈左無裏而右

無表乎故每致攻伐無過顛倒陰陽非惟大失經旨而遺害於人不少無怪乎脉之日難也此不得不為辨正

人迎脉在喉旁辨

原夫人迎氣口之脉本皆經訓但人迎為足陽明之脉不可以言於手氣口總手太陰而言不可以分左右如動輸本輸經脉等篇明指人迎為結喉旁胃經動脉愚嘗考之四時氣篇曰氣口候陰人迎候陽五色篇曰人迎盛堅者傷於寒氣口盛堅者傷於食禁服篇曰寸口主中人迎主外經脉終始等篇曰人迎一盛二盛三盛脉口一盛二盛三盛等義皆言人迎為陽明之府脉故主乎表脉口為太

陰之藏脉。故主乎東。如太陰陽明論曰。太陰為之行氣於三陰。陽明為之行氣於三陽。陰陽別論曰。三陽在頭。正言人迎行氣於三陽也。三陰在手。正言脉口行氣於三陰也。蓋上古診法有三。一取三部九候以診通身之脈。一取太陰陽明以診陰陽之本。一取左右氣口以診藏府之氣。然則人迎自有其位。脉經乃扯人迎於左手。而分氣口於右手。不知何據何見而云然。愚初惑之。未敢遽辯。及見綱目之釋人迎氣口者。亦云人迎在結喉兩旁。足陽明之脉也。又見龐安常論脉曰。何謂人迎。喉旁取之。近見徐東皐曰。脉經謂左手關前一分為人迎。誤也。若此數君者。已覺吾之先覺矣。玆特引而正之。嗚呼。夫一言之謬。遺誤千古。成心授受。何時復正哉。立言者可不知所慎乎。

病有真假治有逆從

夫治有逆從者。以病有微甚。病有微甚者。以證有真假也。寒熱有真假。虛實亦有真假。真者正治。知之無難。假者反治。乃為難耳。如寒熱之真假者。真寒則脉沉而細。或弱而遲。為厥逆。為嘔吐。為腹痛。為飧泄下利。為小便清頻。即有發熱。必欲得衣。此浮熱在外。而沉寒在內也。真熱則脉數有力。滑大而實。為煩躁喘滿。為聲音壯厲。或大便秘結。或小水赤澀。或發熱揭衣。或脹疼熱渴。此皆真病。真寒者宜温其寒。真熱者宜解其熱。是當正治者也。至若假寒者陽證似陰火極似水也。外雖寒而内則熱。脈數而有力。或沉而鼓擊。或身寒惡衣。或便熱秘結。或煩渴引飲。或腸垢臭穢。此則惡寒明是熱証。所謂極熱反兼寒化。亦曰陽盛隔陰也。假熱者。陰証似陽水極似火也。外雖熱而内則寒。脉微而弱。或數而虛。或浮大無根。或弦芤斷續。身雖熾熱而神則靜。語雖譫妄而聲則微。或虛狂起倒而禁之即止。或蚊迹假班而淺紅細碎。或喜冷水而所用不多。或舌胎面赤而衣被不撤。或小水多利。或大便不結。此則惡熱非熱。明是寒証。所謂寒極反兼熱化。亦曰陰盛隔陽也。此皆假病。假寒者清其內熱。內清則浮陰退舍矣。假熱者温其真陽。中温則虛火歸原矣。是當從治者也。又如虛實之治。實則瀉之。虛則補之。此不易之法也。然至虛有盛候。則有假實矣。大實有羸狀。則有假虛矣。總之虛者。正氣虛也。為色慘形瘦。為神衰氣怯。或自汗不收。或二便失禁。或夢遺精滑。或嘔吐隔塞。或病久攻多。或氣短似喘。或勞傷過度。或暴困失志。雖外証似實。而脈弱無神者。皆虛証之當補也。實者邪氣實也。或外閉於經絡。或內結於臟腑。或氣壅而不行。或血留而凝滯。必脈病俱盛者。乃實証之當攻也。然而虛實之間。最多疑似。有不可不辨其真耳。如通評虛實論曰邪氣盛則實精氣奪則虛此虛實之大法也設有人焉正已奪則邪方盛者將顧其正而補之乎抑先其邪而攻之乎見有不的則死生係之此其所以宜慎也夫正者本也邪者標也若正氣既虛則邪氣雖盛亦不可攻蓋恐邪未去而正先脱呼吸變生則措手無及故治虛邪者當先顧正氣正氣存則不致於害且補中自有攻意蓋補陰即所以攻熱補陽即所以攻寒世未有正氣復而邪不退者亦未有正氣竭而命不傾者如必不得已亦當酌量緩急暫從權宜從少從多寓戰於守斯可矣此治虛之道也若正氣無損者邪氣雖微自不宜補蓋補之則正無與而

邪反盛逆足以藉寇兵而資盜糧故治實証者當直去其邪邪去則身安但法貴精專便臻速效此治實之道也要之能勝攻者方是實証實者可攻何慮之有不能勝攻者便是虛証氣去不返可不寒心此邪正之本末有不可不知也惟是假虛之証不多見而假實之証最多也假寒之証不難治而假熱之治多誤也然實者多熱虛者多寒如丹溪曰氣有餘便是火故實能受寒而余續之曰氣不足便是寒故虛能受熱世有不明真假本末而曰知醫者余則未之敢許也

疾病既成榮衛既亂得藥則生舍藥必危論

黄帝嘗以天地陰陽之化為問，而歧伯每以草木為對，因發明五氣五味之理。觀者但謂其言草木，而不知人生所賴者惟此，故特明其義，誠切重之也。余居京邸，嘗治一薦紳之疾，愈已七八，勢在将安，忽其友薦一偽誕庸流，以導引栽接稱長技，極口眇醫，巽要其功，且云彼醫藥者雖為古法，然但可除輕淺之疾，療不死之病耳，至於存真接氣，固本回天，豈草根樹皮之力所能及哉。病者忻服，信為神仙。自後凡見相候者，輒云近得神仙之術，幸脫沉痾，今賴為主，而以藥副之。余聞是言，殊為不平，然竊計之，則又安忍以先聖之道為人之副？繇是謝絕，不為加意。居無何，舊疾大作遣人相延者再四且急余不得已勉效馮婦之舉既至察其藥缺已久更劑復為殫竭心力僅獲保全乃相問曰向聞淂瀆引之功今則何以至此彼赧顏荅曰此固一說然亦無可憑據及病作而用之則無濟於事以今觀之似不可與斯道爭先也余因告之曰醫祖三皇其來尚矣豈易言者哉雖軒岐之初未嘗廢恬淡無呼吸精氣之說然而緩急之宜各有所用若於無事之時因其固有而存之養之亦足為䘙病延年之助此於修養之道而有能極其妙者固不可不知也至於疾病既成營衛既亂欲舍醫藥而望其邪可除元可復則無是理也亦猶亂世之

甲兵。飢餓之糧餉。所必不容已者。即此藥也。孰謂草根樹皮果可輕視之哉。第以穀食之氣味得草木之正。藥餌之氣味得草木之偏。得其正者。每有所虧。鍾其偏者。常有所勝。以所勝而治所虧。則致其中和。而萬物育矣。此藥餌之功用。正所以應同聲求同氣。又孰有更切於是。而謂其可忽者哉。是以至聖如神農。不憚其毒。而偏嘗以救蒸民者。即此草根樹皮也。何物狂生。敢妄肆口吻。以眇聖人之道乎。

暴厥類中風論

夫厥證之起於手足者。厥發之始也。甚至猝倒暴厥。忽不知人。輕則漸甦。重則即死。最為急候。後世不能詳察。但以手足寒熱為厥。又有以脚氣為厥者。謬之甚也。雖仲景有寒厥熱厥之分。亦以手足為言。蓋彼以辨傷寒之寒熱耳。非若內經之所謂厥也。觀大奇論曰。暴厥者。忽不知人。不能言。調經論曰。血之與氣并走於上。則為大厥。厥則暴死。氣復反則生。不反則死。繆刺論曰。手足少陰太陰足陽明五絡俱竭。令人身脈皆重而形無所知也。其狀若尸。或曰尸厥。若此者。豈止於手足寒熱及脚氣之謂耶。今人多不知厥証。而皆指為中風。寧不誤人乎。夫中風者。病多經絡之受傷。厥逆者。其內精氣之自奪。故表裏虛實。病情當辨。

名義不正無怪其以風治厥也醫中之害莫此為甚今特錄厥證於此以便觀者之究正焉

傷寒傳足不傳手論

夫傷寒傳變止言足經不言手經其義雖出於內經然其意又有不然者奈何草窓劉氏不明其理遂謬創傷寒傳足不傳手之說謂足經所屬皆水木土水寒則氷木寒則凋土寒則圻是皆不勝其寒也手經所屬皆金與火金得寒則愈堅火體極熱而寒不能襲所以傷寒只傳足經不傳手經巧言要譽昧者稱奇妄誕欺人莫此為甚夫人之金火兩藏不過以五行之氣各有所屬耳豈即真金真火

不能毀傷者耶斯言一出遂起人疑致有謂足經在下手經在上寒本陰邪故傳足也有謂足之六經皆東北方及四隅之氣手之六經皆西南方之氣寒氣中人必在冬春同氣相求故先自水經以及木土而金火則無犯也有謂傷寒奇經惟附於足也紛紛議論爭辯不明其說種種皆謬耳夫人之血氣運行周身流注不息豈傳遍手經而邪有不入者哉且寒之中人必先皮毛皮毛者肺之合故在外則有寒慄鼻塞等證在內則欬喘短氣等證謂不傳於肺乎其入手少陰厥陰也則有舌胎怫鬱神昏錯亂等證謂不傳於心主包絡乎其入手陽明也則有泄瀉秘結等

證謂不傳於大腸乎其入手太陽也則有隆閉不化等証
謂不傳於小腸乎其入手少陽也則有上下不通五官失
職痞滿燥實俱全等證謂不傳於三焦乎再觀內經云三
陰三陽五藏六府皆受病豈手經不在內乎所以仲景有
肺心肝脾腎五藏絕證義又可知然本經之不言手者何
也蓋傷寒者表邪也欲求外証但當察於周身而周身上
下脉絡惟足六經則盡之矣手經無能偏也且手經所至
足經無不至者故但言足經則其左右前後陰陽諸症無
不可按而得而手經亦在其中不必言矣此本經所以止
言足者為察周身之表証也義本易見而疑辨至今皆惑

於劉氏之妄言耳井蛙蠡道之評孰爲評之過也

標本逆從治有先後

夫陰陽逆從標本之爲道也小而大言一而知百病之害少而多淺而博可以一言而知百也以淺而知深察近而知遠言標與本易而勿及反爲逆治淂爲從先病而後逆者治其本先逆而後病者治其本先寒而後生病者治其本先病而後生寒者治其本先熱而後生病者治其本先熱而後生中滿者治其標先病而後泄者治其本先泄而後生他病者治其本必且調之乃治其他病先病而後生中滿者治其標先中滿而後煩心者治其本人有客氣有

同氣小大不利治其標小大利治其本病發而有餘本而標之先治其本後治其標病發而不足標而本之先治其標後治其本謹察間甚以意調之間者并行甚者獨行先小大不利而後生病者治其本

寒熱顛瘧論

夫寒熱者陰陽之氣也遲速者陰陽之性也人之陰陽則水火也營衛也有熱而反寒者火極似水也寒而反熱者陰極似陽也陰陽和則血氣匀表裏治陰陽不和則勝復之氣會遇之時各有多少矣故陽入之陰則陰不勝陽而為熱陰出於陽則陽不勝陰而為寒至若陰多陽少則陰

性緩而會遇遲。故其發日遠。陽多陰少則陽性速而會遇蚤。故其發日近。此勝復盛衰之節。雖非瘧症。而多變似瘧法亦同。然所謂同者。皆陰陽出入之理也。然同中自有不同。則曰是瘧曰非瘧。是瘧非瘧者。在有邪無邪之辨耳。真瘧有邪。繇衛氣之會以爲止作。似瘧無邪。繇水火爭勝以爲盛衰。此則一責在表。一責在裏。一治在邪。一治在正。勿謂法同而治亦同也。同與不同之間。即殺人生人之岐也。學者於此。不可不察。

脉綱領中復有大綱領論

夫脉以緩急大小滑濇而定病變。謂可總諸脉之綱領也。

然五藏生成論。則曰小大滑濇浮沉。及後世之有不同者。如難經則曰浮沉長短滑濇。仲景則曰。脉有弦緊浮沉滑濇。此六者。名為殘賊。能為諸脉作病也。滑伯仁曰。大抵提綱之要。不出浮沉遲数滑濇之六脉也。所謂不出乎六者。以其足統夫表裏陰陽。虛實冷熱。風寒濕燥。藏府血氣之病也。浮為陽為表。診為風為虛。沉為陰為裏。診為濕為實。遲為在藏。為寒為冷。数為在府。為熱為燥。滑為血有餘。濇為氣獨滞。此諸說者。詞雖稍異。義寔相通。若以愚見言之。蓋總不出乎表裏寒熱虛實六者之辨而已。如其浮為在表。則散大而芤可類也。沉為在裏。則細小而伏可類也。遲者為寒則徐緩濇結之屬可類也數者為熱則洪滑疾促之屬可類也虛者為不足則短濡微弱之屬可類也實者為有餘則弦緊動革之屬可類也此其大槩皆人所易知者然即此六者之中而復有大相懸絶之要則人多不能識也夫浮為表矣而凡陰虛者脉必浮而無力是浮不可以槩言表可升散乎沉為裏矣而凡表邪初感之甚者陰寒束於皮毛陽氣不能外達則脉必先見沉緊是沉不可以槩言裏可攻内乎遲為寒矣而傷寒初退餘熱未清脉多遲滑是遲不可以槩言寒可温中乎數為熱矣而凡虛損之候陰陽俱虧氣血敗亂者脉必急數愈數者愈虛

愈虛者愈數。是數不可以槩言熱。可寒涼乎。微細類虛矣。而痛極壅閉者。脉多伏匿。是伏不可以槩言虛。可驟補乎。洪弦類實矣。而真陰大虧者。必関格倍常。是弦不可以槩言實。可消伐乎。夫如是者。是於綱領之中。而復有大綱領者存焉。設不能以四診相參。而欲孟浪任意。則未有不覆人於反掌間者。此脉道之所以難言。毫釐不可不辨也。

嗜酒致害論

酒為水穀之液。血為水穀之精。酒入中焦。必求同類。故先歸血分。凡飲酒者。身面皆赤。即其徵也。然血屬陰而性和。酒屬陽而氣悍。血欲靜而酒動之。血欲藏而酒亂之。血無氣不行。故血亂氣亦亂，氣散血亦散。擾亂一番，而血氣觖無耗損者，未之有也。又若人之稟賦有陰陽，而酒之氣質亦有陰陽。蓋酒成於釀，其性則熱；汁化於水，其質則寒。故陽藏者得之則愈熱，陰藏者得之則愈寒。所以縱酒不節者，無論陰陽，均能為害。凡熱盛而過飲者，陽日勝則陰日消，每成風癉腫脹。寒盛而過飲者，熱性去而寒質留，多至傷腎敗脾。當其少壯，則旋耗旋生，固無所覺；及乎中衰而力有不勝，則宿孽為殃，莫能禦矣。然則酒悖之為害也，所關於壽元者非細，其可不知節乎？

十二藏脉候部位論

脉為四診之一。所關最切。兼之俗弊。每多諱其因隱其色。不出一聲。單用脉以試醫之高下。此雖病家之自誤。然醫當此際。茍脉理甚明。不淂聲色病緣之相合。尚恐其有逆順真假脉証相反之誤。而矧夫弃經絡部位之俱錯。其誤又當何如。此脉理之不明。而醫之所以朦眛至今者。是皆誤於宋之高陽生。雖高陽生附以已見。而著為脉訣。若其藏府所配部位。則寔本於西晉之脉經。云。心部在左手關前寸口是也。與手太陽為表裏。以小腸合為府。合於上焦。肺部在右手關前寸口是也。與手陽明為表裏。以大腸合為府。合於上焦。以致高陽生遂有左心小腸肝膽腎右肺大腸脾胃命之説竟將心主三焦之一合謂其無形而俱遺之若此兩經者内經顯然有大經絡豈有、經絡而無脉者亦豈有大小腸位居極下而脉見於兩寸至高之地者自戴同甫而下既已歷言其非然未免甲此乙彼向無歸一之論學者何所宗據今遵内經本文參之以理酌定部位庶無差謬然經文雖無五行所屬之分而後世諸賢以左尺爲水生左關木木生左寸火君火類從於右尺而爲相火火生右關土土生右寸金而止甚屬有理今既有此五行之分則小腸在下當候於右尺所以從火也大腸在下當候於左尺以金從水也正合母隱子胎之義三焦雖當候於上中下。然靈樞本藏篇曰：腎合三焦膀胱。今腎脉候於兩尺，是三焦亦當候於尺。且三焦為五藏六府之總司，腎為五藏六府之根本，故靈樞論疾診尺篇獨取尺脉以定人之病形，其義蓋亦在此。但膀胱屬水，故候於左；三焦屬火，故候於右。若心主之脉，正當候於左寸。蓋以膈膜之上，獨惟心肺兩藏居之，而心包為護心之膜，附於膈上，故脉當候於左寸。至若命門者，為腎之所屬，故脉候當隨於腎。腎一也，而何以候於兩尺？腎中之元陰當候於左尺，腎中之元陽當候於右尺。陰宜靜，故左嫌浮豁；陽畏衰，故右嫌細微。然命門之氣以陽為主，故當附候於右尺，以察其衰旺其驗部位若此似不可易合而观之則左寸心藏之火通於右尺小腸命門之火自右尺火土相生而上右寸右寸肺藏之金通於左尺大腸之金自左尺金水相生而上左寸左右上下終始無端正合十二經流注循環之妙而診候庶無差也故内經脉要精微論曰尺内兩傍則季脇也尺外以候腎尺裏以候腹中附上左外以候肝内以候膈右外以候胃内以候脾上附上右外以候肺内以候胸中左外以候心内以候膻中前以候前後以候後上竟上者胷喉中事也下竟下者少腹腰股膝脛中事也味此經文則左右上下之序自不可紊無待於辨惟是六

府之候。雖無明訓。而但以上下陰陽之義測之。則已暗藏之矣。習醫立訓者。不本内經之意。吾知其皆杜撰鑿空耳。覌者其詳辨焉。

妄信鬼神論

夫鬼神之謂。雖屬眇茫。然易曰。精氣爲物。遊魂爲變。是故知鬼神之情狀。孔子曰。鬼神之爲德。其盛矣乎。然則鬼神之道。其可忽乎哉。故周官之有大祝者。掌六祝之辭。以事鬼神。示祈福祥。求永貞也。註曰。告神之辭。曰祝號者。尊其名爲美稱也。又有男巫者。春招弭。以除疾病。註曰。招吉祥。弭禍祟。而疾病可除矣。又有女祝者。掌王后之内祭祀以時。

招祳禬禳之事。註曰。招以召祥。祳以禦癘。禬以除災害。禳以弭變異。四者所以除疾殃也。以此觀之。則巫祝之用。雖先王大聖。未始或廢。蓋藉以宣誠悃。通鬼神。而消災害。寔亦先巫祝繇之意也。故其法至今流傳。如時瘟骨鯁。邪祟神志等疾。間或取效。然必其輕淺小疾。乃可用之。設果內有虛邪。外有寔邪。苟舍正大之法。而崇尚虛無。鮮不誤事。奈何末世奸徒。借鬼神為妖祥。假符祝為欺誑。今之人既不知祝由之法。自有一種當用之處。乃欲動輒賴之。信為寔然。致有妄言禍福。而惑亂人心者。有禁止醫藥。而坐失機宜者。有當忌寒涼。而悞吞符水者。有作為怪誕。而蕩人神氣者本以治病而遣以悞病本以去鬼而適以致鬼此之為害未可枚舉其不為奸巫所竊笑者幾希矣故曰拘拴鬼神者不可與言至德又曰信巫不信醫一不治也吁人生拴地懸命拴天彼鬼神者以天地之至德二氣之良能既不能逆天命以禍福私人又焉得樂謟媚以祝禳免患尼父曰獲罪拴天無所禱也又曰敬鬼神而遠之此則吾心之所謂祝由也苟有事拴斯者幸鑒余之迂論

病人之情難逆論

病人之情不一當隨其性而化導之乃可也蓋病人有禀禀之情如五藏各有所偏七情各有所勝陽藏者偏宜拴

凉陰藏者偏宜於熱，耐毒者緩之無功，不耐毒者峻之為害，此藏氣之有不同也。有好惡之情者，不惟飲食有憎愛，抑且舉動皆關心性。好吉者危言見非，意多憂者慰安云偽，未信者忠告難行，善疑者深言則忌，此情性之有不同也。有富貴之情者，富多任性，貴當自尊。任性者自是其是，真是者反成非是；自尊者遇士或慢，自重者安肯自輕，此交際之有不同也。有貧賤之情者，貧者衣食不能周，況乎藥餌；賤者焦勞不能釋懷抱，可知此調攝之有不同也。又若有良言甫信，謬說更新，多岐亡羊，終成畫餅，此中無主而易亂者之為害也。有最畏出奇，惟求穩當，車薪杯水，寧甘敗亡此內多懼而過慎者之為害也有以富貴而貧賤或深情而掛牽戚戚於心心病爲能心藥此得失之情為害也有以急性而遭遲病以更醫而致雜投皇皇求速効所以速亡此緣急之情為害也有偏執者曰吾鄉不宜補則虛者受其禍曰吾鄉不宜瀉則寔者被其傷夫十室且有忠信一鄉爲淂皆符此習俗之情為害也有參朮入唇懼補心先否塞硝黃沾口畏攻神即飄揚夫杯影亦能為祟多歧豈法之良此成心之情為害也有諱疾而不肯言者終當自悞有隱情而不敢露者安淂其詳然尚有故隱病情試醫以脉者使其言而偶中則信為明良言有弗合

則目爲庸劣，抑孰知脉之常體僅二十四，病之變象何啻百千。是以一脉所主非一病，一病所見非一脉。脉病相應者，如某病得某脉則吉；脉病相逆者，某脉值某病則凶。然則理之吉凶雖融會在心，而病之變態又安能以脉盡言哉？故知一知二知三，神聖諄諄於參伍，曰工曰神曰明，請詳豈獨於指端。彼俗人之淺見，固無足怪，而士夫之明慧，亦每有蹈此弊者。故忌望聞者，診無聲色之可辨；惡詳問者，醫避多言之自褻。是於望聞問切，已舍三而取一，且多有并一未明，而欲得夫病情者，吾知其必不能也。所以志意未通，醫不免爲病困，而朦朧猜摸，病不多爲醫困乎？凡

此皆病人之情不可不察也

惑於傍人亂於擇醫論

嘗觀病家每為傍人所害者因親戚知友往来探病其中或有妄談利害誇奬醫理或操是非之柄則同於我者是之異於我者非之而真是真非不是真人不識或執見在之見則頭疼者云救頭脚疼者云救脚而本標綱目反為迂遠庸談或議論於貴賤之間而尊貴執言孰堪違抗或辨析於親踈之際而親者主持牢不可拔雖真才寔學之師亦當唯唯而退又若薦醫為死生之攸係而人多不知慎有或見輕淺之偶中而為之薦者有意氣之私厚而為

之薦者有信其便々之談而為之薦者有見其外餙之貌而為之薦者皆非知之真者也又或有貪淂而薦者陰利其酬關情而薦者別圖奠望甚有斗筲之輩者妄自驕矜好人趨奉薰猶不辨擅肆品評譽之則盜跖可為堯舜毀之則鸞鳳可為鴟鴞洗垢索瘢無所不至而懷真抱德之高士必其不倖若此流者雖發言容易欣戚無關其於淆亂人情莫此為甚多致明醫有掣肘之去病家起刻骨之疑此所以千古是非之不明總為庸人擾之耳故竭力為人任事者豈不岌々其危哉

醫有通弊貴自立品論

夫醫者之病。最多隱微。如管窺蠡測。醢雞笑天者。固不足道。而見偏性拗。执不可移者。又安足論。有專恃口給者。牽合支吾。無稽信口。或爲套語以誑人。或爲甘言以悅人。或爲强辯以欺人。或爲危詞以嚇人。儼然格物君子。此便佞之流也。有專務人事者。典籍經書。不知何物。道聽途說。拾人唾餘。然而終日營營。綽風求售。不請自赴。儇媚取容。偏投好者之心。此阿諂之流也。有專務奇異者。腹無藏墨。眼不識丁。乃詭言神授。僞托秘傳。或假脉以言禍福。或弄巧以亂經常。最覺新奇。動人甚易。此欺詐之流也。有務餙外觀者。誇張侈口。羊質虎皮。不望色。不聞聲。不詳問。一診而藥若謂人淺我深人黑我明此麤踈孟浪之流也有專務挑擿者陽若同心陰為浸潤夫是曰是非曰非猶避隱惡之嫌第以死生之際有不得不辨者固未失為真誠之君子若以非為是以是為非顛倒陰陽掀翻禍福不知而然庸〻不免知而故言此其良心已喪讒妒之小人也有貪得無知藐人性命者如事已疑難死生反掌斯時也雖在神良未必其活故一藥不敢尊一着不敢亂而僅〻奠於挽回忽遭若輩求速貪功謬妄一投中流失揖以致必不可救因而嫁謗自文極口反噬雖朱紫或被混淆而蒼赤何辜受害此貪倖無知之流也有道不同不相為謀者意

見各持異同不决夫輕者不妨少謬重者難以略差故凡非常之病非〻常之醫不能察用非常之治又豈常人之所知故獨闢者不侔於衆獨見者不合於人大都行高者謗多曲高者和寡所以一齊之傅何當衆楚之咻直至於敗而後群然退散付之一人則事已無及矣此庸〻不揣之流也又有久習成風苟且應命者病不關心此須惟利病家既不識醫則倏趙倏錢醫家莫肯任怨則惟苓惟梗或延醫務多則互為觀望或利害攸關則彼此避嫌故爬之不癢搔之不痛醫稱穩當誠然淂矣其於坐失機宜奚堪躭悞乎此無他亦惟知醫者不真而任醫者不專耳詩

云。發言盈庭。誰執其咎。築室扵道。不潰扵成。此非近日醫家之通弊乎。

雪潭居醫約

三衢徐世蔭較正　三山陳澈編輯

診法常以平旦

黄帝問曰：診法何如？岐伯對曰：診法常以平旦，陰氣未動，陽氣未散，飲食未進，經脉未盛，絡脉調匀，氣血未亂，故乃可診有過之脉。切脉動靜而視精明，察五色，觀五藏有餘不足，六府强弱，形之盛衰，以此參伍，决死生之分。

解：平旦者，陰陽之交也。凡人身營衛之氣，一晝一夜五十周於身，晝則行於陽分，夜則行於陰分，迨至平旦，復皆會於寸口。故難経曰：寸口者，脉之大會，五藏六府之所終始也○平旦初寤之時○陰氣正平而未動○陽氣將盛而未散○飲食未進○而穀氣未行○故經脈未盛○絡脈調勻○氣血未至擾亂○脈體未及變更○乃可以診有過之脈○有過○言脈不得中而有過失也○夫切脈之動靜○診陰陽也○視目之精明○診神氣也○察五色之變見○診生克邪正也○觀府藏虛實○以診其內○別形容盛衰○以診其外○故凡診病者○必合脈色內外參伍以求○則陰陽表裏虛實寒熱之情無所遁○而先後緩急真假逆從之治無所差○故可以決死生之分○而況於疾病乎○

分部位

尺内兩傍則季脇也。尺外以候腎，尺裏以候腹中。附上左外以候肝，内以候鬲；右外以候胃，内以候脾。上附上右外以候肺，内以候胸中；左外以候心，内以候膻中。前以候前，後以候後。上竟上者，胸喉中事也；下竟下者，小腹腰股膝脛足中事也。

解　尺内者，關前曰寸，關後曰尺，故曰尺内。季脇，小肋也，在脇下兩傍，為腎所近，故自季脇之下皆尺内主之。尺外，以尺脉前半部也；尺裏，尺脉後半部也。前以候陽，後以候陰。人身以背為陽，腎附於背，故外以候腎；腹為陰，故裏以候腹。所謂腹者，凡大小腸、膀胱、命門皆在其中。

矣○中附上○言附尺之上○而居乎中者○即關脉也○左外言左關之前半部○內言左關之後半部○餘倣此○肝為陰中之陽藏○而亦附近於背○故外以候肝○內以候鬲○舉鬲而言○則中焦之鬲膜膽府○皆在其中矣○抑右關之前○所以候胃○右關之後○所以候脾○脾胃皆中州之官○而以表裏言之○則胃為陽○脾為陰○故外以候胃○內以候脾○上附上○言上又上○則寸脉也○五藏之位○惟肺最高○故右寸之前以候肺○右寸之後○以候胷中○胞中者○鬲膜之上○皆是也○心肺皆居鬲上○故左寸之前○以候心○左寸之後○以候膻中○膻中者○兩乳之間○謂之氣海○當心包所居之分也○其

前以候前後以候後者葢言上以候上下以候下也竟盡也言上而盡於上在脉則盡於魚際在體則應於胞喉下而盡於下在脉則盡於尺部在體則應於小腹足中此脉候上下之事也

呼吸至數

黄帝問曰平人何如岐伯對曰人一呼脉再動一吸脉亦再動呼吸定息脉五動閏以太息命曰平人平人者不病也常以不病調病人醫不病故為病人平息以調之為法人一呼脉一動一吸脉一動曰少氣人一呼脉三動一吸脉三動而躁尺熱曰病温尺不熱脉滑曰病風脉濇曰痺

人一呼脉四動以上曰死脉絶不至曰死乍踈乍数曰死

解　出氣曰呼入氣曰吸一呼一吸總名一息動至也再動兩至也常人之脉一呼兩至一吸亦兩至呼吸定息謂一息既盡而換息未起之際也脉又一至故曰五動閏餘也猶閏月之謂言平人常息之外間有一息甚長者是為閏以太息而又不止五至也此即平人不病之常度夫不滿者其息匀病者其息亂醫者不病故能為病人平息以調者以其息匀也是為調診之法脉之運行在乎氣若一呼一吸脈各一動則一息二至減於常人之半矣以正氣衰竭也故曰少氣一呼一吸脉各

三動是一息六至矣難經謂之離經躁者急疾之謂尺熱言尺中近臂之處有熱者必其通身皆熱也脉數躁而身有熱故知為病温數滑而尺不熱者陽邪盛也故當病風脉濇而痺濇者不滑也如雨霑沙滑為血實氣壅濇為氣滞血少蓋血少則血不行故當病痺脈一呼四動則一息八至矣况以上乎難經謂之奪精四至曰脱精五至曰死六至曰命盡是皆一呼四至以上也脉絶不至則元氣已竭乍疎乍數則陰陽敗亂無主均為死脉

五藏之氣脉有常數

一日一夜五十營以營五藏之精不應數者名曰狂生所謂五十營者五藏皆受氣持其脉口數其至也五十動而不一代者五藏皆受氣四十動一代者一藏無氣三十動一代者二藏無氣二十動一代者三藏無氣十動一代者四藏無氣不滿十動一代者五藏無氣予之短期要在終始所謂五十動而不一代者以為常也以知五藏之期予之短期者乍數乍踈也

解　夫所謂營者人之經脉運行於身者是也一日一夜凡五十周以營五藏之精氣即如一呼氣行三寸一吸氣行三寸呼吸定息脉行六寸以一息六寸推之則

一晝一夜凡一萬三千五百息通計五十周於身則脈行八百一十丈其有太過不及而不應此數者名曰狂生狂者猶言妄也謂五十營者即五藏所受之氣也診持脈口而數其至則藏氣之衰王可知矣五十動而不一代者五藏受氣皆足乃和平之脈也四十動一代者五藏中一藏虧損更三十動二十動十動而一代者或平脈中忽見耎弱或斷而復起皆其藏有所損氣有所虧變易若此均名為代故可因此以察五藏之氣欲知五藏之期其短期者在夫乍數乍踈謂脈變代乃與常代者又不同也故三部九候等論皆云乍踈乍數者死

脉也。

按代脉乃更代之義。種種不同。後世以結促代竝言。均目之為死脉。豈不誤哉。夫緩而一止者為結。數而一止為促。其至則或三或五或七八至不等。然皆至數分明。起止有力。所主之病。有因氣逆痰壅而為間阻者。有因血氣虛脫而為斷續者。有因生平稟受多滯。脉道不流利者。此自結促之謂也。至於代脉之辨。則有不同。如五十動而不一代者。乃至數之代。若脉本平勻。而忽強忽弱者。乃形體之代。又若脾主四季。而隨時更代者。乃氣候之代。皆非謂代乃止也。繇此觀之。代脉本不一。但當

各因其變而察其情設不明此義槩謂之代非惟失經旨即於脉象之吉凶皆茫然莫知所辨矣又烏足以言診哉

三部九候

黄帝問曰余聞九鍼於夫子衆多博大不可勝数余願聞要道以屬子孫傳之後世著之骨髓藏之肝肺歃血而受不敢妄泄令合天道必有終始上應天光星辰歷紀下副四時五行貴賤更立冬陰夏陽以人應之奈何願聞其方岐伯對曰妙乎哉問也此天地之至数帝曰願聞天地之至数合於人形血氣通決死生為之奈何岐伯曰天地之

至數始於一。終於九焉。一者天。二者地。三者人。因而三之。三三者九。以應九野。故人有三部。部有三候。以決死生。以處百病。以調虛實。而除邪疾。帝曰。何謂三部。岐伯曰。有下部。有中部。有上部。部各有三候。三候者。有天有地有人也。必指而導之。乃以為真。上部天。兩額之動脉。上部地。兩頰之動脉。上部人。耳前之動脉。中部天。手太陰也。中部地。手陽明也。中部人。手少陰也。下部天。足厥陰也。下部地。足少陰也。下部人。足太陰也。故下部之天以候肝。地以候腎。人以候脾胃之氣。帝曰。中部之候奈何。岐伯曰。亦有天。亦有地。亦有人。天以候肺。地以候胸中之氣。人以候心。帝曰。上部以何候之岐伯曰亦有天亦有地亦有人天以候頭角之氣地以候口齒之氣人以候耳目之氣三部者各有天各有地各有人三而成天三而成地三而成人三而三之合則為九九分為九野九野為九藏故神藏五形藏四合為九藏五藏已敗其色必夭夭必死矣帝曰以候奈何岐伯曰必先度其形之肥瘦以調其氣之虛實實則瀉之虛則補之必先去其血脈而後調之無問其病以平為期

解所謂至數者天地雖大萬物雖多莫能出乎數者也然數始於一而終於九乃天地自然之數如易有太極是生兩儀兩儀生四象四象生八卦而太極運行乎

其中陽九之數也夫一者奇也故應天二者偶也故應地三者參也故應人故曰天開於子地闢於丑人生於寅所謂三才也三而三之以應九野九野者即洛書九宮禹貢九州之義故天地人言上中下謂之三才以人身而言上中下謂之三部於三部中而各分其三謂之三候三而三之是謂三部九候其通身經隧緜此出入故可以决死生處百病調虛實而除邪疾也其上部天地人謂其脉在頭面中部天地人謂其脉在手下部天地人謂其脉在足然各部俱有所候候者謂候其病情度者謂度其虛實形之肥瘦者鍼有深淺病有虛實者

治有補瀉之殊也。必先去其血而後調之。謂有瘀血在脉。而為壅塞者。必先刺去壅滯而後可調虛實也。以平為期者。凡病甚者奏功非易。故不必問其効之遲速。但當以血氣和平為期則耳。

七診

帝曰。何以知病之所在。岐伯曰。察九候。獨小者病。獨大者病。獨疾者病。獨遲者病。獨熱者病。獨寒者病。獨陷下者病。

解。此言九候之中。而復有七診之法。謂脉失其常。而獨大獨小。獨疾獨遲。獨寒獨熱。獨陷下。此皆病之所在也。寒熱又當分其病之在上在下。在表在裏可矣。陷下沉伏不起也。此雖以三部九候爲言。而於氣口部位類推爲用。亦惟此法。

診有十度診有陰陽

診有十度。度人。脉度。藏度。肉度。筋度。俞度。陰陽氣盡。人病自具。脉動無常。散陰頗陽。脉脱不具。診無常行。診必上下。度民君卿。受師不卒。使術不明。不察逆從。是爲妄行。持雌失雄。棄陰附陽。不知并合。診故不明。傳之後世。反論自章。至陰虚。天氣絶。至陽盛。地氣不足。陰陽並交。至人之所行。陰陽並交者。陽氣先至。陰氣後至。是以聖人持診之道。先後陰陽而持之。奇恒之勢。乃六十首。診合微之事。追陰陽之變章五中之情其中之論取虛實之要定五度之事知此乃足以診是以切陰不得陽診消亡淂陽不淂陰守學不湛知左不知右知右不知左知上不知下知先不知後故治不久知醜知善知病不知病知高知下知坐知起知行知止用之有紀診道乃具萬世不殆起所有餘知所不足度事上下脉事因格是以形弱氣虛死形氣有餘脉氣不足死脉氣有餘形氣不足生

解　診法雖有十度而總不外乎陰陽也十度謂脉藏肉筋俞是為五度左右相同各有其二二五為十也凡此十度者人身陰陽之理盡之矣故人之疾病亦無不

脉色解從　　卷九

具見於此脉動無常言脉無常體散陰頗陽言陰氣散
失者脉頗類陽也脉頗類陽而無根者非真陽之脉也
此其脉有所脫而陰陽不全具矣診此者乃可以陰陽
之常法行也故見其陰必察其陽見其陽必察其陰使
不知陰陽逆從之理并合之妙是真庸〻者耳診爲淂
明理既不明而妄傳後世則其謬言反論終必自章露
也其至陰至陽即天地之道也設有乖離敗亂乃至所
謂至陰虚者言地氣若衰而不升不升則無以降故天
氣絶至陽盛者言天氣若亢而不降不降則無以升故
地氣不足夫陰陽並交者乃陰陽不相失而淂其和平

也。此其調攝之妙。惟至人乃能行之。所謂陽氣先。陰氣後。假若脉数者為陽。遲者為陰。表者為陽。裏者為陰。至者為陽。去者為陰。進者為陽。退者為陰。發生者為陽。收藏者為陰。陽之行速。陰之行遲。故陰陽並交者。必陽先至而陰後至。是以聖人之持診無他。在察陰陽先後而已。奇恒者。異與常之別也。診合微之事者。參諸診之法而合其精微也。追陰陽之變者。求陰陽盛衰之變也。章明也。五中。五藏也。五度。即前十度也。必能會此数者。而參伍其妙。斯足以言診矣。切陰不得陽。診消亡者。言人生以陽為主。不得其陽。焉得不亡。夫陰亦真藏也。若但知陽而不知陽中有陰及陰平陽秘之道者是為偏守其學亦屬不明如左右上下先後者皆陰陽之道也使不知左右則不明升降之理不知上下則不明清濁之宜不知先後則不明緩急之用安望其久安長治而萬世不殆哉故凡病之善惡形之動靜皆所當辨能明此義而用之有紀診道斯備故可萬世無殆矣紀條理也殆危也言起者乃興起也而將治其有餘即當察其不足蓋邪氣多有餘正氣多不足若只知有餘而忘其不足則取敗之道也此示人以根本當慎之意復能度形情之高下則脉事因之可格至而知也形弱氣虛中外

俱敗故死也知外貌無恙藏氣已壞故形氣有餘脉氣不足亦死也脉氣有餘形氣不足者藏氣未傷形雖衰而無害故生也此節言十度言陰陽言形氣脉氣皆不外盛衰之義也

診有大方

是以診有大方坐起有常出入有行以轉神明必清必净上觀下觀司八正邪別五中部按脉動靜循尺滑濇寒温之意視其大小合之病能逆從以得復知病名診可十全不失人情故診之或視息視意故不失條理道甚明察故能長久不知此道失經絶理亡言妄期此謂失道

解　大方者醫家之大法也坐起有常則舉動不苟而先正其身身正於外心必隨之故診之大方必先守此行德行也醫以活人為心其於出入之時念念皆真無一不敬則德能動天誠能格心故可以轉運周旋而無徃弗神矣必清必淨則心專志一而神明見然後上觀之以察其形色聲音下觀之以察其形體逆順司候也別審也候八節八風之正邪以察其表審五藏五行之部位以審其裏按脈動靜可別陰陽滑濇寒温可知虛實凡脈滑則尺之皮膚亦滑脈濇則尺之皮膚亦濇脈寒則尺之皮膚亦寒脈温則尺之皮膚亦温故循尺即

可以知之循揣摩也大小二便也二便為約束之門戶門戶不要則倉廩不藏得守者生失守者死故視其大小以合病能〻情狀之謂反者為逆順者為從必得逆從必知病名庶有定見而無差謬診如上法庶可十全其於人情尤不可失也視息者察呼吸以觀其氣視意者察形色以觀其情凡此諸法皆診有大方診可十全之道知之者故能不失條理條之者猶幹之有枝理之者猶物之有脉脉即脉絡綱紀之謂不知此道則亡言妄期未有不殆者矣

脉合四時陰陽規矩

帝曰脉其四時動奈何知病之所在奈何知病之所變奈何知病乍在內奈何知病乍在外奈何請問此五者可得聞乎岐伯曰請言其與天運轉大也萬物之外六合之內天地之變陰陽之應彼春之暖為夏之暑彼秋之忿為冬之怒四變之動脉與之上下以春應中規夏應中矩秋應中衡冬應中權是故冬至四十五日陽氣微上陰氣微下夏至四十五日陰氣微上陽氣微下陰陽有時與脉為期期而相失如脉所分分之有期故知死時微妙在脉不可不察察之有紀從陰陽始始之有經從五行生生之有度四時為宜補瀉勿失與天地如一得一之精以知死生是

故聲合五音色合五行脉合陰陽是故持脉有道虚靜為保春日浮如魚之遊在波夏日在膚泛泛乎萬物有餘秋日下膚蟄蟲將去冬日在骨蟄蟲周密君子居室故曰知内者按而紀之知外者終而始之此六者持脉之大法

解　凡此五者即陰陽五行之理而陰陽五行即天地之道故伯以天運轉大為對則五者之變動盡乎其中矣物在天中天在物外天地萬物本同一氣凡天地之變即陰陽之應故春之暖者為夏暑之漸也秋之忿者為冬怒之漸也春生夏長秋收冬藏是即陰陽四變之動而脉亦隨之以上下也規者所以為員之器春氣發

生員活而動故應中規而人脈應之所以員活也矩者所以為方之器夏氣茂盛盛極而止故應中矩而人脈應之所以洪大方正也衡平也秤横也秋氣萬寶俱成平於地面故應中衡而人脈應之所以浮毛而見於外也權秤錘也冬氣閉藏故應中權而人脈應之所以沉石而伏於内也凡兹規矩權衡者皆發明陰陽升降之理以合乎四時脈氣之變象也冬至一陽生故冬至後四十五日以至立春陽氣以漸而微上陽微上則陰微下矣夏至一陰生故夏至後四十五日以至立秋陰氣以漸而微上陰微上則陽微下矣此所謂陰陽有時也

與脉為期者脉隨時而變遷也期而相失者謂春規夏矩秋衡冬權不合於度也如脉所分者謂五藏之脉各有所屬也分之有期者謂衰王各有其時也知此則知死生之時矣脉之微妙亦惟陰陽五行為之經紀而陰陽五行之生各有其度如陽生於冬至陰生於夏至木生於亥火生於寅金生於巳水土生於申此四時生王各有其宜也紀綱紀也經經常也即大綱小紀之義天地之道不足則當補有餘則當瀉補瀉不失其宜則與天地之道如一矣一之精者天人一理之精微也知天道之所以精微者則知人之所以死生矣聲合宮商角

徵羽色合金木水火土脉合四時陰陽雖三者若乎有分而理則一也凡持脉之道一念精誠最嫌擾亂故必虛其心靜其志纖微無間而診道斯為全矣保不失也脉得春氣雖浮動而未全出故如魚之遊在波也脉得夏氣則洪盛於外故泛泛乎如萬物之有餘也脉得秋氣則洪盛漸歛故如欲蟄之蟲將去也脉得冬氣沉伏在骨故如蟄蟲之周密君子之於斯時亦當體天地閉藏之道而居於室也內言藏氣藏象有位故可按而紀之外言經氣經脉有序故可終而始之然必知此四時內外六者之法則脉之時動病之所在及病變之或內

或外皆可得而知也故為持脉之大法

四時藏脉病有太過不及

黃帝問曰春脉如弦何如而弦岐伯曰春脉者肝也東方木也萬物之所以始生也故其氣来耎弱輕虗而滑端直以長故曰弦反此者病帝曰何如而反岐伯曰其氣来實而強此謂太過病在外其氣来不實而微此謂不及病在中帝曰春脉太過與不及其病皆何如岐伯曰太過則令人善忘忽忽眩冒而癲疾其不及則令人胸痛引背下則兩脇脹滿帝曰善夏脉如鉤何如而鉤岐伯曰夏脉者心也南方火也萬物之所以盛長也故其氣來盛去衰故曰

鉤反此者病帝曰何如而反岐伯曰其氣來盛去亦盛此謂太過病在外其氣來不盛去反盛此謂不及病在中帝曰夏脉太過與不及其病皆何如岐伯曰太過則令人身熱而膚痛為浸淫其不及則令人心煩上見欬唾下為氣泄帝曰善秋脉如浮何如而浮岐伯曰秋脉者肺也西方金也萬物之所以收成也故其氣來輕虛以浮來急去散故曰浮反此者病帝曰何如而反岐伯曰其氣來毛而中央堅兩傍虛此謂太過病在外其氣來毛而微此謂不及病在中帝曰秋脉太過與不及其病皆何如岐伯曰太過則令人逆氣而背痛慍慍然其不及則令人喘呼吸少氣

而數上氣見血下聞病音帝曰善冬脉如營何如而營岐伯曰冬脉者腎也北方水也萬物之所以合藏也故其氣來沉以搏故曰營反此者病帝曰何如而反岐伯曰其氣來如彈石者此謂太過病在外其去如數者此謂不及病在中帝曰冬脉太過與不及其病皆何如岐伯曰太過則令人解㑊脊脉痛而少氣不欲言其不及則令人心懸如病飢䏚中清脊中痛少腹滿小便變帝曰善帝曰四時之序逆從之變異也然脾脉獨何主岐伯曰脾脉者土也孤藏以灌四傍者也帝曰然則脾善惡可得見之乎岐伯曰善者不可得見惡者可見帝曰惡者何如可見岐伯曰其

來如水之流者此謂太過病在外如鳥之喙者此謂不及病在中帝曰夫子言脾為孤藏中央土以灌四傍其太過與不及其病皆何如岐伯曰太過則令人四支不舉其不及則令人九竅不通名曰重強帝瞿然而起再拜稽首曰善吾得脉之大要天下至數五色脉變揆度奇恒道在於一神轉不廻廻則不轉乃失其機至數之要廹近以微著之玉板藏之藏府每旦讀之名曰玉機

解　春脉弦者端直以長狀如弓弦有力也然耎弱輕虚而滑則弦中自有和意其氣來實而強弦之過也其氣來不實而微弦之不及也皆為弦脉之反太過者病

在外不及者病在中蓋外病多有餘內病多不足此其常也夫令人善忘其忘當作怒者本神篇曰肝氣虛則恐實則怒又云歲木太過甚則忽忽善怒眩冒巔疾忽忽恍惚不爽也冒悶昧也巔疾在頂巔也足厥陰之脉會於巔上貫膈布脇肋故其病如此夏脉鉤若舉指來盛去勢似衰蓋脉盛於外而去則無力陽之盛也其氣來盛去亦盛鉤之過也其來不盛去反盛鉤之不及也皆為鉤脉之反去反盛者非強盛之謂凡脉自骨肉之分出於皮膚之際謂之來自皮膚之際還於骨肉之分謂之去來不盛去反盛者言來則不足去則有餘即

消多長少之意。夏脉太過則陽有餘而病在外，故令人身熱膚痛而浸淫流布於形體。不及則君火衰而病在内，故上為心氣不足而煩心，虛陽侵肺而欬唾，下為不固而氣泄。以本經脉起心中，出屬心系，下膈絡小腸，又從心系却上肺故也。秋脉浮者，輕虛之謂。來急去散，以秋時陽氣尚在皮毛，中央堅，浮而中堅也。凡浮而太過，浮而不及，皆浮之反，而病在内在外，即上所言太過不及也。肺脉起中焦，下絡大腸，還循胃口，上膈屬肺，其藏附背，故太過則逆氣為壅而背痛，見於外。愠愠，悲鬱貌。其不及則喘欬短氣，氣不歸原，所以上氣。陰虛内損，所以見血下聞病音謂喘息則喉下有聲也冬脉營者營壘之謂如士卒之團聚不散亦沉石之義也脉來如彈石者其至堅強營之太過病在外也其去如數者動止疾促營之不及病在內也蓋數本屬熱而此真陰虧損之脉亦必緊數然愈虛則愈數原非陽實熱之數故云如數則辨析之意深矣此而一差禍如反掌也冬脉太過陰邪勝也邪氣勝則腎氣傷真陽虛故令人四體懈怠舉動不精是謂解㑊脊痛者腎脉之所至也腎藏精精傷則無氣故少氣不欲言皆病之在外也其不及則真陰虛虛則心腎不交故令人心懸而怯如病飢也季

脇下空軟之處曰眇中腎之旁也腎脈貫脊屬腎絡膀胱故為脊痛腹滿小便變等證變者謂或黃或赤或為遺淋或為癃閉之類緣腎水不足而然是皆病之在中也夫肝心肺腎之脉既分四時而逆從之變自皆有異然脾亦一藏當有所主也脾屬土土為萬物之本故運行水穀化津液以灌溉於肝心肺腎之四藏者也土無定位分王四季故稱為孤藏脾無病則灌溉周而四藏安不知脾力之何有故善者不可得見脾病則四藏亦隨而病故惡候見如水之流者滑而動也故為太過而病在外如鳥之喙者銳而短也故為不及而病在內脾

土太過病在外故令人四肢不舉以脾主四肢而濕勝之也不及病在中故令人九竅不通以脾氣弱則四藏皆弱而氣不行也重強不柔和貌沉重拘強也瞿然敬肅貌道在於一言至數脉變雖多而理則一而已神即化生之理不息之機也五氣循環不愆其序是為神轉不迴若郤而迴返則逆其常候而不能運轉乃失生氣之機矣至數之要即道在於一是誠切近人身而最稱精微者也著之玉板以傳不朽藏之藏府以志不忘名曰玉機以璇璣玉衡可窺天道而此篇神理可窺人道故以並言而實則珍重之辭也

脈分四時無胃曰死

平人之常氣稟於胃胃者平人之常氣也人無胃氣曰逆逆者死春胃微弦曰平弦多胃少曰肝病但弦無胃曰死胃而有毛曰秋病毛甚曰今病藏真散於肝肝藏筋膜之氣也夏胃微鉤曰平鉤多胃少曰心病但鉤無胃曰死胃而有石曰冬病石甚曰今病藏真通於心心藏血脉之氣也長夏胃微耎弱曰平弱多胃少曰脾病但代無胃曰死耎弱有石曰冬病弱甚曰今病藏真濡於脾脾藏肌肉之氣也秋胃微毛曰平毛多胃少曰肺病但毛無胃曰死毛而有弦曰春病弦甚曰今病藏真高於肺以行榮衛陰陽

也冬胃微石曰平石多胃少曰腎病但石無胃曰死石而有鉤曰夏病鉤甚曰今病藏真下於腎〻藏骨髓之氣也胃之大絡名曰虛里貫膈絡肺出於左乳下其動應衣脉宗氣也盛喘數絶者則病在中結而横有積矣絶不至曰死乳之下其動應衣宗氣泄也

解　土得天地中和之氣長養萬物分王四時而人胃應之凡平人之常受氣於穀〻入於胃五藏六府皆以受氣故胃為藏府之本此胃氣者實平人之常氣有不可以一刻無者無則為逆〻則死矣春令木王其脉當弦但宜微弦而不至太過是得春胃之充和也故曰平

弦多者過於弦也胃少者少和緩也是肝邪之勝胃氣之衰故為肝病但弦急而無充和之氣者是春時胃氣已絶而肝之真藏見也故曰死毛為秋脉屬金春時淂之是為賊邪以胃氣尚存故至秋而後病春脉毛甚則木被金傷故不必至秋令即病矣春木用事其氣升散故藏真之氣散於肝而肝之所藏則筋膜之氣也夏令火王其脉當鉤但宜微鉤不至太過是淂夏胃之和也故曰平鉤多者過於鉤也胃少者少充和也是心火偏勝胃氣偏衰故為心病但有鉤盛而無平和之氣者是夏時胃氣已絶而心之真藏見也故死石為冬脉屬水

夏時淂之是為賊邪以胃氣尚存故至冬而後病夏脈石甚則無胃氣火被水傷已深故不必至冬今即病矣夏火用事其氣炎上故藏真之氣通於心而心之所藏則血脈之氣也長夏屬土雖主建未之月然實兼辰戌丑未四季之月為言也四季土王之時脈當耎弱但宜微有耎弱而不至太過是淂長夏胃氣之和緩也故曰平弱多胃少則過於弱而胃氣不足以土王之時而淂之是弱過甚故為脾病代更代也脾主四季脈當隨時而更然必欲皆兼和耎方淂脾脈之平若四季相代而但弦但鉤但毛但石是但代無胃見真藏也故曰死石

為冬脉屬水長夏陽氣正盛而見沉石之脉以火土氣衰而水反盛也故至冬而病弱甚之弱當作石長夏石盛者火土大衰故不必至冬令即病矣長夏濕土用事其氣濡潤故藏真之氣濡扵脾而脾之所藏則肌肉之氣也秋令金王其脉當毛但宜微毛而不及太過是得秋胃之和也故曰平毛多胃少是金氣偏勝而少和緩之氣也故為肺病但毛無胃是秋時胃氣已絕而肺之真藏見也故死弦為春脉屬木秋時得之以金氣衰而木反乘也故至春木王時而病秋脉弦甚是金氣大衰而木寡扵畏故不必至春令即病矣秋金用事其氣清

肅肺處上焦故藏真之氣高於肺肺主乎氣而營行脉中衛行脉外者皆自肺宣布故以行營衛陰陽也冬令水王脉當沉石但宜微石而不至太過是淂冬胃之和也故曰平石多胃少是水氣偏勝反乘土也故為腎病但石無胃是冬時胃氣已絶而腎之真藏見也故死鉤為夏脉屬火冬時淂之以水氣衰而火反侮也故至夏火王時而病冬脉鉤甚是水氣大衰而火寡於畏故不必至夏今即病矣冬水用事其氣閉藏故藏真之氣下於腎而腎之所藏則骨髓之氣也胃之大絡言胃氣所出之大絡也名曰虛里其脉從胃貫鬲上絡於肺而出

左乳之下。其動應於衣。是為經脉之宗。故曰脉宗氣也。宗主也。本也。蓋宗氣積於膻中。化於水穀而出於胃也。若虛里動甚而如喘。或數急而兼斷絶者。繇中氣不守而然。或曰病在中。胃氣之出。必繇左乳之下。若有停阻。則結橫為積。故凡患癥者。多在左肋之下。因胃氣積滯而然。虛里脉絶者。宗氣絶也。故必死。前言應衣者。言其微動似乎應衣。可驗虛里之胃氣。此言應衣者。言其大動。真有若與衣俱振者。是宗氣不固。而大泄於外。中虛之候也。

按虛里跳動。最為虛損病本。故凡患陰虛勞怯。則心下多有跳動及為驚悸慌張者，是即此証。人止知其心跳，而不知為虛里之動也。但動之微者病尚微，動之甚者病則甚，亦可因此以察病之輕重。凡患此者，余常以純甘壯水之劑填補真陰，活者多矣。然經言宗氣之泄，而余謂真陰之虛，其說似左，不知者必謂謬誕，愚請竟其義焉。夫穀入於胃，以傳於肺，五藏六府皆以受氣，是繇胃氣而上為宗氣也。氣為水母，氣聚則水生，是繇肺氣而下生腎水也。今胃氣傳之肺，而腎虛不能納，故宗氣泄於上，則腎水竭於下，腎愈虛則氣愈無所歸，氣不歸則陰愈虛矣。氣水同類，當求相濟，故凡欲納氣歸原者惟有補陰以配陽一法。

逆從四時無胃亦死

岐伯曰。脈從陰陽。病易已。脈逆陰陽。病難已。脈得四時之順曰病無他。脈反四時及不間藏曰難已。脈有逆從四時。未有藏形。春夏而脈瘦。秋冬而脈浮大。命曰逆四時也。風熱而脈靜。泄而脫血。脈實。病在中。脈虛。病在外。脈濇堅者。皆難治。命曰反四時也。人以水穀為本。故人絕水穀則死。脈無胃氣亦死。所謂無胃氣者。但得真藏脈。不得胃氣也。所謂脈不得胃氣者。肝不弦。腎不石也。

解　陰病得陰脈。陽病得陽脈。謂之從。從者易已。脈病相反者為逆逆者難已春得弦夏得鉤秋得毛冬得石謂之順四時雖曰有病無他虞也脉反四時謂春不得弦夏不得鉤秋不得毛冬不得石也及不間藏皆為難已不間藏者如木必乘土則肝病傳脾土必乘水則脾病傳腎之類是皆傳其所勝不相假借脉証得此均名鬼賊其氣相殘為病必甚若間其所勝之藏而傳其所生雖病亦微逆反也從順也凡脉之逆從四時者雖未有真藏之形見若春夏以木火之令脉當浮大而反見瘦小秋冬以金水之令脉當沉細而反見浮大者是皆逆四時也風熱者陽邪也脉宜大而反靜泄而脱血傷

其陰也。脈宜虛而反實，病在藏中。脈當有力而反虛，病在肌表。脈當浮滑而反濇堅者，皆為相反，難治之診。亦猶脈之反四時也。人生所賴者水穀，故胃氣以水穀為本。而五藏又以胃氣為本。若脈無胃氣而真藏之脈獨見者死。即前篇所謂但弦無胃、但石無胃之類是也。然但弦但石雖為真藏，若肝無氣則不弦，腎無氣則不石。亦繇五藏不得胃氣而然，與真藏無胃者等耳。

黄帝曰：凡治病察其形氣色澤，脈之盛衰，病之新故，乃治之無後其時。形氣相得，謂之可治；色澤以浮，謂之易已；脈從四時，謂之可治；脈弱以滑，是有胃氣，命曰易治，取之以時形色相失謂之難治色夭不澤謂之難已脉實以堅謂之益甚脉逆四時為不可治必察四難而明告之所謂逆四時者春得肺脉夏得腎脉秋得心脉冬得脾脉其至皆懸絕沉濇者命曰逆四時未有藏形於春夏而脉沉濇秋冬而脉浮大名曰逆四時也病熱脉靜泄而脉大脫血而脉實病在中脉實堅病在外脉不實堅者皆難治

解　察其形氣色澤脉之盛衰病之新故者是即六十一難所謂望聞問切之法也既得病情便當速治若後其時病必日深此切戒之詞也形盛氣盛形虛氣虛是相得也澤潤也浮明也顏色明潤者病必易已也脉順

四時者○其氣和○故可治○穀氣來也徐而和○故脈弱以滑者○是得胃氣○命曰易治也○形盛氣虛○氣盛形虛○皆為相失○夭○晦惡也○不澤○枯焦也○邪氣來也緊而疾○故實以堅者○病必益甚○脈逆四時○所謂不治○必察四難○如形氣色脈○難治者也○明告病家○欲其預知吉凶○庶無後怨○春得肺脈○金尅木也○夏得腎脈○水尅火也○秋得心脈○火尅金也○冬得脾脈○土尅水也○加之懸絕沉濇○則陰陽偏絕○無瀀充和之胃氣矣○是逆四時之脈也○蓋言脈與時逆者難治○脈與証逆者○亦難治也○如病熱脈靜者○陽証得陰脈也○泄而脈大○脫血而脈實者○正衰而邪進也○病在中○

脉實堅病在外脉不實堅者皆難治與上文平人氣象論者似乎相反但上文云病在中脉虛言内積之實者脉不宜虛也此云病在中脉實堅言内傷之虛者脉不宜實堅也前云病在外脉濇堅言外邪之盛者不宜濇堅以濇堅為沉陰也此言病在外脉不實堅言外邪方熾者不宜無力以不實堅為無陽也四者之分總皆正不勝邪之脉故曰難治

五藏平病死脉胃氣為本

夫平心脉来累累如連珠如循琅玕曰心平夏以胃氣為本病心脉來喘喘連屬其中微曲曰心病死心脉来前曲

後居如操帶鉤曰心死平肺脈來厭厭聶聶如落榆莢曰肺平秋以胃氣為本病肺脈来不上不下如循雞羽曰肺病死肺脈來如物之浮如風吹毛曰肺死平肝脈來耎弱招招如揭長竿末梢曰肝平春以胃氣為本病肝脈来盈實而滑如循長竿曰肝病死肝脈來急益勁如新張弓弦曰肝死平脾脈來和柔相離如鷄踐地曰脾平長夏以胃氣為本病脾脈来實而盈數如雞舉足曰脾病死脾脈來鋭堅如烏之喙如烏之距如屋之漏如水之流曰脾死平腎脈來喘喘累累如鉤按之而堅曰腎平冬以胃氣為本病腎脈来如引葛按之益堅曰腎病死腎脈來發如奪索

辟辟如彈石曰腎死

解　琅玕似珠脉來中手如連珠如琅玕者言其盛滿滑利即徵鉤之義也是為心之平脈喘喘連屬急促相仍也其中徵曲即鉤多胃少之義故曰心病操持也前曲者謂輕取則堅強而不柔後居者謂重取則牢實而不動如持革帶之鉤而全失充和之氣是但鉤無胃也故曰心死厭厭聶聶衆苗齊秀貌如落楡莢輕浮和緩貌即微毛之義也是為肺之平脈不上不下往來濇滯也如循雞羽輕浮而虛也亦毛多胃少之義故曰肺病如物之浮空虛無根也如風吹毛散亂無緒也亦但毛

無胃之義故曰肺死招招猶迢迢也揭高舉也高揭長竿梢必柔耎即和緩弦長之義是為肝之平脉盈實而滑弦之甚過也如循長竿無末梢之和耎也亦弦多胃少之義故曰肝病勁強急也如新張弓弦弦之甚也亦但弦無胃之義故曰肝死和柔雍容不迫也相離匀淨分明也如雞踐地從容輕緩也此即充和之氣亦微耎弱之義是為脾之平脉實而盈數強急不和也如鷄舉足輕疾不緩也實而盈数失中和之氣故曰脾病如鳥之喙如鳥之距言堅銳不柔也如屋之漏點滴無倫也如水之流去而不返也是皆脾氣絶而怪脉見亦但代

無胃之義故曰脾死冬脉沉石故按之而堅若過於石則沉伏不振矣故必喘喘累累如心之鉤陰中藏陽而得微石之義是為腎之平脉脉如引葛堅搏牽連也按之益堅石甚不和也亦石多胃少之義故曰腎病索如相奪其勁必甚辟辟如彈石其堅必甚即但石無胃之義故曰腎死

按十五難所載平病死脉與本經互有異同如以厭厭聶聶如循榆葉為春平如雞擧足為夏病藹藹如車蓋按之而益大曰秋平按之蕭索如風吹毛曰秋死上大下兌濡滑如雀之喙曰冬平啄啄連屬其中微曲曰冬

病來如解索去如彈石曰冬死此皆與本經之不同者也至於如引葛如奪索如鳥之喙如鳥之距奥弱招招如揭長竿末梢喘喘累累如鉤而堅之類又皆不載不知何故異同顛倒若此意者其必有誤或別有所謂耶且難經之義原出内經學者當以本經為主

三陽脉體

太陽脉至洪大以長少陽脉至乍數乍踈乍短乍長陽明脉至浮大而短

解此言人之脉氣必隨天地陰陽之化而為之卷舒也太陽之氣王於穀雨後六十日是時陽氣太盛故其

脉洪大而長也少陽之氣王於冬至後六十日是時陽氣尚微陰氣未退故長數為陽踈短為陰而進退未定也陽明之氣王於雨水後六十日是時陽氣未盛陰氣尚存故脉雖浮大而仍兼短也

六經獨至病脉分治

太陽藏獨至厥喘虛氣逆是陰不足陽有餘也表裏當俱瀉取之下俞陽明藏獨至是陽氣重并也當瀉陽補陰取之下俞少陽藏獨至是厥氣也蹻前卒大取之下俞少陽獨至者一陽之過也太陰藏搏者用心省真五脉氣少胃氣不平三陰也宜治其下俞補陽瀉陰一陽獨嘯少陽厥

也陽并於上四脈爭張氣歸於腎宜治其經絡瀉陽補陰一陰至厥陰之治也真虛痟心厥氣留薄發為白汗調食和藥治在下俞帝曰太陽藏何象岐伯曰象三陽而浮也帝曰少陽藏何象岐伯曰象一陽也一陽藏者滑而不實也帝曰陽明藏何象岐伯曰象太浮也太陰藏搏言伏鼓也二陰搏至腎沉不浮也

解　此言藏氣不和而有一藏太過者氣必獨至諸證不同鍼治亦異也太陽者膀胱經也太陽獨至則為厥逆為喘氣為虛氣衝逆於上蓋膀胱與腎為表裏皆水藏也以水藏而陽氣獨至則陽有餘陰不足矣當於二

經取其下俞膀胱下俞名束骨腎經之俞名太谿腎陰不足而亦瀉之以陽邪俱盛也故必表裏兼瀉而後可過其勢陽明者足陽明胃經也陽明為十二經脉之海而行氣於三陽若其獨至則陽氣因邪而重并於本藏故當瀉胃之陽補脾之陰而取之下俞也陽明之俞名陷谷太陰之俞名太白少陽者足少陽胆經也胆經之病連於肝其氣善逆故少陽獨至者是厥氣也然厥氣必始於足下故於蹻前察之蹻陽蹻也屬足太陽經之申脉陽蹻之前乃少陽之經少陽氣盛則蹻前卒大故當取少陽之下俞穴名臨泣此釋獨至之義為一藏之

太過舉少陽而言則太陽陽明之獨至者其為三陽二陽之太過可知矣一陽少陽也太陰者足太陰脾經也摶堅強之謂太陰脾脈本貴和緩今見鼓摶類乎真藏若真藏果見不可治也故當用心省察其真今太陰藏摶即太陰之獨至太陰獨至則五藏之脈氣俱少而胃氣亦不平矣是為三陰之太過也故當治其下俞補足陽明之陷谷瀉足太陰之太白一陽當作二陰少陽當作少陰二陰者足少陰腎経也獨嘯獨熾之謂蓋嘯為陽氣所發陽出陰中相火上炎則為少陰熱厥而陽并於上故心肝脾肺四脉為之爭張而其氣則歸於腎宜

治其表裏之經絡而瀉足太陽補足少陰也太陽經穴名崑崙絡穴名飛揚少陰經穴名復溜絡穴名大鍾一陰者足厥陰肝經也至即獨至之義治主也肝邪獨至真氣必虛木火相干故心為痟痛厥氣逆氣也逆氣不散則留薄於經氣虛不固則表為白汗調和藥食欲其得宜用鍼治之乃在下俞厥陰之俞名曰太衝太陽之象三陽者陽行於表陽之極也故脉浮於外少陽之象一陽者少陽為陽之裏陰之表所謂半表半裏陽之微也故雖滑不實陽明雖太陽之裏而實少陽之表比之滑而不實者則大而浮矣太陰藏搏搏者伏鼓也伏鼓

乃沉伏而鼓擊即堅搏之謂也二陰少陰腎經也二陰搏而獨至者言腎但沉而不浮也

寸口尺脉診諸病

欲知寸口太過與不及寸口之脉中手短者曰頭痛寸口脉中手長者曰足脛痛寸口脉中手促上擊者曰肩背痛寸脉沉而堅者曰病在中寸口脉浮而盛者曰病在外寸口脉沉而弱曰寒熱及疝瘕少腹痛寸口脉沉而横曰脇下有積腹中有横積痛寸口脉沉而喘曰寒熱脉盛滑堅者曰病在外脉小實而堅者病在内脉小弱以濇謂之久病脉滑浮而疾者謂之新病脈急者曰疝瘕少腹痛脉滑

曰風脉濇曰痺緩而滑曰熱中盛而緊曰脹臂多青脉曰脱血尺脉緩濇謂之解㑊安卧脉盛謂之脱血尺濇脉滑謂之多汗尺寒脉細謂之後泄脉尺麤常熱者謂之熱中

解　寸口氣口也短為陽不及陽不及則陰湊之故頭痛一曰短者短於下也脉短於下則邪併於上故頭痛長為陰不足陰不足則陽湊之故足脛痛脉來急促而上部擊手者陽邪盛於上也故為肩背痛沉為在裏堅為陰實故病在中浮為在表盛為陽強故病在外沉為陽虚弱為陰虚陽虚則外寒陰虚則内熱故為寒熱也然沉弱之脉多陰少陽陰寒在下故為疝為瘕為少腹

痛横急數也沉主在内横主有積故脇腹有積而痛仲景曰積者藏病也終不移聚者府病也發作有時展轉痛移為可治諸積大法脉來細而附骨者乃積也寸口積在胸中微出寸口積在喉中關上積在臍旁上關上積在心下微下關積在少腹尺中積在氣衝脉出左積在左脉出右積在右脉兩出積在中央各以其部處之喘急促也脈沉而喘熱在内也熱在内而為寒熱即諸禁鼓慄皆屬於火之謂陽脉而堅故病在外陰脉而堅故病在内小弱者氣虛濇者血少氣虛血少病久而然滑而浮者脉之陽也陽脉而疾邪之盛也邪盛勢張是

為新病弦急者陰邪盛故為疝瘕少腹痛滑脉流利陽也風性動亦陽也故水滑曰風濇為陰脉血不足也故當病痺緩因胃熱滑以陽強故病熱中緩謂縱緩之狀非動之遲緩也盛則中氣滞際則邪有餘故為脹也血脱則氣去氣去則寒凝故臂見青色言臂則他可知矣尺主陰分緩為氣衰濇為血少故當病解㑊解㑊者困倦難状之名也凡脉盛者邪必盛邪盛者卧必不安今脉盛則卧安知非氣分陽邪而為陰虛脱血也凡尺脉盛者多陰虛故當脱血謂尺膚濇而尺脉滑也夫尺膚濇者營血少也尺脉滑者陰火盛也陽盛陰虛故為多

汗尺膚寒者脾之陽衰以脾主肌肉四支也尺脉細者腎之陽衰以腎主二陰下部也脾腎虚寒故為後泄尺麤為真陰不足常熱為陰火有餘故謂之熱中也

三診六變與尺相應

黄帝問於岐伯曰余聞之見其色知其病命曰明按其脉知其病命曰神問其病知其處命曰工余願聞見而知之按而得之問而極之為之奈何岐伯荅曰夫色脉與尺之相應也如桴鼓影響之相應也不得相失也此亦本末根葉之出候也故根死則葉枯矣色脉形肉不得相失也故知一則為工知二則為神知三則神且明矣黄帝曰願卒

聞之岐伯答曰色青者其脉弦也赤者其脉鉤也黄者其脉代也白者其脉毛黑者其脉石見其色而不得其脉反得其相勝之脉則死矣得其相生之脉則病已矣黄帝問於岐伯曰五藏之所生變化之病形何如岐伯答曰先定其五色五脉之應其病乃可别也黄帝曰色脉已定别之柰何岐伯曰調其脉之緩急小大滑濇而病變定矣黄帝曰調之柰何岐伯答曰脉急者尺之皮膚亦急脉緩者尺之皮膚亦緩脉小者尺之皮膚亦减而少氣脉大者尺之皮膚亦賁而起脉滑者尺之皮膚亦滑脉濇者尺之皮膚亦濇凡此變者有微有甚故善調尺者不待於寸善調脉

者不待於色脉參合而行之者可以為上工上工十全九行二者為中工中工十全七行一者為下工下工十全六解見色者望其容貌之五色也按脉者切其寸口之陰陽也問病者問其所病之緣因也知是三者則曰明曰神曰工而診法盡矣六十一難曰望而知之謂之神聞而知之謂之聖問而知之謂之工切而知之謂之巧是謂神明工巧本諸此也夫色脉在色可望在脉可按其於形肉則當驗於尺之皮膚蓋以尺之皮膚診時必見驗於此而形肉之盛衰槩可知矣蓋有諸中必形諸外故色之與脉脉之與形肉亦猶桴鼓影響之相應本

末根葉之候不相失也三者皆當參合故知三則神且
明矣肝主木其色青其脉弦心主火其色赤其脉鉤脾
主土其色黄其脉代肺主金其色白其脉毛腎主水其
色黑其脉石不得其脉言不得其合色之正脉也相勝
之脉如青色得毛脉以金尅木之類是也相生之脉如
青色得石脉以水生木之類是也緩急以至數言小大
滑濇以形體言滑不濇也往來流利如走盤珠濇不滑
也虛細而遲往來覺難如雨霑沙如刀刮竹六者相為
對待調此六者則病變可以定矣調察也此正言脉之
與尺若桴鼓影響之相應而其為變則有微有甚蓋甚

則病深微則病淺也審其尺之緩急小大滑濇肉之堅脆而病形定矣以尺寸言則尺為根本寸為枝葉以脉色言則脉為根本色為枝葉故善調尺者不待於寸善調脉者不待於色也然必能參合三者而兼行之更為本末皆得而萬無一失斯足稱為上工而十可全其九若知二知一者不過中材之下故所全者亦惟六七而已然曰六曰七者輕易者在前也曰八曰九者最難者在後也易者何難之有難者豈易言哉此其等差雖分上下而成敗之賢不肖其相去也天壤矣

診尺論疾

黃帝問於岐伯曰余欲無視色持脉獨調其尺以言其病從外知內為之柰何岐伯曰審其尺之緩急小大滑濇肉之堅脆而病形定矣視人之目窠上微癰如新卧起狀其頸脉動時欬按其手足上窅而不起者風水膚脹也尺膚滑而淖澤者風也尺肉弱者解㑊安卧脫肉者寒熱不治尺膚滑而澤脂者風也尺膚濇者風痺也尺膚麤如枯魚之鱗者水泆飲也尺膚熱甚脉盛躁者病温也其脉盛而滑者病且出也尺膚寒其脉小者泄少氣尺膚炬然先熱後寒者寒熱也尺膚先寒久大而熱者亦寒熱也肘所獨熱者腰以上熱手所獨熱者腰以下熱肘前獨熱者膺前

熱。肘後獨熱者。肩背熱。臂中獨熱者。腰腹熱。肘後麤以下三四寸熱者。腸中有蟲。掌中熱者。腹中熱。掌中寒者。腹中寒。魚上白肉有青血脈者。胃中有寒。尺炬然熱。人迎大者。當奪血。尺堅大。脈小甚。少氣悗有加。立死。

解　欲診尺以知藏府。故曰。從外知內。寸口之脈。繇尺達寸。診尺部之脈。其內可知。通身形體。難以盡見。然肉之盛。必形於腕後。故但察尺部之肉。其外可知。是以獨調其尺。而病形定矣。目窠。目下卧蠶處也。癰。壅也。即新起微腫狀。頸脈。人迎脈也。窅而不起。按之有窩也。是即風水膚脹之外候。故病風者。尺膚滑而淖澤也。尺肉弱者肌必消瘦肉瘦陰虛當為解㑊解㑊者身體困倦故欲安卧無邪而脫肉寒熱者真陰敗也故不治澤脂即前淖澤之謂風者陽氣陽在肌膚故滑而澤脂尺膚濇者血少血不能營故為風痺枯魚之鱗乾濇甚也以脾土衰而肌肉消水滑乘之是為泆飲尺膚熱者其身必熱脉盛躁者陽邪有餘故當為温病若脉雖盛而兼滑者是脉已不躁而正氣將復故不久當愈出漸愈之謂膚寒脉小陽氣衰也故為泄為少氣炬然火熱貌或先熱而後寒或先寒而後熱皆寒熱往來之候肘臂髆之節也一曰曲池以上為肘肘在上手在下故肘應腰上

手應腰下也肘前內廉也手三陰之所行故應於膺前肘後外廉也手太陽之所行故應於肩背肘下為臂臂在下故應腰腹肘後麤以下三四寸謂三里以下內關以上之所此陰分也陰分有熱故應腸中有蟲掌中者三陰之所聚故或熱或寒皆應於腹中魚上脉青胃之寒也經脉篇亦曰胃中寒手魚之脉多青矣尺炬然熱火在陰也人迎大者陽氣勝也故當失血若尺膚堅大而脉則小甚形有餘而氣衰少也陰虛既極而煩悗再加故當立死

藏脉六變病刺不同

黃帝曰請問脉之緩急小大滑濇之病形何如岐伯曰臣請言五藏之病變也心脉急甚者為瘛瘲微急為心痛引背食不下緩甚為狂笑微緩為伏梁在心下上下行時唾血大甚為喉吤微大為心痺引背善淚出小甚為善噦微小為消癉滑甚為善渴微滑為心疝引臍小腹鳴濇甚為瘖微濇為血溢維厥耳鳴顛疾肺脉急甚為顛疾微急為肺寒熱怠惰欬唾血引腰背胞若鼻息肉不通緩甚為多汗微緩為痿瘻偏風頭以下汗出不可止大甚為脛腫微大為肺痺引胞背起惡日光小甚為泄微小為消癉滑甚為息賁上氣微滑為上下出血濇甚為嘔血微濇為鼠瘻

在頸支胑之間下不勝其上其應善瘦矣肝脈急甚者為惡言微急為肥氣在脇下若覆杯緩甚為善嘔微緩為水瘕痺也大甚為內癰善嘔衄微大為肝痺陰縮欬引小腹小甚為多飲微小為消癉滑甚為㿗疝微滑為遺溺濇甚為溢飲微濇為瘈攣筋痺脾脈急甚為瘈瘲微急為膈中食飲入而還出後沃沫緩甚為痿厥微緩為風痿四肢不用心慧然若無病大甚為擊仆微大為疝氣腹裏大膿血在腸胃之外小甚為寒熱微小為消癉滑甚為㿗癃微滑為蟲毒蛕蝎腹熱濇甚為腸㿗微濇為內㿗多下膿血腎脈急甚為骨癲疾微急為沉厥奔豚足不收不得前後緩

甚為折脊微緩為洞洞者食不化下嗌還出大甚為陰痿微大為石水起臍已下至小腹腄腄然上至胃脘死不治小甚為洞泄微小為消癉滑甚為癃瀆微滑為骨痿坐不能起起則目無所見濇甚為大癰微濇為不月沉痔黄帝曰病之六變者刺之柰何岐伯荅曰諸急者多寒緩者多熱大者多氣少血小者血氣皆少滑者陽氣盛微有熱濇者多血少氣微有寒是故刺急者深内而久留之刺緩者淺内而疾發鍼以去其熱刺大者微瀉其氣無出其血刺滑者疾發鍼而淺内之以瀉其陽氣而去其熱刺濇者必中其脉隨其逆順而久留之必先按而循之已發鍼疾按

其痛無令其血出以和其脈諸小者陰陽形氣俱不足勿取以鍼而調以甘藥也

解　緩急小大滑濇六者為脈之提綱故帝特舉而問之夫心脈急者急主風寒心主血脈其脈急甚則為瘛瘲筋脈引急曰瘛弛長曰瘲弦急之脈多主痛故微急為心痛引背心胃有邪食當不下也大抵弦急之脈當有此等病心氣熱則脈縱緩故神散而為狂笑若微緩則為伏梁其疾在心下而能升能降及時為唾血皆心藏之不清也心脈大甚心火上炎也故喉中吤然有聲若其微大而為心痺引背善淚出者以手少陰之脈挾

咽喉連目系也心脉小甚則陽氣虚而胃土寒故善噦若其微小亦為血脉枯少故病消癉消癉者肌膚消瘦也心脉滑甚則血熱血熱則燥故當為渴若其微滑則熱在下當病心疝而引臍腹心脉濇甚則血氣滯於上聲繇陽發滯則為瘖也微濇為血溢濇當傷血也維厥者四維厥逆也以四肢為諸陽之本而血衰氣滯也為耳鳴為顛疾者心亦開竅於耳而心虚則神亂也肺脉急甚風邪勝也木反乘金故生顛疾若其微急亦以風寒有餘因而致熱故為寒熱怠惰等病肺脉緩甚者皮毛不固故表虚而多汗若其微緩而為痿瘻偏風頭下

汗出。亦以陽邪在陰也。肺脈大甚。心火爍肺。真陰必涸。故為脛腫。若其微大。亦繇肺熱。故為肺痺。引胸背。肺痺者。煩滿喘而嘔也。起畏日光。以氣分火盛而陰精衰也。肺脈小甚。則陽氣虛而不固。病當為泄。若其微小。亦是金衰水弱。故為消癉。肺脈滑甚者。氣血皆實熱。故為息賁。上氣。息賁。喘急也。若其微滑。為上下出血。上言口鼻。下言二陰也。濇脈因於傷血。肺在上焦。故濇甚當為嘔血。若其微濇。氣當有滯。故為鼠瘻在頭腋間。氣滯則陽病。血傷則陰虛。故下不勝其上。而足膝當痠軟也。肝脈急甚。肝氣強也。故多怒少喜。而言多嗔惡也。若其微急。

亦以木邪傷土為肥氣在脇下脇下者肝之經也緩為脾脉肝脉緩甚木土相克也故善嘔若微緩而為水瘕為痺者皆土為木制不能運行而然水瘕水積也肝脉太甚肝火盛也木火交熾故為內癰血熱不藏故為嘔衄若其微大而為肝痺為陰縮為欬引小腹皆以火在陰分也肝藏血肝脉小甚則血少而渴故多飲若其微小亦以陰虛血燥而為消癉也肝脉滑甚者熱壅於經故為㿗疝若其微滑而為遺溺以肝火在下而疏泄不禁也肝脉濇甚氣血衰滯也肝木不足土反乘之故濕溢支體是為溢飲若其微濇而為瘛攣為筋痺皆血不

足以養筋也脾脉急甚木乘土也脾主支體而風氣客之故為瘛瘲若其微急亦為肝邪侮脾則脾不能運而膈食還出土不制水而復多涎沫也脾脉宜緩而緩甚則熱脾主肌肉四肢故脾熱則為肉痿及為厥逆若微緩而為風痿四肢不用者以土弱則生風也痿弱在經而藏無恙故心慧然若無病脾主中氣脾脉大甚為陽極陽極則陰脫故如擊而仆地若其微大為疝氣以濕熱在經而前陰為太陰陽明之所合也腹裹大者以膿血在腸胃之外亦脾氣壅滞所致脾脉小者以中焦之陽氣不足故甚則為寒熱而微則為消癉脾脉滑甚太

陰實熱也太陰合宗筋故為癀癃疝若微滑濕熱在脾濕熱薰蒸故生諸蟲及為腹熱脾脈濇甚而為腸癀微濇而為内癀及多下膿血者以濇為氣滞血傷而足太陰之別入絡腸胃也腸癀内癀遠近之分耳腎脈急甚者風寒在腎腎主骨故為骨顛疾若微急而為沉厥足不收者寒邪在經也為奔豚者寒邪在藏也為不得前後者寒邪在陰也腎脈緩甚者陰不足故為折脊以足少陰脈貫脊循脊内也若其微緩腎氣亦虧腎虧則命門氣衰下焦不化下不化則復而上出故病為洞而食亦還出也腎脈大甚水虧火王也故為陰痿若其微大

腎陰亦虛陰虛而不化不化則氣停水積而為石水若至胃脘則水邪盛極反乘土藏泛濫無制故死不治腎脉小甚則元陽下衰故為洞泄若其微小真氣亦虧故為消癉腎脉滑甚陰火盛也故為癃癀癃膀胱不利也癀疝也若其微滑亦繇火王火王則陰虛故骨痿不能起起則目暗無所見腎脉濇者為精傷為血少為氣滯故甚則為大癰微則為不月為沉痔也伯荅諸急多寒急者弦緊之謂仲景曰脉浮而緊者名曰弦也緊則為寒緊則陰氣勝故凡緊急之脉多風寒而氣化從乎肝也緩者縱緩之狀非後世遲緩之謂仲景曰緩則陽氣

長又曰緩者胃氣有餘故凡縱緩之脉多中熱而氣化從乎脾胃也大為陽有餘陽盛則陰衰故多氣少血仲景曰若脉浮大者氣實血虚也故脉之大者多浮陽而氣化從乎心也小者近於微細在陽為陽虚在陰為陰弱脉體屬陰而化從乎腎也滑脉為陽氣血實也故為陽氣盛而微有熱仲景曰滑者胃氣實王機真藏論曰脉弱以滑是有胃氣故滑脉從乎胃也濇為氣滯為血少氣血俱虚則陽氣不足故微有寒也仲景曰濇者榮氣不足亦血少之謂濇脉近毛故氣化從乎肺也急者多寒寒從陰而難去也緩者多熱熱從陽而易散也大

者多陰虛故無出其血脈濇者氣血俱少難於淂氣故宜必中其脈而察其逆順久留疾按而無出其血較之諸刺更宜詳慎者以脈濇本虛而恐傷其真氣耳脈小者為不足勿取以鍼可見氣血俱虛者必不宜刺而當調以甘藥也

搏堅耎散為病不同

心脈搏堅而長當病舌卷不能言其耎而散者當消環自已肺脈搏堅而長當病唾血其耎而散者當病灌汗至令不復散發也肝脈搏堅而長色不青當病墜若搏因血在脇下令人喘逆其耎而散色澤者當病溢飲溢飲者渴暴

多飲而易入肌皮腸胃之外也胃脉搏堅而長其色赤當病折髀其耎而散者當病食痺脾脉搏堅而長其色黄當病少氣其耎而散色不澤者當病足胻腫若水狀也腎脉搏堅而長其色黄而赤者當病折腰其耎而散者當病少血至令不復也帝曰診得心脉而急此為何病病形何如岐伯曰病名心疝少腹當有形也帝曰何以言之岐伯曰心為牡藏小腸為之使故曰少腹當有形也帝曰診得胃脉病形何如岐伯曰胃脉實則脹虚則泄

解　搏謂弦強搏擊於手也心脉搏堅而長者肝邪乘心藏氣虧甚而失和平之氣也手少陰脉從心系上挾

咽故令舌卷不能言。脉出耎散者，心氣將和也。消盡也，環周也，謂期盡一周而病自已矣。肺脉搏堅而長，邪乘肺也。肺系連喉，故為嗌血。若耎而散，則肺虛不斂，汗出如水，故云灌汗。汗多亡陽，故不可更為發散也。肝脉搏堅而長，肝自病也。藏病於中，色必外見，其色當青而不青者，以其病不在藏而在經也。必有墜傷，若繇搏擊，則血停脇下而氣不利，故令人喘逆。若其耎散，則肝木不足，脾濕勝之，濕在肌膚，故顏色光澤，病為溢飲。胃脉搏堅，木乘土也。加之色赤，則陽明火盛，木火交熾，胃經必傷，故病髀如折也。若耎而散者，胃氣本虛，故食即氣逆。

滯悶不行而為食痺脾脉搏堅是邪氣盛脾虗無以生血故本藏之色見於外脾弱不能生肺故為少氣若其耎散而色不澤者尤屬脾虗脾經之脉從足拇指上內踝前廉循胻骨後交出厥陰之前故病胻腫若水狀者以脾虗不能制水也邪脉干腎腎氣必衰其色黃赤為火土有餘而腎水不足故病腰如折也若其耎散腎氣本虗腎主水以生化津液今腎氣不化故病少血本原氣衰故令不能還復也心為牡藏氣本屬陽今脉緊急陰寒勝也以陽藏而為陰勝故病心疝心疝者形在少腹而實以寒乘少陰所致牡陽也心屬火而居於鬲上

故曰牡藏心與小腸為表裏故脉絡相通而為之使小腸居於小腹故小腹當有形也胃脉實為邪有餘故脹滿虛為正不足故泄利

諸脉証診法

夫脉者血之府也長則氣治短則氣病數則煩心大則病進上盛則氣高下盛則氣脹代則氣衰細則氣少濇則心痛渾渾革至如涌泉病進而色弊緜緜其去如弦絕死麤大者陰不足陽有餘為熱中也來疾去徐上實下虛為厥巔疾來徐去疾上虛下實為惡風也故中惡風者陽氣受也有脉俱沉細數者少陰厥也沉細數散者寒熱也浮而

散者為眴仆諸浮不躁者皆在陽則為熱其有躁者在手諸細而沉者皆在陰則為骨痛其有靜者在足数動一代者病在陽之脉也泄及便膿血諸過者切之濇者陽氣有餘也滑者陰氣有餘也陽氣有餘為身熱無汗陰氣有餘為多汗身寒陰陽有餘則無汗而寒推而外之内而不外有心腹積也推而内之外而不内身有熱也推而上之上而不下腰足清也推而下之下而不上頭項痛也按之至骨脉氣少者腰脊痛而身有痺也

解　府聚也府庫之謂也血必聚於經絡之中脉實血實脉虛血虛也然此血字實兼氣為言非獨指在血也

氣治則氣充和也。氣短則氣不足也。心煩則熱邪盛也。病進則邪方長也。寸為上。上盛者。邪壅於上也。氣高者。喘滿之謂。關尺為下。下盛者。邪滯於下。故腹為脹滿。脈多變更不常者曰代。氣虛無主也。脈主微細。正氣不足也。濇為血少氣滯。故為心痛。渾渾。濁亂不明也。革至。如皮革之堅鞕也。湧泉。其來汩汩無序。但出不返也。若得此脈而病加日進。色加憔弊。甚至緜緜如瀉漆。及如弓弦之斷絕者。皆真氣已竭。故死。麤大者。浮洪之類。陽實陰虛。故為內熱。來疾者。其來急也。去徐者。其去緩也。上實者。寸盛也。下虛者。尺弱也。皆陽強之脈。故為陽厥頂巔之疾脈來之徐上之虛者皆陽不足也陽受風氣故陽虛者必惡風凡惡風之人其風所中亦必陽氣受之也脈沉細者腎之體也兼數則熱陰中有火也故為少陰之陽厥沉細為陰數散為陽陰脈數散陰不固也故或入之陰或出之陽而為往來寒熱浮者陰不足散者神不守浮而散者陰氣脫故為眴仆也脈浮為陽而躁則陽中之陽故但浮不躁者皆屬陽脈未免為熱若浮而兼躁乃為陽極故當在手在手者陽中之陽謂手三陽經也沉細為陰而靜則陰中之陰故脈但沉細者病在陰分當為骨痛若沉細而靜乃為陰極故當在足在

足者陰中之陰謂足三陰經也數動者陽脉也數動則代者陽邪傷其血氣也故爲泄及便膿血脉過者失其常也可因切而知也陽有餘則血少故脉濇陰有餘則血多故脉滑陽有餘者陰不足也故身熱無汗陰有餘者陽不足也故多汗身寒以汗本屬陰也陽餘無汗以表實也陰餘身寒以陰盛也陰陽有餘陰邪實表之謂也推而外之推求於脉以决其疑似也凡病若在表而欲求之外矣然脉則沉遲不浮是在内而非外故知其心腹之有積也凡病若在裏而欲推求之於外矣然脉則浮數不沉是在外而非内故知其身之有熱也凡推

求於上部。然脉止見於上。而下部則弱。此以有升無降。上實下虛。故腰足為之清冷也。凡推求於下部。然脉止見於下。而上部則虧。此以有降無升。清陽不能上達。故為頭項痛也。或以陽虛而陰湊之。亦為頭項痛也。按之至骨沉。陰勝也。脉氣少者。血氣衰也。正氣衰而陰氣盛。故為病痺。

關格

故人迎一盛病在少陽。二盛病在太陽。三盛病在陽明。四盛已上為格陽。寸口一盛。病在厥陰。二盛病在少陰。三盛病在太陰。四盛已上為關陰。人迎與寸口俱盛。四倍已上為關格。關格之脈羸。不能極於天地之精氣。則死矣。

解　人迎。足陽明胃脉也。在頸下夾結喉旁一寸五分。一盛二盛。猶言一倍二倍。謂以人迎寸口相較。或此大於彼。或彼大於此。而有三倍四倍之殊也。然人迎候陽。故一盛在少陽膽與三焦也。二盛在太陽膀胱小腸也。三盛在陽明胃與大腸也。四盛已上者。以陽脉盛極而陰無以通。故曰格陽。寸口。手太陰肺脉也。寸口候陰。故一盛在厥陰肝與心主也。二腎在少陰心與腎也。三盛在太陰脾與肺也。四盛已上者。以陰脉盛極而陽無以交。故曰關陰。所謂俱盛四部已上。謂盛於平常之四倍也。物不可以過盛。盛極則敗。凡脉盛而至於關格者。以陰陽離絶。不能相營。故至羸敗。極盡也。精氣天禀也。言不能盡其天年而夭折也。脉度篇曰。邪在府則陽脈不和。而氣留之。氣留之則陽氣盛矣。陽氣太盛則陰不利。陰脉不利則血留之。血留之則陰氣盛矣。陰氣太盛則陽氣不能榮也。故曰關。陽氣太盛則陰氣弗能榮也。故曰格。陰陽俱盛。不得相榮。故曰關格。關格者。不得盡期而死也。

孕脉

婦人手少陰脉動甚者。姙子也。陰搏陽別。謂之有子。

解　手少陰心脈也心脈動甚者心生血血王乃能胎故當姙子陰如前手少陰也或兼足少陰而言亦可蓋心主血腎主子宮皆胎孕之所主也搏擊於手也陽別者言陰脈搏手似乎陽邪然其鼓動滑利本非邪脈蓋以陰中見陽而別有和調之象是為陰搏陽別也身有病而無邪脈謂之有子王氏脈經曰尺中之脈按之不絕乃姙娠也滑伯仁曰三部脈浮沉正等無他病而不月者姙也脈經曰左疾為男右疾為女左沉實為男右浮大為女揔不離陰陽而言諸陽實為男諸陰虛為女尤當察孕婦之強弱老少及平素之脈可也

諸經脉證死期

肝滿腎滿肺滿皆實即為腫肺之雍喘而兩胠滿肝雍兩胠滿卧則驚不得小便腎雍胠下至小腹滿脛有大小髀胻大跛易偏枯心脉滿大癇瘛筋攣肝脉小急癇瘛筋攣肝脉騖暴有所驚駭脉不至若瘖不治自已腎脉小急肝脉小急心脉小急不鼓皆為瘕腎肝并沉為石水并浮為風水并虛為死并小弦欲驚腎脉大急沉肝脉大急沉皆為疝心脉搏滑急為心疝肺脉沉搏為肺疝三陽急為瘕三陰急為疝二陰急為癇厥二陽急為驚脾脉外鼓沉為腸澼久自已肝脉小緩為腸澼易治腎脉小搏沉為腸澼

下血血溫身熱者死心肝澼亦下血二藏同病者可治其
脉小沉濇為腸澼其身熱者死熱見七日死胃脉沉鼓濇
胃外鼓大心脉小堅急皆鬲偏枯男子發左女子發右不
瘖舌轉可治三十日起其從者瘖三歲起年不滿二十者
三歲死脉至而搏血衄身熱者死脉来懸鉤浮為常脉脉
至如喘名曰暴厥暴厥者不知與人言脉至如數使人暴
驚三四日自已脉至浮合浮合如數一息十至以上是經
氣予不足也微見九十日死脉至如火薪然是心精之予
奪也草乾而死脉至如散葉是肝氣予虛也木葉落而死
脉至如省客省客者脉塞而鼓是腎氣予不足也懸去棗

華而死脈至如丸泥是胃精予不足也榆莢落而死脈至如橫格是胆氣予不足也禾熟而死脈至如弦縷是胞精予不足也病善言下霜而死不言可治脈至如交漆交漆者左右傍至也微見三十日死脈至如湧泉浮鼓肌中太陽氣予不足也少氣味韭英而死脈至如頹土之狀按之不得是肌氣予不足也五色先見黑白壘發死脈至如懸雍懸雍者浮揣切之益大是十二俞之予不足也水凝而死脈至如偃刀偃刀者浮之小急按之堅大急五藏菀熟寒熱獨并於腎也如此其人不得坐立春而死脈至如丸滑不直手不直手者按之不可得也是大腸氣予不足也

棗葉生而死脈至如華者令人善恐不欲坐卧行立常聽是小腸氣予不足也季秋而死

解　滿邪氣壅滯而爲脹滿也此言肝腎肺經皆能爲滿若其脈寔當爲浮腫肺居膈上其系橫出腋下故肺壅則喘而兩胠滿肝經之脈環陰器布脇肋故肝壅則兩胠滿而不得小便肝主驚駭卧則氣愈壅故多驚也夫腎經壅則胠下至小腹脹滿也足脛或腫或消是謂大小自髀至胻或爲大或爲跛或掉易無力或偏枯不用是皆腎經壅滯不能運行所致心脈滿大火有餘也心主血脉火盛則血涸故癇瘛而筋攣肝藏血小爲血

不足急為邪有餘故為是病夫癇瘛筋攣病一也而心肝二經皆有之一以內熱一以風寒寒熱不同血衰一也故同有是病驚馳驟也暴急疾也驚駭者肝之病故肝脉急亂者因驚駭而然甚有脉不至而聲瘖者以猝驚則氣逆逆則脉不通而肝經之脉循喉嚨故聲瘖而不出也然此特一時之氣逆耳氣通則愈矣故不治自已心肝腎三脉細小而急陰邪聚於陰分也故當隨三經之位而為瘕夫腎肝在下肝主風腎主水肝腎俱沉者陰中陰病也當病石水石水者凝結小腹沉堅在下也肝腎俱浮者陰中陽病也當病風水風水者遊行四

體。浮泛於上也。腎為五藏之根。肝為發生之主。根本空虛。有表無裏也。故當死。肝腎并小。真陰虛也。小而兼弦。本邪勝也。氣虛胆怯。故為欲驚。瘕者。寒氣結聚。脉急者。挾肝邪。脉沉者在陰分。沉急而大。陰邪盛也。肝腎之脉絡小腹。結於陰。寒邪居之。故當病瘕。病瘕而心脉搏滑急者。寒挾肝邪乘心也。肺脉沉搏者。寒挾肝邪乘肺也。三陽手足太陽經也。三陰手足太陰經也。邪聚三陽為瘕聚。邪聚三陰為疝氣。凡脉急者。皆邪盛也。上言肝腎心肺。此言脾經。所謂五藏皆有疝也。夫二陰少陰也。二陽陽明也。脉急者為風寒邪乘心腎。故為癇為厥。木邪乘胃故發為驚脾脈沉為邪在裏而兼外鼓者邪不甚深雖為腸澼久當自已腸澼下痢也凡心肝脾腎皆主陰分或寒濕或熱各有所傷乃自大腸下血均謂為腸澼肝脈急大則邪盛難愈今脈小緩為邪輕易治也腎居下部其脈本沉若小而搏為陰氣不足而陽邪乘之故為腸澼下血若其血溫身熱者邪火有餘真陰喪敗也故當死心生血肝藏血故二藏之澼亦下血而不獨腎也然心肝二藏木火同氣故同病者為順而可治若肝脾同病是為土敗木賊其難治也明矣心肝之脈小沉而濇以陰不足而血傷也故為腸澼然脈沉細者

不當熱今脉小身熱是為逆故當死而死扵熱見七日若六陰敗盡也胃脉沉鼓濇陽不足也外鼓大陰受傷也小堅而急陰邪勝也胃為水穀之海心為血脉之主胃氣既傷血脉又病故致上下否鬲半身偏枯也男子左為逆右為從女子右為逆左為從今以偏枯而男子發左女子發右是為逆證也若聲不瘖舌可轉則雖逆扵經未甚扵臟乃為可治而一月當起若偏枯而瘖者腎氣內竭而然其病必甚若男發于右而不發於左女發扵左而不發於右皆謂之從從順也然証雖從而聲則瘖是外輕而內重也故必三歲而後起以氣血方剛

之年○輙見偏枯癈疾○此禀賦不足○早凋之兆也○不出三年死矣○搏脉弦强○陰虛者最忌之○凡諸失血鼻衄之疾○其脉搏而身熱○真陰脱敗也○故當死○然失血之證○多陰虛○陰虛之脉○多浮大○故懸鉤而浮○乃其常脉○無足慮也○懸者不高不下○不浮不沉○如物懸空之義○謂脉雖浮鉤○而未失中和之氣也○喘者○如氣之喘○言急促也○暴厥○謂猝然厥逆而不知人也○數脉主熱而如數者○寔非真數之脉○蓋以猝動肝心之火○故令人暴驚○然脉非真數○故俟三四日而氣衰自愈矣○脉至浮合○如浮波之合○後以催前○泛泛無常也○一息十至○其狀如數○而寔非數熱之

脉是經氣之衰極也。微見，始見也。言初見此脉，便可期九十日而死。若見之已久，則不必九十日矣。所以在九十日者，以時更季易，天道變而人氣從之也。脉至如火薪然者，来如焰之銳，去如滅之速，此火藏無根之脉，而心經之精氣與奪也。夏令火王，猶為可支；草乾而死，陽盡時也。脉至如散葉者，浮泛無根也。此以肝氣太虚，全無收歛。木葉落者，金勝木敗，肝死時也。脉至如省客。如省問之客，或去或来也。塞者或無而止，鼓者或有而搏。是腎原不固，而無所主持也。棗華之候，初夏時也。懸者華之開，去者華之落。言於棗華開落之時，火王而水敗，腎虛者弛也。脉至丸泥者，泥彈之狀，堅强短濇之謂，此胃精中氣之不足也。楡莢，楡錢也，春深而落，木王之時，土敗者弛。脉至橫格，如橫木之格於指下，長而且堅，是爲木之真藏，而胆氣之不足也。禾熟於秋，金令王也，故木敗而弛。脉至弦縷者，如弦之急，如縷之細，真元虧損之脉也。胞，子宫也，命門元陽之所聚也。胞之脉繫於腎，腎之脉繫於舌本。胞氣不足，當静而無言，今反善言，是陰氣不藏而虛陽外見，時及下霜，虛陽消敗而弛矣，故與其善言者，不若無言者爲腎氣猶静而尚可治也。脉至交漆者，如瀉漆之交，左右傍至，纏綿不清也。微見，初見也三十日為月建之易而陰陽偏敗者不過一月之期也脉至湧泉者如泉之湧有升無降而浮鼓於肌肉之中是足太陽膀胱之氣不足也膀胱為三陽而主外今其外實内虚陰精不足故為少氣當至味韭英之時而死者以冬盡春初水漸衰也脉至頽土之狀虚大無力而按之即不可得肝氣即脾氣脾主肌肉也黑為水之色土敗極而水反乘之故當死壘藟同即蓬藟之屬藟有五種而白者發於春木王之時土當敗也脉至懸雍者如懸雍浮揣切之益大者浮短孤懸有上無下也俞皆在背為十二經藏氣之所繫水凝而死陰氣盛而孤

陽絕也。脉至偃刀者，浮之小急，如刀口也；按之堅大急，如刀背也。此以五藏菀熱而發爲寒熱，陽王則陰消，故獨并於腎也。腰者腎之府，腎陰既虧，則不能起坐。立春陽盛陰日以衰，所以當死。脉至如丸者，短而小也，直當也。言滑小無根而不勝按也。大腸應庚金，棗葉生初夏火王則金衰，故死。脉至如華，如艸木之華而輕浮柔弱也。小腸屬丙火，與心爲表裏。小腸不足，則氣通於心，善恐不欲坐臥者，心氣怯而不寧也。行立常聽者，恐懼多而生疑也。丙火墓於戌，故當季秋死。

決死生

帝曰決死生奈何。岐伯曰。形盛脉細少氣不足以息者危。形瘦脉大胷中多氣者死。形氣相得者生。參伍不調者病。三部九候皆相失者死。上下左右之脉相應如參舂者病甚。上下左右相失不可數者死。中部之候雖獨調與衆藏相失者死。中部之候相減者死。目內陷者死。以左手足上上去踝五寸按之。庶右手足當踝而弾之。其應過五寸以上蠕蠕然者不病。其應疾中手渾渾然者病。中手徐徐然者病。其應上不能至五寸。弾之不應者死。是以脫肉身不去者死。中部乍踈乍數者死。其脉代而鈎者病在絡脉。九候之相應也。上下若一。不得相失。一候後則病。二候後則病甚。三候後則病危。所謂後者。應不俱也。察其府藏以知死生之期。必先知經脉。然後知病脉。真藏脉見者勝死。足太陽氣絶者。其足不可屈伸。死必戴眼。帝曰。冬陰夏陽柰何。岐伯曰。九候之脉。皆沈細懸絶者爲陰。主冬。故以夜半死。盛躁喘數者爲陽。主夏。故以日中死。是故寒熱病者。以平旦死。熱中及熱病者。以日中死。病風者以日夕死。病水者以夜半死。其脉乍踈乍數乍遲乍疾者。日乘四季死。形肉已脱。九候雖調猶死。七診雖見。九候皆從者。不死。所言不死者。風氣之病及經月之病。似七診之病而非也。故言不死。若有七診之病。其脉候亦敗者死矣。必發噦噫。必審問其所始病與今之所方病而後各切循其脈視其經絡浮沉以上下逆從循之其脈疾者不病其脈遲者病脈不往来者死皮膚著者死帝曰其可治者奈何岐伯曰經病者治其經孫絡病者治其孫絡血血病身有痛者治其經絡其病者在奇邪奇邪之脈則繆刺之留瘦不移節而刺之上實下虚切而從之索其結絡脈刺出其血以見通之瞳子高者太陽不足戴眼者太陽已絶此決死生之要不可不察也手指及手外踝五指留鍼

解　此問謂形証脉息而欲預知其死生也形盛脉細而少氣不足以息者外有餘而中不足枝葉盛而根本

虚也故危亡近矣形體消瘦而脉反大胃中反多氣者陰不足而陽有餘也陰形既敗孤陽無獨留之理故曰死體貌為形陰也運行屬氣陽也故形以寓氣氣以運形陰陽當和不得相失如形盛脉大形瘦脉細皆為相得相得者生反此者危也三以相參五以相類謂之不調凡或大或小或遲或疾往来出入而無常度者皆病脉也三部九候皆相失者謂失其常故死上下左右即三部九候而各有左右也參舂謂大數而鼓如杵之舂陽極之脉也故曰病甚甚至息數相失而不可以數計者死三部之脉上部在頭中部在手下部在足此言中

部之脈。雖獨調。而頭足衆藏之脈。已失其常者。當死。若中部之脈。減於上下二部者。中氣大衰也。亦死。五臟六腑之精氣。皆上注於目。而為之精。目内陷者。陽精脫矣。故必死。手足之絡。皆可取而驗之。手踝之上。手太陰肺絡也。足踝之上。足太陰脾絡也。肺藏氣而主治節。脾屬土而主灌溉。故可取之以察吉凶。夫應過五寸以上。氣脈充也。蠕蠕。蟲行貌。謂其耎滑而匀和也。是為不病之脈。其應疾者。夫疾。急疾也。渾渾。濁亂也。徐徐。遲緩也。不能至五寸者。氣脈衰。殫之不應者。氣脈絶。故微則為病。而甚則為死也。脾胃竭則。䐃肉消。肝腎敗則。筋骨憊。肉脫身重。死期至矣。不去者不能動搖來去也。中部兩手脉也。乍疎乍數者氣脉敗亂之兆也。故死代而鈎者俱應夏氣。而夏氣在絡也。九候之脉。上下若一。言其大小遲疾。皆貴乎和平也。脉應不俱者。脉失常度。逆順無倫也。察其克賊生王而可知生死之期也。經者常脈。病者變脉。不知其常。不足以知變也。真藏脉見者。謂遇其勝已之時而死。如肝見庚辛。脾見甲乙之類是也。足太陽氣絶者。血枯筋急。足不可屈伸而死。必戴眼者。睛上視而瞪也。夫冬夜半者。謂一日之冬也。陰盡陽生。故陰極者死。夏日中者。謂一日之夏也。陽盡陰生。故陽極者死。

脈色解徵

平旦者謂一日之春○陰陽之半也○故寒熱病者亦於陰陽出入之時而死○熱病者以陽助陽眞陰竭也○故日中死○日夕者謂一日之秋也○風木同氣遇金而死○水病者亥子生王○邪盛極也○故半夜死○脈變不常中虛無主○日之四季○辰戌丑未也○四季為五行之墓地○故敗竭之藏○遇之而死○脾主肌肉○為五臟之本○未有脾氣脫而能生者○故九候雖調○亦死○七診雖見○九候皆從者○謂脈順四時之令○及得諸經之躰者○雖有獨大獨小○等脈不至○死也○故偶感於風○則陽分之脈○或大或疾○經月者○常期也○故遭值去血○則陰分之脈○或小或遲○或為陷下○此皆似

七診之脉而實非也皆不可以言死然則非外感及經月之病而得七診之脉者非吉兆也夫風氣經月之病本非七診之類若其果係脈息証候之敗者又非不死之比然其死也必發噦噫盖噦出於胃土氣敗也噫出於心陰邪勝也凡診病之道必問其始病者察致病之繇也求今之方病者察見在之証也本末既明而後切按其脈以參合其在經在絡或浮或沉上下逆從各因其次以治之也脉疾者言力强有神脉遲者言氣衰不足若脉不往来者陰陽俱脱皮膚著者血液已盡經脉為裹支而横者為絡治其經謂即其經而刺之也絡之

小者爲孫郎絡脈之別而浮扵肌膚者也凡病在孫絡者急取之以瀉其邪而出其血故曰治其血血病而身痛者不止於孫絡而經絡亦有滯也當隨其經絡而治之奇邪者不入於經而病于絡也邪客大絡則左注右右注左其氣無常處故當繆刺之病之留瘦者留是留滯也瘦是形消瘦也不移是不遷動也凡病邪久留不移者必於四支八谿之間有所結聚故當扵節之會處索而刺之斯可平也上實下虛有所隔也故當切其脈以求之從其經以取之索其絡脈之有結滯者刺出其血結滯去而通達見矣瞳子高者目上視也戴眼者上視

之甚而定直不動也此言足太陽之証而分其輕重以決死生也末節義不相屬及前節單言太陽而不及他經必皆古文之脫簡也

脉有陰陽真藏

黃帝問曰人有四經十二從何謂岐伯對曰四經應四時十二從應十二月十二月應十二脉脉有陰陽知陽者知陰知陰者知陽凡陽有五五五二十五陽所謂陰者精藏也見則為敗敗必死也所謂陽者胃脘之陽也別於陽者知病處也別於陰者知死生之期三陽在頭三陰在手所謂一也別於陽者知病忌時別於陰者知死生之期謹熟

陰陽無與衆謀所謂陰陽者去者為陰至者為陽靜者為陰動者為陽遲者為陰數者為陽

解 四經應四時肝木應春心火應夏肺金應秋腎水應冬不言脾者脾主四經而土王四季也十二從應十二月手有三陰三陽足有三陰三陽以應十二月之氣而在人則應十二經之脈也脈有陰陽最當詳辨必知陽脈之躰而後能察陰脈必知陰脉之體而後能察陽脉陽中有陰似陽非陽也陰中有陽似陰非陰也辯陰陽未必難辯真假為難耳夫陽脉有五者即五臟之脈如肝弦心鉤脾耎肺毛腎石也以一藏而兼五脉則五

藏互見是為五〻二十五脉也然五藏之脉皆不可無胃氣故曰五陽所謂陰者無陽之謂無陽者即無陽明之胃氣而本藏之陰脉獨見如但弦但鉤之類是為真藏胃氣敗也故必死胃屬陽明胃脘之陽言胃中陽和之氣即胃氣也五藏賴之以為根本者也能別陽和之胃氣則一有不和便可知疾病之所能別純陰之真藏則凡遇生克便可知死生之期也三陽在頭指人迎也三陰在手指氣口也人迎氣口相依所謂一也別於陽者滲言真藏胃氣忌時言氣有衰旺病有時忌也別於陰者謂惟陰無陽死期之脉也葢陰陽之理不可不窾

若能謹其獨聞獨見則自不與衆之所謀也脉之陰陽其緊如此淂陽者生淂陰者死此其要矣

骨枯肉陷真藏脉見者死

大骨枯藳大肉陷下胷中氣滿喘息不便其氣動形期六月死真臟脉見乃予之期日大骨枯藳大肉陷下胷中氣滿喘息不便内痛引肩項期一月死真藏見乃予之期日大骨枯藳大肉陷下胷中氣滿喘息不便内痛引肩項身熱脱肉破䐃真藏見十日之内死大骨枯藳大肉陷下肩髓内消動作益衰真藏未見期一歲死見其真藏乃予之期日大骨枯藳大肉陷下胷中氣滿腹内痛心中不便肩

項身熱破䐃脱肉目眶陷真藏見目不見人立死其見人者至其所不勝之時則死急虚身中卒至五藏絶閉脉道不通氣不往来譬於堕溺不可為期其脉絶不来若人一呼五六至其形肉不脱真藏雖不見猶死也真肝脉至中外急如循刀刃責責然如按琴瑟弦色青白不澤毛折乃死真心脉至堅而摶如循薏苡子累累然色赤黑不澤毛折乃死真肺脉至大而虚如以毛羽中人膚色白赤不澤毛折乃死真腎脉至摶而絶如指弾石辟辟然色黑黄不澤毛折乃死真脾脉至弱而乍數乍踈色黄青不澤毛折乃死諸真藏脉見者皆死不治也黄帝曰見真藏曰死何

也。岐伯曰。五藏者皆禀氣於胃。胃者五藏之本也。藏氣者不能自致於手太陰。必因於胃氣乃至於手太陰也。故五藏各以其時自為而至於手太陰也。故邪氣勝者精氣衰也。故病甚者胃氣不能與之俱至於手太陰。故真藏之氣獨見。獨見者病勝藏也。故曰死。帝曰善。

解　大骨大肉皆以通身而言。如肩脊腰膝皆大骨也。尺膚臀肉皆大肉也。肩垂項傾腰重膝敗者大骨之枯槁也。尺膚既削。臀肉必枯。大肉之陷下也。腎主骨。骨枯則腎敗矣。脾主肉。肉陷則脾敗矣。肺主氣。氣滿喘息則肺敗矣。氣不歸原。形體振動。孤陽外浮。而真陰虧矣。三陰虧損。死期不出六月。六月者。一歲陰陽之更變也。若其真藏脉已見。則不在六月之例。可因克賊之日而定其期矣。亦有内痛引肩項。病及心經矣。較前已甚。期一月死。一月者。斗建移而氣易也。亦有身熱者。陰氣去也。脱肉者。肌肉消盡也。破䐃者。卧久骨露。而筋肉敗也。是為五藏俱傷。而真藏又見。當十日内死。十日者。天干盡而旬氣易也。骨枯肉陷。脾腎已虧。兼之肩髓内消。動作益衰。雖証未全。真藏未見。然敗竭已兆。僅支一年。歲易氣新。不能再振矣。若一見真藏。乃可必其死期也。五藏敗証俱見。而目眶陷。真藏見。目不見人者。神氣已脱。故

脈色解微

當立死。若其見人者。神氣猶在。故必待克賊之時而死也。懸虛者。言元氣暴傷而忽甚也。故其邪中於身。必猝然而至。譬之墮者溺者。且時莫測。有不可以常期論也。若脈絕不至。或一呼五六至者。皆藏氣竭而命當盡也。故不必其形肉脫而真藏見。以漸衰憊而死有期也。肝之真藏。如刀刃。如琴瑟弦者。言細急堅搏。而非微弦之本體也。青本木色。而兼白不澤者。金克木也。五藏率以毛折死者。皮毛得血氣而充。毛折則精氣敗矣。故皆死。心脈堅而搏。如循薏苡子者。短實堅強。而非微鉤之本體。心脈之真藏也。赤本火色。而兼黑不澤者。水克火也。

故死肺脉大而虚如以毛羽中人膚浮虚無力之甚而
非微毛之本躰肺脉之真藏也白本金色而兼赤不澤
者火克金也故死腎脉搏而絶搏之甚也如指彈石辟
辟然沈而堅也皆非微石之本躰而為腎脉之真藏也
黑本水色兼黄不澤者土克水也故死脾脉弱而乍數
乍踈則和緩全無而非微耎弱之本躰脾脉之真藏也
黄本土色而兼青不澤者木克土也故死凡得此脉乃
無胃氣之脉即名真藏皆為不治也胃為水穀之海以
養五藏故為之本穀入於胃以傳於肺五藏六府皆以
受氣故藏氣必因於胃氣乃得至於手太陰而脉則見

脉色解微

於氣口。此所以五藏之脉必賴胃氣以為之主也。以時自為者，如春而但弦，夏而但鉤之類，皆五藏不因於胃氣，即真藏之見也。凡邪氣盛而正氣竭者，是病勝藏也。故真藏之邪獨見，真藏獨用者，胃氣必敗，故不能與之俱至於手太陰，則胃氣不見於脉，此所以為危兆也。

陰陽虛搏病候死期

陰搏陽别，謂之有子。陰陽虛，腸澼死。陽加於陰，謂之汗。陰虛陽搏，謂之崩。三陰俱搏，二十日夜半死。二陰俱搏，十三日夕時死。一陰俱搏，十日平旦死。三陽俱搏且鼓，三日死。三陰三陽俱搏，心腹滿，發盡不得隱曲，五日死。二陽俱搏，

其病溫死不治不過十日死

解　陰陽虛者尺寸俱虛也腸辟利膿血也胃氣不留魄門不禁而陰陽虛者藏氣竭也故死而陽加於陰陰氣泄矣故陰脈多陽者多汗陰虛者沉取不足陽搏者浮取有餘陽實陰虛故為內崩失血之証三陰手太陰肺足太陰脾也搏即真藏之擊搏也二十日者脾肺成數之餘也夜半陰極氣盡故死二陰手少陰心足少陰腎也十三日者心腎之成數也夕時者陰陽相半水火分爭之會也一陰手厥陰心主足厥陰肝也十日者肝心生成之數也平旦者木火王極而邪更甚故死三陽

脈色解微

手太陽小腸足太陽膀胱也水一火二故死在三日其死之速者以既搏且鼓陽邪之盛極也三陰三陽脾肺小腸膀胱也四藏俱搏則上下俱病故在上則心腹脹滿至於發盡發盡者脹之極也在下則不得隱曲陰道不利也四藏俱病惟以胃氣爲主土數五五數盡而死矣二陽手陽明大腸足陽明胃也十日者腸胃生數之餘也

精明五色

夫精明五色者氣之華也赤欲如白裹朱不欲如赭白欲如鵞羽不欲如鹽青欲如蒼璧之澤不欲如藍黄欲如羅

裏雄黃不欲如黃土黑欲如重漆色不欲如地蒼五色精微象見矣其壽不久也夫精明者所以視萬物別白黑審短長以長為短以白為黑如是則精衰矣

解　精明見於目五色顯於面皆五氣之精華也視精明察五色以此參伍決死生之分也白裏朱隱然紅潤而不露也赭代赭也色赤而紫此火色之善惡也鵞羽白而明鹽色白而暗此金色之善惡也蒼璧之澤青而明潤藍色青而沉晦此木色之善惡也羅裏雄黃光澤而隱黃土之色沉滯無神此土色之善惡也重漆之色光彩而潤地之蒼黑枯暗如塵此水色之善惡也此皆

五色精微之象也。凶兆既見。壽不遠矣。五藏六府之精氣。皆上注於目而為之精。故精聚則神全。若其顛倒錯亂。是精衰而神散矣。豈久安之兆哉。

五官五閱

黄帝問於岐伯曰。余聞刺有五官五閱。以觀五氣。五氣者。五藏之使也。五時之副也。願聞其五使當安出。岐伯曰。五官者。五藏之閱也。黄帝曰。願聞其所出。令可為常。岐伯曰。脉出於氣口。色見於明堂。五色更出。以應五時。各如其常。經氣入藏。必當治裏。帝曰。善。五色獨決于明堂乎。岐伯曰。五官以辯。闕庭必張。乃立明堂。明堂廣大。蕃蔽見外。方壁高基引垂居外五色乃治平慱廣大壽中百歲見此者刺之必已如是之人者血氣有餘肌肉堅緻故可苦以鍼黃帝曰願聞五官岐伯曰鼻者肺之官也目者肝之官也口脣者脾之官也舌者心之官也耳者腎之官也黃帝曰以官何候岐伯曰以候五藏故肺病者喘息鼻張肝病者眥青脾病者脣黃心病者舌卷短顴赤腎病者顴與顏黑黃帝曰五脉安出五色安見其常色殆者如何岐伯曰五官不辯闕庭不張小其明堂蕃蔽不見又埤其墻〻下無基垂角去外如是者雖平常殆況加疾哉黃帝曰五色之見於明堂以觀五藏之氣左右高下各有形乎岐伯曰府藏

之在中也。各以次舍。左右上下。各如其度也。

解　此謂刺法。當知藏氣。欲知藏氣。當於五官五閱而察之。官者鼻眼口耳舌五官也。閱外候也。使所使也。副配合也。五藏〻於中。五官見於外。內外相應。故爲五藏之閱。可爲常者常行之法。五藏之脉。察於氣口。五藏之色。察於明堂。明堂者鼻也。色應其時。乃其常也。然色見於外。而病在內。是爲經氣入藏。故當治裏。闕眉間也。庭顏也。張布列也。蕃頰側也。蔽耳門也。壁墻壁也。基骨骼也。引垂居外。謂明顯開豁也。此於五色之外。而言其部位之隆厚也。五色乃治者。形色皆佳。是為壽具。故中百歲也。若見此者。是爲血氣充實。形色堅固。故刺之則病已。而可若以鍼也。然則血氣內虛。形色外弱者。其不宜用鍼可知。鼻爲肺之竅。目爲肝之竅。口脣爲脾之竅。舌爲心之竅。耳爲腎之竅。官者職守之謂。所以司呼吸。辯顏色。納水穀。別滋味。聽聲音者也。此雖以五藏之色見於五藏之官爲言。然各部有互見者。又當因其理而變通之。夫安出安見者。言脈色安然無恙也。常色殆者。謂色本如常。而身亦危也。此又何知其故。若此者。部位骨骼。既無所善。則脈色雖平。不免於殆。尚何疾之能堪哉。是以人之壽夭。尤當以骨骼爲主。五色見於明堂。而明

堂居面之中故五藏之色亦仍當有各部之辯府藏居於腹中各有左右上下之次舍而面部所應之色亦如其度也

色藏部位脈病易雜

雷公問於黃帝曰五色獨決於明堂乎小子未知其所謂也黃帝曰明堂者鼻也闕者眉間也庭者顏也蕃者頰側也蔽者耳門也其間欲方大去之十步皆見於外如是壽必中百歲雷公曰五官之辨柰何黃帝曰明堂骨高以起平以直五藏次於中央六府挾其兩側首面上於闕庭王宮在於下極五藏安於胸中真色以致病色不見明堂潤

澤以清五官惡淂無辨乎雷公曰其不辨者可淂聞乎黃帝曰五色之見也各出其色部部骨陷者必不免於病矣其色部乘襲者雖病甚不死矣雷公曰官五色奈何黃帝曰青黑為痛黃赤為熱白為寒是謂五官雷公曰病之益甚與其力衰如何黃帝曰外內皆在焉切其脉口滑小緊以沉者病益甚在中人迎氣大緊以浮者其病益甚在外其脉口浮滑者病日進人迎沉而滑者病日損其脉口滑以沉者病日進在內其人迎脉滑盛以浮者其病日進在外脉之浮沉及人迎與寸口氣小大等者病難已病之在藏沉而大者易已小為逆病在府浮而大者其病易已人

迎盛堅者。傷扵寒。氣口盛堅者。傷扵食。雷公曰。以色言病之間甚奈何。黃帝曰。其色麤以明。沈夭者為甚。其色上行者。病益甚。其色下行如雲徹散者。病方已。五色各有藏部。有外部。有內部也。色從外部走內部者。其病從外走內。其色從內走外者。其病從內走外。病生扵內者。先治其陰。後治其陽。反者益甚。其病生扵陽者。先治其外。後治其內。反者益甚。其脈滑大以代而長者。病從外来。目有所見。志有所惡。此陽氣之并也。可變而已。雷公曰。小子聞風者。百病之始也。厥逆者。寒濕之起也。別之奈何。黃帝曰。常候闕中。薄澤為風。冲濁為痺。在地為厥。此其常也。各以其色言其病雷公曰人不病卒死何以知之黃帝曰大氣入於藏府者不病而卒死矣雷公曰病小愈而卒死者何以知之黃帝曰赤色出兩顴大如拇指者病雖小愈必卒死黑色出於庭大如拇指必不病而卒死雷公再拜曰善哉其死有期乎黃帝曰察色以言其時雷公曰善乎願卒聞之黃帝曰庭者首面也闕上者咽喉也闕中者肺也下極者心也直下者肝也肝左者膽也下者脾也方上者胃也中央者大腸也挾大腸者腎也當腎者臍也面王以上者小腸也面王以下者膀胱子處也顴者肩也顴後者臂也臂下者手也目內眥上者膺乳也挾繩而上者背也循牙車以下

者股也。中央者膝也。膝以下者脛也。當脛以下者足也。巨分者股裏也。巨屈者膝臏也。此五藏六府肢節之部也。各有部分。有部分。用陰和陽。用陽和陰。當明部分。萬舉萬當。能別左右。是謂大道。男女異位。故曰陰陽。審察澤夭。謂之良工。沉濁為內。浮澤為外。黃赤為風。青黑為痛。白為寒。黃而膏澤為膿。赤甚者為血。痛甚為攣。寒甚為皮不仁。五色各見其部。察其浮沉。以知淺深。察其澤夭。以觀成敗。察其散摶。以知遠近。視色上下。以知病處。積神於心。以知往今。故相氣不微。不知是非。屬意勿去。乃知新故。色明不麤。沉夭為甚。不明不澤。其病不甚。其色散。駒駒然未有聚。其病散而氣痛聚未成也腎乘心心先病腎為應色皆如是男子色在於面王為小腹痛下為卵痛其圜直為莖痛高為本下為首狐疝㿉陰之屬也女子在於面王為膀胱子處之病散為痛摶為聚方圓左右各如其色形其隨而下至胝為淫有潤如膏狀為暴食不潔左為左右為右其色有邪聚散而不端面色所指者也色者青黑赤白黄皆端滿有別鄉別鄉赤者其色亦大如榆莢在面王為不日其色上銳首空上向下銳下向在左右如法以五色命藏青為肝赤為心白為肺黄為脾黑為腎肝合筋心合脉肺合皮脾合肉腎合骨也

解　黄帝之時。諸臣中惟雷公獨少。故自稱小子。發此一問。謂五色之決。不獨在扵明堂也。夫顏為額角。即天庭也。蕃蔽者。屏蔽四旁。即藩籬之義。十步之外。而骨骼明顯。其方大豐隆。可知。故能壽終百歲。肺心肝脾之候。皆在鼻中。六府之候。皆在四旁。故一曰次于中央。一曰挾其两側。下極居兩目之中。心之部也。心為君主。故曰王宮。惟五臟和平而安扵胸中。則其正色自致。病色不見。明堂必然清潤。此五官之所以有辨也。故不辨者。色失常度。而變易無辨也。五色之見。各有其部。惟其部骨弱陷之處。然後易扵受邪。而不免扵病矣。若其色部雖有變見但得彼此生王互相乘襲而無克賊之見者雖病甚不殆矣官五色者言五色之有所主也病之益甚者言進也方衰者言退也外内皆在表裏俱當察也脉口者太陰藏脉也故曰在中而主五藏人迎者陽明府脉也故曰在外而主六府脉口沉小緊沉者陰分之邪盛也人迎大緊以浮者陽分之邪盛也故病皆益甚脉口為陰浮滑者以陽加陰故病日進人迎為陽沉滑者陽邪漸退故病日損損者減也脉口人迎經分表裏故其沉滑浮滑而病日進者有在内在外之辨也人迎寸口之脉其浮沉大小相等者非偏於陰則偏於陽故病

難已病在藏者在六陰也陰本當沉而大為有神有神者陰氣充也故易已若沉而細小則真陰衰而為逆矣病在府者在六陽也陽病浮陽脉者為順故浮而大者病易已若或浮小亦逆候也人迎主表脉盛而堅者寒傷三陽也是為外感氣口主裏脉盛而堅者食傷三陰也是為內傷間甚輕重也麤顯也言色有顯而明若沉夭者其病必甚也上行者濁氣方升而色日增日增者病日重下行者滯氣將散而色漸退漸退者病將已五色各有藏部統言色藏所屬可有分部也外部言六府之表六府挾其兩側也內部言五藏之裏五藏次於中

央也故凡病色先起外部而後及内部者其病自表入裏是外為本而内為標故當先治其外後治其内若先起内部而後及外部者其病自裏出表是陰為本而陽為標故當先治其陰後治其陽若反之者皆為誤治病必益甚矣脉之滑大以代而長者陽邪之脉也陽邪自外傳裏故令人目有安見志有所惡此陽并於陰而然治之之法或陰或陽或先或後擇其要者先之可變易而已也風病在陽皮毛受之故色薄而澤痺病在陰肉骨受之故色冲而濁冲深也至如厥逆病起四支則病在下而色亦見于地地者面之下部也此其常候故可

脈色解微

因其色以言其病大氣大邪之氣也夫大邪之甚者未有不繇元氣大虛而淂邪淂襲之故致卒死如拇指者成塊成條聚而不散也此為最凶之色赤者固不佳而黑者為尤甚皆卒死之色也察色以言時謂五色有衰王部位有克賊色藏部位辨察明而時可知也庭者即相家謂之天庭也天庭最高色見於此上應首面之疾闕上者眉心之上也其位亦高故應咽喉之疾闕中者中部之最高故應肺下極者兩目之間相家謂之山根心居肺之下故下極應心下極之下為鼻柱相家謂之年壽肝在心之下故直下應肝膽附於肝之短葉故肝

左應胆而在年壽之左右也年壽之下者相家謂之準頭是為面王亦曰明堂準頭屬土居面之中央故以應脾準頭兩旁為方上即迎香之上鼻隧是也相家謂之蘭臺廷尉脾與胃為表裏脾居中而胃居外故方上應胃中央者面之中央謂迎香之外顴骨之下大腸之應也挾大腸者頰之上也四藏皆一惟腎有兩四藏居腹惟腎附脊故四藏次於中央而腎獨應於兩頰腎與臍對故當腎之下應臍面王鼻準也小腸為府應挾兩側故面王之上兩顴之內小腸之應也面王以下者人中也是為膀胱子處之應子處子宮也凡人人中平淺無

髭者多無子。是正子處之應。以上皆五藏六府之應也。顴為骨之本。居中部之上。故以應肩。臂接乎肩。故顴後以應臂。手接乎臂也。目內皆上者。闕下兩旁也。胸兩旁高處為膺。膺乳者。應胸前也。頰之外曰繩。身之後為背。故背應於挾繩之上。牙車。牙床也。牙車以下。主下部。故以應股。中央兩牙車之中央也。脛接于膝。足接于脛。以次而下也。巨分者。口旁大紋處也。股裏者。股之內側也。巨屈。頰下曲骨也。膝臏。膝蓋骨也。此蓋統指膝部而言。部分既定。陰陽乃明。陽勝者陰必衰。當助其陰以和之。陰勝者陽必衰。當助其陽以和之。陰陽之用。無往不在知其盛衰，萬舉萬當矣。陽逆左，陰逆右。左右者，陰陽之道路也。故能別左右，是謂大道。男女異位者，男子左為逆，右為從；女子右為逆，左為從。故曰陰陽。陰陽既辨，又必能察其潤澤枯夭，以決善惡之幾，庶是謂之良工也。凡言內者，內主在裏在藏，外主在表在府，皆言色也。五色之見於面部者，皆可因此而知其病矣。不仁，麻痺無知也。浮者病淺，沉者病深。澤者無傷，夭者必敗。散者病近，摶者病遠。摶，聚也。上者病在上，下者病在下。神積於心則明，故能知已往來今之事。相氣不微，氣不能隱也。不知是非，無是非之惑也。屬意勿去，專而無貳也。新故即往今之義色明不麤言色之明澤不顯而但見沉夭者其病必甚若其雖不明澤而亦無沉夭之色者病必不甚也稚馬曰駒駒駒然者如駒無定散而不聚之謂故其為病尚散若有痛處因於氣耳非積聚成形之病也水邪克火腎乘心也腎邪乘心心先病於中而腎色則應於外其色見黑是也不惟心腎凡肝部見肺色肺部見心色腎部見脾色脾部見肝色及六府之相克者其色皆如是也面王上下為小腸膀胱子處之部故主小腹痛下及卵痛圜直者色乘繞於面王之下也莖陰莖也高為本下為首因色之上下而分莖之本末也凡

此者總皆狐疝㿗陰之屬女子面王之部與男子同而病與男子異者以其有血海也色散為痛氣滯無形也色摶為聚血凝有積也然其積聚之或方或圓或左或右各如外色之形見若其色從下行當應至尾骶而為浸淫帶濁有潤如膏之物或暴因飲食即下見不潔此兼前後而言也色見左者病在左色見右者病在右凡色有邪而聚散不端者病之所在也故但察面色所指之處而病可知矣色者言正色也正色凡五皆宜端滿端謂無邪滿謂充足有別鄉者言方位時日各有所主之正向也別鄉赤者又言正向之外而有邪色之見也

脈色解徵

赤如榆莢見於面王。非其位也。不當見而見者。非其時也。是為不日。不日者。失其常度之謂。此單舉赤色為喻。而五色之謬見者。皆可類推矣。其色上銳者。以首面正氣之空虛而邪則乘之上向也。下銳亦然。其在左在右皆同此法。夫五色五藏之配合。如青屬肝。肝合筋。凡色青筋病者。即為肝邪。而察其所見之部。以參酌其病情。諸藏之吉凶。可放此而類推矣。

脈色諸診

目赤色者病在心。白在肺。青在肝。黃在脾。黑在腎。黃色不可名者。病在胸中。診目痛。赤脉從上下者。太陽病。從下上者陽明病從外走内者少陽病診寒熱赤脉上下至瞳子見一脉一歲死見一脉半一歲半死見二脉二歲死見二脉半二歲半死見三脉三歲死診齲齒痛按其陽之來有過者獨熱在左左熱在右右熱在上上熱在下下熱診血証者多赤多熱多青多痛多黑為久痺多赤多黑多青皆見者寒熱身痛而色微黄齒垢黄爪甲上黄黄疸也安卧小便黄赤脉小而濇者不嗜食人病其寸口之脉與人迎之脉小大等及其浮沉等者病難已也女子手少陰脉動甚者姙子嬰兒病其頭毛皆逆上者必死耳間青脉起者掣痛大便赤辯飱泄脉小者手足寒難已飱泄脉小手足

温泄易已四時之變寒暑之勝重陰必陽重陽必陰故陰生寒陽生熱故寒甚則熱熱甚則寒故曰寒生熱熱生寒此陰陽之變也故曰冬傷於寒春生癉熱春傷於風夏生後泄腸澼夏傷於暑秋生痎瘧秋傷於濕冬生咳嗽是謂四時之序也

解五藏六府目為之候故目之五色各以其氣而見本藏之病脾應中州胃中者脾肺之部也足太陽經為目上綱故赤脉從上下者為太陽病足陽明經為目下綱故赤脉從下上者為陽明病足少陽經外行於鋭眥之後故從外走内者為少陽病也此邪入陰分而病為

寒熱者當反其目以視之中有赤脉形如紅線下貫瞳子因其多少以知其死之遠近也齲齒齒痛也足陽明入上齒中手陽明入下齒中故按其陽脉之來其脉太過者其經必獨熱而其左右上下亦因其部而可察也血脉者言各部之絡脉也赤黑青皆見者陰陽互勝之色故或寒或熱黃疸黃病也疸有陰陽脉小而濇者為陰疸陰疸者脾土弱也故不嗜食氣口候陰人迎候陽故春夏人迎微大秋冬寸口微大此陰陽表裏之分也若寸口人迎大小浮沉相等者非偏於陰則偏於陽病之所以難已手少陰左寸心脉也重甚者女子見之是

為姙子。嬰兒漸成。水為之本。髮者腎水之榮。頭毛逆上者。水不足則髮乾焦。如草之枯者。必勁直而豎也。故以言死。此言既病。若無病而頭毛逆上者。即非吉兆也。耳者少陽胆之經。青者厥陰肝之色。肝胆本為表裏。青主痛。肝主筋。故為掣痛。赤辨者血。織成條成片也。赤辨殞泄。火居血分。若脉小而手足寒。是為相反。所以雖已。若止於殞泄而無赤辨。非火証也。脉雖小而手足温。以脾主四肢。而脾氣尚和。所以易已。夫陰陽之氣。極則必變。故寒極則生熱。熱極則生寒。此天地四時。消長更勝之道也。

能合脉色可以萬全

夫脉之小大滑濇浮沈可以指别五藏之象可以類推五藏相音可以意識五色微診可以目察能合脉色可以萬全赤脉之至也喘而堅診曰有積氣在中時害於食名曰心痺得之外疾思慮而心虚故邪從之白脉之至也喘而浮上虚下實驚有積氣在胷中喘而虚名曰肺痺寒熱得之醉而使内也青脉之至也長而左右彈有積氣在心下支胠名曰肝痺得之寒濕與疝同法腰痛足清頭痛黄脉之脉也大而虚有積氣在腹中有厥氣名曰厥疝女子同法得之疾使四支汗出當風黑脉之至也上堅而大有積

脈色解微

氣在小腹與陰名曰腎痺得之沐浴清水而卧凡相五色之奇脉面黄目青面黄目赤面黄目白面黄目黑者皆不死也面青目赤面赤目白面青目黑面黑目白面赤目青皆死也

解　脉小者細小陰陽俱不足也大者豁大陽強陰弱也滑者注来流利血寔氣壅也濇者往来艱難氣滯血少也浮者輕取所以候表沉者重按所以候裏夫如是者得之於手應之於心故可以指而分别也象氣象也肝象木之曲直而應在筋心象火之炎上而應在脉脾象土之安静而應在肉肺象金之堅歛而應在皮毛腎

象水之潤下而應在髓骨凡若此者藏象之辯各有所主皆可以類而推也相形相也音五音也類如肝音角心音徵脾音宮肺音商腎音羽若以勝負相參藏否自見五而五之二十五變凡耳聰心敏者皆可意會而識也五色者即肝青心赤脾黃肺白腎黑此其常色也至扵互為生克診有精微凡目明智圓者可以視察而知也因脉以知其內因色以察扵外脉色明則參合無遺內外明則表裏具見斯可萬全無失矣赤者心之色脉喘而堅者謂急盛如喘而堅強也心藏居高病則脉為喘狀故扵心肺二藏獨有之喘為心氣不足堅為病氣

有餘。心脉起於心胸之中，故積氣在中，時害於食。積為病氣，積聚痺為藏氣不行，外疾外邪也。思慮心虚，故外邪從而居之矣。白者，肺色見也。脉喘而浮者，火乘金而病在肺也。喘為氣不足，浮為肺陰虚。肺虚於上，則氣不行而積於下，故上虚則為驚，下寔則為積氣在胸中。喘而且虚，病為肺痺者，肺氣不行而失其治節也。寒熱者，金火相爭，金勝則寒，火勝則熱也。其因醉以入房，則火必更熾，水必更虧，腎虚盜及母氣，故肺病若是矣。青者，肝色見也。長而左右彈，言兩手俱長而弦强也。彈，搏擊之義。是肝邪有餘，故氣積心下，及於支胠，因成肝痺。然得之寒濕而積於心下支胠者則為肝痺積於小腹前陰者則為疝氣總屬厥陰之寒邪故云與疝同法肝脉起於足大指與督脉會於巔故病必腰痛足冷頭痛也黄者脾色見也脉大邪氣盛虗為中氣虚中虚則脾不能運故有積氣在腹中脾虚則木乘其弱水無所畏而肝腎之氣上逆是為厥氣且脾肝腎三經皆結於陰器故名曰厥疝而男女無異也四支皆禀氣於脾疾使之則勞傷脾氣而汗易泄汗泄則表虚而風邪客之故為是病黑者腎色見也上言尺之上即尺外以候腎也腎主下焦脉堅而且大者腎邪有餘故主積氣在小腹與

脉色解微

陰處因成腎痺其浔於沐浴清水而卧者以寒濕内侵而氣歸同類故病在下焦而邪居於腎凡此色脉之不死者皆無面黄葢五行以土爲本而胃氣之猶在也彼脉色之皆死者以無黄色無黄色則胃氣已絶故死葢脉可以決死生也

經有常色絡無常變

黄帝問曰夫絡脉之見也其五色各異青黄赤白黑不同其故何也岐伯對曰經有常色而絡無常變也帝曰經之常色何如岐伯曰心赤肺白肝青脾黄腎黒皆亦應其經脉之色也帝曰絡之陰陽亦應其經乎岐伯曰陰絡之色

應其經陽絡之色變無常隨四時而行也寒多則凝泣凝泣則青黑熱多則淖澤淖澤則黃赤此皆常色謂之無病五色具見者謂之寒熱帝曰善

解　五藏合於五行故五色各有所主而經脉之色亦與本藏相應是為經之常色絡脉兼陰陽而言故無常變絡有陰陽而色與經應亦有同異也夫絡有陰陽深而在内者是為陰絡陰絡近經色則應之故分五行以配五藏而色有常也淺而在外者是為陽絡陽絡浮顯色不應經故隨四時之氣以為進退而變無常也寒多熱多乃陽絡之變色也凝泣者目淚為寒所凝也淖澤

者濡而潤也如前五色之應五藏者皆常色也常色者無病之色也若五色具見則陰陽變亂失其常矣故為往來寒熱之病

新病久病毀傷脉色

帝曰有故病五藏發動因傷脉色各何以知其久暴至之病乎岐伯曰悉乎哉問也徵其脉小色不奪者新病也徵其脉不奪其色奪者此久病也徵其脉與五色俱奪者此久病也徵其脉與五色俱不奪者新病也肝與腎脉並至其色蒼赤當病毀傷不見血已見血濕若中水也

解　夫有故病者舊有宿病也五藏發動觸感而發也

若不辯脉色則不知久病暴病之所至也徵其脉乃驗其脉也脉小者邪氣不盛色不奪者形神未傷故為新病病久而經氣不奪者有之未有病久而形色不變者故脉不奪而色奪者為久病也脉與色俱不奪者無論新病久病表裏俱無恙也肝脉弦肝主筋腎脉沉腎主骨蒼者肝腎之色青而黑也赤者心火之色心主血也脉見弦沉而色蒼赤者筋骨血脉俱病故死當為毀傷也凡毀傷筋骨者無論不見血已見血其血死凝其經必滯氣血凝滯形必腫滿故如濕氣在經而同於中水之狀也

五藏五色死生

故色見青如草茲者死黃如枳寔者死黑如炲者死赤如衃血者死白如枯骨者死此五色之見死也青如翠羽者生赤如雞冠者生黃如蟹腹者生白如豕膏者生黑如烏羽者生此五色之見生也生於心如以縞裹朱生於肺如以縞裹紅生於肝如以縞裹紺生於脾如以縞裹栝樓實生於腎如以縞裹紫此五藏所生之外榮也色味當五藏白當肺辛赤當心苦青當肝酸黃當脾甘黑當腎鹹故白當皮赤當脈青當筋黃當肉黑當骨

解　色見青如艸滋者純於青而色深也此以土敗木

賊全失紅黄之氣故死色黄黑如炲者烟煤也謂其色不澤而衃血即死血謂其色如赤紫而黑也色白如枯槁謂其無神也凡此藏氣敗於中則神色夭於外五藏已敗其色必夭夭必死矣此之謂也青如翠羽之類謂五色之明潤光彩而見之者皆生也夫生者乃生氣也言五藏所生之正色也縞素綿也以縞裹五物者謂外皆白淨而五色隱然内見也朱與紅皆赤朱言其淺紅言其淺也紺青而含赤也凡此皆五藏所生之正色蓋以氣足於中而後色榮於外又有五色五味之合於五藏者皆五行之一理也肺主皮毛故白當皮心主血脉

脉色角徵　上卷全

故赤當脉。肝主筋。故青當筋。脾主肉。故黄當肉。腎主骨。故黑當骨也。此五藏五色合五脉。生死全具矣。

中華醫藏

第三編

叢書卷

雪潭居醫約

2

（明）陳 澈 編輯

《中華醫藏》編委會 編
江凌圳 主編

國家圖書館出版社

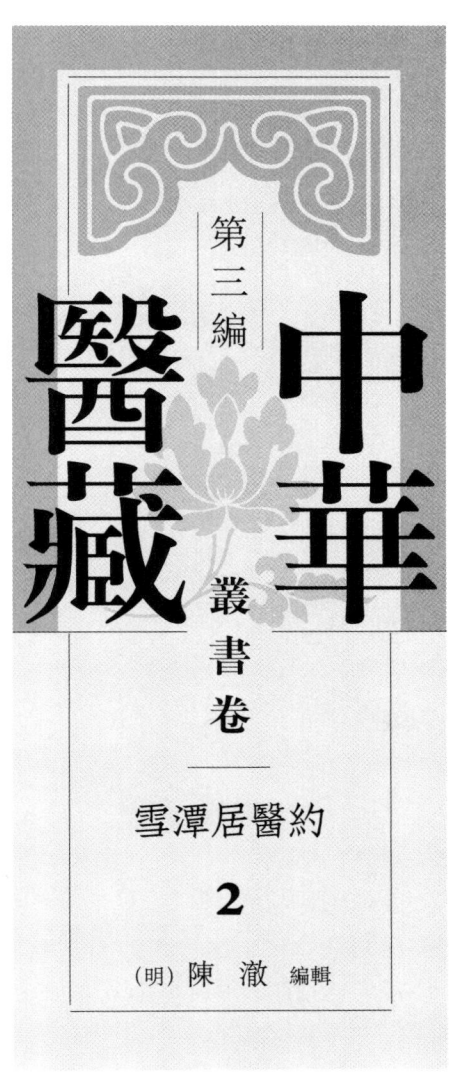

第二册目録

（明）陳澈 編輯

雪潭居醫約八卷

（卷三至五）

明崇禎十四年（1641）著者自刻本

雪潭居醫約

三衢徐世蔭較正　三山陳澈編輯

病機

帝曰夫百病之生也皆生於風寒暑濕燥火以之化之變也經言盛者瀉之虛者補之余錫以方士而方士用之尚未能十全余欲令要道必行桴鼓相應猶拔刺雪汙工巧神聖可得聞乎岐伯曰審察病機無失氣宜此之謂也帝曰願聞病機何如岐伯曰諸風掉眩皆屬於肝諸寒收引皆屬於腎諸氣膹鬱皆屬於肺諸濕腫滿皆屬於脾諸熱瞀瘛皆屬於火諸痛癢皆屬於心諸厥固泄皆屬於下諸

痿喘嘔皆屬扵上諸禁鼓慄如喪神守皆屬扵火諸痙項強皆屬於濕諸逆衝上皆屬扵火諸脹大皆屬於熱諸燥狂越皆屬扵火諸暴強直皆屬扵風諸病有聲鼓之如鼓皆屬扵熱諸病胕腫疼酸驚駭皆屬扵火諸轉反戾水液渾濁皆屬扵熱諸病水液澄澈清冷皆屬扵寒諸嘔吐酸暴注下迫皆屬扵熱故大要曰謹守病機各司其屬有者求之無者求之盛者責之虛者責之必先五勝疏其血氣令其調達而致和平此之謂也

䟽　百病之所生多生扵六淫其所謂六淫者風寒暑濕燥火乃天之六氣也氣之正者為化氣之邪者為變

故曰之化之變也能明此變化之機治病如拔刺雪汙也豈不繇工巧神聖而至此耶故難經曰問而知之謂之工切而知之謂之巧望而知之謂之神聞而知之謂之聖又所謂審察病机無失氣宜蓋病隨氣動能察其所動之機則治必得其要是無失其氣宜矣諸風掉眩皆屬於肝也風木盛則肝太過而病化風如木太過發生之紀病掉眩之類俗謂之陽痓急驚等病治以凉劑是也燥金勝則肝爲邪攻而病亦化風如陽明司天燥氣下臨病掉振之類俗謂之陰痓慢驚等病治以温劑是也諸火熱病皆屬于心也熱甚則心太過而病化火

熱如歲火太過病譫妄狂越之類俗謂之陽躁譫語等病治以攻劑是也寒水勝則心為邪攻而病亦化火熱如歲水太過病躁悸煩心譫妄之類俗謂之陰躁鄭聲等病治以補劑是也諸濕病皆屬于脾也濕土甚則脾太過而病化濕如濕勝則濡洩之類仲景用五苓等劑去濕是也風木勝則脾為邪攻而病亦化濕如歲木太過病飧泄之類錢氏用宣風等劑去風是也諸氣膹鬱皆屬于肺也燥金甚則肺太過而病化膹鬱如歲金太過甚則喘欬之類東垣謂之寒喘治以熱劑是也火熱勝則肺為邪攻而病亦化膹鬱如歲火太過病咳喘之

類東垣謂之熱喘治以寒劑是也諸寒病皆屬於腎也寒水甚則腎太過而病化寒如太陽所至為屈伸不利之類仲景用烏頭湯等劑是也濕土氣勝腎為邪攻而病亦化寒如濕氣變物病筋脉不利之類東垣用復煎散健步丸等劑是也其在太過而化之病為盛盛者真氣也其在受攻而化之病為虛虛者假氣也故有其病化者恐其氣之假故有者亦必求之無其病化者恐其邪隱於中如寒勝化火之類故無者亦必求之其病之化似盛者恐其盛之未的故盛者亦必責之其病之化似虛者恐其虛之未真故虛者亦必責之凡一十九條

疾病闡疏　三　卷三

病機皆用此一十六字為法求之，庶幾補瀉即無差也。通篇之文皆以盛虛有無四字貫之者，此先聖心傳精妙所在，最為喫緊綱領。奈何劉完素未之詳審，畧其顛末，此一十六字但以病化有者為盛，無者為虛，而不復究其假者虛者，是為未備也。夫病機為入道之門，為跬步之法，法有未善而局人心目，初學得之，多致終身不能超脫，習染既久，流弊日深，其寓假熱伐真虛，害人於反掌間者，良可嘆也。夫河澗當胡元之世，其風聲氣習本有不同，或因時制宜，故有此論。今世變風殊，欲率繇其舊，恐氷炭鉤繩而不相符也，學者當慎之。

百病始生邪分三部

黄帝問於岐伯曰夫百病之始生也皆生于風雨寒暑清濕喜怒喜怒不節則傷藏風雨則傷上清濕則傷下三部之氣所傷異類願聞其會岐伯曰三部之氣各有不同其所不同者或起於陰或起於陽請言其方喜怒不節則傷藏藏傷則病起於陰也清濕襲虛則病起於下風雨襲虛則病起於上是謂三部至於其淫泆不可勝數黄帝曰余固不能數故問先師願卒聞其道岐伯曰風雨寒熱不得虛邪不能獨傷人卒然逢疾風暴雨而不病者蓋無虛故邪不能獨傷人此必因虛邪之風與其身形兩虛相得乃

客其形兩實相逢衆人肉堅其中於虛邪也因於天時與其身形參以虛實大病乃成氣有定舍因處為名上下中外分為三員是故虛邪之中人也始於皮膚皮膚緩則腠理開開則邪從毛髮入入則抵深深則毛髮立毛髮立則淅然故皮膚痛留而不去則傳舍於絡脉在絡之時痛於肌肉其痛之時息大經乃代留而不去傳舍於經在經之時洒淅喜驚留而不去傳舍於輸在輸之時六經不通四肢則肢節痛腰脊乃强留而不去傳舍於伏衝之脉在伏衝之時體重身痛留而不去傳舍於腸胃在腸胃之時賁響腹脹多寒則腸鳴飧泄食不化多熱則溏出糜留而不

不去傳舍於腸胃之外募原之間留着于脉稽留而不去而成積或著孫脈或著絡脉或著經脉或著輸脈或著於伏衝之脈或著於膂筋或著於腸胃之募原上連於緩筋邪氣淫泆不可勝論黃帝曰願盡聞其所繇然岐伯曰其著孫絡之脉而成積者其積往來上下臂手孫絡之居也浮而緩不能句積而止之故往來移行腸胃之間水湊滲注灌灌濯有音有寒則䐜脹滿雷引故時切痛其著於陽明之經則挾臍而居飽食則益大饑則益小其著於緩筋也似陽明之積飽食則痛饑則安其著於腸胃之募原也痛而外連於緩筋飽食則安飢則痛其著於伏衝之脉者

揣之應手而動發手則熱氣下於兩股如湯沃之狀其著於膂筋有腸後者飢則積見飽則積不見按之不得其著於輸之脉者閉塞不通津液不下孔竅乾壅此邪氣之從外入內從上下也黄帝曰積之始生至其已成奈何岐伯曰積之始生得寒乃生厥乃成積也黄帝曰其成積奈何岐伯曰厥氣生足悗悗生脛寒脛寒則血脉凝濇血脉凝濇則寒氣上入於腸胃入於腸胃則䐜脹䐜脹則腸外之汁沫迫聚不得散日以成積卒然多食飲則腸滿起居不節用力過度則絡脉傷陽絡傷則血外溢血外溢則衄血陰絡傷則血內溢血內溢則後血腸胃之絡傷則血溢於

腸外腸外有寒汁沫與血相摶則幷合凝聚不得散而積成矣卒然外中於寒若內傷於憂怒則氣上逆氣上逆則六輸不通濕氣不行凝血蘊裹而不散津液濇滲著而不去而積皆成矣黃帝曰其生於陰者奈何岐伯曰憂思傷心重寒傷肺忿怒傷肝醉以入房汗出當風傷脾用力過度若入房汗出浴則傷腎此內外六部之所生病者也黃帝曰善治之奈何岐伯曰察其所痛以知其應有餘不足當補則補當瀉則瀉毋逆天時是謂至治

疏　百病始生無非外感內傷而復有上中下之分者內傷五志之病多傷於臟發於陰故起於中也外感六

溼之症多感於腑乘虛入客假如寒溼屬陰多感於下故清溼襲虛陰邪之在表也風雨屬陽多感於上故風雨襲虛陽邪之在表也則其受病之始雖在三部至其浸淫流泆則變有不可勝數矣凡風邪之傷人况因其人之虛而天之虛邪乃能傷之也故云兩虛相得乃客其形也若人氣不虛雖遇虛風亦不能傷故人有實氣天有實風兩實相逢衆人肉堅而邪不能入也其中虛邪者因於天時與其身形參以虛實大病乃成病因在表其邪泆外而入病因在裏其疾泆內而出或在陰在陽在上下在內外揔不離三部故云上下中外分為三

員也邪之中人必繇表入裏始於皮膚漸次而入經絡血脉藏府毛髮豎立淅然惡寒皮膚作痛皆寒邪得虛而襲或陰或陽或深或淺察而治之如邪在皮毛當治其外治之不去必傳舍於絡脉故痛於肌肉之間或發腫熱者邪在絡也當治其肌表治而不去則邪將去絡而深故云大經代受之矣絡淺於經而經隱而深洒淅惡寒神浮喜驚者邪在經也經氣連藏邪留不去傳舍於輸凡諸輸穴乃經氣聚會之處邪所留止六經為之不通肢節腰脊皆為痛強也伏衝之脉在脊而其最深故名伏衝邪入於此則體重身痛不能轉側之病見也

邪氣自經入藏傳舍於腸胃之間腹皃脹滿澄澈清冷水穀不分腸鳴飧泄皆寒邪之為病也腹熱濁垢下注或溏或糜臭穢如泥乃熱邪之為病也邪亦有溢於腸胃之外募原之間此是皮裹膜外隱蔽曲折之所受邪如瘧痞癰脹痰塊氣結之類是也邪氣之溢泆不可測而其所著亦不可勝數也邪著孫絡之脈而成積者孫絡脉絡之細小者也大腸小腸之絡皆孫絡之類也絡浮而淺緩而不急故不能拘積而留止之時移行於腸胃之間若有水湊滲注濯濯有聲其腹脹滿及雷鳴相引時為切痛皆寒邪之所著也其著於陽明之經者

於緩筋著於腸胃之募原著於伏衝之脉著於膂筋著於輸之脉其所著不同而見症亦異也邪氣之起於陽必自外而至内從上而至下也厥氣即寒之逆氣也寒逆於下故生足悗足悗肢節疼痛步履不前也寒繇足脛而上漸入腸胃腸胃既寒則陽氣不能化而為䐜脹腸外汁沫迫聚而不散此陰邪外束而為病也更有飲食起居失節以致腸胃運化不及則汁溢募外與血相摶乃成積聚此以縱肆口腹及舉動不慎者多有之有情志内傷挾寒而成積者此寒邪中於外喜怒傷其内氣因寒逆血因氣逆六經之輸不通遂成積聚此情性

乖戾者多有之。凡內傷心者病在陽，傷肺者病在氣，傷肝者病在血，傷脾者病在營衛，傷腎者病在真陰，故五藏之病皆生于陰也。總而言之，不外乎內外三部也。所稱至治，必察其所痛之處，或陰或陽，或表或裏，病應可知。虛補實瀉，毋逆天時，如春氣在肝，及月郭空滿之類是也。

邪變無窮

黃帝曰：有一脉生數十病者，或痛或癰，或熱或寒，或癢或痺，或不仁，變化無窮，其故何也？岐伯曰：此皆邪氣之所生也。黃帝曰：余聞氣者，有真氣，有正氣，有邪氣，何謂真氣？岐伯曰真氣者所受於天與穀氣并而充身也正氣者正風也從一方来非實風又非虛風也邪氣者虛風之賊傷人也其中入也深不能自去正風者其中人也淺合而自去其氣来柔弱不能勝真氣故自去虛邪之中人也洒淅動形起毫毛而發腠理其入深內摶於骨則為骨痺摶於筋則為筋攣摶於脉中則為血閉不通則為癰摶於肉與衛氣相摶陽勝者則為熱陰勝者則為寒寒則真氣去去則虛虛則寒摶於皮膚之間其氣外發腠理開毫毛搖氣往来行則為癢留而不去則痺衛氣不行則為不仁虛邪偏容於身半其入深內居榮衛榮衛稍衰則真氣去邪氣獨

留發爲偏枯其邪氣淺者脉偏痛虚邪之入於身也深寒與熱相搏久留而内著寒勝其熱則骨疼肉枯熱勝其寒則爛肉腐肌爲膿内傷骨内傷骨爲骨蝕有所疾前筋筋屈不得伸邪氣居其間而不反發爲筋溜有所結氣歸之衛氣留之不得反津液久留合而爲腸溜久者數歲乃成以手按之柔已有所結氣歸之津液留之邪氣中之凝結日以易甚連以聚居爲昔瘤以手按之堅有所結深中骨氣因於骨骨與氣并日以益大則爲骨疽有所結中於肉宗氣歸之邪留而不去有熱則化而爲膿無熱則爲肉疽凡此數氣者其發無常處而有常名也

疏　凡虛邪賊風善行數變其爲病則變化無窮故有真氣正氣邪氣之别所謂真氣者即元氣也氣在天者受於鼻而喉主之在水穀者入於口而咽主之曰受於天與穀氣并而充身是也所謂正氣者即正風也正風得時之正者其風徐而和非寔風之暴而烈也寔風與虛風對言邪氣者即虛風之邪傷人也虛風因其人之虛而中之故其中也深而其去也不易正風原不能傷人而寔風之中人也淺而其去也易謂其邪不能勝真氣故當自去也凡寒慄或爲骨痺或爲筋攣或爲血閉爲癰疽陽勝則熱陰勝則寒此虛邪深入之爲病也真

氣不虛邪氣不能自勝真氣者陽氣也陽氣既虧則陰寒搏聚扵皮膚之間矣邪在皮膚間者其氣外發或腠理開則汗為不斂或毫毛動搖則毛悴而敗或氣往來行則流而為痒或邪留不去則痛而為痺若衛氣受傷虛而不行則不知痛痒是謂不仁也或邪中扵半身未深入扵營衛其中之淺故只半身偏痛若深入扵營衛則營衛衰真氣去乃為偏枯也邪中扵外則生外寒氣畜扵內則必內熱寒邪與內熱相搏寒勝則傷陽為痛為枯熱勝則傷陰為膿為腐其最深者內傷扵骨是為骨蝕也邪有所結氣必歸之故致衛氣失常留而不反

則蓄積於中流注於腸胃之間乃結為腸溜也積有久
者必數歲而後成初按之雖柔其氣未結實也久之邪
氣漸歸日甚一日乃結為瘤昔瘤者非一朝一夕之謂
也有按之至深而堅者邪氣附於骨骨與氣所結日以
益大名為附骨疽也邪結於內內主脾胃夫胃陽明經
也邪留則為熱故能潰腐肌肉變為膿也無熱則聚而
不散故為內疽也繇此言之凡病之深淺邪之去留皆
一脈一氣所生故其發無常處發既無常處則形証亦
無常矣此所謂邪之變化無窮也
生氣邪氣皆本於陰陽

黄帝曰夫自古通天者生之本本於陰陽天地之間六合之内其氣九州九竅五藏十二節皆通於天氣其生五其氣三數犯此者則邪氣傷人此壽命之本也蒼天之氣清淨則志意治順之則陽氣固雖有賊邪弗能害也此因時之序故聖人傳精神服天氣而通神明失之則内閉九竅外擁肌肉衛氣散解此謂自傷氣之削也陽氣者若天與日失其所則折壽而不彰故天運當以日光明是故陽因而上衛外者也因於寒欲如運樞起居如驚神氣乃浮因於暑汗煩則喘喝静則多言體若燔炭汗出而散因於濕首如裹濕熱不攘大筋緛短小筋弛長緛短為拘弛長為

痿因於氣為腫四維相代陽氣乃竭陽氣者煩勞則張精絶辟積於夏使人煎厥目盲不可以視耳閉不可以聽潰潰乎若壞都汩汩乎不可止陽氣者大怒則形氣絶而血菀於上使人薄厥有傷於筋縱其若不容汗出偏沮使人偏枯汗出見濕乃生痤疿高梁之變足生大丁受如持虛勞汗當風寒薄為皶鬱乃痤陽氣者精則養神柔則養筋開闔不得寒氣從之乃生大僂陷脈為瘻留連肉腠俞氣化薄傳為善畏及為驚駭營氣不從逆於肉理乃生癰腫魄汗未盡形弱而氣爍穴俞以閉發為風瘧故風者百病之始也清靜則肉腠閉拒雖有大風苛毒弗之能害此因

時之序也。故病久則傳化，上下不并，良醫弗為。故陽畜積病死，而陽氣當隔，隔者當寫，不亟正治，麤乃敗之。故陽氣者，一日而主外，平旦人氣生，日中而陽氣隆，日西而陽氣已虛，氣門乃閉。是故暮而收拒，無擾筋骨，無見霧露，反此三時，形乃困薄。岐伯曰：陰者藏精而起亟也，陽者衛外而為固也。陰不勝其陽，則脉流薄疾，并乃狂。陽不勝其陰，則五藏氣爭，九竅不通。是以聖人陳陰陽，筋脉和同，骨髓堅固，氣血皆從。如是則內外調和，邪不能害，耳目聰明，氣立如故。風客淫氣，精乃亡，邪傷肝也。因而飽食，筋脉橫解，腸澼為痔。因而大飲，則氣逆。因而強力，腎氣乃傷，高骨乃壞。

凡陰陽之要陽密乃固兩者不和若春無秋若冬無夏因
而和之是謂聖度故陽強不能密陰氣乃絕陰平陽秘精
神乃治陰陽離決精氣乃絕因於露風乃生寒熱是以春
傷於風邪氣留連乃為洞泄夏傷於暑秋為痎瘧秋傷於
濕上逆而欬發為痿厥冬傷於寒春必溫病四時之氣更
傷五藏陰之所生本在五味陰之五宮傷在五味是故味
過於酸肝氣以津脾氣乃絕味過於鹹大骨氣勞短肌心
氣抑味過於甘心氣喘滿色黑腎氣不衡味過於苦脾氣
不濡胃氣乃厚味過於辛筋脈沮弛精神乃央是故謹和
五味骨正筋柔氣血以流腠理以密如是則氣骨以精謹

道如法長有天命

疏　自古有生者皆通於天元之氣以為生也天元者陰陽而已故陰陽有生之本如至大為六合至廣為九州人身之外有九竅內有五藏天有四時十二節人有四肢十二經凡物之形於外者為儀象之流行藏於內者為精神之升降幽明動靜孰匪繇天故曰皆通于天氣也人本生乎陰陽而禀分五行故其生五也陰陽衰盛少太有三故其氣三也有三有五則生克强弱變出其間矣得其和則為正氣而生物犯其變則為邪氣而傷物其生其死皆此三五耳故為壽命之本也夫蒼天

之氣本自清靜人能法天道之清靜則志意治而不亂
陽氣固而不衰雖有風邪不能害之此因時之序善護
其本者故曰惟聖人能淂天之精神澓天之元氣其神
明可以與天通矣凡人有以失之者妄作起居不保天
真之氣失其真陽之化致九竅肌肉閉壅衛氣解散也
衛氣即天之陽氣如有所傷乃陽氣受傷也此非懸天
之降災乃人自作之耳如天日不明則為陰晦人之陽
氣不固則為夭折所云天運當以日光明者以天不自
明明在日月體主陰淂日乃明此天運必以日光明
是也日者陽氣也清陽為天包覆萬物故因於上而衛

於外人之衛氣亦猶是也苟不知重四時之邪皆得以傷之也凡因於寒寒者得冬之氣冬宜閉藏當使精神常運於中而身無妄動若起居不節則神氣外浮無復中存邪乃易入矣暑者陽之氣也故為汗出煩燥為喘大聲呼喝即其靜時而多言蓋熱邪傷陰神無所主故言無倫次也有因暑而得陰邪躰若燔炭必須汗出邪乃得散也濕之中人有內外上下之辯濕傷外者雨霧陰濕之屬也濕傷內者酒漿乳酪之屬也濕在上首如裹狀濕熱不退下及肢體大筋受之則傷血小筋受之則柔弱傷血則拘攣不伸是為緛短也柔弱則痿弱無

力是為弛長也此總陽氣失固也衛氣榮氣藏府之氣皆陽氣之別名也一有不調均能致疾有因氣而為腫者四肢更迭而病者皆陽氣之所竭也人以陽氣為生若勞役過度則形氣施張於外精神竭絕於中陽擾陰虧病積至夏其熱益甚如煎如熬孤陽外浮真陰內奪氣逆而厥也目盲耳閉是九竅將廢也潰潰泪泪是精氣內竭精神日銷漸至衰敗不可得而綰也大怒傷肝則氣血皆逆甚至形骸血脉菀積不通筋脉傷則縱緩不收手足無措其若不能容也偏汗偏枯之患至矣有汗出積聚而生痤疿者痤小癤瘡也疿暑疹也此皆鬱

膏粱之人過食厚味畜為内熱變生瘡瘍甚至足生大疔熱侵陽分感發最易如持空虚之器以受物有汗出當風寒氣薄之液凝為皶皶者即瘡而漸成小瘍若是也此皆陽氣不固之使然陽氣之運用稍有不固則精不能養神柔不能養筋而神明亂筋骨廢衞氣失其所常當開不開當閉不閉不得其宜為寒氣所襲結於筋絡之間緛急不伸則形為傴俯矣邪自筋絡而陷入脉中為瘻邪結不散留連肉腠則蔓延日甚矣邪若日甚則自脉漸深流於經俞氣化内薄則侵及藏府恐畏驚駭之病至矣及至生癰腫者皆邪氣内陷營氣不從逆

於肉理乃生也。發為風瘧者，或因汗出當風，寒乘虛而薄之，俞穴隨閉，邪氣留止，鬱而為瘧，故名風瘧也。蓋風者為百病之始也。人惟守靜無過勞役，則腠理閉而陽氣固，雖有大風苛毒，弗能害之矣。而不能害者無他，因其人得應四時之氣序也。如始病因風，久必傳化，及至上下不并，則陰陽相離，水火不能相濟，雖有良醫弗可為也。以其邪畜於陽分，積而不行，陽亢無陰，其病故當死矣。陽氣之生發，晝則升於外，夜則藏于內，故謂平旦陽氣生者，以日初升也；日中陽氣隆者，以日當午也；日西陽氣虛者，以日漸降也。故人之衛氣亦如天之陽氣。日則行於陽分二十五度。至日暮則陽氣之門閉而行於陰分二十五度矣。故人之能應乎時而保守陽氣者。暮時陽氣藏於陰分。故動宜收斂以拒虛邪。無擾筋骨。則陽不耗於内。無見霧露。則邪不侵於外。若勞擾不分朝暮。反此三時。則陽氣失養。形體勞困衰薄矣。夫陽氣固宜謹守。陰氣亦所當重。所謂天有陰陽。人有血氣。不可偏舉而言也。陽雖主外而為衛。所以固氣也。陰則主内而藏精。所以起亟也。故陽衛外而陰為固也。如陰陽稍有相勝。則陰不勝陽。而陽不勝陰之病至矣。是以聖人陳陰陽者。而不使偏勝也。如不偏勝。則筋脉骨髓無不和調而血氣無不從順血氣從順內外調和邪不能害耳目聰明而神氣之不立者無有也故曰氣立如故有失其調和之道則筋骨血氣之病作矣風淫之氣客之者風木生火淫氣化熱熱則傷陰精乃消亡也邪傷肝者為風邪通於肝故先傷於肝也有風氣既淫於外又因飽食以傷其內故筋脉橫解病為腸澼為痔腸澼者下痢膿血是也甚至氣逆者因大飲酒而酒夾風邪致傷肺也肺既傷則陽氣不得下降而其下必虛矣若強力者其傷在骨骨傷則腎氣亦傷腎氣既傷又強力入房遂傷精髓精髓耗傷則腰骨足脛壞而不為用

也陽為陰之衛陰為陽之宅必陽氣閉密於外無所安
耗則邪不能害而陰氣完固於內培養得法此即陰陽
之要和調之道也陰陽兩者不和若春無秋若冬無夏
此歲氣之乖戾而生生之道廢也惟聖人能法天而和
之是為聖度也故孤陽獨用不能自密則陰氣耗而竭
絕矣人生所賴惟精與神也精而生陰神從陽化故陰
平陽秘則精神乃得而治矣有陽無陰則精絕有陰無
陽則氣絕兩相離決非病則亡正所以見陰陽不可偏
廢者如是也陰陽不獨以偏廢致病稍有不和則陰陽
相轉而寒熱並作矣春傷於風為洞瀉夏傷於暑為痎

瘧秋傷於濕爲痿厥冬傷於寒爲温病此皆陽氣之不外固而四時之氣淫以傷之也故曰四時之氣更傷五藏夫五藏精陰之氣其所以生者在五味其所以傷者亦在五味也是故味過於酸酸淡木化木寔而尅土故脾氣乃絶也味過於鹹鹹淡水化水勝則尅火故心氣滿也味過於甘甘淡土化土勝則水病故黑色見於外腎氣不衡於内也味過於苦苦入於心其心受傷而脾亦失所養故氣乃不濡也胃氣乃厚者爲胃氣留滯有所脹滿也味過於辛辛入肺則肺氣乘肝而筋脉沮弛也辛散氣則精神耗傷也凡五味入口藏於胃以養五

藏之氣故當謹和五味則骨正筋柔氣血以流也腠理而密者緣陰陽表裏原自相依不惟陽密足以固陰而陰強乃能壯陽也故在帝之所言者言陽氣以發通天之大本也在伯之所言者言陰氣以脩陰陽之全義也前所以言氣則氣本於天以養陽也後所以言味則味本於地以養陰也所以詳言陰陽者蓋欲分表裏闡明精氣辯邪正之本末耳故篇首曰通天中曰服天氣末曰長有天命所重在天則其重陽氣可知矣故言地者無非天也言陰者無非陽也通篇大義全重陽氣是以人之衛氣即天之陽氣不可不慎固也

十二經病

黃帝曰肺手太陰也是動則病肺脹滿膨膨而喘欬缺盆中痛甚則交兩手而瞀此為臂厥是主肺所生病者欬上氣喘渴煩心胞滿臑臂内前廉痛厥掌中熱氣盛有餘則肩背痛風寒汗出中風小便数而欠氣虛則肩背痛寒少氣不足以息溺色變為此諸病盛則瀉之虛則補之熱則疾之寒則留之陷下則灸之不盛不虛以經取之盛者寸口大三倍於人迎虛者則寸口反小於人迎也大腸手陽明也是動則病齒痛頸腫是主津液所生病者目黃口乾鼽衄喉痺肩前臑痛大指次指痛不用氣有餘則當脉所

過者熱腫。虛則寒慄不復。為此諸病。盛則瀉之。虛則補之。熱則疾之。寒則留之。陷下則灸之。不盛不虛。以經取之。盛者人迎大三倍於寸口。虛者人迎反小於寸口也。胃足陽明也。是動則病洒洒振寒。善呻數欠。顏黑。病至則惡人與火。聞木聲則惕然而驚。心欲動。獨閉戶塞牖而處。甚則欲上高而歌。棄衣而走。賁響腹脹。是為骭厥。是主血所生病者。狂瘧溫淫。汗出。鼽衄。口喎脣胗。頸腫喉痺。大腹水腫。膝臏腫痛。循膺乳氣街股伏兔骭外廉足跗上皆痛。中指不用。氣盛則身以前皆熱。其有餘於胃。則消穀善飢。溺色黃。氣不足則身以前皆寒慄。胃中寒則脹滿。為此諸病。盛則瀉之虛則補之熱則疾之寒則留之陷下則灸之不盛不虛以經取之盛者人迎大三倍於寸口虛者人迎反小於寸口也脾足太陰也是動則病舌本強食則嘔胃脘痛腹脹善噫得後與氣則快然如衰身體皆重是主脾所生病者舌本痛體不能動食不下煩心心下急痛溏瘕泄水閉黃疸不能卧強立股膝內腫厥足大指不用為此諸病盛則瀉之虛則補之熱則疾之寒則留之陷下則灸之不盛不虛以經取之盛者寸口大三倍於人迎虛者寸口反小於人迎也心手少陰也是動則病嗌乾心痛渴而欲飲是為臂厥是主心所生病者目黃脅痛臑臂內後廉痛厥掌

中熱痛。為此諸病。盛則瀉之。虛則補之。熱則疾之。寒則留之。陷下則灸之。不盛不虛。以經取之。盛者寸口大再倍於人迎。虛者寸口反小於人迎也。小腸手太陽也。是動則病嗌痛頷腫。不可以顧。肩似拔。臑似折。是主液所生病者。耳聾目黃。頰腫。頸頷肩臑肘臂外後廉痛。為此諸病。盛則瀉之。虛則補之。熱則疾之。寒則留之。陷下則灸之。不盛不虛。以經取之。盛者人迎大再倍於寸口。虛者人迎反小於寸口也。膀胱足太陽也。是動則病衝頭痛。目似脫。項如拔。脊痛。腰似折。髀不可以曲。膕如結。踹如裂。是為踝厥。是主筋所生病者。痔瘧狂癲疾。頭顖項痛。目黃淚出。鼽衄。項背腰尻膕踹腳皆痛小指不用為此諸病盛則瀉之虛則補之熱則疾之寒則留之陷下則灸之不盛不虛以經取之盛者人迎大再倍於寸口虛者人迎反小於寸口也腎足少陰也是動則病飢不欲食面如漆柴欬唾則有血喝喝而喘坐而欲起目䀮䀮如無所見心如懸若飢狀氣不足則善恐心惕惕如人將捕之是為骨厥是主腎所生病者口熱舌乾咽腫上氣嗌乾及痛煩心心痛黃疸腸澼脊股內後廉痛痿厥嗜卧足下熱而痛為此諸病盛則瀉之虛則補之熱則疾之寒則留之陷下則灸之不盛不虛以經取之灸則強食生肉緩帶被髮大杖重履而步盛者寸口大

再倍於人迎。虛者寸口反小於人迎也。心主手厥陰心包絡也。是動則病手心熱，臂肘攣急，腋腫，甚則胸脇支滿，心中憺憺大動，面赤目黄，喜笑不休。是主脈所生病者，煩心心痛，掌中熱。為此諸病，盛則瀉之，虛則補之，熱則疾之，寒則留之，陷下則灸之，不盛不虛以經取之。盛者寸口大一倍於人迎，虛者寸口反小於人迎也。三焦手少陽也。是動則病耳聾渾渾焞焞，嗌腫喉痺。是主氣所生病者，汗出，目銳眥痛，頰痛，耳後、肩臑、肘臂外皆痛，小指次指不用。為此諸病，盛則瀉之，虛則補之，熱則疾之，寒則留之，陷下則灸之，不盛不虛以經取之。盛者人迎大一倍於寸口，虛者人迎反小於寸口也膽足少陽也是動則病口苦善太息心脇痛不能轉側甚則面微有塵體無膏澤足外反熱是為陽厥是主骨所生病者頭痛頷痛目鋭眥痛缺盆中腫痛腋下腫馬刀俠瘿汗出振寒瘧胷脇肋髀膝外至脛絶骨外踝前及諸節皆痛小指次指不用為此諸病盛則瀉之虚則補之熱則疾之寒則留之陷下則灸之不盛不虚以經取之盛者人迎大一倍於寸口虚者人迎反小於寸口也肝足厥陰也是動則病腰痛不可以俛仰丈夫㿗疝婦人小腹腫甚則嗌乾面塵脱色是肝所生病者胷滿嘔逆飧泄狐疝遺溺閉癃為此諸病盛則瀉之虚則補之熱則

疾之。寒則留之。陷下則灸之。不盛不虛以經取之。盛者寸口大一倍於人迎。虛者寸口反小於人迎也。

䟽 十二經之受病。惟肺居最高。故首言太陰肺也。肺主氣。喜靜而惡動。其動則變常而為病也。缺盆是十二經之道路。而與肺尤近。故肺病則缺盆中痛也。甚至臂厥者。手太陰之脈。繇中府出腋下。而行肘臂間也。是以肺所生病者。氣上喘渴。心煩胸滿。臑臂內前廉痛厥。掌中熱也。手太陰筋結於肩。藏附於背。故邪氣盛。則肩背痛。肺主皮毛。若有風寒在表。則汗出中風也。肺為腎母。肺受邪傷。則小便數而欠也。氣虛則陽病。故肩背亦痛。

而為寒怯然少氣。不足以息也。金衰則水涸。故溺色變而黄赤也。盛瀉虚補。雖以鍼言。藥亦宜然也。熱則疾之。氣至速也。寒則留之。氣至遲也。陷下則灸之。陽氣内衰。脉不起也。不盛不虚。以病有不因血氣之虚實。而惟逆於経者。則當随経所在。或飲藥。或刺灸以取之也。肺氣盛者。寸口大三倍於人迎。虚則反小也。大腸手陽明経也。大腸與肺為表裏。肺主氣。而津液繇於氣化。凡大腸之或瀉或秘。皆津液之所生病也。目黄口乾。鼽衄喉痺諸症。此熱淫所勝。其病在金也。氣有餘。則脉過而為熱腫。虚則寒慄不復。為此諸病。盛瀉虚補。其治當從手太陰肺也人迎主陽大腸為肺之府其氣盛則人迎大三倍於寸口虛則反小於寸口也胃足陽明經也胃屬土土病則洒洒振寒木寡所畏水反上溢故善呻數而顔色黑也病至而惡人惡火者邪克陽明熱之盛也聞木音而驚者土惡木也欲閉戶而處者陰勝於陽不喜見人也欲上高而歌者陽勝于陰四肢實也棄衣而走者熱盛於身故能善動也腸胃雷鳴所謂賁響也足脛厥逆是為骭厥也陽明多氣多血之經其所生病多主於血故陽明熱勝則狂風勝則瘧溫氣淫泆則汗出鼽衄口喎脣胗等證皆陽明經脉之所及也胃在中焦土病

則不能制水故大腹水腫諸證見也胃氣盛則消穀善飢不足則寒慄脹滿也脾足太陰經也脾與胃為表裏其脉連於舌本脾受病則舌本強甚至胃脘痛腹脹而為噫也脾氣通則快然不通則身體皆重也身體不能搖動其心痛溏瀉癥瘕之病作矣脾病不能制水土衰則為水閉故為黃疸而不能臥也脾脉起於足拇以上膝股內廉故為腫厥大指不能用也足太陰為足陽明之藏故脾氣盛者寸口脉倍於人迎虛者反小於人迎也心手少陰經也心火上炎則津液耗散故嗌乾心痛渴而欲飲也甚至目黃脇痛諸病作矣心主手少陰為

手太陽之藏。故其脉之盛衰見於寸口也。小腸手太陽經也。小腸主泌別清濁，病則水穀不分而流衍無制。是主液所生病者，凡耳聾目黃諸病，皆小腸經之所及也。手太陽為手少陰之府，故候在人迎。膀胱足太陽經也。周身筋脉，惟足太陽為多為巨。其下者結於踵，結於腨，結於膕，結於臀；其上者挾腰脊，絡肩項，上至頭目。故主筋所生病者，凡為攣、為弛、為反張戴眼之類，併痔瘧狂癲疾諸病，皆足太陽之水虧所及也。足太陽為少陰之府，故候亦在人迎。腎足少陰經也。腎雖藏陰，元陽所居，水中有火，為脾胃之有生氣也。苟陰盛陽衰，脾胃受困。

其為病雖飢而不能食矣。故主腎所生病者，面黑欬血，喘急，目多昬黑，心懸如飢，善恐，骨厥，口熱舌乾。心主手厥陰心包絡之經也，心主血脈，是主脈所生病者，心熱，手臂拘攣，心動，面赤目黃，喜笑，掌中熱，諸病見矣。手厥陰為少陰之裏，故候亦在氣口。三焦手少陽經也，三焦為水瀆之府，水病必繇於氣，是主氣所生病者，目痛耳聾，手臂痛，指用無力，諸病見矣。手少陽為厥陰之表，故候在人迎。膽足少陽經也，膽味苦而苦走骨，凡驚傷膽者骨必軟，胆之為病，是主骨所生病者，心脇痛不能轉側，頭痛汗出，振寒瘧証，諸病見矣。少陽為厥陰之府，故候亦在人迎。肝足厥陰經也，是肝所生病者，丈夫㿗疝，婦人小腹腫，甚至嗌乾嘔逆，狐疝癃閉諸症見矣。足厥陰為少陽之藏，故其候在寸口。緣此觀之，十二經為病，總不離陰陽表裏藏府虛實而言也。

六經病解

太陽所謂腫腰脽痛者，正月太陽寅，寅太陽也。正月陽氣出在上而陰氣盛，陽未得自次也，故腫腰脽痛也。病偏虛為跛者，正月陽氣東解地氣而出也。所謂偏虛者，冬寒頗有不足者，故偏虛為跛也。所謂強上引背者，陽氣大上而爭，故強上也。所謂耳鳴者，陽氣萬物盛上而躍，故耳鳴也。

所謂甚則狂巔疾者陽盡在上而陰氣從下下虛上實故狂巔疾也所謂浮為聾者皆在氣也所謂入中為瘖者陽盛已衰故為瘖也內奪則為瘖俳此腎虛也少陰不至者厥也少陽所謂心脇痛者言少陽盛也盛者心之所表也九月陽氣盡而陰氣盛故心脇痛也所謂不可反側者陰氣藏物也物藏則不動故不可反側也所謂甚則躍者九月萬物盡衰草木畢落而墮則氣去陽而之陰氣盛而陽之下長故謂躍陽明所謂灑灑振寒者陽明者午也五月盛陽之陰也陽盛而陰氣加之故灑灑振寒也所謂脛腫而股不收者是五月盛陽之陰也陽者衰於五月而一陰

氣上與陽始争故脛腫而股不收也所謂上喘而為水者陰氣下而復上上則邪客於藏府間故為水也所謂胸痛少氣者水氣在藏府也水者陰氣也陰氣在中故胸痛少氣也所謂甚則厥惡人與火聞木音則惕然而驚者陽氣與陰氣相薄水火相惡故惕然而驚也所謂欲獨閉户牖而處者陰陽相薄也陽盡而陰盛故欲獨閉户牖而居所謂病至則欲乘高而歌棄衣而走者陰陽復争而外并於陽故使之棄衣而走也所謂客孫脈則頭痛鼻鼽腹腫者陽明并於上上者則其孫絡太陰也故頭痛鼻鼽腹腫也太陰所謂病脹者太陰子也十一月萬物氣皆藏於中故

曰病脹所謂上走心爲噫者陰盛而上走於陽明陽明絡
屬心故曰上走心爲噫也所謂食則嘔者物盛滿而上溢
故嘔也所謂得後與氣則快然如衰者十一月陰氣下衰
而陽氣且出故曰得後與氣則快然如衰也少陰所謂腰
痛者少陰者腎也十月萬物陽氣皆傷故腰痛也所謂嘔
欬上氣喘者陰氣在下陽氣在上諸陽氣浮無所依從故
嘔欬上氣喘也所謂色色不能久立久坐起則目䀮䀮無
所見者萬物陰陽不定未有主也秋氣始至微霜始下而
方殺萬物陰陽內奪故目䀮䀮無所見也所謂少氣善怒
者陽氣不治陽氣不治則陽氣不得出肝氣當治而未得

故善怒。善怒者。名曰煎厥。所謂恐。如人將捕之者。秋氣萬物未有畢去。陰氣少。陽氣入。陰陽相薄。故恐也。所謂惡聞食臭者。胃無氣。故惡聞食臭也。所謂面黑如地色者。秋氣内奪。故變於色也。所謂欬則有血者。陽脉傷也。陽氣未盛於上而脉滿。滿則欬。故血見於鼻也。厥陰所謂㿗疝。婦人小腹腫者。厥陰者辰也。三月陽中之陰。邪在中。故曰㿗疝小腹腫也。所謂腰脊痛不可以俛仰者。三月一振。榮華萬物。一俛而不仰也。所謂㿗癃疝膚脹者。曰陰亦盛而脉脹不通。故曰㿗癃疝也。所謂甚則嗌乾熱中者。陰陽相薄而熱。故嗌乾也。

疏　六經者足三陽三陰之經也所謂正月者正月建寅三陽之月也三陽者太陽為首也正月之候三陽雖出時令尚寒陰氣尚盛陽氣未有次第以陰勝陽故腫腰脽痛也正月東風解凍陽氣尚微足太陽病有或左或右偏虛為跛者應三陽不足於下也太陽之脉下項挾脊若陽氣大上而爭則與三陽之氣上升者同故為強上引脊也太陽從巔至耳上角陽邪上盛故為耳鳴所謂甚者言陽邪寔於陽經則陽盡在上陰氣在下上寔下虛故狂癲之病見矣陽者氣也氣壅於上則為聾入於中則為瘖聲繇氣發陽氣盛則聲大陽氣虛則聲

微○凡聲之瘖瘂者○內奪其精○病雖見於上○而躰寔廢於下也○故元陽大虧○病本於腎○少陰者腎脉也○與太陽為表裏○若腎氣內奪則陰虛無氣○而無氣則陽衰○陽衰則致厥也○少陽之脉○下胃中循脇裏○故心脇痛者皆少陽之邪盛也○然少陽屬木○木以生火○故邪之盛者○其本在膽○其表在心也○陽不勝陰○則心脇為痛○故應九月之氣也○九月萬物盡衰○草木畢落○是天地之氣○去陽而之陰也○人身之氣亦然○故盛於陰○分陰邪凝結藏伏陽中○喜靜惡動○故反側則痛○為病跳躍也○五月陽氣明盛○故陽明主之○夏至一陰初生○加以陽極之候○其病灑灑振寒

者乃陰氣生於下故脛腫而股不收也亦應五月一陰之氣故陰邪自下而上客於藏府之間乃化為水〻之本在腎末在肺標本俱病是為上喘也邪水之陰非真陰也陰邪在中故為胸痛為少氣少氣則氣短而喘矣陰陽之氣正則相和邪則相惡陰邪薄於陽明故惕然而驚也有欲閉戶而處靜者陽氣衰陰邪盛迸其氣而為病也有身熱多燥棄衣而走者是寒邪外并於陽也寒邪客於陽明則在頭為痛在鼻為鼽在腹為腫以陰氣上行而并於本經之孫絡故為是病也所謂太陰者言陰邪之盛非陰經之謂也太陰之經入腹凡邪藏於

中則病為脹。太陰脾之病。故應十一月之氣也。脾脈絡胃。故脾病泛上走於胃。夫胃陽明絡於心。故上走心而為噫也。脾胃相為表裏。胃受水穀。脾不能運。則物盛滿而溢。故為嘔也。陽氣出則陰邪散。故快然如衰。一陽下動。冬至候也。太陰脾應十一月之氣。少陰腎應十月之氣。純陰在下也。腰者腎之府。寒邪入腎。則為腰痛也。陽根於陰。陰根於陽。互相倚也。若陰中無陽。沉而不升。則孤陽在上。浮而不降。無所依從。故為嘔欬上氣喘也。秋氣至。微霜下。萬物俱衰。陰陽未定。故內無所主。而坐起不常。精氣內奪。則目䀮䀮而無所見也。陽和不治。則肝氣多逆故善怒者而為煎厥也十月之時陰氣將藏未藏而陽邪入之陽邪一入則陰陽相薄其傷腎而為恐也腎乃胃之關腎中真火不足不能温養化原故胃氣虛而惡聞食臭也色者陽氣之華也秋冬氣藏人色亦藏其病於陰者其面色黑也陽氣未盛於上而脉滿其所以滿者陰邪為病也腎脉貫於肝膈入於肺中故欬則血見於口衄則血見於鼻也厥陰者肝木也木應季春五陽一陰々氣將盡而陽氣將振也三月萬物漸榮其餘寒尚在陰氣或勝而陽氣復屈故俛而不仰病為腰脊痛也陰邪盛則陽氣不行故癃疝腫脹諸病見矣

三月之陽盛陽邪盛則薄於陰分故為嗌乾熱中等病也蓋六經之為病各應其時而其藏府之氣與時相應則病之也淺與時相違則病之也深故時之當寒而不寒當煖而不煖寒煥不時則藏府不和而為病矣

太陰陽明之異

黃帝問曰太陰陽明為表裏脾胃脉也生病而異者何也岐伯對曰陰陽異位更虛更實更逆更從或從內或從外所從不同故病異名也帝曰願聞其異狀也岐伯曰陽者天氣也主外陰者地氣也主內故陽道實陰道虛故犯賊風虛邪者陽受之食飲不節起居不時者陰受之陽受之

則入六府陰受之則入五藏入六府則身熱不時卧上為喘呼入五藏則䐜滿閉塞下為飧泄久為腸澼故喉主天氣咽主地氣故陽受風氣陰受濕氣故陰氣從足上行至頭而下行循臂至指端陽氣從手上行至頭而下行至足故曰陽病者上行極而下陰病者下行極而上故傷於風者上先受之傷於濕者下先受之帝曰脾病而四肢不用何也岐伯曰四肢皆禀氣於胃而不得至經必因於脾乃得禀也今脾病不能為胃行其津液四肢不得禀水穀氣氣日以衰脉道不利筋骨肌肉皆無氣以生故不用焉帝曰脾與胃以膜相連耳而能為之行其津液何也岐伯曰

足太陰者三陰也其脉貫胃屬脾絡嗌故太陰為之行氣於三陰陽明者表也五藏六府之海也亦為之行氣於三陽藏府各因其經而受氣於陽明故為胃行其津液四肢不得稟水穀氣日以益衰陰道不利筋骨肌肉無氣以生故不用焉

疏太陰陽明之異者太陰脾也陽明胃也脾為藏胃為府雖皆屬土太陰主靜為坤土陽明主動為戊土其所受傷自有不同耳陽在上而主外陰在下而主內此陰陽之異位也或虛更為實而實更為虛此陰陽之相更也其所謂逆從者病者為逆不病者為從此病名之

亦異也外邪多有餘故陽道易實也内傷多不足故陰道易虛也盖賊風虛邪陽先受之而入於府矣飲食起居其陰先受之而入於藏矣入於府則身熱不能以時卧也陽邪壅於上則為喘呼陰邪滯於下則為脹滿久則飧泄腸澼也人之咽喉亦有天地陰陽之異喉主肺系其所受氣上通於天天陽也咽為胃系其受水穀下通於地地陰也陽分受病多屬風邪陰分受病多為濕中是以風從陽濕從陰而各從其類也陰氣在下無邪阻隔必升於上陽氣在上無邪阻隔必降於下稍有阻隔陽病極反陷於下而不升陰病極反溢於上而不降

失其升降是其變也故陰陽受病自有先後風濕中人自縣上下也夫脾稟氣於胃凡四支之舉動俱賴胃氣而為用然胃氣不能自至於諸經必因脾氣之運行則胃中水穀之氣化為精微乃得四布也若脾病因胃氣不行則各經脉道日以衰閉而四支且不能為用矣此言脾胃之傳化如是更三陽三陰皆稟於脾胃之氣者太陰為諸陰之首其氣固行於三陰也陽明居諸陽之中故氣行於三陽也藏府各得受氣於陽明則能為胃行其津液也故凡四肢不能舉動不得稟水穀之氣日以衰敗則筋骨肌肉無生氣行於其中無氣以生故不

脈用爲蓋脾胃乃五藏六府之主一刻不可使之虛一刻不可使之不運脾胃氣寔則五藏六府皆充而寔脾胃氣運則四肢百骸皆運矣

五藏虛寔病刺

肝病者兩脇下痛引少腹令人善怒虛則目䀮䀮無所見耳無所聞善恐如人將捕之取其經厥陰與少陽逆則頭痛耳聾不聰頰腫取血者心病者胷中痛脇支滿脇下痛應背肩甲間痛兩臂内痛虛則胷腹大脇下與腰相引而痛取其經少陰太陽舌下血者其變病刺郄中血者脾病者身重善肌肉痿足不收行善瘈脚下痛虛則腹滿腸鳴

飧泄食不化取其經太陰陽明少陰血者肺病者喘欬逆氣肩背痛汗出尻陰股膝髀腨胻足皆痛虛則少氣不能報息耳聾嗌乾取其經太陰足太陰之外厥陰內血者腎病者腹大脛腫喘欬身重寢汗出憎風虛則胸中痛大腹小腹痛清厥意不樂取其經少陰太陽血者

疏五藏之虛實必見於形症之盛衰謂其虛者當補而其實者當瀉此不獨針刺其藥餌亦然也凡刺之道其虛補實寫取其經絡之血而平其有餘不足之病亦必度其形之肥瘦調其氣之虛實故針刺之補寫而藥餌之攻補其治雖異其理乃一也

氣血以并有者為實無者為虛

帝曰余已聞虛實之形不知其所以生岐伯曰氣血以并陰陽相傾氣亂於衛血逆於經血氣離居一實一虛血并於陰氣并於陽故為驚狂血并於陽氣并於陰乃為炅中血并於上氣并於下心煩惋善怒血并於下氣并於上亂而喜忘帝曰血并於陰氣并於陽如是血氣離居何者為實何者為虛岐伯曰血虛者喜溫而惡寒寒則泣不能流溫則消而去之是故氣之所并為血虛血之所并為氣虛帝曰人之所有者血與氣耳今夫子乃言血并為虛氣并為虛是無實乎岐伯曰有者為實無者為虛故氣并則無

血。血并則無氣。今血與氣相失。故為虛。焉絡之與孫脈俱輸於經。血與氣并。則為實。焉血之於氣并走於上。則為大厥。厥則暴死。氣復反則生。不反則死。帝曰。實者何道從來。虛者何道從去。虛實之要。願聞其故。岐伯曰。夫陰與陽皆有俞會。陽注於陰。陰滿之外。陰陽匀平。以充其形。九候若一。命曰平人。夫邪之生也。或生於陰。或生於陽。其生於陽者。得之風雨寒暑。其生於陰者。得之飲食居處。陰陽喜怒。帝曰。風雨之傷人柰何。岐伯曰。風雨之傷人也。先客於皮膚。傳入於孫脈。孫脈滿則傳入於絡脈。絡脈滿則輸入於經脈。血氣與邪并客於分腠之間。其脈堅大。故曰實。實者外堅充滿不可按之按之則痛帝曰寒濕之傷人奈何岐伯曰寒濕之中人也皮膚不收肌肉堅緊榮血泣衛氣去故曰虛々者聶辟氣不足按之則氣足以溫之故快然而不痛帝曰善陰之生實奈何岐伯曰喜怒不節則陰氣上逆上逆則下虛下虛則陽氣走之故曰實矣帝曰陰之生虛奈何岐伯曰喜則氣下悲則氣消々則脈虛空因寒飲食寒氣熏滿則血泣氣去故曰虛矣

疏氣為陽故亂於衛血為陰故逆於經陰陽不和血氣偏勝則為并也血并於陰則重陰也氣并於陽則重陽也重陰者癲重陽者狂故為驚狂也血并於陽陰溢

於表也氣并於陰陽客於裏也故為熱中血并於上則陰邪抑心故煩惋氣并於下則火動於肝故善怒血并於下則陰氣不升氣并於上則陽氣不降陰陽離散故神亂喜忘矣夫血之與氣其體雖異而其性則同故皆喜温而悪寒也寒則凝泣而留滯温則消散而運行故陰陽不可偏勝其有所偏者皆不相濟也氣與血原不相失之物或血氣并走於上則陽盛陰脫變為大厥而死也若氣極而反陰氣漸回故可以復甦有一去不反者則死而不能復生矣人身陰陽和氣血匀故謂之平人若失為風雨寒暑所感即曰病生於陽也為飲食起

居所傷即曰病生於陰也陰陽喜怒內外之別也外感多有餘內傷多不足又當辨其有無而考其虛實夫外感之生實也邪實則為痛甚至堅而必滿此邪流於中其可按者為虛拒按者為實矣外感之生虛也凡寒濕中人必傷衛氣其皮膚不收肌肉瘦削足弱不能行諸疝皆為元氣本虛復因外邪所傷其虛而作痛者故可以溫之為虛得溫則快然痛止也內傷之生實也必繇喜怒怒則氣逆於上陽邪湊之為實也喜則氣下陰邪并之為實也然則實因於虛此所以內傷多不足矣內傷之生虛也悲喜內動必傷元氣其精神耗散脈氣空

虛寒氣熏滿諸疝皆為情志怫鬱復因飲食失節故致血流氣去中外皆虛則不足之甚也經所謂有者為寔無者為虛不但在血氣之并為虛寔或風寒久客致傷元氣此即外感中之虛証也或內傷飲食流滯不消此即內傷之寔疝也故有無當為詳辯

虛實之反者病

黃帝問曰願聞虛寔之要岐伯對曰氣實形實氣虛形虛此其常也反此者病穀盛氣盛穀虛氣虛此其常也反此者病脉實血實脉虛血虛此其常也反此者病帝曰如何而反岐伯曰氣虛身熱此謂反也穀入多而氣少此謂反

也穀不入而氣多此謂反也脉盛血少此謂反也脉少血
多此謂反也氣盛身寒得之傷寒氣虚身熱得之傷暑穀
入多而氣少者得之有所脫血濕居下也穀入少而氣多
者邪在胃及與肺也脉小血多者飲中熱也脉大血少者
脉有風氣水漿不入此之謂也夫實者氣入也虚者氣出
也氣實者熱也氣虚者寒也入實者右手開鍼空也入虚
者左手閉鍼空也

疏　形立於外氣充於内形氣相合是爲和平故氣實
則形實氣虚則形虚此禀賦之常也若形氣相反則偏
虚偏實之病生矣人受氣於穀穀入於胃而傳布各藏

府故五藏六府皆受氣於穀也故穀氣之盛虛當於人之血氣相應不相應者則反而為病矣血氣之虛實盛衰又當於身形之相應不相應者又反而為病矣如氣虛者陽虛也當為身寒而反見為熱者陰虛於內陽盛於外形與氣相逆故為之反也穀氣多而藏氣當旺而氣少者反也穀氣少而藏氣當微而氣多者反也脉盛血少者為陽實陰虛脉少而血多者為陽虛陰實此皆反也氣盛身寒得之傷寒者寒傷形也氣虛身熱得之傷暑者暑傷氣也胃熱則善於消穀凡脫血亡陰濕熱之病食雖多而氣自少矣胃有客邪則不能食凡肺氣

喘滿之病。氣雖旺而食自少矣。或飲食過度。中有積熱。則脉小而血多也。或風邪為病。中焦無以生化。則脉大而血少也。凡虛實之病。其藥餌治之不及者。不如用針之法可也。氣實者充滿於內。所以為實。氣出者漏洩於外。所以為虛。陽實則發熱。陽虛則發寒。故氣實者熱也。氣虛者寒也。刺實而右手持鍼。搖開其道。故謂右手開鍼之空也。刺虛出鍼之後。而左手推閉其穴。是謂左手閉鍼之空也。開之邪氣去。故實者可以寫之也。閉則神氣存。故虛者可以補之也。

按熱論篇曰。人之傷於寒者。則必發熱。此論以身寒者為傷寒○身熱者為傷暑○其說若夫相反○夫傷寒四時皆有也○而惟傷暑則在夏月○其病之不同時者○自不必辯○惟於夏至之後○有感寒感暑而同時為病者○不可不詳辯也○陰陽自異○寒暑有別○蓋陰邪中人○寒集於表○氣伏於內○故邪氣盛實○而身本因寒也○暑邪中人○熱觸於外○氣傷於中○故正氣疲困○而因熱無寒也○繇此言之○以夏月寒暑之病○並言於此也○非謂患傷寒者○盡皆身寒○而無熱也○經云○以正氣分陰陽○是不可反○而寒暑分陰陽○則不可混○故知陰陽寒暑之理○則陰陽和○寒暑調○而大道滑矣○

病氣一日分四時

黃帝曰夫百病之所始生者必起於燥濕寒暑風雨陰陽喜怒飲食居處氣合而有形得藏而有名余知其然也夫百病者多以旦慧晝安夕加夜甚何也岐伯曰四時之氣使然黃帝曰願聞四時之氣岐伯曰春生夏長秋收冬藏是氣之常也人亦應之以一日分為四時朝則為春日中為夏日入為秋夜半為冬朝則人氣始生病氣衰故旦慧日中人氣長長則勝邪故安夕則人氣始衰邪氣始生故加夜半人氣入藏邪氣獨居於身故甚也黃帝曰其時有反者何也岐伯曰是不應四時之氣藏獨主其病者是必

以藏氣之所不勝時者甚以其所勝時者起也黄帝曰治之柰何岐伯曰順天之時而病可與期順者為工逆者為麤帝曰善

疏 夫百病之生必起於外感内傷外感者燥濕寒熱風雨是也内傷者喜怒飲食起居是也氣合而有形脉症可據也藏府而有名表裏可察也雖病有不同以四時之氣觀之四時之序春生夏長秋收冬藏之外惟陰陽升降而盡之矣自子時之後太陽從左而升升則為陽自午時之後太陽從右而降降則為陰大而一歲小而一日無不皆然故一日亦分四時也朝時太陽在寅

卯自下而上，在人應之，陽氣正升，故病氣衰而旦慧。日中太陽在巳午，自東而中，在人應之，陽氣正盛，故能勝邪。陽氣始衰，故邪氣漸盛而暮加重。夜半太陽在戌亥，自上而降，在人應之，陽氣伏藏，邪氣正盛，故夜則甚。蓋邪氣之輕重，繇於正氣之盛衰。正氣者，陽氣也。升則從陽，從陽則生；降則從陰，從陰則死。天人之氣，一而已矣。夫人不應四時之氣者，以藏氣獨主其病，有所勝，有不勝也。所不勝者，如脾病畏木，肺病畏火，腎病畏土，肝病畏金，心病畏水，值其時日，故病必甚也。所勝時者，如脾病喜火土，肺病喜土金，腎病喜金水，肝病喜水木，心病喜木火值其時日故病當起也故良工者順天時因時氣之盛衰知陰陽之虛實蓋氣血之順逆可驗而病之凶吉可期此明哲之事也彼麤工者以是作非以標作本但有逆之而已又惡足以知此

按一日而分四時者以朝為春日中為夏日落為秋夜半為冬此四時之常序也有寒燠不時或朝當清凉而反燥熱或午當溫煖而反寒凉此時氣之變也氣病即陽病也陽病在朝則慧在午則安或反不安者血病即陰病也陰病在日落則慧夜半則安或反不安者此藏氣之變也蓋知其常又當知其變如此矣

五藏病氣法時

黃帝問曰合人形以法四時五行而治何如而從何如而逆得失之意願聞其事岐伯對曰五行者金木水火土也更貴更賤以知死生以決成敗而定五藏之氣閒甚之時死生之期也帝曰願卒聞之岐伯曰肝主春足厥陰少陽主治其日甲乙肝苦急急食甘以緩之病在肝愈於夏夏不愈甚於秋秋不死持於冬起於春禁當風肝病者愈在丙丁丙丁不愈加於庚辛庚辛不死持於壬癸起於甲乙肝病者平旦慧下晡甚夜半靜肝欲散急食辛以散之用辛補之酸瀉之心主夏手少陰太陽主治其日丙丁心苦

緩急食酸以收之病在心愈在長夏長夏不愈甚於冬冬不死持於春起於夏禁溫食熱衣心病者愈在戊己戊己不愈加於壬癸壬癸不死持於甲乙起於丙丁心病者日中慧夜半甚平旦靜心欲耎急食鹹以耎之用鹹補之甘瀉之脾主長夏足太陰陽明主治其日戊己脾苦濕急食苦以燥之病在脾愈在秋秋不愈甚於春春不死持於夏起於長夏禁溫食飽食濕地濡衣脾病者愈在庚辛庚辛不愈加於甲乙甲乙不死持於丙丁起於戊己脾病者日昳慧日出甚下晡靜脾欲緩急食甘以緩之用苦瀉之甘補之肺主秋手太陰陽明主治其日庚辛肺苦氣上逆急

食苦以泄之病在肺愈在冬冬不愈甚於夏夏不死持於長夏起於秋禁寒飲食寒衣肺病者愈在壬癸壬癸不愈加於丙丁丙丁不死持於戊己起於庚辛肺病者下晡慧日中甚夜半靜肺欲收急食酸以收之用酸補之辛瀉之腎主冬足少陰太陽主治其日壬癸腎苦燥急食辛以潤之開腠理致津液通氣也病在腎愈在春春不愈甚於長夏長夏不死持於秋起於冬禁犯焠烄熱食溫炙衣腎病者愈在甲乙甲乙不愈甚於戊己戊己不死持於庚辛起於壬癸腎病者夜半慧四季甚下晡靜腎欲堅急食苦以堅之用苦補之鹹瀉之夫邪氣之客於身也以勝相加至

其所生而愈。至其所不勝而甚。至其所生而持。自得其位而起。必先定五藏之脉。乃可言間甚之時。死生之期也。肝色青宜食甘。秔米牛肉棗葵皆甘。心色赤宜食酸。小豆犬肉李韭皆酸。肺色白宜食苦。麥羊肉杏薤皆苦。脾色黄宜食鹹。大豆豕肉栗藿皆鹹。腎色黑宜食辛。黄黍雞肉桃葱皆辛。辛散酸收甘緩苦堅鹹耎。毒藥攻邪。五穀為本。五果為助。五畜為益。五菜為充。氣味合而服之。以補精益氣。此五者有辛酸甘苦鹹。各有所利。或散或收或緩或急或堅或耎。四時五藏病隨五味所宜也。

疏　五藏之氣。合五行之道。五行金木水火土也。五藏心肝脾肺腎也。五行之道，當其旺則為貴，當其衰則為賊。五藏之氣，從其時則和，不從其時則病。夫肝主春，乃木藏也。肝與胆為表裏，肝乙木也，胆甲木也，甲為陽木，乙為陰木，皆東方之干也。肝為將軍之官，其志喜，其氣急，急則自傷，反為所苦，故宜食甘以緩之。病在肝，愈於夏者，謂夏屬火，而木所生也，故肝病至夏當愈，夏不愈，甚於秋，為金氣勝木也，以所勝已而不死者，得母氣以養之，故可持於冬，而起於春，春木王之時也。病之生起，不獨在年月，而日時亦然矣。肝氣如風，而風邪必先通於肝，故禁當風也。肝木之性如風，則不宜鬱，故肝欲散。

惡食辛以散之乃順其性也順其性為補逆其性為瀉故辛為補而酸為瀉也心主夏乃火藏也心與小腸為表裏心丁火也小腸丙火也丙為陽火丁為陰火皆南方之干也心藏神其志喜喜則氣緩而心虛神散故宜食酸以收之病之在心愈在長夏者長夏屬土而火所生也故心病當愈於長夏長夏不愈甚於冬者火不能勝水也以所勝已而不死者火淂木而生故可持於春而起於夏夏火王之時也心氣本熱而熱邪必先受於心故禁溫熱也心屬火而燥則不宜熱故心欲耎急食鹹以耎之鹹從水化為相濟也相濟為補不相濟為瀉

故鹹耎為補而甘緩為瀉也脾主長夏乃土藏也脾與胃為表裏胃戊土也脾己土也戊為陽土己為陰土皆中宮之干也脾以運化水穀制水為事濕勝之反傷脾土故宜食苦溫以燥之病之在脾愈在秋者秋屬金乃土所生也故脾病當愈於秋秋不愈甚於春者土不勝木也至所勝已而不死者土得火而生故持於夏而起於長夏長夏土王之時也脾病之生起亦不在年月而日時亦然矣溫飽寒濕皆致脾病故當禁之也脾貴充和溫厚其性欲緩故食甘以緩之脾喜甘而惡苦故甘為補而苦為瀉也肺主秋乃金藏也肺與大腸為表裏

肺辛金也大腸庚金也庚為陽金辛為陰金皆西方之
干也肺主氣行治節之令氣病則上逆於肺故宜急食
苦以泄之病之在肺愈於冬者冬屬水金所生也故肺
病主愈於冬冬不愈甚於夏者金不能勝火也至其所
勝而不死者金得土氣以生故持於長夏而起於秋秋
金王之時也肺病之生起亦不在年月即其日時亦然
矣形寒飲冷則傷肺故當禁寒飲冷衣也肺既應秋氣
兊主收藏故宜食酸以收之肺氣貴静不貴動故酸收
為補辛散為寫也腎主冬乃水藏也腎與膀胱為表裏
腎癸水也膀胱壬水也壬為陽水癸為陰水皆北方之

干也腎主藏精〻病則苦燥故宜食辛以潤之病之在腎愈於春者春屬木水所生也故腎病主愈於春〻不愈甚於長夏者水為土勝也至其勝己不死者水得金以生故持於秋而起於冬〻水王之時也腎病之生尅其不在年月而日時亦然矣腎惡燥烈而煎炒燒爆之物所當禁也腎主閉藏氣貴周密故腎欲堅宜食苦以堅之苦能堅之鹹能耎之故苦為補鹹為瀉也此五味之應乎五藏之生尅也繇此觀之凡內傷外感之加於人者外感六氣盛衰有時內傷五情微甚隨藏皆以其所勝加其所不勝者也故欲知時氣之逆順必須先察

藏氣欲察藏氣之所勝必須先定五藏之病脉五脉之有一獨至者是無胃氣則可驗其生死之期矣五味之相宜者肝宜食甘心宜食酸肺宜食苦脾宜食鹹腎宜食辛為其辛散酸收甘緩苦堅鹹耎也非獨五味之宜即藥餌亦皆然也言毒藥攻邪者人之生病必為陰陽之偏勝欲救其偏惟其氣味之偏者能之其五穀之類不及也五穀氣正無毒藥餌氣偏有毒也五藏之氣四時之用各有所利然變出不常則四時五藏或因時而病因病而藥五味當隨所宜也葢五行五藏五味雖殊而觀其所合則一也

宣明五氣

五味所入。酸入肝。辛入肺。苦入心。鹹入腎。甘入脾。是謂五入。五氣所病。心為噫。肺為欬。肝為語。脾為吞。腎為欠為嚏。胃為氣逆為噦為恐。大腸小腸為泄。下焦溢為水。膀胱不利為癃。不約為遺溺。膽為怒。是謂五病。五精所幷。精氣幷於心則喜。幷於肺則悲。幷於肝則憂。幷於脾則畏。幷於腎則恐。是謂五幷。虛而相幷者也。五臟所惡。心惡熱。肺惡寒。肝惡風。脾惡濕。腎惡燥。是謂五惡。五臟化液。心為汗。肺為涕。肝為淚。脾為涎。腎為唾。是謂五液。五味所禁。辛走氣。氣病無多食辛。鹹走血。血病無多食鹹。苦走骨。骨病無多食

苦。甘走肉。〻病無多食甘。酸走筋。〻病無多食酸。是謂五
禁。無令多食。五病所發。陰病發於骨。陽病發於血。陰病發
於肉。陽病發於冬。陰病發於夏。是謂五發。五邪所亂。邪入
於陽則狂。邪入於陰則痺。搏陽則為巔疾。搏陰則為瘖。陽
入之陰則靜。陰出之陽則怒。是謂五亂。五邪所見。春得秋
脉。夏得冬脉。長夏得春脉。秋得夏脉。冬得長夏脉。名曰陰
出之陽。病善怒不治。是謂五邪。皆同命。死不治。五藏所藏
心藏神。肺藏魄。肝藏魂。脾藏意。腎藏志。是謂五藏所藏。五
藏所主。心主脉。肺主皮。肝主筋。脾主肉。腎主骨。是謂五主。
五勞所傷。久視傷血。久卧傷氣。久坐傷肉。久立傷骨。久行

傷筋是謂五勞所傷五脉應象肝脈弦心脉鉤脾脉代肺脉毛腎脉石是謂五藏之脉

疏　夫五味之所入各從其類同氣而相求者也如酸化木入於肝也辛化金入於肺也苦化火入於心也鹹化水入於腎也甘化土入於脾也是謂五入從其氣類而入矣五氣之所病各從其聲聲音之異可驗也心主火火鬱則為噫噫者噎氣之聲也肺主金金鬱為欬欬者逆氣之聲也肝主木木清則能語語出於肝如木有枝葉多委曲之象也脾主土土健則能吞吞繫主於脾如土能包容為物所歸也腎屬水其主陰陽未靜而陰

引之○故為欠○陽欲達而陰鎖之○故為嚏○凡陽盛者不欠○下虛者無嚏○則欠嚏繫於腎可知矣○胃為水穀之海○胃有不和○則為氣逆○胃有寒邪○則為噦痞○恐者腎之志也○胃屬土○腎屬水○土邪傷水○則為恐也○大腸為傳道之府○小腸為受盛之府○小腸之清濁不分○則大腸之傳道不固○故瀉利之病作矣○三焦為分注之所○氣不生化○則津液不行○故溢於肌肉而為水也○膀胱為津液之府○其利與不利○皆繫氣化○膀胱有邪○氣道不通而為癃者○腎氣下虛○津液不化而為癃者○故癃閉之有虛實也○若下焦不能約束○而為遺溺者○以膀胱不固○其虛可知矣○肝胆

相為表裏又肝取决於胆其氣皆剛故胆為怒也此謂藏府之病各有五更有五精所并或并於心則神有餘故其志為喜并於肺則肺盛而肝虚故為悲并於肝則肝盛而脾虚故為憂并於脾則脾實乘腎故為畏并於腎則腎乘心之虚而為恐此藏氣之不足所勝之氣淂以相并也五藏之所惡者從其性而惡也心火也惡熱肺金也惡寒肝木也惡風脾土也惡濕腎水也惡燥此五藏之所惡也五藏之化液者心之液汗也肺之液涕也肝之液淚也脾之液涎也腎之液唾也此五藏之化液也五味之所禁者辛走氣而氣病則禁食辛鹹走血

而血病則禁食鹹苦走骨而骨病則禁食苦甘走肉而肉病則禁食甘酸走筋而筋病則禁食酸凡有所禁者為其人嗜之而無令多食是也五病之所發者腎陰中之陰也主骨故陰病多發於骨也心陽中之陽也主血故陽病多發於血也脾陰中之至陰也主肉故陰病多發於肉也又陽病發於冬陰病發於夏冬陰勝則陽病也夏陽勝則陰病也故病于陰病于陽各有因也五邪之所亂者邪入陽分則為陽邪陽氣盛則熱熾盛而病狂邪入陰分則為陰邪陰氣盛則血凝滯而病痺邪入於陽則狂者邪助其陽而陽實也邪搏於陽則為癲疾

者邪伐其陽而陽虛也邪入於陰而為痺邪助其陰而陰實也邪摶於陰而為瘖者則陰氣受傷陰之虛也是故為狂為巔為痺為瘖自有虛實存焉陽入於陰則陽歛而靜也陰出於陽則陰發而怒也蓋陰陽之偏勝虛實皆為邪之所亂也邪之所見者在五脉互勝而辨其病之所在也如春得秋脉夏得冬脉長夏滑春脉秋得夏脉冬滑長夏脉皆邪勝正之脉也陰出之陽病善怒不治謂陰盛陽衰土敗木賊故病善怒胃氣存則可治胃氣絶則不可治也五藏有所藏亦有所主如精氣之靈明藏於心曰心藏神也精氣之質地藏於肺曰肺藏

魄也神氣之佐輔藏於肝曰肝藏魂也脾藏意心有所憶謂之意也腎藏志意之所存謂之志也心主血脈應火之動而運行周身也肺主皮毛應金之堅而保護全體以禦諸邪也肝主筋膜應木之柔而聯絡關節也脾主肌肉應土之厚而畜養萬物也腎主骨髓應水之沉為立周身之榦乃萬化之原也至其勞傷致病者久視則勞神久卧則陽氣不伸久坐則血氣凝滯立久則勞在骨行久則勞在筋五勞各有所屬而五脉亦各有所應肝脉弦應春心脉鈎應夏脾脉代應四季肺脈毛應秋腎脉石應冬此乃脉氣應象太和無病者也

情志九氣

帝曰。余知百病生於氣也。怒則氣上。喜則氣緩。悲則氣消。恐則氣下。寒則氣收。炅則氣泄。驚則氣亂。勞則氣耗。思則氣結。九氣不同。何病之生。岐伯曰。怒則氣逆。甚則嘔血及飧泄。故氣上矣。喜則氣和志達。榮衛通利。故氣緩矣。悲則心系急。肺布葉舉。而上焦不通。榮衛不散。熱氣在中。故氣消矣。恐則精却。却則上焦閉。閉則氣還。還則下焦脹。故氣不行矣。寒則腠理閉。氣不行。故氣收矣。炅則腠理開。榮衛通。汗大泄。故氣泄矣。驚則心無所倚。神無所歸。慮無所定。故氣亂矣。勞則喘息汗出。外內皆越。故氣耗矣。思則心有

所存神有所歸正氣留而不行故氣結矣

䟽　氣之在人和則為正氣不和則為邪氣喜怒哀樂逆順緩急無不繇氣而至夫氣本於情志世所謂七情經所謂五志五志之外更有三者喜怒思憂恐驚悲畏是也情志雖分為八揔不外五藏而言如陰陽應象大論曰心在志則為喜肝在志則為怒脾在志則為思肺在志則為憂腎在志則為恐此五藏五志之分屬也至若五志有相通為病者如喜生於陽心肺皆為陽藏故喜出於心而移於肺所謂心肺皆能喜也怒發於陰肝氣雖強而取決於胆有陽為陰盛病及於心發怒甚傷

陰而邪侵於腎。是肝胆心腎。皆能病怒也。思則心有所存。神有所歸。所以心脾之皆病於思也。憂則神傷。愁則意鬱。故憂不獨本於肺。而心脾亦有病於憂也。恐懼則傷心。謂其神傷則恐也。又云肝氣不足則怯而恐。故恐不獨本於腎。而心肝亦皆病於恐也。有病悲者悲哀動中則傷魂。此肝之傷於悲也。精氣并於肺則悲。此金盛木衰。而肺之病於悲也。有神不足則悲。悲哀太甚。致傷包絡。此心之傷於悲也。有病驚者。或病發驚駭。神形震動者。此肝之驚病也。有聞木音則惕然驚者。肝邪乘胃。此胃之驚病也。驚則心無所倚。神無所歸。此心之驚病也。故驚不獨本於心。而肝胃亦有病於驚也。有病於畏者。精氣并於脾則畏。脾氣盛則傷於腎。腎主恐。則畏繇恐而生也。情志之傷。雖五藏各有所屬。求其所繇。皆為一氣所使。無不從心而發也。故心為五藏六府之主。而總統魂魄。兼該志意。盖憂動於心則肺應之。思動於心則脾應之。怒動於心則肝應之。恐動於心則腎應之。所以五志惟心所使。惟氣所發。設能善養此氣。謹守此心。喜怒不移。驚恐不動。憂思不傷。悲畏不亂。婉然從物而不争。與時變化而無碍。更有何病之有。而邪安能侵之也哉。

風證

黄帝問曰風之傷人也或為寒熱或為熱中或為寒中或為癘風或為偏枯或為風也其病各異其名不同或内至五臟六府不知其解願聞其說岐伯對曰風氣藏於皮膚之間内不得通外不得泄風者善行而數變腠理開則洒然寒閉則熱而悶其寒也則衰食飲其熱也則消肌肉故使人怢慄而不能食名曰寒熱風氣與陽明入胃循脉而上至目内眥其人肥則風氣不得外泄則為熱中而目黄人瘦則外泄而寒則為寒中而泣出風氣與太陽俱入行諸脉俞散於分肉之間與衛氣相干其道不利故使肌肉

憤䐜而有瘍衛氣有所凝而不行故其肉有不仁也癘者有榮氣熱胕其氣不清故使鼻柱壞而色敗皮膚瘍潰風寒客於脉而不去名曰癘風或名曰寒熱以春甲乙傷於風者為肝風以夏丙丁傷於風者為心風以季夏戊己傷於邪者為脾風以秋庚辛中於邪者為肺風以冬壬癸中於邪者為腎風風中五藏六府之俞亦為藏府之風各入其門戶所中則為偏風風氣循風府而上則為腦風風入係頭則為目風眼寒飲酒中風則為漏風入房汗出中風則為內風新沐中風則為首風久風入中則為腸風飧泄外在腠理則為泄風故風者百病之長也至其變化乃為

他病也無常方然致有風氣也帝曰五藏風之形狀不同者何願聞其診及其病能岐伯曰肺風之狀多汗惡風色皏然白時欬短氣晝日則差暮則甚診在眉上其色白心風之狀多汗惡風焦絶善怒嚇赤色病甚則言不可快診在口其色赤肝風之狀多汗惡風善悲色微蒼嗌乾善怒時憎女子診在目下其色青脾風之狀多汗惡風身體怠惰四支不欲動色薄微黄不嗜食診在鼻上其色黄腎風之狀多汗惡風面痝然浮腫脊痛不能正立其色炲隱曲不利診其肌上其色黑胃風之狀頸多汗惡風食飲不下鬲塞不通腹善滿失衣則䐜脹食寒則泄診形瘦而腹大

首風之狀頭面多汗惡風當先風一日則病甚頭痛不可以出內至其風日則病少愈漏風之狀或多汗常不可單衣食則汗出甚則身汗喘息惡風衣常濡口乾善渴不能勞事泄風之狀多汗汗出泄衣上口中乾上漬其風不能勞事身體盡痛則寒帝曰善

疏風之傷人若惟一証及其為變則或寒或熱或表或裏或在藏府或在經絡無所不至蓋風雖陽邪氣則寒肅是風之與寒本為同類但有陰陽之辨耳風性動盪升舉善行數變故為陽邪寒性靜藏凝肅壅閉腠理故為陰邪腠理閉洒然寒者風邪之為病也腠理閉項

熱而悶者寒邪之為病也飲食少進肌肉消瘦發為寒熱者風寒客於陽明胃為病也瘦人則肌肉踈淺風寒犯之陽氣易泄寒中而泣出也肥人則腠理緻密邪不外泄熱中而目黄也五藏六府之俞皆附於背邪氣感人必行於諸脉之俞而後散於肉分肉分者衛氣之所行也風與衛氣相薄並行於肉分之間故氣道不利憤䐜瘡瘍不仁諸病見矣風寒客於血脉久留而不去榮氣化熱皮膚胕潰癘風寒熱諸症見矣風之應時而傷者謂四時十二干之風分屬五藏不在春必甲乙而傷肝夏必丙丁而傷心也一日之中亦有四時之氣十二

時之中亦有十干之分當以類求之不可執泥偏風者風循經絡藏府之俞隨俞之左右而偏中之則偏風也風循而入於腦則腦風入頭目則為目風或因酒氣開其腠理而中風者謂之酒風因入房汗出而中風者謂之内風因新沐而中風者謂之首風濕風風邪久滯腸胃謂之腸風其腸風熱則下血寒則飧泄風在肌表則腠理開而汗出不止謂之泄風風之游移無定或自上至下自淺至深至其變生他病皆為風氣之所致也惡風者傷風惡風也肺主氣在變動為欬風邪廹之故時欬短氣也晝則衛氣在表風亦隨之故覺其瘥暮則衛

氣入陰邪應於内故為甚也眉上乃闕庭之間肺之候也故肺病則白色見也心屬火風薄於心則木火合邪神志潰亂或為善怒或為驚嚇心主舌病甚則舌本強故言不可快心和則舌能知味故診當在口口者兼脣而言色當赤也肝病則肺氣乘之故善悲色微蒼肝之色也善怒肝之志也嗌喉肝之脉也肝氣通於目故診在目下色當青也身體怠惰四支不用者脾主肌肉四支也色薄微黃土之色也不嗜食脾病不能化也鼻為面王主應脾胃故色診當見於鼻上色當黃也腎者風邪入腎則挾水氣上升故面為浮腫腎脉貫脊屬腎故

令脊痛不能正立腎主水故色黑如炲腎開竅於二陰故為隱曲不利肌肉本主於脾令其風水合邪反侮乎土故診在肌上色當黑也胃主受納水穀而風邪居之故食飲不下鬲塞不通胃脉循腹裏故善滿失衣則陽明受寒於外故為䐜脹食寒則胃氣受傷於內故為泄瀉胃者肉之應胃病故形瘦腹者胃所居邪實故腹大

首風即頭風也頭風止作無時當其受邪之先治之必愈也漏風泄風一者因飲酒中風風邪夾酒陽氣散越故多汗寒熱之証見矣一者津液內結不能任勞故多汗痛冷諸証見矣

八風五風四時之病

黄帝問曰天有八風經有五風何謂岐伯對曰八風發邪以為經風觸五藏邪氣發病所謂得四時之勝者春勝長夏長夏勝冬冬勝夏夏勝秋秋勝春所謂四時之勝也東風生於春病在肝俞在頸項南風生於夏病在心俞在胷脇西風生於秋病在肺俞在肩背北風生於冬病在腎俞在腰股中央為土病在脾俞在脊故春氣者病在頭夏氣者病在藏秋氣者病在肩背冬氣者病在四肢故春善病鼽衄仲夏善病胷脇長夏善病洞泄寒中秋善病風瘧冬善病痺厥故冬不按蹻春不鼽衄春不病頸項仲夏不病胷

腸○長夏不病洞泄寒中○秋不病風瘧○冬不病痺厥飧泄而汗出也○夫精者身之本也○故藏於精者春不病温○夏暑汗不出者秋成風瘧○此平人脉法也○

疏　八風者八方之風也○五風者五藏之風也○八風不得其正則發為邪氣○其中於人則入為五經之風○特以所傷之異○而明四時之所勝○所謂四時之勝者○春木夏火長夏土○秋金冬水○五時五氣○互有克勝○所勝為邪○則不勝者受之○天之運氣○人之藏氣○無不如是也○東風生於春○木氣也○故病在肝○春氣發榮於上○故俞應於頸項○南風生於夏○火氣也○故病在心○南方之氣主於前○故俞

在胸脇西風生於秋金氣也故病在肺〻居上焦故俞應肩背北風生於冬水氣也故病在腎腰為腎之府故俞應腰股髀病在脊春病在頭夏病在藏秋病在肩背冬病在四支故春善病鼽衂風邪在頭夏善病胷脇胷脇近心也長夏善病洞泄寒中寒邪犯脾也秋善病風瘧暑汗不出風寒襲於膚腠也冬善病痺厥寒邪在四支也春夏秋冬各生其病有固其藏氣以應天時者皆繇三冬元氣伏藏之時不妄作動勞精氣而不外泄故其水王則生木〻王則生火〻王則生土〻王則生金金王則生水盖可免四時之病矣人身之精乃真陰也

為元氣之本。若精稍耗，則真陰虛矣。真陰虛，則陽邪易犯，故至春則為病。冬淂養固，何春病之有？夏月伏暑，而汗不出，則暑邪內畜，至秋涼之時，寒熱相爭，乃病風瘧也。繇此言之，冬宜閉藏，夏宜疏泄。冬不藏精，則病溫；夏不出汗，則病瘧。陰陽啟閉，時氣皆然。此雖舉冬夏而言，則春秋亦在其中矣。凡四時之氣，順之則安，逆之則病，是即平人之脉法。脉法者，言經脉受邪之繇然也。

風傳五藏

是故風者，百病之長也。今風寒客於人，使人毫毛畢直，皮膚閉而為熱，當是之時，可汗而發也。或痺不仁腫痛，當是之時可湯熨及火灸刺而去之弗治病入舍於肺名曰肺痺發欬上氣弗治肺即傳而行之肝病名曰肝痺一名曰厥脇痛出食當是之時可按若刺耳弗治肝傳之脾病名曰脾風發癉腹中熱煩心出黃當此之時可按可藥可浴弗治脾傳之腎病名曰疝瘕小腹冤熱而痛出白一名曰蠱當此之時可按可藥弗治腎傳之心病筋脉相引而急病名曰瘛當此之時可灸可藥弗治滿十日法當死腎因傳之心心即復反傳而行之肺發寒熱病當三歲死此病之次也然其卒發者不必治於傳或其傳化有不以次不以次入者憂恐悲喜怒令不得以其次故令人有大病矣

因而喜大虛則腎氣乘矣怒則肝氣乘矣悲則肺氣乘矣恐則脾氣乘矣憂則心氣乘矣此其道也故病有五五五二十五變及其傳化傳乘之名也

踈　風寒之傳變無窮在其傳之乘之也傳者以此傳彼乘者以强凌弱故有傳有乘之分矣風寒客於皮膚而腠理閉密毫毛畫直寒束於外則陽氣無所踈泄故鬱而為熱不急去之則傳入經絡或為諸痺為不仁為腫痛當用湯熨灸刺之法以去之治之弗去邪必自表而入藏肺合皮膚為藏之長故肺先受風寒而為肺痺變則為欬為喘逆也肺邪不解則肺金乘木故邪傳於

肝則為肝痺故厥逆脇痛吐食諸病作矣肝病則可按而可刺刺之則厥逆散而肝氣平也肝邪不解則肝木乘土風熱入脾病名脾痺脾痺則腹中熱而心煩其外肌體出黃治法可按可藥可浴是解肌表之風熱也脾邪不解則土邪乘腎病名疝瘕邪至下焦則小腹寃熱而痛或白濁或為鼓諸症見矣可按可藥以除內結熱不散也腎邪不解則腎水乘火腎主血脉心病則血燥血燥筋脉相引而急邪氣至心其病亦急此而不治故不出十日死也若腎傳於心未至即死者邪未盡也故當復傳於肺而金火交爭金勝則寒火勝則熱故發為

痎瘧闡　三卷

寒熱也。凡風邪傳變五藏。本當即死。其有不死者。而元氣未敗。勢尤在緩。故肺復受邪。再一歲則肺病及肝。二歲則肝病及脾。三歲則脾病及腎。此三陰俱敗。故當三歲而死也。病有發于倉卒者。隨其氣為患。不必依次而治其傳也。又五志之發無常。隨觸而動。故其生病亦不以次第而言也。喜則氣下而心虛。心虛則腎氣乘之。怒則氣逆而脾虛。脾虛則肝氣乘之。悲則氣病而肝傷。肝傷則肺氣乘之。恐則傷腎。而腎氣虛則脾氣乘之。憂則傷肺。而肺傷則心氣乘之。此藏惟五。而五藏之傳。故有二十五變。及其變化。不出傳之乘之而已。

傷寒

黄帝問曰今夫熱病者皆傷寒之類也或愈或死其死皆以六七日之間其愈皆以十日以上者何也不知其解願聞其故岐伯對曰巨陽者諸陽之屬也其脉連於風府故為諸陽主氣也人之傷於寒也則為病熱熱雖盛不死其兩感於寒而病者必不免於死帝曰願聞其狀岐伯曰傷寒一日巨陽受之故頭項痛腰脊強二日陽明受之陽明主肉其脉俠鼻絡於目故身熱目疼而鼻乾不得卧也三日少陽受之少陽主胆其脉循脇絡於耳故胷脇痛而耳聾三陽經絡皆受其病而未入於藏者故可汗而已四日

太陰受之。太陰脉布胃中絡於嗌。故腹滿而嗌乾。五日少陰受之。少陰脉貫腎絡於肺。繫舌本。故口燥舌乾而渴。六日厥陰受之。厥陰脉循陰器而絡於肝。故煩滿而囊縮。三陰三陽五藏六府皆受病。榮衛不行。五藏不通則死矣。其不兩感於寒者。七日巨陽病衰。頭痛少愈。八日陽明病衰。身熱少愈。九日少陽病衰。耳聾微聞。十日太陰病衰。腹減如故。則思飲食。十一日少陰病衰。渴止不滿。舌乾已而嚏。十二日厥陰病衰。囊縱。少腹微下。大氣皆去。病日已矣。帝曰。治之奈何。岐伯曰。治之各通其藏脉。病日衰已矣。其未滿三日者。可汗而已。其滿三日者。可泄而已。

疏　傷寒者中陰寒殺厲之氣也寒盛於冬中而即病者是為傷寒其不即病者至春則名為温病至夏則名為暑病然有四時不正之氣隨感隨發者亦曰傷寒之類也巨陽足太陽也為三陽之表而脉連風府凡病傷寒者多太陽始太陽之經從頭項下肩髆挾脊抵腰故其症頭項痛腰脊強也邪傳陽明熱愈甚者陽明主肌肉故身熱尤甚其症必煩躁不卧目痛鼻乾也少陽者三陽已盡將入太陰故為半表半裏之經其經脉出耳前後下循胷脇故為胸痛耳聾等症見也三陽為表屬府邪在表而未入於三陰之藏者皆可汗而散也邪在

三陽失於解表則傳入三陰太陰為三陰之首從陽經傳入傷寒必自太陰始也太陰之為病腹滿而吐或自利嗌乾腹時痛也邪至少陰腎經水為熱邪所涸故口舌為之乾渴也邪至厥陰肝經其熱邪深入陰分故為煩滿為囊縮也傷寒邪在經絡本為表證經盡氣復自當漸解若六經傳變而不退則深入於府府不退則深至於藏故五藏六府皆受病矣邪盛於外則營衛不行氣結於內則五藏不通故六七日間致死也故善治者必不使其邪氣入內亦必不使其藏氣衰竭故傷寒未滿三日其邪在表可以汗已已滿三日其邪在裏可以

下已然此言表裏之大體耳正理傷寒論曰脉大浮数病為在表可發其汗脉實沉数病為在裏可下之故曰数雖多但有表証而脉浮大者猶宜發汗日数雖少但有裏証而脉沉實者即當下之此汗下之法但當以表裏為據有不可以執一論也

兩感

帝曰其病兩感於寒者其脉應與其病形何如岐伯曰兩感於寒者病一日則巨陽與少陰俱病則頭痛口乾而煩滿二日則陽明與太陰俱病則腹滿身熱不欲食譫言三日則少陽與厥陰俱病則耳聾囊縮而厥水漿不入不知

人六日死帝曰五藏已傷六府不通榮衛不行如是之後三日乃死何也岐伯曰陽明者十二經脉之長也其血氣盛故不知人三日其氣乃盡故死矣

瘀　兩感者言表裏之俱病而外邪之所傳最逆之症也然有未必盡然者正以內外俱傷為兩感也如少陰先潰於內而太陽繼之於外者即縱情恣慾之兩感也太陰受傷於裏而陽明重感於表者即勞倦竭力飲食失調之兩感也厥陰氣逆於藏少陽復病於府者必七情不慎疲筋敗血之兩感也人知兩感為傷寒而不知傷寒之兩感內外俱困病斯劇矣但傷有輕重醫有賢

不肖則生死係之矣或謂兩感之証不多見蓋亦見之未廣而義有未達耳此言最切是病誠發人之未發深足指迷不可不講也

陰陽交

黄帝問曰有病温者汗出輒復熱而脉躁疾不為汗衰狂言不能食病名為何岐伯對曰病名陰陽交交者死也帝曰願聞其說岐伯曰人所以汗出者皆生於穀穀生於精今邪氣交爭於骨肉而得汗者是邪却而精勝也精勝則當能食而不復熱復熱者邪氣也汗者精氣也今汗出而輒復熱者是邪勝也不能食者精無俾也病而留者其壽

可立而傾也。且夫熱論曰。汗出而脈尚躁盛者死。今脈不與汗相應。此不勝其病也。其死明矣。狂言者是失志。失志者死。今見三死。不見一生。雖愈必死也。

疏　陰陽交者。陽勝之極。陰被陽邪所交。陰氣不能回復。故溫病熱退而脈不靜。復爲狂言不食。穀氣乃精氣也。故能食者雖熱甚亦無害也。不能食者精無所使。陰氣不復。病氣留滯。胃氣日敗。必致損命矣。精氣不勝病氣者。如熱病傷寒汗出之後。脈當靜解而反躁盛者。真陰內竭而邪氣獨勝。故狂言失志。多致立死也。有此三者。皆謂之陰陽交。必死之候矣。

移熱移寒

黃帝問曰：五藏六府寒熱相移者何？岐伯曰：腎移寒於脾，癰腫少氣。脾移寒於肝，癰腫筋攣。肝移寒於心，狂膈中。心移寒於肺，肺消，肺消者飲一溲二，死不治。肺移寒於腎，為涌水，涌水者按腹不堅，水氣客於大腸，疾行則鳴濯濯，如囊裹漿水之病也。脾移熱於肝，則為驚衄。肝移熱於心，則死。心移熱於肺，傳為鬲消。肺移熱於腎，傳為柔痓。腎移熱於脾，傳為虛腸澼，死不可治。胞移熱於膀胱，則癃溺血。膀胱移熱於小腸，鬲腸不便，上為口糜。小腸移熱於大腸，為虙瘕為沉。大腸移熱於胃，善食而瘦，又謂之食亦。胃移熱於胆亦曰食亦胆移熱於腦則辛頞鼻淵鼻淵者濁涕下不止也傳為衂衊瞑目故得之氣厥也疏藏府之寒熱相移者以此病而移於彼是也腎中寒氣移於脾者乃為癰腫凡癰毒之病寒熱皆能為之熱者為陽毒寒者為陰毒蓋脾主肌肉得寒則氣聚而堅堅而不散則為腫為癰也脾中寒勝則反傳於肝脾寒則肉寒故為癰腫肝寒則筋寒故為拘攣肝移寒於心心主火其藏神受肝邪之寒逆故神亂而為狂心脉出屬心系下膈陽為陰抑則氣有不行故隔塞不通也心移寒於肺者君火之衰耳心火不足則不能溫養肺

金肺金不温則不能行化津液故飲雖一而溲則倍之也肺消者金受火邪所爍門戶失守本原日竭故死不能治矣肺移寒於腎則陽氣不化於下陽氣不化則水泛為邪水者陰氣也其本在腎其末在肺夫肺為大腸之藏故水氣客於腸中濯濯有聲是水之病也寒之能移熱亦能移也脾移熱於肝者反傳所勝熱之甚也肝藏血病主驚駭邪熱薄之則風火交作故為驚為鼻中出血也心本屬火而肝以風熱移之木火相燔犯及君主故當死也肺屬金其化本燥心復以熱移之則燥愈甚而傳為鬲消鬲消者鬲上焦煩飲水多而善消也肺

主氣。腎主骨。肺腎皆熱。則真陰日消。故傳為柔痓也。腎移熱於脾者。陰火上炎也。邪熱在下。真陰必虧。故傳為虛損。腎本水藏。而挾熱侮脾。故為腸澼下利膿血。而不可治也。胞者子宮也。胞宮移熱於膀胱。小便不利為癃。甚則為溺血也。膀胱之熱上行。則移於小腸。小腸之脉循咽下鬲抵胃。受熱故為鬲腸不便。受熱於咽頰間。上為口糜。小腸之熱下行。則移於大腸。熱結不散。則或氣或血。留聚於曲折之處。是為虙瘕。虙瘕者。深沉不易取也。大腸移熱於胃。燥熱之氣上行。故善於消穀。胃主肌肉。受熱爍之。雖食而常瘦。故謂之食亦。陽明胃熱。而移於膽則木火合邪不生脾土亦善食而瘦也膽金之脉起於目鋭眥上抵頭角下貫耳後曲折布於腦故膽移熱於腦則為辛頞鼻淵之病也腦熱不已則傳為鼻血衂衊者皆鼻血也瞑目者目無血所養羞明而不能開也繇此觀之移熱移寒之症皆繇氣之所逆血之所虧而致也故曰得之氣厥是也

諸経瘧刺

足太陽之瘧令人腰痛頭重寒從背起先寒後熱熇熇暍暍然熱止汗出難已刺郄中出血足少陽之瘧令人身體解㑊寒不甚熱不甚惡見人見人心惕惕然熱多汗出甚

刺足少陽足陽明之瘧令人先寒洒淅洒淅寒甚久乃熱熱去汗出喜見日月光火氣乃快然刺足陽明跗上足太陰之瘧令人不樂好太息不嗜食多寒熱汗出病至則善嘔〻已乃衰即取之足少陰之瘧令人嘔吐甚多寒熱〻多寒少欲閉户牖而處其病難已足厥陰之瘧令人腰痛小腹滿小便不利如癃狀非癃也數便意恐懼氣不足腹中悒〻刺足厥陰肺瘧者令人心寒〻甚熱〻間善驚如有所見者刺手太陰陽明心瘧者令人煩心甚欲得清水反寒多不甚熱刺手少陰肝瘧者令人色蒼〻然太息其狀若死者刺足厥陰見血脾瘧者令人寒腹中痛熱則腸

中鳴〻已汗出刺足太陰腎瘧者令人洒〻然腰脊痛宛轉大便難目眴〻然手足寒刺足太陽少陰胃瘧者令人且病也善飢而不能食〻而支滿腹大刺足陽明太陰橫脉出血瘧發身方熱刺跗上動脉開其空出其血立寒瘧方欲寒刺手陽明太陰足陽明太陰瘧脉滿太急刺背俞用中鍼傍五胠俞各一適肥瘦出其血也瘧脉小實急灸脛少陰刺指井瘧脉滿太急刺背俞用五胠俞背俞各一適行於血也瘧脉緩大虛便宜用藥不宜用鍼凡治瘧先發如食頃乃可以治過之則失時也諸瘧而脉不見刺十指間出血〻去必已先視身之赤如小豆者盡取之十二

瘧者其發各不同時察其病形以知其何脉之病也先其發時如食頃而刺之一刺則衰二刺則知三刺則已不已刺舌下兩脉出血不已刺郄中盛經出血又刺項已下俠脊者必已舌下兩脉者廉泉也刺瘧者必先問其所先發者先刺之先頭痛及重者先刺頭上及兩頞兩眉間出血先項背痛者先刺之先腰脊痛者先刺郄中出血先手臂痛者先刺手少陰陽明十指間先足脛痠痛者先刺足陽明十指間出血風瘧〻發則汗出惡風刺三陽經背俞之血者胻痠痛甚按之不可名曰胕髓病以鑱鍼〻絕骨出血立已身體小痛刺至陰諸陰之井無出血間日一刺瘧

不渴間日而作刺足太陽渴而間日作刺足少陽凡瘧疷不出五十九刺

疏　瘧之一証雖起於寒暑則其為病而無所不到也言暑者言時之氣也言寒者言病之氣也及邪氣之變自淺而深鬱寒成熱然終不免寒為本而熱為標耳故不可認瘧為単暑而無寒也或暑邪伏於腠理遇秋涼之氣束之致表邪不能越泄於外故陰欲入而陽拒之陽欲出而陰遏之陰陽相薄而瘧病作矣然其淺者病在三陽故隨衛氣以為出入而一日一作也其深者病在三陰則邪氣不能與衛氣並出故或間日或三四日

而作也。作之速者，其病易已。作之遲者，其病難已。是以瘧之輕重，惟在陰陽之深淺也。經所謂寒瘧、溫瘧、癉瘧，丹溪以下所謂痎瘧、食瘧、虛瘧、瘴瘧，及本篇有六經瘧刺之治。則其義總不出乎陰陽寒暑之分也。故治瘧者，但當察其邪之深淺、正之盛衰，或陰或陽，必令其自藏而之府，自裏而之表，引而散之，升而舉之，使其邪氣得出，而元氣乃復，此不易之法也。其刺瘧之法，隨其受邪之處而刺之，刺之出血者，亦瀉其邪之有餘，使其正之易復也。本文中刺之淺深，或一刺即衰者，邪在三陽經。二三刺而已者，邪在三陰經。此不離陰陽之淺深也。

動靜勇怯喘汗出於五藏

黃帝問曰人之居處動靜勇怯脉亦為之變乎岐伯對曰凡人之驚恐恚勞動靜皆為變也是以夜行則喘出於腎淫氣病肺有所墮恐喘出於肝淫氣害脾有所驚恐喘出於肺淫氣傷心度水跌仆喘出於腎與骨當是之時勇者氣行則已怯者則着而為病也故曰診病之道觀人勇怯骨肉皮膚能知其情以為診法也故飲食飽甚汗出於胃驚而奪精汗出於心持重遠行汗出於腎疾走恐懼汗出於肝搖體勞苦汗出於脾故春秋冬夏四時陰陽生病起於過用此為常也

䟽　動静自然。勇怯隨性者。氣之常也。動静不時。勇怯強應者。氣之變也。喘主氣之變。則其喘汗必至矣。故人夜行。則勞骨傷陰。喘出於腎。腎為肺母。子之藏。腎氣淫則逆于肺。故喘出於腎。則病苦於肺也。有所墮墜而恐者。傷筋損血。故喘出於肝。肝氣淫則害於脾。木乘土位也。驚恐則神氣散亂。心藏神。故喘出於肺。而淫氣傷於心也。凡有病者。因氣有勇怯不同。勇可察其有餘。怯可察其不足。骨可以察腎。肉可以察脾。皮膚可以察肺。望而知其情。即善診者也。汗出五藏。各有所主。氣之強弱有常度。若勉強過用。必損其真。病之所繇起也。

藏府諸脹

黃帝曰脉之應於寸口如何而脹岐伯曰其脉大堅以濇者脹也黃帝曰何以知藏府之脹也岐伯曰陰為藏陽為府黃帝曰夫氣之令人脹也在於血脉之中耶藏府之內乎岐伯曰三者皆存焉然非脹之舍也黃帝曰願聞脹之舍岐伯曰夫脹者皆在於藏府之外排藏府而郭胷脇脹皮膚故命曰脹黃帝曰藏府之在胷脇腹裏之內也若匣匱之藏禁器也各有次舍異名而同處一域之中其氣各異願聞其故黃帝曰未解其意再問岐伯曰夫胷腹藏府之郭也膻中者心主之宮城也胃者大倉也咽喉小腸者

傳送也。胃之九竅者。閭里門戶也。廉泉玉英者。津液之道也。故五藏六府者。各有畔界。其病各有形狀。然氣循脉。衛氣逆為脉脹。衛氣並脉。循分為膚脹。三里而寫。近者一下。遠者三下。無問虛實。工在疾寫。黃帝曰。願聞脹形。岐伯曰。夫心脹者。煩心短氣。卧不安。肺脹者。虛滿而喘欬。肝脹者脇下滿而痛引小腹。脾脹者。善噦。四肢煩悗。體重不能勝衣。卧不安。腎脹者。腹滿引背央央然。腰髀痛。六府脹。胃脹者。腹滿。胃脘痛。鼻聞焦臭。妨於食。大便難。大腸脹者。腸鳴而痛濯濯。冬日重感於寒。則飧泄不化。小腸脹者。小腹䐜脹。引腰而痛。膀胱脹者。小腹滿而氣癃。三焦脹者。氣滿於皮膚中。輕輕然而不堅。膽脹者。脇下痛脹。口中苦。善太息。凡此諸脹者。其道皆一。明知逆順。鍼數不失。寫虛補實。神去其室。致邪失正。真不可定。麤之所敗。謂之夭命。補虛寫實。神歸其室。久塞其空。謂之良工。黄帝曰。脹者焉生。何因而有。岐伯曰。衛氣之在身也。常然並脉。循分肉。行有逆順。陰陽相隨。乃得天和。五藏更始。四時循序。五穀乃化。然後厥氣在下。營衛留止。寒氣逆上。真邪相攻。兩氣相搏。乃合為脹也。黄帝曰。善。何以解惑。岐伯曰。合之於真。三合而得。帝曰。善。黄帝問於岐伯曰。脹論言無問虛實。工在疾寫。近者一下。遠者三下。今有其三而不下者。其過焉在。岐伯對曰此言陷於肉肓而中氣穴者也不中氣穴則氣內閉鍼不陷肓則氣不行上越中肉則衛氣相亂陰陽相逐其於脹也當寫不寫氣故不下三而不下必更其道氣下乃止不下復始可以萬全烏有殆者乎其於脹也必審其脈當寫則寫當補則補如鼓應桴惡有不下者乎

疏內傷脾胃流滯於中則心腹脹滿也夫脹滿之證有陰有陽在藏在府之別不可不辯脉濇而堅者爲陰其脹在藏脉大而堅者爲陽其脹在府故脹之一證五藏六府無不有之大抵陽症多熱熱者多實陰證多寒寒者多虛其治必須察其陰陽之虛實可矣

五癃津液別

黄帝問於岐伯曰水穀入於口輸於腸胃其液別為五天寒衣薄則為溺與氣天熱衣厚則為汗悲哀氣并則為泣中熱胃緩則為唾邪氣內逆則氣為之閉塞而不行不行則為水脹余知其然也不知其何繇生願聞其道岐伯曰水穀皆入於口其味有五各注其海津液各走其道故三焦出氣以温肌肉充皮膚為其津其流而不行者為液天暑衣厚則腠理開故汗出寒留於分肉之間聚沫則為痛天寒則腠理閉氣濕不行水下留於膀胱則為溺與氣五藏六府心為之主耳為之聽目為之候肺為之相肝為之

将脾為之衛腎為之主外故五藏六府之津液盡上滲於目心悲氣并則心系急心系急則肺舉肺舉則液上溢夫心系與肺不能常舉乍上乍下故欬而泣出矣中熱則胃中消穀消穀則蟲上下作腸胃充郭故胃緩胃緩則氣逆故唾出五穀之津液和合而為膏者內滲入於骨空補益腦髓而下流於陰股陰陽不和則使液溢而下流於陰髓液皆減而下下過度則虛虛故腰背痛而脛痠陰陽氣道不通四海閉塞三焦不寫津液不化水穀并於腸胃之中別於廻腸留於下焦不得滲膀胱則下焦脹水溢則為水脹此津液五別之逆順也

疏　五液者陰精之總稱也水穀入口五液之所繇生也五味之入各有所歸其所謂注其海者人身有四海腦爲體海衝脉爲血海膻中爲氣海胃爲水穀之海五藏四海各受水穀之氣味故津液隨化而各歸其道也三焦之氣化爲津液者宗氣積於上焦營氣出於中焦胃氣出於下焦達於表者陽之氣也故氣出以溫肌肉充皮膚而爲津津屬陽也營於裏者陰之氣也故周流於血脉之間而不散行於外注於藏府益於精髓而爲其液液屬陰也津液之爲汗者熱蒸於表則津泄故腠理開而汗出也或寒邪所感則溢澀流於肌肉之間汁

沫聚而為痛也。津液之為溺氣者。腠理密則氣不外泄。故氣化為水。水必就下。故流於膀胱。然水之氣也。水聚則氣生。氣化則水注。故為溺與氣也。津液之為泣涕者。心總五藏六府。為精神之主。故耳目肺肝脾腎皆聽命於心。是以耳之聽。目之視。無不繫乎心也。肺朝百脉。以主治節。故為心之相。肝主謀慮決斷。故為心之將。脾主肌肉。護養藏府。故為心之衛。腎主骨髓。立其形體。故為心之主外也。心既為藏府之主。而五藏之系皆入於心。心之統系。復上貫於肺。通於喉。而息繫以出也。心悲則系急。而肺葉舉。液隨之上溢。然心系與肺。本不常舉。故有乍上乍下其氣舉於上者則為欬為泣也凡人之泣甚而繼嗽者正以氣升於上而奔迫於肺耳津液之為唾者濕熱所化常居腸中胃熱則消穀〻消則中空蟲行求食或上或下動作於腸胃之間故氣上逆涎隨而溢故多唾也津液為精髓者津液和則為膏以填補於骨空之中故為腦為髓為精為血上至巔頂得以充實下流陰股得以交通也若津液不和則陰陽混亂精氣俱病氣病則不攝精病則不守精氣不相統攝液溢於下而流泄於陰竅精髓皆減輸泄過度則真陰日虚故為腰痛脛痠勞瘵等病所繇生也或變為水腫者亦陰

陽之氣道不通。三焦為決瀆之官，膀胱為津液之府，氣不化則水不行，所以三焦不能瀉，膀胱不能滲而腫脹之病亦隨而生。凡治此者，當以氣化為主。試觀水潦為災，使非太陽熠臨，則陰凝終不能散，泥濘終不能乾。人之陽氣，即如天日，陽為陰邪所勝，即如天日為陰霧所晦。能知此義，則知陰陽氣化之道矣。故陰勝陽則病於寒，陽勝陰則病於熱，陰陽和則五液皆精而充實於內，陰陽不和則五精皆液而流溢於外。此其所謂逆順也。苟不知逆順之別，則不知陰陽之理；不知陰陽之理，則不知氣化之道矣。

風水黃疸之辨

頸脉動喘疾欬曰水。目裹微腫。如卧蠶起之狀。曰水。溺黃赤。安卧者黃疸。已食如饑者胃疸。面腫曰風。足脛腫曰水。目黃曰黃疸。

疏　風水之爲病。至其變爲疸者。尤當辨之。夫風能上能下。其主於陽也。水能下不能上。其主於陰也。或水因風所激而上溢者。或風因水所淹而陷下者。水氣上溢於肺。則喘急欬逆之證見矣。風氣下陷於腎。癃閉飧泄之證見矣。水之爲病。必先見於目胞者。目之上下主屬脾胃。若見微腫。如卧蠶起之狀。是水氣溢及於脾胃也。

脾胃至陰之藏。有水在腹中。目下必見腫者。脾主陰。目下亦屬陰也。陰水生寒。陽水生熱。濕熱爲病。必變黄疸。故身痛而色微黄。齒爪俱黄。其小便黄赤。此黄疸症也。疸症雖起於濕熱。發於胆胃。亦有藏府之別。食而復飢。善消穀食者。是胃熱爲疸。陽疸也。食而不飢。不嗜穀食者。是脾濕爲疸。陰疸也。黄疸兼腫之病。頭面俱腫。不獨目下腫者。風邪爲病也。頭面主陽。風爲陽邪。故頭面先腫也。治當疎風爲主。足脛浮腫。漸次至腹者。水邪爲病也。治當利水爲主。所以治疸與腫者。亦當察陰陽表裏。從風從水。則無誤矣。

痺証

黄帝問曰痺之安生岐伯對曰風寒濕三氣雜至合而為痺也其風氣勝者為行痺寒氣勝者為痛痺濕氣勝者為著痺也帝曰其有五者何也岐伯曰以冬遇此者為骨痺以春遇此者為筋痺以夏遇此者為脉痺以至陰遇此者為肌痺以秋遇此者為皮痺帝曰内舍五藏六府何氣使然岐伯曰五藏皆有合病久而不去者内舍扵其合也故骨痺不已復感扵邪内舍扵腎筋痺不已復感扵邪内舍扵肝脉痺不已復感扵邪内舍扵心肌痺不已復感扵邪内舍扵脾皮痺不已復感扵邪内舍扵肺所謂痺者各以

其時。重感於風寒濕之氣也。凡痺之客五藏者。肺痺者煩滿喘而嘔。心痺者脉不通。煩則心下鼓。暴上氣而喘。嗌乾善噫。厥氣上則恐。肝痺者夜卧則驚。多飲數小便。上為引如懷。腎痺者善脹。尻以代踵。脊以代頭。脾痺者四支解墮。發欬嘔汁。上為大塞。腸痺者數飲而出不得。中氣喘爭。時發飧泄。胞痺者少腹膀胱按之內痛。若沃以湯。濇於小便。上為清涕。陰氣者靜則神藏。躁則消亡。飲食自倍。腸胃乃傷。淫氣喘息。痺聚在肺。淫氣憂思。痺聚在心。淫氣遺溺。痺聚在腎。淫氣乏竭。痺聚在肝。淫氣肌絕。痺聚在脾。諸痺不已。亦益內也。其風氣勝者。其人易已也。帝曰。痺其時有死

者或疼久者或易已者其故何也岐伯曰其入藏者死其
留連筋骨間者疼久其留皮膚間者易已帝曰其客於六
府者何也岐伯曰此亦其食飲居處為其病本也六府亦
各有俞風寒濕氣中其俞而食飲應之循俞而入各舍其
府也帝曰以鍼治之奈何岐伯曰五藏有俞六府有合循
脉之分各有所發各隨其過則病瘳也帝曰榮衛之氣亦
令人痺乎岐伯曰榮者水穀之精氣也和調於五藏灑陳
於六府乃能入於脉也故循脉上下貫五藏絡六府也衛
者水穀之悍氣也其氣慓疾滑利不能入於脉也故循皮
膚之中分肉之間熏於肓膜散於胷腹逆其氣則病從其

氣則愈不與風寒濕氣合故不為痺帝曰善痺或痛或不痛或不仁或寒或熱或燥或濕其故何也岐伯曰痛者寒氣多也有寒故痛也其不痛不仁者病久入深榮衛之行濇經絡時踈故不通皮膚不營故為不仁其寒者陽氣少陰氣多與病相益故寒也其熱者陽氣多陰氣少病氣勝陽遭陰故為痺熱其多汗而濡者此其逢濕甚也陽氣少陰氣盛兩氣相感故汗出而濡也帝曰夫痺之為病不痛何也岐伯曰痺在於骨則重在於脉則血凝而不流在於筋則屈不伸在於肉則不仁在於皮則寒故具此五者則不痛也凡痺之類逢寒則蟲逢熱則縱帝曰善

疏風寒濕三氣雜至則壅閉經絡致血氣不行而遂成痺病者亦因人之元氣不固外邪乃得而侵之也病在外而久不去則漸入經絡或復感風邪氣必更深而入於藏矣肺主氣肺氣痺則為煩滿心主血心氣痺則為血枯肝藏魂肝氣痺則魂不安腎主精腎氣痺則善脹脾主四支脾氣痺則懈惰大小腸痺則氣道不化清濁不分或時發飧泄也胞痺即膀胱氣痺下為小便濇上為流清涕也故痺之一証不獨盡在風寒濕三者為病也如五志內傷皆能為痺五志者即五藏之神也五藏者所以藏精神魂魄志意者也人能安靜其藏血氣

無偏。邪氣不干。故精神完固。而藏氣和平也。若躁擾妄動。則精氣耗散。神志消亡。外邪得以乘之。故五藏之痹因而變生也。所謂淫氣喘息。痹聚在肺。淫氣憂思。痹聚在心。淫氣遺溺。痹聚在腎。淫氣乏竭。痹聚在肝。淫氣肌絕。痹聚在脾者。此邪氣亂其正氣。皆因飲食起居所致也。夫水穀之寒熱。感則害其六府。居處之邪氣。感則傷在六陽。故飲食起居。為六府致病之本。風寒濕為六府受邪之標。蓋治標當急。治本宜緩。此言外邪為標。內傷為本也。然外亦有標本。內亦有標本。能知陰陽內外標本逆從之理者。則知治痹之方矣。

消癉熱中

帝曰。消癉虛實何如。岐伯曰。脉實大。病久可治。脉懸小堅。病久不可治。帝曰。夫子数言熱中消中不可服高梁芳草石藥。石藥發癲。芳草發狂。夫熱中消中者。皆富貴人也。今禁高梁。是不合其心。禁芳草石藥。是病不愈。願聞其說。岐伯曰。夫芳草之氣美。石藥之氣悍。二者其氣急疾堅勁。故非緩心和人。不可以服此二者。帝曰。不可以服此二者。何以然。岐伯曰。夫熱氣慓悍。藥氣亦然。二者相遇。恐內傷脾。脾者土也。而惡木。服此藥者。至甲乙日更論。

疏　消癉者。三消之總稱。謂內熱消中。而肌膚消瘦也。

邪熱在內。脉當實大者為順。故病雖久猶可治。若脉懸小。則陽實陰虛。脉證之逆也。故不可治。熱中消中者。即內熱病也。惟富貴之人多有之。其厚味腥羶之物。及芳草辛香之品。藥石煅煉之類。三者皆能助熱。皆能爍陰。凡有熱病。自所當禁。若不能禁者。必致傷其至陰。然至陰者脾也。脾傷則畏木。故至甲乙之日。其證必甚。夫木旺則克土。亦必挾心火之勢。以克金。脾肺俱傷。則消渴之證成矣。

脾癉膽癉

帝曰。有病口甘者。病名為何。何以得之。岐伯曰。此五氣之溢也。名曰脾癉。夫五味入口，藏於胃，脾為之行其精氣，津液在脾，故令人口甘也。此肥美之所發也。此人必數食甘美而多肥也。肥者令人內熱，甘者令人中滿，故其氣上溢，轉為消渴。治之以蘭，除陳氣也。帝曰：有病口苦，取陽陵泉。口苦者病名為何？何以得之？岐伯曰：病名曰膽癉。夫肝者中之將也，取決於膽，咽為之使。此人者數謀慮不決，故膽虛氣上溢，而口為之苦。治之以膽募俞。治在陰陽十二官相使中。

疏　癉之為病，俱屬于熱，乃五味之所化也。脾主為胃行其津液者也。脾屬土，其味甘。脾氣通於口，故令人口甘也。甘者性緩不散，故能留中，熱留不去，久必傷陰，其氣上溢，故轉變為消渴之病。蘭草性味甘寒，能利水道，辟不祥，除胸中痰癖，其氣清香，能生津止渴，滋潤肌肉，故可除陳積畜熱之氣也。肝為將軍之官，謀慮雖出於肝，而其決斷必取於膽也。膽脉上挾咽喉，肝脉循喉嚨，是肝膽之脉皆會於咽，故咽為之使也。有人數謀慮不決，則肝膽俱勞，勞則虛，虛則膽氣上溢，故為口苦。膽募在筋，膽俞在背，足太陰之穴，併陽陵泉諸穴，皆可以治之愈也。治在陰陽十二官相使中者，不過言其陰陽之偏勝，各有所主，并言其為病之異也。

血枯

帝曰有病胷脇支滿者妨於食病至則先聞腥臊臭出清液先唾血四支清目眩時時前後血病名為何何以得之岐伯曰病名血枯此得之年少時有所大脫血若醉入房中氣竭肝傷故月事衰少不來也帝曰治之奈何復以何術岐伯曰以四烏鰂骨一藘茹二物并合之丸以雀卵大如小豆以五丸為後飯飲以鮑魚汁利腸中及傷肝也

疏　夫血枯與血隔混言者誤也血枯一証與血隔相似皆經閉不通之候然而枯之與隔其相反有如氷炭夫枯者枯竭之謂血虛之極也隔者阻隔之謂血本不

虛而或氣或寒或積有所逆也隔者病發於暫其証則或痛或實通之則血行而愈可攻者也枯者其來也漸衝任內竭其証無形必不可通者也常見今人之治此者聽其言則明曰血枯經閉也察其治則每用四物加桃仁紅花甚至硝朴稜莪之類多致血耗氣散夫血既枯理當補養陰氣使其血漸充此不必通而血自至矣若勉強逼之不但不能求其血之通行將枯者愈枯形幾涸滅矣凡醫不知病情於枯與隔之別漠然無辨於胞乃強不知以為知者求其無害於人必不可得安望其有濟於世哉

陽厥怒狂

帝曰有病怒狂者此病安生岐伯曰生於陽也帝曰陽何以使人狂岐伯曰陽氣者因暴折而難決故善怒也病名曰陽厥帝曰何以知之岐伯曰陽明者常動巨陽少陽不動不動而動大疾此其候也帝曰治之奈何岐伯曰奪其食則已夫食入於陰長氣於陽故奪其食即已使之服以生鐵洛為飲夫生鐵洛者下氣疾也

疏　陽氣暢達則志得伸陽氣怫鬱則火上逆故怒狂之病皆主於氣而屬于陽其三陽之動脉而動之甚者即厥陽狂怒之候也狂怒當禁其食飲食先入於陰而

即長於陽。節奪其食。不使胃火上助陽邪也。治用重墜之物。如鐵精鐵華粉鐵砂之類。能墜熱氣故也。

癲狂

帝曰。癲狂何如。脉搏大滑久自已。脉小堅急死不治。帝曰。癲狂之脉。虛實何如。岐伯曰。虛則可治。實則死。帝曰。人生而有病癲狂者。病名曰何。安所得之。岐伯曰。病名為胎病。此得之在母腹中時。其母有所大驚。氣上而不下。精氣幷居。故令子發為癲疾也。

䟽癲疾者。即癲癇也。其脉大滑者。自已。小堅者不治。有人生下。不犯邪氣。即有癲疾者。在母胎中受病也。

諸卒痛

黃帝問曰。余聞善言天者。必有驗於人。善言古者。必有合於今。善言人者。必有厭於己。如此則道不惑而要數極。所謂明明也。今余問於夫子。令言而可知。視而可見。捫而可得。令驗於己。如發蒙解惑。可得而聞乎。岐伯再拜稽首對曰。何道之問也。帝曰。願聞人之五藏卒痛。何氣使然。岐伯對曰。經脉流行不止。環周不休。寒氣入經而稽遲。泣而不行。客於脉外則血少。客於脉中則氣不通。故卒然而痛。帝曰。其痛或卒然而止者。或痛甚不休者。或痛甚不可按者。或按之而痛止者。或按之無益者。或喘動應手者。或心與背相引而痛者或脇肋與少腹相引而痛者或腹痛引陰股者或痛宿昔而成積者或卒然痛死不知人少閒復生者或痛而嘔者或腹痛而後泄者或痛而閉不通者凡此諸痛各不同形別之柰何岐伯曰寒氣客於脉外則脉寒脉寒則縮踡縮踡則脉絀急絀急則外引小絡故卒然而痛得炅則痛立止因重中於寒則痛久矣寒氣客於經脉之中與炅氣相薄則脉滿滿則痛而不可按也寒氣稽留炅氣從上則脉充大而血氣亂故痛甚不可按也寒氣客於腸胃之閒膜原之下血不得散小絡急引故痛按之則血氣散故按之痛止寒氣客於俠脊之脉則深按之不能

乃故按之無益也寒氣客於衝脉衝脉起於關元隨腹直上寒氣客則脉不通脉不通則氣因之故喘動應手矣寒氣客於背俞之脉則脉泣脉泣則血虛血虛則痛其俞注於心故相引而痛按之則熱氣至熱氣至則痛止矣寒氣客於厥陰之脉厥陰之脉者絡陰器繫於肝寒氣客於脉中則血泣脉急故脇肋與小腹相引痛矣厥氣客於陰股寒氣上及小腹血泣在下相引故腹痛引陰股寒氣客於小腸膜原之間絡血之中血泣不得注於大經血氣稽留不得行故宿昔而成積矣寒氣客於五藏厥逆上泄陰氣竭陽氣未入故卒然痛死不知人氣復反則生矣寒氣客

於腸胃厥逆上出故痛而嘔也寒氣客於小腸小腸不得成聚故後泄腹痛矣熱氣留於小腸腸中痛癉熱焦渴則堅乾不得出故痛而閉不通矣

疏　治痛之法有曰痛無補法者有曰通則不痛痛則不通有曰痛隨利減者人相傳誦皆以此為不易之法凡是痛証無不執而用之不知痛而閉者固可通之所謂熱結小腸閉而不通之類是也痛而泄者不可通也又謂寒客小腸後泄腹痛之類是也觀王荊公解痛利二字曰治法云諸痛為實痛隨利減世俗以利為下也假令痛在表者實也痛在裏者實也痛在血氣者亦實

也故在表者汗之則愈在裏者下之則愈在血氣者散之行之則愈豈可以利為下乎宜作通字訓則可此說甚善已得治實之法矣然痛証亦有虛實治法亦有補寫其辯之之法不可不詳凡痛而脹閉者多實不脹不閉者多虛痛而拒按者為實可按者為虛喜寒者多實愛熱者多虛飽而甚者多實飢而甚者多虛脉實氣粗者多實脉虛氣少者多虛新病壯年者多實愈攻愈劇者多虛痛在經者脉多弦大痛在藏者脉多沉微必兼脉証而察之則虛實自有明辯實者可利虛者亦可利乎不當利而利之則為害不淺故凡治表虛而痛者陽

不足也。非溫經不可。裏虛而痛者，陰不足也。非養營不可。上虛而痛者，心脾受傷也。非補中不可。下虛而痛者，脫泄亡陰也。非速救脾腎、溫補命門不可。夫以溫補而治痛者，古人非不多也。奈世俗不察陰陽虛寔、表裏寒熱之異，只執泥於痛則不通，通則不痛，故盡舍溫補而偏向攻伐。夫攻伐之法，氣寔者受其福，氣之虛者被其害。故近代薛立齋、汪石山之輩，得溫補之法，治人注泄有驗。後之學者，有遵有不遵者。又謂明哲莫過於丹溪，亦曰諸痛不可補氣，是以惑人心意，即有兩岐之見，故不能變通如是。

陰陽之逆厥而為夢

雷公請問氣之多少何者為逆何者為從黃帝答曰陽從左陰從右老從上少從下是以春夏歸陽為生歸秋冬為死反之則歸秋冬為生是以氣多少逆皆為厥問曰有餘者厥耶答曰一上不下寒厥到膝少者秋冬死老者秋冬生氣上不下頭痛巔疾求陽不得求陰不審五部隔無徵若居曠野若伏空室緜緜乎屬不滿日是以少陰之厥令人妄夢其極至迷三陽絕三陰微是為少氣是以肺氣虛則使人夢見白物見人斬血藉藉得其時則夢見兵戰腎氣虛則使人夢見舟船溺人得其時則夢伏水中若有畏

恐肝氣虛則夢見菌香生草得其時則夢伏樹下不敢起
心氣虛則夢救火陽物得其時則夢燔灼脾氣虛則夢飲
食不足得其時則夢築垣蓋屋此皆五藏氣虛陽氣有餘
陰氣不足合之五診調之陰陽以在經脉
疏陰陽之從逆在血氣之盛衰老幼之上下言之老
人之氣先衰於下故從上者為順少壯之氣先盛於下
故從下者為順蓋天之生氣必從下而升而人氣亦然
也是以春夏陽盛之時其脉症歸之陽者為生若得陰
候如秋冬者為逆為死也秋冬陰盛之時其脉症歸之
陰者為順若見春夏脉固為陰中有陽未必至害然陽

乃為陰之脉至甚則仍不免矣氣有多少是陰陽不和致為厥為逆也或陽逆於上而不下則寒厥必到膝老人陽氣從上膝寒猶可少年陽氣從下膝寒為逆少年之陽氣不宜衰若衰者反也故最畏陰勝之時老人陽氣本衰若衰者常也故於秋冬無慮焉厥之在人謂其為陽本非陽盛謂其為陰又非陰盛故求之皆不可得五藏隔絶無徵可驗若居曠野無所聞若伏空室無所見逦病則緜緜不解勢甚凋敝若弗能終其日者也心主陽其藏神腎主陰其藏精是以少陰厥逆則心腎不交而精神散越故為妄夢及其至則令人迷亂昏昧矣

三陽隔絶則陰虧於上三陰微弱則陽虧於下陰陽不相生化則少氣不足以息夫五藏氣虛即陰不足也陰氣不足則虛陽獨浮虛陽者無根之陽也所以為厥為夢即肺虛夢白物兵戟肝虛夢菌草樹木腎虛夢登舟溺水心虛夢火起燔灼脾虛夢飲食垣屋此五藏之陰氣虛而陽浮不附陰之所致也葢合之五診則五藏之盛虛可察調之陰陽則六經之邪正可和而在脉經者謂其義如靈樞經之脉篇也

五逆緩急

黄帝曰諸病皆有逆順可得聞乎岐伯曰腹脹身熱脉大

是一逆也腹鳴而滿四肢清泄其脉大是二逆也衄而不止脉大是三逆也咳且溲血脫形其脉小勁是四逆也欬脫形身熱脉小以疾是謂五逆也如是者不過十五日而死矣其腹大脹四末清脫形泄甚是一逆也腹脹便血其脉大時絶是二逆也欬溲血形肉脫脉搏是三逆也嘔血胸滿引背脉小而疾是四逆也欬嘔腹脹且飧泄其脉絶是五逆也如是者不及一時而死矣工不察此者而刺之是謂逆治

疏病之為逆雖五然陰與陽逆血與氣逆藏與府逆表與裏逆皆謂之逆也如身熱脉大加以腹脹表裏邪

盛也是為一逆腹鳴而滿四支清冷兼以後泄此為陰症脉不宜大而反大者脉症俱悖也是為二逆鼻衄在陰脉大主陽〻實陰虛是為三逆咳且溲血形脱脉小形脱者正氣已衰脉小急者邪氣仍在邪正相勝是為四逆形脱身熱真陰已虧脉細疾數邪盛正衰是為五逆患此五逆者皆客强主弱氣移血敗故不過十五日而死腹大脹者最忌中虛若見四肢清冷脱形瀉盛者脾元敗而陽氣去是又一逆腹脹便血陰之為病也脉大時絶孤陽将脱是又二逆咳而溲血氣血俱病形肉脱則敗在脾脉氣搏則敗在胃是又三逆嘔血胸滿引

背着藏氣連乎背也。脉見細小即數者。真元大虧也。是又四逆。上為嘔咳。中為腹脹。下為喘泄。三焦俱病。而脉至乃絶者。有邪無正。是又五逆。此皆不及一時而死者。謂其病勢之急於前五逆也。凡醫不知五逆之病。不可治而强治之。非惟無益。適以致害。是謂下工。

十二經終

帝曰。願聞十二經脉之終奈何。岐伯曰。太陽之脉其終也。戴眼反折瘈瘲。其色白。絶汗乃出。出則死矣。少陽終者。耳聾百節皆縱。目睘絶系。絶系一日半死。其死也。色先青白乃死矣。陽明終者。口目動作。善驚妄言。色黄。其上下經盛。

不仁則終矣。少陰終者，面黑齒長而垢，腹脹閉，上下不通而終矣。太陰終者，腹脹閉不得息，善噫善嘔，嘔則逆，逆則面赤，不逆則上下不通，不通則面黑皮毛焦而終矣。厥陰終者，中熱嗌乾，善溺心煩，甚則舌卷卵上縮而終矣。此十二經之所敗也。

疏　十二經者，手足六經，各分表裏，即十二藏之氣也。其所謂終者，藏府之氣盡而十二經之敗症俱見，乃驗其必死之候也。

三卷終

雪潭居醫約

三衢徐世蔭較正　三山陳瀓編輯

風門

中風　類中　傷風　痛風　風熱　風寒

夫風為天地之陽氣。其性動而不靜。其中人莫測。其為病多端。故風為百病之長也。然有治而多誤者。在不明其南北之異。中風類中之別。表裏虛實之宜也。所謂北方者。風氣剛烈。真氣空虛之人。為風邪所中。卒然仆倒。身熱頭痛。不省人事。口眼歪邪。是八方之風所中。夫八風自外而入。故先有外証。不用大小續命等湯。急解散風邪。而風邪何蘇浮散。此乃先散風邪。而後調養血氣者是也。若夫絕無外証。而忽病如風者。此風本五臟而生。非比外感八風之邪。有餘之症也。然既非外感。而經曰諸暴強直。皆屬於風。諸風掉眩。皆屬於肝何也。蓋肝乃東方木之藏。其藏血。其主風。血病則無以養筋。筋病則掉眩強直之類。諸變百出。此皆肝木之化。故云皆屬於風。所謂其屬者。以五氣各有所主。如諸濕腫滿。皆屬於脾之類。其義同也。抑有外感所中者。謂之真中風也。無風所中者。謂之類中也。故王道安有真中類中之辨。夫所謂類中者。北方地氣高厚。人稟亦壯。間或有之。而南方風氣和煖。絕無剛猛之風。而多濕熱之氣質多柔脆類中風者十居八九其証亦卒然昏憒不知人事語言蹇澀痰涎壅盛此雖類中風而非中風也不因痰熱所致即是陰虛所發也血氣既虛不用大補血氣等藥其虛何自而復此乃急補血氣而釋風邪者是也夫類中雖無外感亦有夾痰夾氣之别此非比純虛之病乃不足中有餘之証也又不可槩用補法故東垣有中風非獨外來風邪乃本氣自病之說丹溪有痰濕生熱濕熱生風之論後世不明此義不惟以類中風槩認為真中風而且以內奪暴厥等証俱誤認為風良可嘆也夫外感者邪襲肌表陽實之証是也內傷者血氣空虛陰火內爍之証

是也故脉經有虛虛實實之警夫所謂虛者人知陰虛惟一而不知陰虛有二如陰中之水虛則病在精血陰中之火虛則病在神氣盖陽衰則氣去故神志為之昏亂非火虛乎陰虧則形壞故肢體為之廢弛非水虛乎今以神離形壞之證乃不求水火之源而猶以風治鮮不危矣試以天道言之其象亦然凡旱則多燥燥則多風是風木之化從乎燥燥即陰虛之候也故凡治類風者專宜培補真陰以救根本使陰氣復則風燥自除矣然外感者非曰絶無虛証氣虛則虛也內傷者非曰必無實証有滯則實也治虛者當察其在陰在陽而直補之治實者仍察其因痰因

氣而漸開之此於內傷外感虛實攻補之間辨其有無微甚而酌其治也甚至有元氣素虧猝然仆倒上無痰下失禁瞋目昏沉此厥竭之証尤與風邪無涉使非大劑參朮極力挽回安望其復真氣於將絕之頃哉他如傷風痛風風熱風寒其治種種不同若不察其虛實但以風之為病當用風藥不知風藥皆燥散之物燥則傷血散則傷氣以內傷作外感以不足為有餘是促人以死也班氏云不服藥為中醫者正為此輩而發耳

諸風約脉

風邪中臟脉多沉伏風邪中腑脉多浮洪風挾寒則脉遲

風挾暑則脉虛。風挾痰則脉滑。風挾火則脉洪。中風脉浮而弦。傷風脉浮而緩。風熱脉浮而數。風寒脉浮而緊。

諸風約治

一中風初起。昏倒不知人事。牙關緊急。涎潮壅塞。口眼喎斜。半身不遂。精神恍惚。倉卒之際。急以手大指掐。刻人中即省。或急令人將病者兩手兩足。從上而下頻頻。捏出風邪。則四肢痰氣即散。免致攻心。

一中風痰涎壅盛。口眼喎斜。不能言語者。法當用吐。宜獨聖散吐之。或口噤不開。用藜蘆末少許。加麝香灌鼻內。即吐也。一吐不已。再吐之。如氣血虛。不可用吐法。

一類中因氣虛卒倒。當用參芪四君子補理元氣。挾痰以前藥中加竹瀝薑汁。血虛用四物湯調補榮血。有痰四物湯以薑汁炒過。仍加竹瀝薑汁。

一中風後左癱右瘓者。因氣血虛而痰火流注也。血虛則痰火流注於左。而為左癱。宜四物湯加白芥子竹瀝薑汁。兼有死血。加桃仁紅花。氣虛則痰火流注於右。而為右瘓。宜四君子湯合二陳湯。加白芥子竹瀝薑汁。或用荆瀝尤妙。

一中風。飲食坐卧如常。但失音不語。俗呼為啞風。小續命去附子。加石菖蒲一錢。或訶子清音湯亦可。

一中氣亦似中風但風中多痰涎氣中口中無涎又風中身温氣中身冷風中脉浮洪氣中脉沉濇此七情内傷氣逆為病治當順氣用烏藥順氣散八味順氣散或藿香正氣散亦可

一中風頭痛如破語言謇澀小續命湯加羌活

一中風面目十指俱麻乃氣虚也宜補中益氣湯加木香附子羌活防風烏藥

一中風滿身刺痛宜四物湯加荆芥防風蔓荆子蟬退麥門冬天門冬

諸風約方

通關散　治中風不語不省人事牙關緊急湯水不及

天南星五錢　半夏五錢　牙皂五錢　麝香五分

共為細末每用少許吹鼻有嚏可治無嚏不可治此方係是吹鼻通關之劑

化風丹　治一切中風痰厥風癇牙關緊急不省人事及小兒驚風搐搦角弓反張發熱痰嗽喘促並治

天南星二錢　天麻　防風　羌活　獨活

荊芥穗　人參　細辛　川芎各一錢

共為末蜜和丸如芡實大硃砂為衣薄荷湯研化服

奪命散　治卒暴中風痰氣閉塞牙關緊急眼目上視

南星五錢　葶藶五錢　白芷五錢　半夏五錢　巴豆三錢

共為細末每服半錢用生薑自然汁一呷調下牙關緊急湯水灌不下者此藥輒能治之蓋風痰頑結者宜用此猛烈之劑也虛人不宜

獨聖散　治中風痰迷心竅癲狂煩亂人事昏沉痰壅盛及五癎心風等證

甜瓜蒂不拘多少為末每服五分重若一錢熟水調下即吐如不吐須再進一服倘吐不止以白湯止之或葱湯亦妙或麝香少許研水飲之即解

小續命湯　治卒暴中風。不省人事。半身不遂。口眼喎斜。

手足戰掉語言謇澀肢體麻痹神情昏亂頭目眩暈痰涎壅盛筋脉拘攣及脚氣緩弱不能動履屈伸

麻黄　杏仁　官桂　芍藥　川芎　防已　黄芩

人參　甘草以上俱一錢四分　防風一錢　附子七分

每一劑用生薑五片水二鍾煎一鍾去渣通口服

訶子清音湯　治諸風失音不語

桔梗一兩半生半炒　訶子四十九個半生半炮　甘草二錢半生半炙　右為細末

每服七錢用煎熟童便一大碗調服甚者三四服自効

烏藥順氣散　治男婦一切風氣攻注四肢骨節疼痛遍身麻痹手足癱瘓語言謇澀筋脉拘攣

麻黃　陳皮　烏藥各一錢　川芎　白芷
殭蠶　枳殼　桔梗各一錢　乾姜炮五分　甘草炙三分
右剉一劑，生姜棗煎服。

大秦艽湯　治中風外無六經之形證。內無便溺之阻隔。知血弱無以滋息於筋。故手足不能運動。舌強不能言語。宜養血而筋自榮。

秦艽一錢　甘草炙一錢　當歸一錢　白芍一錢　川芎一錢
細辛三分半　羌活　防風　黃芩各五分　石膏一錢
白芷五分　白朮五分　獨活一錢　茯苓一錢　生地黃五分
熟地黃五分

右剉一劑生姜三片水二鍾煎八分不拘服或加竹瀝姜汁同服如心下痞满加枳實一錢能消胞中之虚痞

清心牛黄散　治中風舌強不能言語

青黛二錢　硼砂二錢　氷片三分　牛黄三分　薄荷二錢

右爲末先以蜜水洗舌上後以姜擦之將藥和蜜調稀搽舌根上

加味轉舌丹　治中風瘈瘲舌塞不語清火除風神効

連翹一两　梔子炒五錢　桔梗五錢　玄明粉五錢　薄荷葉五錢
黄芩酒炒五錢　防風五錢　川芎三錢　石菖蒲五錢　炙甘草五錢
犀角三錢　柿霜一两　大黄酒浸炒五錢　遠志甘草水泡去骨一两

右為末煉蜜為丸如彈子大硃砂五錢為衣每用一丸細嚼薄荷湯下食後臨卧服

八味順氣散治中氣類中風服此藥以順其氣或夾風隨症加減

白术二錢　茯苓二錢　青皮一錢　白芷一錢　陳皮一錢　烏藥二錢　人參二錢　甘草炙八分

右研細末每服二錢百沸湯調下以氣平為度或加木香南星以甦痰氣或痰盛加半夏二錢淡姜湯調下

竹瀝枳术丸治脾胃虛弱挾痰挾火者最妙

枳實麩炒一兩　白术二兩　南星一兩　茯苓一兩　半夏用南星製一兩

黃芩酒炒一兩　黃連姜汁炒五錢　蒼术米泔浸塩水炒一兩　白芥子一兩
陳皮一兩　當歸五錢　山查一兩
右為末以神麴六兩生姜汁一盞竹瀝一碗煮糊一碗
為丸如梧桐子大淡姜湯食遠每服三錢

加減補陰湯　治類中陰血枯竭忽然仆倒痰涎壅盛似
中風者服此劑至痰退血活乃止
生地二錢　胆星一錢　白芍一錢五分　當歸二錢　橘紅八分
貝母一錢　天冬一錢五分　茯神一錢　黃芩一錢　川芎六分
秦艽二錢　遠志八分　甘草四分　右水二鍾煎一鍾服

加減八珍湯　治類中風血氣俱虛上無痰壅下無失禁

瞑目昏沉厥竭之證

人參一錢五分 黃芪二錢 白朮一錢五分 茯苓一錢 地黃二錢

川芎一錢 當歸一錢五分 白芍一錢五分

水二大鍾煎一鍾空心服或血虛於氣倍四物湯氣虛于血倍四君子或夾痰加桔紅貝母胆星白芥各八分或夾熱加黃芩麥門冬天花粉炒梔子各一錢

加減六君子湯 治類中風脾氣虛弱飲食生痰忽病似中風者

白朮一錢五分 茯苓一錢 半夏一錢 陳皮八分 人參一錢

甘草六分 白芥八分 木香三分

水二鍾姜二片煎九分食遠服或脾胃濕熱生痰加川連黄芩各一錢或積滯加砂仁厚朴各八分

加減補中益氣湯見內傷

和肝清肺湯　治類中肝火刑肺喘急痰壅兩脇疼痛目紅面腫等證

貝母一錢五分　沙參一錢五分　茯神二錢　天冬二錢　生地黄二錢

芍藥二錢　黄芩一錢五分　柴胡一錢　甘草八分　天花粉一錢五分

玄參一錢五分　川芎八分　胆星一錢

水二大鍾姜二片煎一鍾溫服渣再煎痰喘止爲度

加減八味丸　治類中精血枯竭骨蒸潮熱手足痿痺精

神困倦諸症

地黃四兩酒蒸熟 山藥三兩微炒 石棗三兩酒洗 澤瀉一兩鹽酒炒 丹皮二兩酒洗

牛膝一兩五錢酒洗 茯苓二兩乳拌 枸杞二兩酒洗 石斛二兩五錢酒洗 麥冬二兩酒炒

各製為末煉蜜為丸如梧子大每服百丸淡鹽湯送下

加減滋陰丸 治類中陰血大虛變為痿症

地黃四兩酒蒸熟 龜板二兩酥油炙 黃柏二兩鹽酒炒 當歸二兩五錢酒洗

川芎一兩五錢微炒 知母二兩鹽酒炒 白芍二兩洗炒 茯苓一兩五錢

各製為末煉蜜為丸梧子大每服百丸空心淡鹽湯下

羌活愈風湯 治一切傷風頭痛發熱汗出惡風四肢拘

急骨節疼痛

羌活一錢細辛五分白芷八分半夏一錢防風八分
川芎八分陳皮三分甘草三分桂枝四分獨活八分
水二鍾煎一鍾加姜三片不拘服

加減十神湯治一切傷風發寒發熱風痰壅上頭痛惡
風咳嗽氣喘
紫蘇一錢白芷八分香附八分陳皮六分半夏八分
川芎八分麻黄七分桔梗五分甘草三分
右剉一劑姜二片水二鍾煎一鍾不拘服

加減補中湯治内傷夾外感發熱頭痛惡風出汗精神
困倦服十神湯不効者

紫蘇八分 當歸六分 柴胡四分 白朮五分 升麻三分

陳皮五分 甘草四分 防風五分 人參四分 白芷五分

右剉姜三片棗一枚水二鍾煎九分服

參蘇飲 治虛人感冒發熱傷風咳嗽嘔吐痰涎胞膈不快

紫蘇一錢 前胡一錢 陳皮五錢 半夏一錢 乾葛八分

茯苓八分 枳殼一錢 桔梗八分 甘草三分 人參八分

右姜二片水一鍾半煎八分不拘服此劑乃治服發散藥。風邪不解。為其人元氣虛弱。不能送藥氣通達肌表。故風邪不去。以人參扶元氣助藥發散風邪也。

南星蒼朮丸　治上中下疼痛風濕痛風

南星姜製　蒼朮泔浸　黃栢酒炒各二兩　川芎一兩　白芷五錢

神麯炒一兩　桃仁五錢　威靈仙酒拌三錢　羌活三錢走骨節　防風五錢下行

桂枝三錢行臂　紅花酒洗錢半　龍胆草五錢下行

右為末麯糊丸梧子大每服百丸空心白湯下

益元酒糊丸　張子元血氣虛有痰白濁陰火痛風

人參一兩　白朮　熟苄　黃栢炒黑各二兩　山藥

海石　南星各一兩　龜板酒炙二兩　瑣陽五錢　乾姜燒灰五錢取其不走

右為末粥丸一云酒糊丸

臂痛湯　治兩臂疼痛不可忍者

蒼朮一錢五分 半夏 南星 白朮 黃芩酒炒
香附各一錢 陳皮 茯苓各五分 甘草三分 威靈仙三錢
別本加羌活一錢 右作一服入生姜二三片

二妙散 治筋骨疼痛兩足痿痹因氣加氣藥血虛者加補血藥痛甚者加生姜汁熱辣服之
黃柏炒 蒼朮米泔浸炒 二味為末沸湯入姜汁調服二物氣皆雄壯表實氣實者加酒少許佐之 若痰帶熱者先以舟車丸或導水丸神芎丸下之後以趁痛散服更妙

趁痛散 治久年風濕流注經絡疼痛百藥不效者

乳香　沒藥　桃仁　紅花　當歸　香附（童便浸炒）
地龍（酒炒）　牛膝（酒浸）　羗活　甘草　五靈脂（酒淘各三錢）
或加酒芩炒　酒栢（各三錢）右為末酒調二錢服

乳香丸　治久年風氣疼痛
白附子（炮）　南星　白芷　沒藥　荊芥　骨碎補（去毛）
赤小豆　藿香（去土）　乳香（各一兩另研）　五靈脂　川烏（泡去皮臍尖）
糯米（炒各二兩）　草烏（炮去臍尖）　京墨（煅各五兩）　松脂（研五錢）
右為末酒糊丸桐子大每服十丸至十五丸冷酒吞下
茶亦得不拘時忌熱物

虎骨散（和劑）治風毒邪氣乘虛攻注經絡之間痛無常處

晝靜夜甚筋脉拘攣不得屈伸

蒼耳子微炒三兩 五加皮一兩 沒藥三兩 當歸去苗三兩 骨碎補三兩

虎脛骨酥炙三兩 天麻一兩 防風去苗 自然銅醋淬細研 肉桂去粗皮各三兩

敗龜板酥炙二兩 麒麟竭細研 白芷 赤芍 白附子炮各三兩

檳榔一兩 羌活去蘆一兩 牛膝去苗二兩

右為末入研藥令勻每服一錢温酒調下不拘服

天麻散 秘方 治風濕疼痛黃腫

天麻 全蝎各四兩 地黃 木瓜各二兩 乳香 穿山甲

沒藥各一錢 牛膝酒浸二錢 川芎 烏頭各二錢 當歸三錢

右為末每服三錢空心温酒調服

通氣防風湯（拔粹）肩背痛不可回顧者，乃太陽氣鬱而不行，以風藥散之。脊痛項强，腰似折，項似拔者，此足太陽經受病也。

羌活　獨活（各一錢）　藁本　防風　甘草（各五分）　川芎　荆芥（各三錢）　水煎服。

蒼术復煎散（拔粹）治寒濕相合，腦痛惡寒，煩悶，脊骨痺，眼痛，膝髕痛，脉沉洪等症。

蒼术（四兩，水二碗煎至一碗，去渣，入下項藥末，再煎一沸，温服）　羌活　升麻（一方無此）　澤瀉　柴胡　藁本　白术（各五錢）　黄柏（三錢）　紅花（少許）

右為末，先煎蒼术三分之二，後下衆藥同煎。切忌酒麫。

加減當歸飲子聖惠　治暑天熱鬱經絡肩背忽發疼痛

防風　當歸　柴胡各一兩五錢　芍藥一兩　生地黄一兩五錢

黄連五錢　黄芩　人參各一兩　甘草一兩五錢　滑石六兩　大黄一兩五錢

右㕮咀每服五錢水二盞煎一盞去渣食後通口服

舒經湯　治臂痛不能舉有人常病左臂或以為飲或以為風為濕諸藥悉投繼以針艾俱不効淂此方而愈蓋是氣血凝滯經絡不行所致非風非飲非濕腰以下食前服腰以上食後服一名通氣飲子

片子薑黄四兩無則用嫩莪朮代之　甘草炙　羌活各一兩　海桐皮去外皮

當歸　白芍各二兩

右㕮咀每服三錢水一盞半生姜三片磨沉香水許煎至一盞去渣通口服

蟬退散　治飲酒後遍身皮膚瘙癢爬至血出而又痛

蟬退去頭足一兩　薄荷一兩　右為末每服二錢食後湯調下一方用消風散一兩蟬退一兩和合茶調服

祛風至寶丹　治諸風熱等証

防風一兩五錢　獨活一兩　全蝎五錢　天麻一兩　荊芥穗一兩

細辛五錢　石膏一兩　連翹五錢　黃芩一兩　熟地黃一兩

梔子一兩　薄荷五錢　當歸二兩五錢　川芎一兩五錢　白芍藥一兩五錢

人參一兩　白朮一兩三錢　桔梗一兩　黃柏五錢　川黃連五錢

滑石三兩　麻黄　大黄　芒硝各五錢　甘草二兩

右為末，煉蜜為丸，如彈子大，硃砂二兩為衣，每一丸細嚼，茶清任下，臨卧服。有熱，去人參、白朮、川芎，加苦參，細茶、塩梅、薄荷湯下。疼痛甚，倍加苦參。

防風通聖散　治一切風熱，大便閉結，小便赤澀，頭面生瘡，眼目赤痛，或熱極生風，舌強口噤，或鼻生紫赤風刺癮疹，而為肺風，或成風癘，而世呼為大風，或腸風而為痔漏，或腸鬱而為諸熱，譫語妄驚狂，並効。

防風　川芎　當歸　白芍　大黄　芒硝　連翹

薄荷　石膏　桔梗一　黄芩各八分　白朮　荆芥　梔子各二分

滑石二錢四分甘草炙一錢麻黄二分不去節

右㕮咀一劑生姜三片水煎服

加減防風湯治夏天冒風頭痛惡風發熱咳嗽喉痛煩燥者此劑乃清上焦之良劑也

柴胡八分黄芩八分防風八分薄荷八分甘草五分

桔梗六分荆芥七分連翹六分花粉八分

右㕮咀一劑水二鍾煎九分服如痰嗽盛加貝母杏仁各一錢若夾暑舌紅大渴加黄連香薷各一錢如喉痛面腫或發癍加玄參知母各一錢

加減金花丸治一切風熱鬱熱發黄諸症

黄連一兩　鬱金一兩　花粉一兩　黄芩一兩　粉草六錢

水跌成丸每服二錢百沸湯不時送下

知柏四物湯見火門

三黄連翹飲　治風熱上攻頭面遍身發腫發熱

黄連一錢　黄柏一錢　黄芩一錢　防風六分　連翹八分

薄荷六分　苦參一錢　粉草五分　木通六分

水二鍾煎九分不時温服

消風散　治諸風上攻。頭目眩昏。項背拘急。鼻嚏聲重。耳作蟬鳴。及皮膚頑麻。瘙痒癮疹。婦人血風。頭痛腫痒。並皆治之。

防風　荊芥　川芎　茯苓　人參　藿香　甘草各一兩

羌活一兩　蟬退　殭蚕　陳皮　厚朴各五錢　右為末每服

三錢頭痛鼻流清涕茶清送下遍身瘙癬酒送下

加減羌活沖和湯　治冬天冒風頭痛惡寒發熱無汗脊

強脉緊此藥乃治太陽經風寒之聖劑也

羌活一錢五分　防風一錢　蒼术一錢五分　川芎一錢　白芷一錢

細辛六分　甘草六分

右剉姜三片水二鍾煎一鍾服如胞膈飽脹嘔吐惡心

加藿香厚朴各一錢如兼傷生冷嘔吐泄瀉四肢冷痺

加乾姜砂仁各一錢或咳嗽痰盛加紫蘇陳皮半夏各

一錢如春夏秋感冒遍身骨節疼痛仍加生地黄芩各一錢名為九味羌活湯

桂枝麻黄湯　麻黄桔梗湯　理中湯俱見傷寒

加味香蘇散　治冬天感冒風寒頭痛發熱惡寒咳嗽氣喘時吐痰涎

紫蘇一錢　桔梗五分　白芷一錢　香附八分　乾姜一錢

陳皮六分　半夏一錢　藿香八分　厚朴八分　甘草三分

右剉一劑姜三片煎服

十全大補湯治血氣俱虛見內傷　加減八珍湯方見類中

人參附子理中湯見傷寒

桂附八味湯 治暴厥神昏不省手足厥冷

當歸二錢 黄芪二錢 白术一錢五分 熟地黄二錢 熟附子一錢

茯苓一錢 肉桂六分 甘草四分

水二鍾煎一鍾温服手足温煖為度

參芪附子回陽湯 治暴厥忽然仆倒脉脱厥逆

人參一兩 黄芪一兩 當歸五錢 附子一兩 粉草二錢

水三鍾煎鍾半服至脉回為度

經驗醫按

一人六十歲患風疕半身不遂言語蹇澁精神昏憒煩躁

自汗口不知味鼻不聞香耳聞木音則驚怖小便頻數大

便燥結。一醫用大黄之類微下之。則飲食遂減。復用白朮之類理脾。則心腹飽悶。晝夜不得瞑。如此者有三月餘。百藥無効。忽一日又冒風寒。遂加痰嗽昏眊。不省人事。召余診視。余思內經云。風寒傷形。憂怒傷氣。又傷臟乃病。臟病形乃應。此不獨風邪陷入臟腑。其臟腑之氣亦因之而病。故諸症互相出見。論治必求其本。所謂求本者。升陽補益中氣。平瀉客邪是也。宜以加減補中湯主之。用黄芪五錢。紫胡升麻各三錢。當歸甘草各二錢。黄栢白芍各五分。陳皮人參半夏各三分。服三劑。人事已省。痰壅已減。但晝夜不眠。心中煩躁。眼有紅絲。余復診其脉。見二寸脈洪數。謂其病者曰此心火內動上乘陽分乃胃氣不得交於至陰須以硃砂安神丸和養之用麥門冬二錢玄參三錢生地五錢黃連三錢天門冬三錢茯神棗仁各三錢遠志一錢五分為末蜜丸金箔硃砂為衣每次一丸燈心湯化服連服五日後得睡三日不醒惟呼吸有聲病人之兄曰不得睡三月有餘今困睡不已莫非又生他病否余曰不然衛氣者晝行陽二十五度夜行陰二十五度此衛氣交入陰分循其天度故得安睡何他病之有十日後果精神復舊惟眼白睛紅絲隱澁難開外以當歸連翹湯洗之用當歸甘草各三分黃栢連翹各五錢煎湯時時溫洗目疾雖愈

其半身不遂尚未能搖動言語蹇澁或早晨快利午後復澁余復以清肺飲子補肺氣養脾胃滋心血用白芍藥人參麥門冬茯神各五分柴胡黄芩各四分玄參黄栢生甘草各三分栢子仁天門冬各五分橘紅三分服至一月語言便利後用補中益氣湯加黄栢麥門各五分計服百餘貼手足舉動如常此即東垣所言本氣自病非外風邪所中者是也

本府骨三尊為代覲勞苦抵省半月忽一日口眼歪斜語言謇澁口噤不言四肢不舉痰涎壅盛昏眊不省人事一醫用續命湯合防風通聖欲發其汗一醫用吐法欲吐其

痰紛紛議論主治不一余診其脉見左寸關脉弦急右寸關脉洪數復觀其色絕無外症謂其長君曰此非外来風邪乃勞極傷神肝血虧損飲食不時致傷脾胃故變此疷其汗吐之法施于壯實真中風者則可因虛勞所致則不宜也用加減補陰湯加竹瀝姜汁等十劑痰涎便覺漸退人事漸省語言稍利但四肢尚不能舉動余因往福唐别幹另召一醫診視謂此疷脉至浮弦是必繇外邪而起盡棄前方以南星半夏殭蠶天麻辛燥刼痰等藥僅進三劑諸疷復作較前尤甚其長君倉皇無措特往福唐召余歸診余見其脉六部細數夫前脉弦急洪数者夹痰夹火之

脉也。今脉細數者，因辛燥之藥。走其真氣，爍其陰血，乃虛極之脈也。主用八珍湯，倍參芪，以回真氣。少佐黄芩、黄栢、麥門冬，以救真陰。服計半月，痰涎清降，語言便利，肢體亦能舉動。惟兩足痠軟，拜跪不便，欲求速愈之方。余荅曰：若外來風邪，則可以計日計月而愈。此藏氣自病，須半載調攝乃可。其長君遂勸請告歸楚，并求定丸藥方。余即將前所服八珍藥大劑為丸與之。離省未踰月，餘書至謝余曰：精神今已復元，手足亦得便利。嗟嗟！今之醫師惟知有風碍于補，有痰利于行，豈知風亦有從虛而生，痰亦有從虛而致者乎。

泉州府劉太尊素有風疾。因試事過勞。痰涎喘急。語言蹇澁。精神昏倦。小腹脹滿。兩足痿痺。差人抵省召余。未至。本地一醫謂此症内傷飲食。外冒風寒。用防風湯合平胃散香砂等劑。僅進五劑。前症愈劇。加口乾煩燥。夜睡不安。余至診脈。見左右俱數。叩其外症。兩脇疼痛。目紅面腫。夫兩脇乃肝之分野。目亦肝之官竅。今兩脇疼痛。係肝火有餘。刑爍肺金。以致諸症變見。遂用和肝清肺湯十劑。痰喘即平。精神爽慧。兩脇痛止。但小腹脹滿未消。兩足痿痺未減。余診其脉。肝肺俱平。惟脾胃沉滯。繼用加減六君子湯。倍參苓。計服一月而愈。此類中之淺。因藥而深者也。

戊寅芝山寺施醫。一僧忽中風。半身不遂。精神昏憒。面紅頰赤。耳聾鼻塞。語言不出。診其六脉弦數。余思肘方云。中臟者多滯九竅。中府者多着四肢。此僧耳聾鼻塞。精神昏憒。是中臟也。半身不遂。是中府也。此臟府表裏俱受病。先用滚痰丸五服。行其壅滯。使清氣淂以上升。繼服四物湯合二陳竹瀝姜汁。養其榮血。清其痰熱。使九竅淂利。服十劑。聲音漸出。語言稍利。後用至寶丹加減與之。計二月大病皆去。後戒之節勞役。慎飲食。令精神日長。出履如舊。此乃顫中之實症也。

終

寒門

傷寒　中寒　寒熱　温熱

夫寒為天地之陰氣，其性凜冽而不動，其中人甚速，其為病亦莫測，故寒是為百病之總也。在古人垂訓之多，何止百家千卷，其中立法之妙，無出仲景，用藥之善，須遜節菴。凡於曲折精微，靡不詳盡，余復何言。然猶有不能已者，在若於條目之浩繁，而後學求之不易也。故陶氏曰：傷寒治法，得其綱領，即如拾芥，若求之多岐，支離破碎，如涉海問津矣。蓋在其脉證與理考詳焉。求其所謂綱領者，擒其樞要，切於時用是也。所謂多岐者，簡遍方書，無方可用是也。

所謂脉證者表裏陰陽寒熱虛實是也所謂理之一字乃見之真法之要是也得其理則治無所失矣是以法必貴詳用當知約詳而不約徒詳何益故余約言之曰寒有傷寒中寒寒熱温熱不同治有汗吐下温裏清補之異也夫傷寒因天氣嚴寒陰厲之氣甚所感之病皆為外感則可表散也或當時而發者或過時而發者發必大熱頭痛脊強脉大或浮緊煩躁不寧此寒邪循經而入以漸而深或内有鬱熱因寒邪外束若不汗寒邪從何而解然表亦有三法曰温散曰凉解曰平解温散者如寒邪勝時陽氣閉塞表不易解雖自有大熱亦必用辛温勿以寒凉為佐此

即寒無犯寒之謂也涼解者如炎熱熾盛表裏枯涸則陰氣不營亦不能汗宜用辛涼多以温熱為佐此即熱無犯熱之謂也若病在陰陽之間既不可温又不可涼則但宜平解此即血氣和而汗自出之謂也故解散和于外感温裏宜于中寒夫中寒皆人脉虛裏薄倉卒感受病發甚暴寒邪不循經而入無熱可發即臍腹疼痛手足厥冷身體拘急唇青聲失此寒邪直入陰經不急温裏而寒邪何自而除然有客邪者自外而入温中兼辛散是也氣為陽元氣不足寒生於中者寒從裏生温中兼補理是也直中陰寒不盡繇房事而得苟必拘於房事然後用參附温裏等

劑。豈不自取遲救之誤乎。所謂下者。攻其內實之症也。夫寒邪從陽經傳入。舌胎煩躁。狂亂譫語。肚腹熱脹。脈實便閉。若不下。熱邪內結。從何而去。然表邪未盡。陽微脉弱。非有大滿。燥熱堅結。或有熱無結。又當用清解裏熱。若誤下。則禍不旋踵。即大便結燥。亦有陰虛。血不能潤成結者。若槩認為裏實。執定承氣諸湯。而攻伐無過。安得不致人夭枉乎。夫吐有發散之意。可去胷中之實。可舉陷下之氣。若無實邪在上。胃氣本虛之人。用之不可。所用既少。其法亦不詳例。故舍吐之外。而切於用者。惟汗之。下之。温之。清之。補之。五法而已。然不知此五法者。則不知治傷寒之綱領矣。陶節菴曰：風寒之中人無常，或入於陰，或入於陽，皆無定體。非但始太陽，終厥陰也。或有初入太陽，不作鬱熱，便入少陰，而成真陰証者。或有直中陰經，而成寒證者。或太陽傳陽明巡經者，太陽傳少陽越經者。或太陽終始不傳者。或傳一二經而止者。或太陽傳少陰為表裏。或有太陽陽明合病者。亦有三陽與三陰合病，而為兩感者。此皆經文所未發，其義多出於仲景。經所言者，傳經之常；仲景所言者，傳經之變。學者俱當詳察，不可執一，斯無誤矣。

諸寒約脉

寒邪感臟，脉多沉緊。寒邪感腑，脉多浮緊。寒中少陰腎經。

則脉沉而緊。寒中太陰脾經。則脉緩而遲。寒中厥陰肝經。則脉弦而濇。寒傷於太陽膀胱經。則脉浮而緊。寒傷於少陽胆經。則脉弦而急。寒傷於陽明胃經。則脉長而浮。中寒脉沉緊而欲絶。傷寒脉浮緊而有力。外寒内熱者。則脉浮虛而数。外熱内寒者。則脉浮大而濇。更太陽脉雖浮洪浮緊。按之不皷者。多不傳經。若煩躁脉数而急者。將欲傳經也。有二陽合病。表裏陰陽俱病者。例在治方。

諸寒約治

太陽陽明少陽。皆屬陽症也。太陽者膀胱也。發熱惡寒。頭疼腰痛而脉浮也。陽明者胃也。不惡寒。反惡熱。濈濈汗出大便秘○潮熱而脉長也○少陽者胆也○口苦咽乾○脇下滿○發熱而吐○或往來寒熱而脉弦也○麻黄湯○大青龍湯○桂枝湯○治太陽傷風寒也○大柴胡湯○調胃承氣○大小承氣湯○石膏等湯治陽明傷寒也○小柴胡湯治少陽傷寒也○其他藥皆發汗吐下後症也○若陽明獨盛○陰氣暴絶○即為陽毒○必發躁狂走○妄言○面赤咽痛○身班班如錦紋○或下利黄赤○脉洪實○或滑促○當以酸苦之藥投之○令陰氣復而大汗解矣○古人云○酸苦涌泄為陰○謂苦參大青葶藶苦酒之類○皆復其陰氣也○太陰少陰厥陰皆屬陰症也○何謂太陰症○太陰脾之經○主胞膈塡脹○何謂少陰症○少陰腎之經○主脉細心煩○

但欲寐。或自利而渴。何謂厥陰症。厥陰肝之經。主消渴。氣上衝心。心中疼熱。飢不欲食。食則吐蚘。下之利不止也。三陰中寒微則理中湯。稍厥或中寒下利。即乾姜甘草湯。大段重者用四逆湯。無脉者用通脉四逆湯。若陰氣獨盛。陽氣暴絶。則為陰毒。其症四肢逆冷。臍腹築痛。身如被杖。脉沉實。病或吐或利。當急灸臍下。服以辛熱之藥。令復陽氣而大汗解矣。古人云辛甘發散為陽。謂桂枝甘草乾姜附子之類。能復其陽氣也。若熱極發厥。陽症似陰者。若陰極熱燥。陰症似陽者。當以脉辨之。

一傷寒煩渴欲飲水者。因內水將涸。欲得外水自救。即少與飲之。若禁絕不與。則內水一涸。不能救藥。如強與過飲則水氣停流心下。變為結胞噎噦。又當戒也。

一傷寒吐蚘。雖有大熱。忌用凉藥。益胃中有寒。故蚘上出。此大危症。急用理中湯。加烏梅肉花椒各一錢煎服。俟蚘定。仍用小柴胡湯。益蚘酸則靜。見苦則安矣。

一傷寒口吐白沫。或流冷涎。俱是胃中有寒。宜用温理。如理中湯。真武湯。附子異功散之類。隨症輕重用之。如犯凉藥。禍不旋踵。

一傷寒頭痛發熱。口乾鼻出血。腹肚膨脹。午後昏沉。聲啞耳聾。兩脇疼痛。俗云血汗病也。宜用犀角地黄湯。合小柴胡湯治之。如血盛加茅根韭汁同煎。俟汗出如雨隨瘥。

一傷寒頭痛身熱，惡寒微渴，濈然汗出，身腿酸痛，精神困倦，其脉空浮無力，名曰勞力感寒，宜補中益氣主之。如發其汗，必亡陽也。

一中寒脱陽危症。或房事後內腑空虛，感冒寒邪，或食寒物，或素有脱精，元氣虛弱，或吐瀉後，脾胃氣虛，為寒邪所中，小腹絞痛，外腎搐縮，四肢厥逆，不省人事，冷汗自出，藥不及進，急用葱白搗爛，炒熱熨臍，復用葱汁、好老酒各半鍾，溫熱灌下，俟陽氣回，進理中湯。

一中寒三陰經，一時昏不知人，口噤失音，類似中風，若誤用中風藥必死。宜用理中湯。或脉沉細欲絕。急用葱熨法。急灸關元氣海。或灸臍中。俟脉回手足温熱。然後隨虛實投劑。始不失其次第之法。

一傷寒症。下焦虛寒之極。陽氣不得歸元。脉浮大而空虛。按之若緊而芤。上重下輕。面赤唇焦。口乾煩躁。俗呼戴陽症。似陽非陽症也。可用理中湯煎熟。置水中浸冷服之。此熱因寒用。如用凉藥必死。

諸寒約方

羌活冲和湯　治春夏秋感寒。頭痛發熱惡寒。無汗。脊強。脉浮緊。此足太陽膀胱經受邪。是表症。宜發散。不與冬時正傷寒同治。此方非獨治三時暴寒，春可治温，夏可治熱，秋可治濕。

羌活二錢　川芎一錢　防風一錢　白芷一錢　蒼术一錢　黄芩一錢　地黄生一錢　細辛三分　甘草三分

右剉一劑，生姜、葱白，水煎，汗出熱服，止汗用温服，冬去生地、黄芩。

麻黄湯　治足太陽膀胱頭痛，發熱惡寒，脊强無汗者。

麻黄去節二錢　杏仁去皮尖十個　桂枝一錢三分　甘草六分

右剉一劑，生姜三片，葱白三根，豆豉一撮，水煎熱服，出汗。如果本經感寒深重，一服不得効者，再服二劑，無汗

加麝香半分同藥煎服立時汗下如雨

桂枝湯　治太陽傷寒夾風脉浮緩頭痛發熱惡風當實表散寒邪

桂枝（二錢五分）　芍藥（一錢五分）　甘草（一錢）　生姜（三片）　烏棗（二枚）

水煎温服如熱不退汗不止加黄芪一錢如胞中飽脹加枳殼桔梗各八分

大青龍湯　治太陽病頭痛發熱腰疼骨節疼痛惡寒無汗胞滿而喘者

麻黄（去節炮去沫三錢）　桂枝（去皮一錢）　石膏（火煆一錢）　甘草（炙一錢）　生姜（三片）

大棗（二枚）　杏仁（去皮尖七粒）

水煎温服汗出即止不可過服恐汗多亡陽也

桂枝葛根湯 治傷寒項背強几几無汗惡風寒熱

葛根二錢 桂枝一錢 白芍一錢 麻黃一錢二分 甘草六分

柴胡一錢 生姜五片 大棗三枚

右水二鍾煎一鍾温服取汗為度此治越經傷寒太陽少陽合病之劑也

大柴胡湯 治足陽明經受邪發熱惡熱口乾大便結燥脉長面赤

柴胡三錢 黃芩 半夏 大黃各一錢 芍藥一錢 枳實一錢

右剉一劑生姜二片棗二枚水煎温服

大承氣湯　治陽明胃實狂亂搖頭直視便難譫語潮熱

大黄五錢　厚朴一錢　枳實一錢　芒硝四錢

水二大鍾煎枳朴至一大鍾入大黄煎至八分去渣入芒硝再煎二三滚温服以便通為度如未通再服

小承氣湯　治陽明譫語潮熱能食便燥脉滑而疾者

大黄五錢　厚朴一錢五分　枳實一錢

水二鍾煎一鍾温服以便通為度如未通再服

調胃承氣湯　治陽明潮熱便難煩渴譫語合太陽痉蒸蒸發熱入事昏亂者

大黄五錢酒浸　甘草二錢　芒硝四錢

水一大鍾煎大黃甘草至七分去滓入芒硝再煎一滚温服如目黃狂譫腹痛有畜血者加桃仁三錢桂枝一錢五分名桃仁承氣湯

抵當湯　治太陽傷寒悮温發狂小腹脹滿小便自利下血者以其有瘀血在裏故也

水蛭炒去子杵　虻蟲各十枚炒去足翅　大黃二兩　桃仁七枚去皮尖

水一盞煎温服

凡仲景稱太陽症脉沉者皆謂發熱惡寒頭項強痛而脉反沉也其症兼發狂小腹硬者為畜血此條抵當湯是也

白虎湯　治陽明經口苦舌乾煩渴目痛𤼵狂𤼵譫
石膏五錢　知母五錢　甘草一錢　老米一撮
右二鍾煎一鍾温服虛加人參二錢煩加竹葉二十片名人參竹葉白虎湯無太陽症加麻黄名麻黄白虎湯
小柴胡湯　治足少陽胆經受邪血氣虛弱寒熱往來胞中飽滿目眩煩躁欲吐不吐者
柴胡五錢　黄芩二錢　人參一錢五分　甘草一錢　半夏二錢
姜五片棗三枚水煎温服如不嘔吐去半夏加瓜蔞仁一錢若渴甚加天花粉三錢仍加半夏腹痛去黄芩加白芍一錢心下驚悸小便不通加茯苓二錢若支節煩

痛微嘔心下支結加桂枝白芍各二錢此方不獨治傷寒取效凡病在半表半裏者皆宜用之

附子理中湯治寒中太陰胃脘疼痛腹滿自利口噤失音四肢強直或脉沉細手足厥冷

人參去芦二錢 白朮土炒三錢 乾薑三錢 甘草炙二錢 附子二錢

姜棗煎溫服

增味真武湯治寒中少陰筋惕肉瞤小腹疼痛自利清水陰燥不寧或表虛亡陽之症並皆治之

白芍藥酒炒三錢 白朮二錢 茯苓二錢 甘草炙一錢

人參二錢 附子二錢 右剉一劑水煎溫服

當歸四逆湯　治寒中厥陰小腹連陰疼痛陰囊漸縮手足厥冷脉弦細欲絶身如反弓

附子三錢　甘草三錢　乾姜三錢　當歸二錢　吴茱萸二錢

右剉一劑水煎温服取少汗乃愈

姜附湯　治體虚中寒昏不知人事身體強直口噤不語手足厥冷及脇冷痛者霍亂轉筋一切虚寒並治

乾姜五錢　附子去皮尖六錢

右水煎頓服若肢節痛加中桂挾氣攻刺加木香挾風不仁加防風一錢挾濕加白术筋脉牽急加木瓜

熨法　治三陰經危險之症藥進不及先用此法

葱細切一斤 麥麩二升 鹽一升

用水和勻作二次炒極熱用重絹包之乘熱熨臍如冷更易一包再熨或脉未回手足未煖再用葱白麥麩日夜熨之俟脉回手足煖方止

麻黄附子湯 治寒中少陰兼太陽發熱頭痛脊強腰腹痛脉沉而緊

附子一錢 麻黄八分 甘草七分 細辛五分

右剉一劑水煎温服一方有桂枝

香砂理中丸 治太陰脾經虛寒腹痛泄瀉諸症

黑乾姜二兩 白朮二兩 甘草一兩 砂仁一兩五錢

木香八分　吳茱萸一兩　茯苓一兩　陳皮一兩

右為末米糊丸每服百丸白滚湯送下痛止為度

五積散　治太陰脾經積寒諸症

白芷一錢　陳皮一錢　厚朴一錢　桔梗五分　枳殼五分

川芎一錢　甘草五分　茯苓　蒼朮　當歸各一錢

半夏八分　肉桂五分　乾姜八分　麻黄六分

姜三片水二鍾煎一鍾温服

參附湯　治陽脱四肢厥逆危症

人參一兩　附子六錢　水二鍾煎一鍾灌下渣連服此劑追回元氣生脉直服至有脉四肢温煖方止

姜砂六君子湯　治太陰脾經積寒腹脹泄瀉不思飲食或嘔吐清涎

白术二錢　半夏一錢　甘草八分　茯苓一錢　陳皮二錢　黑姜一錢五分　砂仁八分　香附八分

姜三片，水二鍾，煎一鍾，温服。

按已上諸方，乃直中陰經并傳經等症之正方也。但古今氣運不同，人秉亦異，有是症，用是方，不可誤用，尤不可過用。更有續治之法，詳例于后，學者當細心叅究。

諸寒續治

太陽病，其症發熱，惡寒惡風，頭痛項強，腰脊強，遍身骨痛，脉雖浮洪而不數多不傳經煩躁脉數急者是欲傳經宜先發汗以解表邪其藥以羌活湯為主羌活三錢前胡二錢甘草八分葛根二錢生姜三片棗二枚杏仁九粒去皮尖研爛水煎服秋深冬月應用此方亦可量加紫蘇葱白如冬月天氣嚴寒感邪即病服此藥不得汗本方加麻黄一錢生姜四片共煎七片得汗勿再服　如病人自覺煩躁喜就清涼不喜就熱兼口乾是即欲傳入陽明也若外証頭疼遍身骨疼或帶口渴鼻乾目疼不得卧即係太陽陽明証羌活湯中加石膏知母麥冬大劑與之得汗即解　如自汗煩躁頭疼遍身骨疼不解者羌活一錢桂枝七分石膏

一兩二錢麥冬六錢知母三錢竹葉一百二十片白芍藥二錢甘草八分如冬月即病太陽証畏風頭痛遍身骨疼自汗不渴宜用桂枝八分芍藥二錢甘草一錢大棗二枚生姜一片

大陽病不解熱結膀胱其人如狂或有血下而下之即愈其外証不解者不可下當先解表表証罷小腹急結者乃可下之有血桃仁承氣湯無蓄血証大承氣湯

正陽明証正陽明者胃家實熱是也其証不大便自汗潮熱口渴咽乾鼻乾嘔或乾嘔目眴眴不得眠畏人聲畏木聲畏火不惡寒反惡熱或先惡寒不久旋發熱甚則譫語狂亂循衣摸床脈洪大而長宜急解其表用竹葉石膏湯大劑與

之不嘔無汗與葛根湯亦須大劑若表証已罷脉緩小便利是病解矣若表証罷後邪結於裏大便閉小便短赤宜用調胃承氣湯或小承氣湯下之下後按其腹中不作痛而和病即已解如作痛是燥糞未盡也再用前藥下之以腹中和二便通利為度陽明病不能食若其人本虛切勿輕議下陽明病頭眩欬而咽痛者用葛根甘草桔梗麥冬四味濃煎數數與之陽明病衄血此緣失於發汗宜用荆芥二錢葛根三錢麥冬五錢牡丹皮一錢五分蒲黄二錢茅根二两側柏葉二錢生地黄三錢濃煎與之兼飲童便陽明病心下硬滿者此邪未入於腹中慎勿下之用

竹葉石膏湯加栝樓一個搗碎桔梗二錢黃連一錢　陽明病邪結於裏汗出身重短氣腹滿而喘潮熱手足濈然汗出者此大便已鞕也六七日已来宜下之不行換大承氣湯勿大其劑若大便不鞕者慎勿輕下　陽明病發汗不解腹滿急者亟下之　傷寒六七日目中不了了睛不和無表證大便難宜承氣湯下之　陽明病下之早外有熱手足温不結胸心中懊憹不能食但頭汗出梔子豉湯主之　陽明病發潮熱大便溏胸滿不去者與小柴胡湯去人參加栝樓黃連　陽明病自汗出或發汗後小便利津液内竭大便雖硬不可攻之須俟其自通或用蜜導胆導法

通之○大下後六七日大便仍不通復煩不解腹滿痛本有宿食宜再用承氣湯下之○食穀欲嘔屬陽明非少陽也胸中煩熱者竹茹湯主之○竹茹三錢麥門冬五錢枇杷葉三大片蘆根三兩○內無熱証者小便利口不渴此為陽明虛也○吳茱萸湯主之○吳茱萸二錢人參三錢生薑一錢五分大棗三枚水煎日三服○凡陽明病多汗津液外出胃中燥大便必鞕鞕則譫語以小承氣湯下之○若一服譫語止者勿再服○陽明病譫語發潮熱脉滑而數者小承氣湯主之○服藥後腹中轉氣者更與一服若不轉氣者勿更與之○若服藥後次日不大便脉反微澁者裏虛也為難治勿

復議下。陽明病下血譫語者，此為熱入血室，汗止在頭，用荊芥三錢葛根三錢黄芩一錢五分麥冬五分丹皮一錢五分生蒲黄二錢濃煎，以童便對飲之。陽明病脉浮緊，咽燥口苦，腹滿而喘，發熱汗出，惡熱身重，若下之，則胃中空虛，客氣動膈，心中懊憹，舌上有胎者，梔子豉湯主之。若渴欲飲水，舌燥者，白虎湯加人參主之。陽明病協熱下利者，宜六一散。心下痞者，以黄連栝樓湯調服之。脉浮遲，表熱裏寒，下利清穀者，四逆湯主之。附子乾姜甘草。趺陽脉浮而澁，小便数，大便鞕，其脾為約，麻子仁丸主之。麻仁十三兩芍藥四兩枳實四兩大黄八兩厚朴三兩杏仁六兩蜜丸如梧子大每用十丸日三服陽明實則譫語虛則鄭聲鄭聲者重語也直視譫語喘滿者死下利者亦死發汗多若重發其汗譫語脉短者死脉和者不死若吐若下後不解不大便五六日或至十餘日晡時發潮熱不惡寒獨語如見鬼狀若劇者發則不識人循衣妄撮惕而不安微喘直視脉弦者生澁者死澁者陽症見陰脉也微者但發熱譫語者大承氣湯主之利勿再服陽明病發狂棄衣而走登高而歌此陽明實也以承氣湯亟下之如便不結者大劑白虎湯灌之石膏四兩 麥冬二兩 知母一兩五錢 加大青一兩 甘草七錢太陽陽明病協熱下利者宜六一散以黃

連煎湯調服之。太陽陽明病六七日表証仍在其人發狂者以熱在下焦小腹當硬滿小便自利下其血乃愈當用桃仁承氣湯。又二陽幷病太陽症罷潮熱汗出大便難譫語者宜大承氣湯。少陽病其症口苦咽乾目眩往來寒熱胞脇痛胞滿或痛耳聾脉法弦細頭痛發熱者屬少陽。少陽不可發汗發汗則譫語胃和者當自愈不和者則煩而悸。傷寒三日少陽脉小者欲已也。凡太陽病不解傳入少陽者脇下硬滿乾嘔不能食往來寒熱未經吐下脉沉緊與小柴胡湯。柴胡二錢四分　人參九分　黄芩九分　甘草九分　半夏一錢五分　生姜九分　大棗二枚　水煎日三服

加減法　若胸中煩而不嘔去半夏人參加栝樓實一枚　若心下痞硬去大棗加牡蠣二錢五分　若渴者去半夏加人參栝樓根　若腹中痛者去黄芩加芍藥三錢　若心下悸小便不利者去黄芩加茯苓二錢　若不渴外有微熱者去人參加桂一錢夏勿用　温覆取微汗愈　若欬者去人參大棗加五味子一錢　少佐以乾姜　陽明少陽并病必下利脉滑而數有宿食也承氣湯下之　若吐下發汗温針譫語柴胡湯證罷此為壞病知犯何逆以法治之　三陽合病脉大上關上但欲睡眠目合則汗藥用百合一兩麥門冬五錢炙甘草一錢知母二錢竹葉五十片栝樓根二錢鱉甲

如法三錢白芍藥二錢三陽合病腹滿身重譫語遺尿白虎湯加百合主之。傷寒六七日無大熱其人煩躁者此為陽去入陰故也。傷寒三日三陽為盡三陰當受邪其人反能食而不嘔此為三陰不受邪也。

三陰病其證有二一者病發於解表以致邪熱傳入於裏雖云陰分病屬於熱糞結宜下腹滿不可按宜下有燥糞協熱下利宜下腹痛下利宜芍藥黃芩炙甘草以和之。如便膿血即加滑石黃連佐以升麻乾葛。如邪雖入裏糞猶未結宜清其熱渴者用白虎湯竹葉石膏湯不渴或心下痞者宜黃連黃芩芍藥枳殼麥冬栝樓華以清之。或邪未結於下焦少腹不堅痛，而誤用芒硝以伐真陰，洞泄不已，元氣將脫，宜用人參、白朮、炙甘草、大棗、乾姜、芍藥大劑與之；不止，佐以升提，升麻、葛根、柴胡之類。若從無陽邪表証，從不頭痛發熱，寒邪直中陰經，此必元氣素虛人，或在極北高寒之地始有是證，法宜溫補以接其陽，附子、人參、乾姜、官桂大劑與之，陽回寒退，即以平補之劑調之，勿過用桂附，以防其毒。三陰各經見証，悉從仲景《傷寒論》法治之。如少陰咽痛，咽中生瘡，聲不出，用苦酒湯到咽即効，故知古人立法非今人可及也。

經驗醫按

戊寅歲在芝山禪林施醫，一人初病傷寒發熱煩躁口渴，時值六月中旬天氣炎熱，醫者認為冒暑，用白虎湯治之。其煩躁諸症悉除，但至夜間自覺小便不禁，精神恍惚。次日撞至寺中請診，其面黑如墨，六脉沉細。在寺中諸醫友皆謂誤服白虎湯，非大熱之藥莫能急解。余就而診之，見其脉雖沉細，指下隱隱而數。曾記東垣先生為西臺葛君瑞治，亦存此案，遂謂諸友曰：此人寒邪感在經絡，將變為熱，故始有煩躁等症。白虎湯乃去藏府燥熱之劑，非行經絡之藥。今若投大熱以求去其陰寒，則他症必起，非所以救白虎之良法也。遂用白术、陳皮、黑姜、砂仁、厚朴、温中升

麻防風羗活當歸升陽行經連進三劑而脉立起次減厚朴黑姜加半夏人參又用五劑其面色如舊而精神仍復元也

一人因勞役過度忽感冒寒邪發熱頭痛嘔吐耳鳴亦聾局外一醫認為少陽經症以小柴胡治之服至三劑其熱愈甚遂自汗神昏耳聾目不見物擡至寺中請診衆友診其脉大如手指按似有力或者謂其痰火上壅熱與邪並發故致九竅不通仍宜用解表清裏之劑余曰不然大凡病之虚甚者其脉益大此非大乃出也不大補元陽莫能救療遂以黄芪白术茯苓甘草陳皮熟附子作大劑與之

每劑加人參一錢一日汗少二日熱减耳有微聞目能視物服至四劑精神漸旺前藥中减去附子仍作小劑與服六日而安

一僧從支提山抵省忽昏迷狂躁渴欲引飲手足氷冷請余診視見其脉六部皆沉伏雖知陽厥又疑為暴厥之症不敢用寒藥與衆友商議治法其中亦有言三陰真傷寒者亦有言素虛積寒今或暴發者種種不同挨至午後病人狂欲飲水莫能禦止余在寺起居遂命以一小盞與之見其飲水後目精稍覺轉運又命以一小茶鍾與之又見其語言稍清便又命以一大鍾與之如此連飲五鍾病人

稍瞇衆僧亦瞇是夜大雨驟至病人復發狂躁竟走雨中倒卧被大雨淋至天明衆僧扶之抵死不起正在驚惶間余至曰此陽厥之證也經云厥深熱已深昨飲水狂躁復作者似杯水救輿薪之火今既卧雨中一夜其熱邪已盡解矣可急扶起次早遍身浮腫又來請診余曰此熱邪退乃雨濕作病也可用白胡椒研末每日用八分白滾湯調下半月而安凡病至陰症似陽陽症似陰者最爲難辨於此稍誤則生死立判矣

一人因房事感寒頭痛發熱時覺冷痺二脚疼痛不可忍一醫認爲直中傷寒用四逆湯二劑大覺燥渴狂越引飲

不止。又一醫認為白虎熱病，用石膏湯二劑，而熱愈甚。其父到寺請診。余診其脉，浮大而数，按之無力。對其父曰：此原非熱證，乃不當温而誤温所致，名寃熱病也。治宜和解，雖用一二味性寒之藥，亦須用酒炒製，不可純用苦寒。恐苦寒之藥與内熱相摶，變生他症，不妙。當時傍有知藥者對病家曰：病勢至此，不為不急，何可以迂緩為？又延一醫，用三黃湯合白虎湯與服。是夜自覺胞膈之下湧湧而上，咳吐不絶，至天明視之，只見滿地鮮紅。父子驚惶失措，又到寺求救。余曰：此火極不能直折，遇寒反劇者是也。仍用芩連酒浸炒，麥門、生地、白芍養血，三劑而血止，五劑而熱

退。七日而精神漸復。夫誤溫等病。皆不足之證。非比傳東
熱症時行溫熱病。豈可一例施治哉。
丁卯歲友人往古田縣應試。途中冒熱過飲氷水。回宵忽
頭痛發熱。面赤引飲。揚手擲足。神昏煩躁。左右脉浮數。亦
大。衆醫謂其途中感病。非因房事所致。又謂三陰無頭痛
不煩渴。此必陽明經熱症無疑。遂用石羔竹葉湯。此藥煎
熟。方欲入口。病人面色忽青。譫語撮空。循衣摩床。諸敗症
俱見。余至診視。見其脉初數而大。按久漸覺微細。即謂病
家曰。非真白虎陽明之症。乃陰症似陽。其熱與渴。似陰氣
陷下。陽氣隔上。名陽隔之症也。若誤服前劑。則不可救藥

矣旁有一二老成然余之言遂求治法余用大劑真武湯信參附煎熟置水中令冷一日一夜連服五劑其渴方止譫語諸症方定熱亦隨減夫參附令冷與服者是熱因寒用引其陽氣歸元者也然其病雖減而脉尚未回復反覆思之以脉乃血氣之母有氣無血亦不生發以前藥中加歸芎地黄連與三劑其脉立回而精神依然爽旺矣

一友因起早感寒頭痛發熱腰痛脊強煩悶不已一醫認為太陽症用麻黄桂枝湯三劑而汗不出其病反增延余診視見其脉浮緊未解其症果屬太陽仍用前麻黄湯一劑用水十五碗煎至十二碗辰時至午強病者飲盡病者

飲至十碗藥滿至喉再強飲之即發大吐其汗如雨次早諸病皆退而元氣亦未損傷此乃吐中有發汗之意因此人腠理密厚寒邪不得發泄吐則中氣升發能助藥氣而發表也故汗吐下三法醫者不可不知

一友因造墳感寒頭痛發熱遍身疼痛亦有寒熱往來脉緊而浮一醫認太陽表症用冲和湯二劑其病反增又加狂熱神昏困倦又有認為手太陰冒風症遂用十神湯二劑其熱愈劇名余診視見其脉雖浮緊尋則無力謂其病家曰此元氣素虛卒冒風寒今既服發散藥反增當以扶元氣藥兼發散寒邪遂用補中益氣去黄芪白术加防風

白芷細辛等藥二劑而汗出三劑諸症悉除此即所謂平解之法也

一友傷寒九日咽乾口苦腹脹下利清水煩躁譫語六脈沉細手足厥冷一醫謂其症下利清水又聞此人得病之初為辛苦入房所致非理中湯莫能救療病人亦疑為真傷寒欲服溫裏之藥其兄頗知醫理召余診視見其脈雖沉細按之鼓指遂謂其兄曰幸未服溫裏之劑服則禍不旋踵矣此症寒邪從三陽經傳入今熱欝下焦不得通達故有此症宜用承氣湯下之連進二劑諸症悉除古所云通因通用者此類是也

暑門

中暑　傷暑　暑風　暑寒

夫暑乃相火行令其病多渴而煩其脉多細而虛蓋暑熱傷氣元氣傷則脉虛而證煩也古人用人參白虎湯清暑益氣飲參麥香薷等治之其法不為不備矣但中暑與暴厥相類傷暑與中寒近似尤當細辨其詳也夫傷暑之脉本自虛細其證面赤發熱煩躁擲衣類似中寒戴陽等證或因房事內虛得冒此症世俗不辨寒暑即用姜桂附子温熱等劑立致人自焚者往往皆是也中暑之脉空大而軟其症忽然仆倒惡熱發渴不省人事或胞前火熱手足

厥冷。近似暴厥柔痓等症。或痰火內爍。因暑氣冲激。偶發此症。世俗不察虛實。誤用川烏南星辛燥等劑。遂使人涸斃者。又豈少哉。夫人素有痰飲。被暑所激。熱痰迷塞心竅。或內有伏火。因外火所冲。遂致眩倒不知人事者。此中暑之症也。治宜清暑益氣。隨其痰火微甚以治之。如痰甚壅塞。亦有用吐而愈者。火甚不降。用下而愈者。尤當辨其虛實焉。有暑夾痰夾火。其病如風。俗呼暑風之病。乃虛中之實證也。假若精氣內奪。五臟空虛。卒然仆倒。昏不知人。無痰可吐。無火可降。此即暴厥之証。治宜大劑參朮。如八珍十全大補方。可挽回。苟不審其虛實。槩以暑治。則必令人頃刻卒斃矣。如農夫行人，時在日中勞役，忽冒暑熱，發渴煩悶，頭眩惡熱，或嘔吐泄瀉，肌膚如爍，治宜清解暑熱。若膏梁子弟，避暑于深堂大廈之中，或凉臺冷樹之下，忽頭痛惡寒，身體拘急，骨節疼痛，鬱熱大發，此為陰邪所遏，使周身陽氣不得伸越，治宜温散寒邪。然勞役之人，亦有食生冷氷水致寒者；貴介亦有出入冒暑而成熱症者，尤當審其真假焉。夫寒皆因暑所致，非因天時之所感，俗呼暑寒之病，乃暑症之變也。假令元氣本虛，為房舍陰邪所中，遂發熱陰躁，面赤脉浮，無汗可表，無積可消，此即戴陽之症，治宜大劑參附，如理中、四逆等湯，始保無虞。若不辨其眞假槩認為暑則必致人厥逆而死矣蓋一暑證其變化種種不同治法亦異今之醫師不獨誤認非風為風非寒為寒非暑為暑而且謂寒與暑相夾風與寒並病此誤之甚者也夫人既感暑熱其周身表裏俱為熱邪所困則寒氣從何而入人既冒寒邪其表裏藏府俱被陰邪所束而暑氣何能復侵嗟嗟風性動而為陽寒氣靜而為陰天地間陰陽可以相配而水火原不相入此理甚明後世之人何執迷之太甚夫傷寒惡寒而脉實傷暑惡熱而脉虛傷風有汗傷寒無汗可混言耶或傷暑熱過飲氷水寒藥遂致變為裏寒之症用桂附愈者有之或食瓜果冷水用燥

熱藥過多。以致變爲緼熱之證。用芩連愈者有之。寒暑相夾。載在何書。謹續此以戒誕妄。質之前人。未必無少補云。

諸暑約脉。

傷暑脉虛。傷寒脉實。中風脉大。中暑脉細。暑挾痰。則脉滑而虛。暑挾火則脉洪而虛。暑挾風則脉浮而虛。脉浮大而虛。弦細而虛。此皆傷暑之脉也。反此者。皆因暑所致之症。切不可緊認爲暑可矣。

諸暑約治

一治暑之法。大抵清心。利小便。益元氣。解暑熱爲主。或暑客於表。頭痛肌膚發熱。煩躁惡風。宜十味香薷飲。加減藿香正氣散解散之。

一暑邪中裹，頭眩口乾，煩渴腹痛，下血發黄，昏亂者，或發黄疸，或變滯下痢症，宜黄連解毒湯、金花丸、芍藥湯、白虎湯、天水散分治之。

一暑邪在半表半裏，或寒熱往來，瀉利兼作，宜用柴苓湯分理陰陽，内外兼治可也。

一元氣空虚，暑邪直中，即時昏悶，汗出如雨，脉脱而渴，身雖有大熱，不可用清暑等藥，急用大劑參麥湯破格挽回，或黄芪六一湯並參麥湯合服，俟脉回入醒，方可歇藥，此乃於將絶之頃追回元氣之法也。

一傷暑吐瀉脉沉微者不可用凉藥此皆因暑熱多食氷水冷物致脾胃氣寒宜温脾消食行滯利水如香砂平胃散吳萸理中湯之類主治者要識此意

一傷暑發熱惡寒身體疼痛小便短澁手足時冷小有勞身即發熱口開咽乾齒燥其脉弦細而微數此為表裏中暍也宜用補中益氣湯加麥冬黄柏誤用香薷飲則津溢外泄輕者必重而重者必危矣

一暑熱卒中於心一時昏迷切不可與飲冷水并卧濕地其法先以熱湯灌或童便灌及用布蘸熱湯熨臍中氣海續續令暖氣透徹腹内候其甦醒然後進藥若誤以氷水

灌之即甦。

諸暑約方

人參白虎湯　治夏月中暑舌燥發渴身熱脉虛

人參一錢五分　知母二錢　石膏煆五錢　甘草炙一錢

右水二鍾粳米一撮煎一鍾溫服

清暑益氣湯　治夏月暑熱內蒸。肢體困倦。併痛。或氣高而喘。身熱而煩。心下痞悶。小便黃數。大便溏瀉。或利或渴。不思飲食。

黃芪一錢　升麻一錢　人參五分　白朮五分　神麯四分　陳皮四分　澤瀉四分　甘草三分　黃柏四分　當歸四分

青皮三分　麥冬四分　乾葛四分　五味七粒

右水二鍾煎一鍾不拘温服或汗少躰重胸滿不開減麥冬五味當歸加蒼朮一錢五分

生脉飲　治夏月精神困倦身熱煩渴五心潮熱脉虚氣短併病夏元氣虚弱之人宜常服

人參二錢五分　麥門冬二錢五分　五味八分

水不拘多少煎服

天水散　治中暑口渴煩燥小便赤澀六府結熱等症

滑石一觔　硃砂二兩

共研細末用甘草水飛七次陰乾○此方不獨中暑即暑

天無病之人亦宜常服能解内熱清理腸胃通利水道殊有功也

清暑芍藥湯　治夏月潮熱煩燥心腹悶痛似痢非痢似瘧非瘧等症

香薷一錢五分　白芍二錢　甘草一錢　黄芩一錢五分　茯苓八分　厚朴一錢　麥門冬一錢五分

水二鍾煎一鍾温服

香連清暑湯　治傷暑口乾煩燥腹痛瀉痢

陳香薷二錢　黄連一錢五分　厚朴一錢　甘草一錢　茯苓一錢　扁豆一錢五分　青皮三分

水二鍾煎一鍾服

金花解暑湯　治中暑頭眩口乾。煩燥狂越。肌膚大熱症。

欝金一錢　黄柏一錢五分　黄連一錢　花粉一錢五分

粉草八分　黄芩一錢　葛花一錢　麥門一錢

水二鍾煎一鍾温服

柴苓湯　治傷暑頭痛發熱。嘔黄水。腹膨脹。瘧痢並發症。

柴胡一錢五分　黄芩一錢五分　蒼朮一錢五分

半夏一錢　甘草七分　人參八分　厚朴一錢　陳皮八分

水二鍾煎一鍾温服

黄連解毒湯　治中暑頭眩。口渴煩燥。腹痛下血發黄。諸

躰熱痢○方見火門○

清暑補陰湯　治陰虛傷暑潮熱咳嗽不思飲食五心煩熱口渴喜飲神昏困怠

當歸一錢　黃柏一錢　麥門冬一錢　生地一錢五分　粉草八分　香薷八分　白芍一錢　川芎七分　知母八分

水二鍾煎一鍾温服

正香薷飲　治夏月冷熱不調腹肚疼痛霍亂吐瀉

陳香薷三錢　厚朴二錢　扁豆二錢

水三鍾酒半鍾煎百滚冷不拘時服若熱服反致泄瀉煩渴也

和肝清風飲　治因暑氣冲激痰火上攻目腫脇痛類若中風等証

防風八分　胆星一錢　黄芩一錢五分　柴胡七分　甘草五分
龍膽草一錢　薄荷五分　桔紅六分　麥門冬一錢　天麻二分

水二鍾姜一片煎一鍾温服

天麻養榮湯　治暑風頭眩嘔吐遍身麻木發熱等症

天麻一錢　茯神一錢　甘草五分　川芎三分　當歸一錢
橘紅五分　白芍八分　防風七分　寄生八分

水二鍾姜一片煎一鍾温服

理痰飲子　治痰因暑氣所冲遂至眩倒不知人事類若

中風

胆南星一錢　防風八分　貝母一錢　茯神一錢　黄芩一錢

姜蚕五箇　橘紅五分　天竹黄五分　羚羊角四分

水二鍾煎一鍾温服

清心丸　治暑熱攻心譫語煩燥等症

生地黄一兩　黄連一兩　赤芍藥五錢　茯神一兩

柏子仁一兩　粉草五錢　麥門冬一兩　沙參一兩

當歸六錢　遠志六錢　玄參六錢

右各製爲末煉蜜爲丸如芡實大用硃砂五錢金箔三十張爲衣每服一丸嚼碎燈心湯送下

增補暑風湯　治夏月忽然卒倒角弓反張不省人事手
足瘈搐此為暑風不可純作風治
香薷一錢五分厚朴一錢扁豆一錢黃連一錢
羌活一錢五分甘草六分
水二鍾煎一鍾温服如脉虚汗多加人參黃芪各一錢
或暑風挾火加黃芩梔子各一錢或暑風挾痰加胆南
星製半夏白附子明天麻各八分
香砂平胃散　治夏月過飲冰水瓜菓冷物致脾胃寒濕
腹痛泄瀉不思飲食體重發熱宜服
蒼朮二錢厚朴一錢五分陳皮一錢木香五分砂仁一錢

姜二片水二鍾煎九分服如有痰加半夏一錢如小便不通加茯苓澤瀉各一錢如飽脹有積加神麯麥牙各一錢

柴苓湯　治夏月内傷生冷外冒暑熱寒熱作發或腹痛泄瀉口吐苦水此少陽太陰表裏合病又為半表半裏之症故宜柴苓湯分理之也

柴胡一錢　半夏八分　甘草五分　人參八分　黄芩一錢
白术一錢　茯苓一錢　猪苓八分　澤瀉八分　肉桂二分

水二鍾姜一片煎九分温服如内傷生冷急於五苓散中加乾姜砂仁先治内寒如外感急單服小柴胡

茱萸理中湯　治夏月過食生冷或入房犯寒心腹絞痛
嘔吐泄瀉脉沉欲絕手足厥冷
白术二錢乾薑二錢甘草一錢吳萸一錢五分陳皮五分
水二鍾煎一鍾溫服脉虛極加人參附子各一錢
附子理中湯　香砂理中湯　俱見傷寒
加減五積散　治夏月因暑冒寒遍身拘急肢節疼痛大
熱無汗
白芷一錢蒼术一錢川芎一錢半夏一錢藿香六分
紫蘇一錢桔梗六分乾薑六分枳殼六分甘草三分
水二鍾薑三片棗一枚煎服或脚手冷痺腹痛惡寒加

官桂六分

十味香薷飲　治傷暑頭痛發熱煩燥惡風

香薷一錢五分　厚朴八分　茯苓一錢　葛根一錢二分　川芎六分

柴胡八分　陳皮七分　防風八分　甘草五分　紫蘇一錢

水二鍾薑二片棗一枚煎一鍾温服

藿香正氣散　治傷暑發嘔吐惡風腹脹腹痛

藿香一錢五分　厚朴八分　茯苓一錢　半夏八分　大腹皮八分

白芷八分　紫蘇一錢　桔梗六分　陳皮七分　甘草五分

水二鍾薑二片棗一枚煎一鍾温服

黄芪六一散　治元氣空虛暑邪侵入汗出脉細發熱口

乾

黃芪一兩　甘草炙一錢　俱蜜麥冬三錢　人參三錢

水二鍾煎一鍾溫服

補中益氣湯　治暑天元氣虛弱精神困倦病夏等症方見內傷門

生脈飲　見傷暑

天黃補陰湯　治暑熱傷血遂至咳嗽紅痰精神困倦五心潮熱等症

生地黃二錢　地骨皮一錢五分　白芍一錢五分　當歸一錢

天門冬二錢　大粉草一錢　香薷一錢　黃柏六分

水二鍾煎一鍾溫服

經驗醫按

戊寅歲芝山寺施醫。一農夫日中勞役。忽冒暑熱。遂覺痰涎壅盛。語言蹇澀。人事昏憒。病者誤認為中風。遍求風藥治之。其症愈劇。擡至寺請診。余觀其顏色焦枯。聞其氣味腥臭。切其脉細數。謂同道友李嵎台曰。此人脈數色焦。素必有痰飲。想為暑氣沖激。痰因火動。以致人事昏昧。當以清暑益氣湯清暑。加貝母胆星花粉理痰。若再用風藥。重竭其津血。則危在旦夕矣。吳友曰善。此方與十劑。分五日服。其痰熱頓清。諸症悉除。此乃夹痰傷暑之症。勞役之人多患此病。誤作風治。寧不令人夭枉。

一人為中暑熱。忽然譫語發狂。胸膈壅塞。欲吐不吐。煩燥不寧。扶至寺中請治。余診其脈洪滑。觀其面色。兩眼赤而帶紫。知其胸膈有熱痰。遂用甘瓜蒂散吐之。其人吐濁痰斗許。人事立省。繼服黃連香薷飲五劑而愈。此乃痰因暑壅。治宜吐而愈者也。

一友因房事後冒暑。發熱煩燥。頭眩惡風。召一醫診視。認為傷寒。欲用桂附。病者因天時炎熱。不敢服。復召一醫診視。以脈細而數。症口渴而煩。謂此非中寒。乃傷暑之症。欲用十味香薷飲。病者為有房事。仍不敢服。正疑似之間。一相熟醫至。此醫與病人素所知信。亦謂此症宜服十味香薷飲。病者見兩醫意見相合。是日遂服香薷飲。至晚果見遍身微汗。精神頓爽。次日復召診視。其醫見脉尚有微數。謂其暑熱未解。更宜用香薷飲。病者見前服有効。又服一劑。當晚汗出如雨。脚手厥逆。脈散神亂。其父兄驚惶無措。延數醫診視。皆曰初既因房勞所感。是失於温裏。今非人參附子理中湯。莫能救療。余至觀其喘息甚促。有出無入。以為無法矣。復診其脈。見左右細數。尚有些神氣。謂其父兄曰。今汗出如雨。不獨元氣外泄。而津液亦將內涸。若用桂附性悍之品。則速之危也。當以獨參湯救之。用人參一兩煎湯。時時與服。至天明人事漸復。繼與補中湯而愈。

濕門

中濕　風濕　濕熱　濕痺

夫濕之爲病所感有因或因從外而感之者或因從內而生之者若坐卧濕地與夫道塗蒙犯雨霧或勤作辛苦之人澡浴涉水此濕從外感者也或恣飲酒酪濕麪多食柑橘瓜果之類積聚停飲滯而不行此濕從內生者也二者雖有內外之别然其受病之始皆繇脾氣虛弱濕邪乘虛而襲之如濕入皮膚則爲頑麻入氣血則爲倦怠入肺則爲喘滿入脾則爲濕痰腫脹入肝則爲脇痛而肢節不利入腎則爲腰疼胯痛身如板夾脚如沙墜入腑則麻木不

仁。湿入臟則舒伸不能。而肢體強硬。或為痿痺。或為黃疸。或為脚氣。或為痎瘧。或為濡泄。皆濕之為病也。故湿之為病多端。其治法亦不一。其脾本經受病則脉緩而濇。治宜辛燥。如回熱抑鬱水道。不得宣通。以致腫滿。或發腫痛。此湿因熱生病。其脉緩而洪。治宜辛涼。如風濕相夾。則一身盡痛。其脉緩而弦。治宜行濕去風。經云。諸湿腫滿。皆屬於脾。其治法。大約宜上下分消。理脾清熱。通利小便。是其要也。

諸濕約脉

濕在表。脉浮而緩。濕在裏。脉沉而緩。濕在表裏之間。則脉

緩而濇○或弦而緩○或緩而浮○皆風濕相搏也○或大而緩○或洪而緩○皆濕熱相合也○

諸濕約方

除濕湯　治中濕身倦體重腰腿酸疼大便溏瀉小便短澀

半夏麯　蒼朮　厚朴　赤茯苓各一錢

陳皮七分　藿香　甘草各五分

水二鍾薑三片棗二枚煎八分食遠溫服

二朮四苓湯　治諸濕腫滿一身盡痛發熱煩悶二便不利或澀或滑

白术　蒼术各一錢　白苓　猪苓　澤瀉各八分
黄芩　羌活　赤芍　梔子各七分　甘草四分
水二鍾姜三片燈心一撮煎八分空心温服

除湿羌活湯　治風濕相搏一身盡痛
羌活七分　防風　升麻　柴胡　藁本
蒼术各七錢
右剉一劑水煎温服

清濕湯　治忽冒雨濕身體拘攣四肢酸痛或冷痺蒸熱
咳嗽吐痰
蒼术一錢五分　防風一錢　川芎一錢　陳皮六分

半夏八分　獨活一錢　當歸六分　赤苓一錢

右薑三片水二鍾煎一鍾溫服

獨活寄生丸　治腎氣虛弱坐卧濕地腰背拘急筋攣骨痛

獨活一兩五錢　桑寄生二兩　當歸一兩五錢　白芍一兩五錢　川芎一兩

人參一兩　熟地黃一兩　茯苓一兩　牛膝酒浸一兩　杜仲酒炒一兩

細辛一兩　秦艽去芦一兩　桂心一兩　甘草炙一兩

右剉一劑研末為丸每服三錢百滚湯空心送下

防風勝濕湯　治中濕渾身疼痛脚手拘急或發紅腫等症

防風二錢　桑寄生一錢五分　當歸一錢　獨活一錢　秦艽一錢
薏苡二錢　撫芎一錢　白芍一錢　甘草五分
右水二鍾，薑二片，煎一鍾，温服。

諸痺約方

熱痺升麻湯　治肌肉熱極，軆上如鼠走，脣口反縱，皮色變，諸風皆治。
升麻二錢　茯神一錢　人參一錢　防風八分　犀角一錢
羚羊角一錢　羌活八分　官桂三分
水二鍾，薑二片，煎一鍾，少加竹瀝同煎，温服，不計時候。

桂枝芍藥知母湯　治肢節疼痛，身軆尫羸，脚腫如脫，頭

眩短氣兀兀欲吐

桂枝二錢　芍藥一錢五分　甘草八分　麻黄八分　生薑三錢　白术三錢　知母二錢　防風二錢　附子八分

水二大鍾煎一大鍾分二次服

芍藥川烏湯　治肢節不可屈伸遍身疼痛

麻黄三錢　芍藥　黄芩各三錢　甘草一錢　川烏一箇去尖炙炒

右剉一劑水三鍾煎一半加蜜一盞再煎二三滚不時服

防風治痺湯　治行痺走注無定等疪

防風　甘草　當歸　赤茯苓各二錢　杏仁一錢五分

黄芩一錢五分　秦艽　官桂各一錢　葛根　升麻各八分

右剉一劑水二大鍾薑五片棗三枚煎一大鍾温服

薏苡散　治濕傷腎腎不養肝肝自生風遂成風濕流注四肢筋骨拘攣左肩髃肌肉疼痛應左中指痛等症

薏苡仁一兩　當歸　乾薑　茵芋　甘草

小川芎　官桂　川烏　防風　羌活

人參　白术　麻黄　獨活各五錢

右為細末每服二錢空心臨卧酒調下日三服

龍虎丹　治走注疼痛或麻木不遂或半身疼痛

草烏　蒼术　白芷各一兩

右研為末水拌發熱過再入乳香二錢當歸牛膝各半兩酒糊丸如彈子大酒化下

和血散痛湯 治兩手十指○一指疼了一指疼○疼後又腫○骨頭裏痛○或左膝痛了右膝痛○發時多則五日○少則三日○晝輕夜重○痛時覺日熱行筋骨肌肉間○至發腫少解○此濕邪先傷血○後傷氣○故先痛而後腫也○

羌活身 升麻 麻黄各五分 桃仁十箇 柴胡一錢五分 紅花一分 當歸身二分 防風一錢 甘草二分炙 獨活五分 猪苓五分 黄柏一錢 防已六分 知母一錢 黄連五分酒炒

右㕮咀分作四服每服水一大盞煎至一半去渣空心

熱服

麻黃羌活湯　治歷節痛

麻黃二錢　羌活二錢　黄芩三錢　細辛二錢　黄芪八錢

右剉一劑水二鍾煎八分温服遍身汗出為度三四日

有汗當慎風

四物蒼术各半湯　治濕熱流入四肢歷節腫痛

蒼术三錢　地黄二錢　當歸一錢　防風一錢　寄生一錢五分

川芎一錢　白芍一錢　地骨皮一錢　甘草六分　柴胡一錢

右水二鍾姜二片煎一鍾温服

加減二妙丸　治腎虛脾濕身重拘急兩足腫痛鶴膝瘋

大蒼朮（一觔用米泔水浸二宿洗淨去粗皮先用塩水炒次用人乳炒又次用童便炒又次用酒炒）

厚黃柏（八兩酒炒）

右研細末煉蜜為丸每服三錢白滚湯空心送下或血虛脉緩而大者加四物養血如氣虛脉緩而大者加四君子養氣如血氣俱虛加八珍湯兼補血氣如下焦濕重加薏苡防風木瓜如濕痰盛加二陳竹瀝姜汁如痛甚加防風獨活秦艽此方隨症加減有百發百中之妙屢試屢驗其功不能盡述

蒼朮復煎散　舒經湯　趂痛散　益元酒糊丸見痛風

經驗醫按

六淫分類　諸濕　四卷五八

戊寅芝山寺施醫一人五十歲因福清抵省途冒雨濕當時不覺月餘遍身發腫皮膚間如蟲行服除濕諸藥罔効到寺求治余見其脉浮緩對病者曰此風濕之病凡濕自外入者先傷肌表而未至傷血氣也今當兼風藥調之蓋風藥之性能鼓舞動盪能疏達肌表即與防風勝濕湯二十劑而愈經云風能勝濕者是也

一人因涉水感濕身如板夾足如砂墜求醫經年罔効兩膝漸腫不能履地醫以鶴膝風藥治之其膝愈大更加痰嗽發熱諸症到寺求治余見其脉細數而濇遂用二紗丸每日與服兩許計服三觔乃愈此濕熱傷血氣而病也

燥門

血燥　燥熱　消渴

夫燥真陰闇耗。水液内涸。故燥氣妄行。致陰氣壅滞而不淂通利。與火自有分別也。如肺燥則咽乾鼻焦皮膚皺揭。乾咳煩燥。肝燥則筋痛爪枯目澁畏光。心燥則舌乾喜飲。面赤煩亂。脾燥則唇焦發渴便結難通。腎燥則骨熱便赤。消渴咽痛。此皆真陰為火邪所傷而腎水失其生化之源也。経云。諸濇枯涸乾勁皴揭。原病式曰。濇。燥也。枯。不榮生也。涸。無水液也。乾。不滋潤也。勁。不柔和也。皴揭。皮膚啟裂也。蓋燥之為病。其來也漸。其變也不速。非比火性飛騰遇物銷鑠也。故燥與火雖相類。其形症大有別也。

諸燥約脉

血燥則脈沉而濇。氣燥則脉浮而濇。弦數急促之脉皆可以辨燥症也。

諸燥約方

生血潤膚飲　治皮膚折裂指甲乾厚筋痛肉麻

當歸一錢　生地黄一錢五分　熟地黄一錢　黄芩一錢

桃仁五分　天門冬一錢五分　麥門冬一錢　五味七粒

紅花一分

水二鍾煎一鍾温服

通幽湯　治大便閉結燥渴不安幽門乾澀

生地黃一錢五分　當歸一錢　桃仁研一錢　紅花三分

檳榔末五分　大黃一錢　甘草炙三分

水二鍾煎一鍾溫服

天門冬膏　治血虛肺燥皮膚皴揭及肺痿乾咳消痰

天門冬鮮者不拘多少洗淨盡去皮心搗爛以布絞汁濾去渣用砂鍋慢火熬膏每早用三四茶匙空心百滾湯調下

四仙膏　治精血乾枯精神困倦手足痿弱腸胃枯澀遍身筋痛消渴諸症

人乳一斤雪梨汁一斤藕汁一斤用人参四两去芦泉水慢火熬濃汁去渣取汁合已上三汁用錫陰煉成膏每早用三四茶匙空心用白滚湯調下

瓊玉膏 治失血后乾枯肉脫日夜煩渴小便短數

地黄八两人参四两茯苓二两用泉水不拘多少置銀鍋文火熬膏每早三四茶匙白滚湯調下

人乳牛乳乳酪玄明粉天花粉胡麻仁火麻仁柏子仁郁李仁凡此滋潤之品皆治枯燥之劑或其燥在□在腑九當審認明白用他藥引導之

附消症議

經所謂消癉者，即後世所謂三消証也。凡多飲而渴不止者爲上消；消穀善飢者爲中消；溲便頻而膏濁不禁者爲下消。河間三消論曰：五蔵六腑四肢皆禀氣於脾胃，若脾氣和胃氣行，則能運其津液以濡潤養之。然消渴之病，本於陰氣衰極，陽氣太盛，治當補腎水之陰，瀉心火之陽，除腸胃燥熱之甚，濟身中津液之衰，使道路散而不結，津液生而不枯，氣血和而不濇，則病自已也。曰消中，曰消渴，曰腎消，一皆以燥熱太甚，三焦腸胃腠理脈絡怫鬱壅滯，雖多飲於中而不能浸潤於外，榮養百骸，故致消渴不已，小便多出，或數溲耳。戴人云：三消之說，當從火斷，夫火之爲用燔木則消而為炭煉金則消而為汁煅石則消而為灰煎海則消而為鹽乾汞則消而為粉熬錫則消而為丹故澤中之潦消於炎暉鼎中之水乾於壯火蓋五藏心為君火正化腎為君火對化三焦為相火正化胆為相火對化得其平則烹煉飲食糟粕去焉不得其平則燔灼藏府津液竭焉夫一身之心火甚於上為膈膜之消甚於中為腸胃之消甚於下為膏液之消甚於中為肌肉之消上甚不已則消及於肺中甚不已則消及於脾下甚不已則消及於肝腎外甚不已則消及於筋骨四藏皆消盡則心始自焚而死矣故素問有消癉消中消渴風消膈消肺消之說

消之証不同，歸火則一也。河間戴人以三消從火之說，則其言不謂不詳，然其中更有未盡者。夫消乃消耗之謂，陽勝陰能消陰，而陰勝陽獨不能消陽乎？故消不在多飲多便。凡於精神血氣肌肉筋骨皆謂之消也。消有陰陽，不特盡稱為火症。記此約言，為治消者鑒焉。

消瘅約方

加味人參石膏湯　治膈消上焦煩渴不欲多食

人參一兩　石膏二兩　知母一兩　甘草五錢　花粉一兩

每服五錢，水煎，食後温服。

加減地骨皮丹　治上消

知母五錢 柴胡二錢 甘艸三錢 麥冬五錢 地骨皮六錢
白芍藥五錢 茯神五錢 黄芪六錢 石膏五錢 黄芩五錢
橘梗三錢

右爲細末每服三錢泉水煎食遠温服

易老門冬飲子 治老弱虚人大渴

人參一兩 枸杞子一兩 白茯苓四錢 甘草四錢
五味子三十粒 麥門冬一兩

每服四錢泉水煎服

白术散 治虚熱作渴或痰涎隔其津液發渴者神効

人參一兩 白术一兩 白茯苓六錢 甘草三錢 乾葛四錢

藿香二錢

右為末每服三錢煎湯服如飲水多與服之

參朮膏　治脾胃虛弱飲食不生津液泄瀉煩渴

白朮一斤去粗皮　人參四兩去芦

用泉水文武火熬至成膏每次用二三茶匙百沸湯調服

猪肚丸　治消渴

猪肚一个用白糖洗淨　黃連　瓜蔞根　麥門冬　知母各一兩

右為細末納猪肚中線縫置甑中蒸極爛乘熱杵石臼中杵可丸為度如硬加少蜜為丸每服三十丸漸加至

四五十九○渴則服之○

黃連參苓散 治心火乘脾口臭煩渴或變滯下痢

黃連四兩去芦微炒 人參四兩去芦 茯苓二兩乳拌蒸

共研細末每服二錢百沸湯調服

調胃承氣湯見傷寒 黃芪六一散 天黃補陰湯見暑厥

三黃丸見火門

順利散 治中熱在胃而能食小便赤黃微利至不欲食

為效不可多利

厚朴二兩 枳實一兩 大黃三兩

每服五錢水煎食遠服

參蒲丸　治食㑊胃中結熱消穀善食不生肌肉

人參一兩　赤茯苓六錢　菖蒲三錢　遠志一兩　牛膝五錢

右為末蜜煉丸每服二十丸米飲下

和陰湯　治口渴舌乾小便數舌上赤裂此藥生津除燥生肌肉一名地黃飲子

黃連一錢　桃仁五粒　生地二錢　紅花三分　黃柏一錢　當歸五分　甘草五分　升麻三分　知母一錢　防己五分　羌活四分　麻黃根三分

口乾舌焦加杏仁甘草小便赤加梔子

右㕮咀作一服水煎去渣溫服忌酒麪房事

清凉飲子 治消中能食而瘦口舌乾自汗大便結小便數

羌活稍三分 柴胡稍五分 升麻稍三分 防風稍五分 甘草稍五分 當歸五分 石膏一錢 知母一錢 紅花三分 防已四分 龍胆草六分 黄柏一錢 桃仁五粒 杏仁五粒 生地一錢 黄芪根六分 黄芩四分

右水二盞酒一小盞煎服

甘露膏 治消渴飲水極多善食而瘦自汗大便結燥小便頻數又名蘭香飲子

石膏一兩 知母一兩 甘草六錢 人参六錢 防風根三錢

半夏五錢 蘭香三錢 白豆蔻四錢 連翹五錢 桔梗三錢
升麻三錢
右爲末水浸蒸餅丸或捏劑作薄餅子晒乾碎如米大
每用淡薑湯下二錢 一方去半夏豆蔻
千金地黃丸 治腎竭
黃連四兩 生地八兩
右爲細末煉蜜爲丸食後麥門冬湯下五六十丸
麥門冬湯 治消渴日夜飲水無度飲下即溲
麥門冬二兩 黃連二兩 冬瓜二兩
右爲麤末每服五錢水煎八分去渣溫服若冬瓜無乾

者用新冬瓜肉三觔去穰分作十二片為十二服每服
用瓜一片劈破水煎每日三服
冬瓜飲子　治消渴能食而飲水多小便如脂麩片日夜
無度
冬瓜一箇　黄連二兩
右先以冬瓜破開去穰摻黄連末在内却用頂蓋定於
熱灰中煨熟去皮切細爛研絞汁每服一盞至二盞日
三服夜一服
經驗醫按
戊寅芝山寺施醫。一人四十五歲。病消渴。舌上赤裂。飲水無度小便數而帶濁服潤燥諸藥罔効到寺請診余見脉沉濇詢其癃腹時脹滿煩燥引飲脇下急痛觀其色面塵色黑目白睛黄甚先用甘露膏清理其脾服半月餘目黄稍退惟渴不解面黑猶存繼用千金地黄丸服一月而愈此脾腎二經之消癃也

一人口乾便數春末感受因服藥無効至夏到寺求治余診其脉左手濇右手稍數不弦重取似大詢其渇病之原平素喜用犬肉煎炒熱物忽一日過飲遂覺胸膈煩悶漸至消渴余曰此繇飲食厚味所致非津液乾涸乃脾胃痰熱為病遂用順利散每日與服三次服至五日計下宿垢

腐爛之物。如痰非痰。似積非積。其臭穢不可近。聞者二桶餘。繼與猪肚丸服月餘。其渴即止。而肌肉漸生。戒暈腥一年而愈。此因為飲食生痰。而痰熱作消者也。

一人無病。肌肉日見消瘦。四肢無力。皮膚皺揭。肌肉間見蒸蒸而熱。病者不知。自以為勞傷血氣。遍求調補。忽一日唇裂舌破。至寺請診。余見其大肉已脫。渾身橘黃色。余對病人曰。知此病之危篤乎。荅曰不知。余曰此消証也。病者曰消症多渴。獨小子不渴何也。余荅曰。消不在多飲多便。凡于精神血氣肌肉筋骨皆謂之消也。足下病積在脾。乃肉消症也。速服三黃丸以救。自然計服月餘乃愈。

火門

君火　相火　虛火　實火　火鬱

劉宗厚曰：火之為病，其害甚大，其變甚速，其勢甚彰，其死甚暴。蓋火燔灼焚燄，飛走狂越，迸物銷鑠，莫可禦者，謂其遊行於三焦虛實之間，有君火、相火、虛火、實火、火鬱之別。瞀瘛暴瘖，冒昧燥擾，狂越罵詈，驚駭氣逆，如喪神守，戰慄譫妄，血溢血泄，耳鳴耳聾，喘嘔吐酸，目暗不明，筋惕肉瞤，皆火之變現為病。然藥之所主，亦各有其屬，烏可不辨？夫君火者，心火也，可以濕伏，可以水滅，或可以直折，惟黃連之屬可以制之。相火者，龍火也，非水濕所可折，當從其性而伏之。惟黃柏之屬。可以降之。瀉火之法。豈止此哉。虛實多端。不可不審。以臟氣司之。如黃連瀉心火。黃芩瀉肺火。芍藥瀉脾火。石膏瀉胃火。柴胡瀉肝火。知母瀉腎火。此皆苦寒之味。能瀉有餘之火。若飲食勞倦。內傷元氣。火不兩立。為陽虛之病。以甘溫之劑除之。如黃芪人參甘草之屬。若陰微陽弦。相火熾盛。以乘陰位。為血虛之病。以甘寒之劑降之。如當歸地黃之屬。若心火亢極。鬱熱內實。為陰強之病。以鹹冷之劑折降之。如大黃朴硝之屬。如腎水受傷。真陰失守。無根之火也。為陰虛之病。以壯水之劑制之。如生地玄參之屬。若右腎命門火衰。為陽脫之病。以溫熱之劑濟之。如附子、厚桂之屬。若胃虛過食冷物，抑遏陽氣於脾土，為火欝之病，以升散之劑發之。如升麻、乾葛、柴胡、防風之屬。不明諸此類而求火之為病，施治何所據依？故於諸経約略其說，以備方之用，庶免實實虛虛之禍也。

按経所謂一水不能勝五火者，以人五臟各有火，無五志所誘，其火不動；若七情六欲激之，則其火隨起。蓋大怒則火起於肝，醉飽則火起於胃，房勞則火起於腎，悲哀則火起於肺，惟心為君主之官，其火一起，則金石俱焚矣。嗟嗟！人生氣交之中，嗜慾之来，皆為喜怒哀樂所使，故人日為火所用而不自知也。経云：十分分來一分寒，固知火之為

病似多於寒也偏於用熱者要識此意

諸火約脉

火浮炎心肺則脉舉之浮大而按之損小如潜伏肝腎則脉按之洪数而舉之虚細故浮数無力為虚火沉實有力為實火洪数見於左寸為心火見於右寸為肺火見於左關為肝火見於右關為胃火两尺為腎經命門之火男子两尺洪大者腎經命門之火盛也熱病有火者可治脉洪是也無火者難治脉微是也

諸火約治

一火有所屬藥有主治黄連瀉心火柴胡瀉肝火黄連佐

之柴胡瀉胆火亦佐以黄連白芍瀉脾火石膏瀉胃火知母瀉腎火黄柏瀉膀胱火一曰瀉龍火

一欝火當看火在何經不可直降宜隨其性而升之夫火飛騰之物惟動盪升舉始不失其本性如欝於脾土中是失其常也若以水濕寒劑治之則愈滞其性而火愈不得升泄於外經云諸欝則達之主治者亦從其性以達之可耳

一人有虚火炎盛者用生姜湯令温遅遅進之使火性達於肌表此爲從治之法若投氷水正治之立死

一實火可瀉可降小便降火最速有降火真陰自長有補

陰火邪自降。滋陰用六味地黄丸。加知柏之類。降火用三黄丸。加石羔之類。

一火盛者不可驟用凉藥。宜兼温散以佐之。如左金丸治肝火暴急。脇下疼痛。用黄連六兩。吳茱萸一兩。謂佐肺金。以伐肝木是也。

一火急宜緩之。夫緩非緩慢之緩。乃藥性甘緩之緩。如甘草人參白术黄芪皆甘緩藥也。經云。甘能除大熱。東垣曰。火與元氣不兩立之物。參术芪草以扶元氣。元氣生則火邪自滅也。

一火起有所從。從左邊起者屬肝火。從臍下起者屬陰火。

從脚下起熱至於腹者此虚之極涸之甚矣蓋火起於九泉之下必亡之道也一法用附子末津調塞湧泉穴內用四物加知母黄柏或龜板更妙所謂陰虚火動難治者正言虚甚補之不及也

一氣有餘即是火此非謂元氣有餘假如肝氣甚則挾心火之勢尅肺金乘脾土是即有餘之說也舉其一端其餘可類推矣如元氣已足則火從何而有哉

一能食而熱口舌乾燥大便難者實火也以辛苦大寒之劑下之瀉熱補陰經云陽盛陰虚下之則愈脉洪盛而有力者是也

一不能食而熱自汗氣短者虚火也以甘寒之劑瀉熱補氣經云治熱以寒温而行之脉虚弱無力者是也

約方

加減凉膈散　退六經之火減大黄芒硝加桔梗甘草一法加防風同為舟楫以膈與六經乃至高之分此藥浮載亦至高之劑故施於無形之中隨高而清去胷膈中六經之熱也丹溪云凉膈散心肺肝胃藥也

梔子仁一兩五錢　芒硝五錢　連翹　薄荷　黄芩

甘草各一兩五錢　大黄五錢

右為粗末每一兩水二鍾竹葉七片同煎至一鍾去渣

入蜜少許食後服加姜煎亦得去六經熱減大黄芒硝
加桔梗甘草人參防風治肺經邪熱咳嗽有痰加半夏
涼膈與四物湯各半服能益血洩熱名雙和散錢氏去
連翹加藿香石膏爲瀉黄散

清涼飲　治大人小兒五臟積熱煩燥多渴唇裂喉閉目
赤鼻頷結硬口舌生瘡陽明疵傷寒發狂見鬼譫語大
小便閉一切風壅並皆治之

梔子仁　甘草　赤芍各一兩　大黄　朴硝
連翹　薄荷淨葉　乾葛各二兩

右爲散每服二錢水一鍾入竹葉七片蜜三匙同煎至

七分去渣食後服

黄連解毒湯　治大熱煩燥錯語不得眠

黄連三錢　黄柏二錢　梔子二錢　黄芩一錢

水二鍾煎一鍾温服如熱未止再煎服

重鬱散　治上焦火熱煩燥不眠

山梔　大黄　鬱金各一五兩錢　生甘草一錢

水二鍾煎一鍾温服

三黄丸　治男婦三焦積熱上焦有熱攻衝眼目赤腫頭項腫痛口舌生瘡中焦有熱心膈煩燥飲食不美下焦有熱小便赤濇大便秘結五臟俱熱即生癰癤瘡痍及

五癡痔疾糞門腫痛或吐鮮血皆治○丹溪云此三焦藥也

淨黃連　黃芩去芦　大黃各十両

右為細末煉蜜為丸如梧桐子大每服三十丸熟水呑

下視臟腑虛實加減服之小兒積熱亦宜服

麥門黃連湯　治心火傳肺口渴唇焦煩熱

麥門冬五錢　黃連三錢

水三鍾煎鍾半三次服火降為度

火府丹　治心小腸經火煩燥狂亂晝夜不安

黃芩一両　黃連一両　生地黃二両　木通三両

右為末煉蜜為丸如梧桐子大每服二三十丸臨臥溫

水下

柴胡飲子　治一切肌膚蒸熱。寒熱往來。及傷寒發汗不解。或汗後餘熱勞復。或婦人經病不快。産後寒熱。並宜治之。

黄芩　甘草　大黄　白芍　柴胡

人參　當歸各五錢

右㕮咀。姜三片。煎温服。

益氣清火湯　治氣虚火鬱。汗出發熱。精神困怠。脉細而數。

黄芪一錢五分　白朮一錢　人參一錢　甘草八分　柴胡六分

麥門一錢　石膏一錢

水二鍾煎八分温服

滋陰清火湯　治血虛火燥。晝夜不眠。骨蒸潮熱。脉大而虛。

生地二錢　白芍一錢五分　川芎一錢　當歸一錢五分

黄柏一錢　知母八分　地骨皮八分

水二鍾煎一鍾温服

補陰丸　治酒色過傷少陰腎經之症

黄柏一两五錢炒　黄芩五錢　地黄一两五錢　龜板五两酒煆

右為末煉蜜為丸每服三四丸熟水空心送下夏加砂

仁三錢五味五錢冬加黑乾姜三錢

滋腎丸　治腎水乾涸口渴湧上發熱

黄柏二兩酒洗焙知母二兩酒洗焙肉桂二錢

右為末熟水丸如鷄頭大每服百丸加至二百丸白沸湯空心送下

加減地黄丸　治陰虛憔悴寢汗發熱五臟齊損瘦弱虛煩腸澼下血骨蒸痿弱無力不能運動東垣云治脉沉而虛者

熟地黄八兩山茱萸淨肉山藥各四兩澤瀉二兩

牡丹皮二兩白茯苓三兩

右為細末煉蜜為丸如梧桐子大空心溫酒服五十丸如吐血後陰虛火盛潮熱口乾加黃柏知母咳嗽潮熱喉痛加玄參知母貝母百部骨蒸潮熱夢遺加蓮鬚芡實知母枸杞地骨皮去澤瀉血虛發熱遍身疼痛加當歸白芍秦艽苡仁腎氣不能生脾土虛腫加車前附子陰血不足脉數肌熱發渴加麥冬五味子陰血損虛腹痛氣滯加便製香附酒炒白芍此丸凡人脉數陰血不足之人皆宜服至久愈妙

歸芪湯治元氣大虛脉細發熱服涼藥愈甚此湯主之

黃芪一兩蜜炙　當歸三錢童便製

右水二鍾煎一鍾温服

柴胡升陽湯　治熱發如火燎火燒捫之令人亦熱四肢主屬脾〻者土也熱伏地中此病多因血虛而淂又因胃虛過食冷物氷水無度欝遏陽氣於脾土之中經曰火欝則發之此方是也

升麻　葛根　獨活　羌活各五錢　防風二錢五分

生草二錢　柴胡五錢　炙草二錢　人參五錢　白芍五錢

右㕮咀每服五錢水三大盞煎至一盞去渣稍熱服忌冷物氷水月餘

欝火湯　治五心煩熱是火欝於地中四肢土也心火下

陷在脾土之中故宜升發之○丹溪云治手足心熱用東垣火鬱湯此謂火鬱必達之意故用風藥

升麻　葛根　防風　炙甘草　柴胡根

白芍各五錢

右㕮咀每服三四錢水二大盞入蓮鬚葱白三寸煎去

渣溫服

清肝解鬱湯　治肝氣過鬱兩脇疼痛發熱証

柴胡一錢　青皮八分　白芍一錢　茯苓八分　黄連一錢

香附五分　甘草三分　防風五分

右水二鍾煎一鍾溫服

梔連越鞠丸　治鬱火上冲目痛脇痛嘔吐諸疝

黄連炒一两　神曲炒五錢　梔子炒一两　赤芍藥六錢

撫芎五錢　藿香三錢　粉草五錢　茯苓一两

右研為末煉蜜為丸每服四十丸食遠白滚湯送下

左金丸　治两脇疼痛不可忍者

黄連一两炒　吴萸一錢泡

右研細末水跌為丸每服二錢食遠百滚湯送下

逹火丸　治手心足心發熱極効

梔子一两　香附五錢　蒼术一两　白芷　半夏各五錢

川芎　黄連各四錢

右為末煉蜜為丸百滚湯送下

諸血從火論

夫血者水穀之精也故飲食入於胃而胃氣平和則不失生化之原其血乃能榮養五臟周流六腑而行於脉也故劉宗厚曰血生化於脾總統於心藏受於肝宣布於肺施泄於腎灌溉一身目得之而能視耳得之而能聽手得之而能攝掌得之而能握足得之而能履臟得之而能液腑得之而能氣是以血之出入升降濡潤宣通者皆繇脾胃使然也盖失血之症五藏俱有之然其受病之原揔不離火邪而致治血之法非止一端而其藥劑之宜大抵近于

清涼為善。夫血之妄行。必隨氣動。經云氣有餘即是火。氣降則火降。火降則氣不上升。而氣平。則血無溢出上竅之患矣。若降火不得其法。徒用寒涼。反傷胃氣。殊不知胃氣一傷。則脾不得統血而行。則血愈不得歸經矣。今之療血者。有二大患焉。一則不審虛實。專用寒涼。如苓連梔子青黛知柏之類。以致脾氣漸敗。而變脾泄不救者。一則不知寒熱。妄用溫燥。如黑薑炒桂荊芥香附人參之類。遂使肺氣漸瘦。而成咳逆難調者。良可嘆也。且病各有所屬。而治亦審所因。有因好食厚味。嗜飲火酒。積熱吐血者。此屬脾胃之血症。法當專清理脾胃是也。有勞倦傷脾。思慮傷心。

而心火内鬱發為吐血者此屬心脾之血症法當清心火理脾氣是也有因脾胃積熱上蒸於肺致肺氣壅滯變為咳血者此屬肺脾之血症法當清脾胃保肺金是也有脾胃素虚積怒傷肝致肝火過鬱發為嘔血者此屬肝脾之血症法當平肝氣調脾胃是也有酔飽行房真陰耗散致陰火上衝遂成咯血者此為内損之症法當滋補腎水調和脾胃使真陰漸生而虚火漸降可也更有先吐血而後咳痰者是肺胃火邪未清其血雖止而痰被火所阻不得下降乃痰因血枯而生法宜清火養血而痰自降矣有先咳痰而後吐血者是痰鬱生熱而熱邪動血乃血因痰熱

而動。法宜清降瘀火。而血自止矣。蓋血症多端。除跌仆墜閃。及六淫所感之外。即衄血溺血便血諸症。雖各有所屬。則其所致。皆為起居不常。飲食不節。以酒為漿。妄作動勞。先傷脾胃。而後他臟因之而病也。余故曰。血之為病。五臟六腑。無不有之。而其受病之原。揔不離脾胃者也。夫脾屬太陰經。真陰從此生焉。世所謂治血必補真陰。而補陰不顧脾胃。豈善治陰虛者乎。陰虛之症。無驟補之法。非多服藥。不能取效。病家欲速其功。醫者張皇無主。百藥雜投。以致殞命。寖輟相尋而不悟。悲夫。

諸血約脈

失血之疪非止一端所見之脉亦非止一芤夫血為心火而至者其脉必洪而數為肝火而至者其脉必弦而急為肺熱而至者其脉必浮而芤為胃火而至者其脉必長而大為脾積熱而至者其脉必實而數為腎火而至者其脉必沈而數如此諸脉皆可驗其血疪之所屬一芤脉豈能盡之耶又云失血之脉宜沉細而不宜浮大此言其脉體之大畧非一定之言也然有一定之言者不在脉之大小而在有胃氣無胃氣而已夫胃氣即元氣神氣之別名故經曰血者神氣也脉中神氣在則存神氣失則亡所以往往失血之人亦有脉浮大而生者亦有脉沉細而死者是

可驗也或失血過多而脉反大者此謂病長乃逆脉也餘當診胃氣以决其生死可耳

諸血約治

一血宜行不宜止夫血不循經絡者氣逆上壅也夫血滑熱則行滑寒則凝故降氣行血則血循經絡不求止而自止矣止之則血凝血凝必發熱惡食及胸脇作痛而病日沉痼矣

一衄血吐血齒舌上出血如血初至其勢湧甚切勿用犀角地黄芩連知柏等止之宜用童便少入薑汁調匀徐徐與服俟血勢稍緩診脉屬何臟腑隨症投劑自無後患夫

童便降火亦滋真陰止血亦消積瘀也

一吐血咯血嘔血衂血溺血便血其名色雖異而其治大抵當從於火世有妄言血屬于寒者悞甚也余諸戒勿用寒涼者謂其病有深淺胃有虛實不同耳然亦有服温藥而愈者其血不繇陰虛火熾所致其百人中或僅有一二豈可槩而為例耶

一血虛宜補夫血虛則發熱此既從虛治宜甘寒甘平酸寒酸温以益榮血其藥為熟地黄白芍藥牛膝炙草酸棗仁龍眼肉甘枸杞子甘菊花人乳之屬

一血熱宜清夫血熱則為癰腫為鼻衂為齒衂為牙齦腫

為舌上出血為舌腫為血崩為赤淋為月事先期為熱入血室為赤遊丹為眼暴赤痛法宜酸寒苦寒鹹寒辛涼以除寔熱其藥為童便牡丹皮赤芍藥生地黄黄芩犀角地榆大小蘇茜草黄連山梔大黄青黛天門冬玄參荆芥之屬

一血瘀宜通夫積瘀凡發熱發黄作痛作腫及作結塊癖積法宜辛温辛熱辛平辛寒甘温以入血通行佐以鹹寒乃可軟堅其藥為當歸紅花桃仁蘇木桂五靈脂蒲黄薑黄鬱金三稜延胡索乾漆自然銅韭汁童便大黄芒硝之屬盖血為榮陰也有形可見有色可察有証可審病既不

同藥亦各異，治之之法要在合宜，倘失其宜，為厲不淺，差劑之間，可不謹乎。

諸血約方

二黄補血湯　治脾胃積熱，口舌生瘡而血初至及血多者宜服

生地黄二錢　黄連一錢五分　白芍藥二錢　枳殼五分　生甘草七分　熟大黄一錢　桃仁六分

右水二鍾，煎一鍾，不拘温服。血不止，加生蒲黄一錢、丹皮八分。如虚，去大黄、桃仁，加山梔、赤苓。

犀角地黄湯　治熱鬱肝肺，其血隨氣湧泄，或溝道閉塞

流入於胃而吐清血者宜服

犀角鎊二錢　生地黃三錢　白芍藥二錢　丹皮二錢

黃連一錢五分

右水二鍾煎一鍾溫服

止血立應散　治飲酒過度心火乘脾便閉發熱胸膈作

痛喉舌乾燥宜服

大黃五錢酒蒸炒　青黛二錢　髮灰五分　黑梔子三錢

丹皮二錢

右為細末每服二錢五分用童便和百滚湯調服脾胃

虛者忌之

清火解毒湯　治陽明胃經積熱吐血衄血等症

乾葛二錢　赤芍藥二錢　生地黃四錢　丹皮二錢

黃連一錢五分　柴胡一錢　山梔子二錢　甘草一錢

連翹一錢五分　升麻一錢　黃芩二錢

右水三鍾姜一片煎鍾半作二次食遠服胃虛不宜

歸芍參麥湯　治酒色過度真陰不足而吐血者宜服

當歸一錢五分　白芍藥二錢　人參八分　麥門冬一錢五分

丹皮一錢　甘草五分　黃連一錢　茯神一錢五分

右水二鍾煎一鍾溫服

四生丸　治吐血衄血陽盛於陰血熱妄行

生薄荷二兩　生艾葉一兩五錢　生側柏二兩　生地黄二兩五錢

右研爛蜜為如鷄子大每服一丸水三鍾煎一鍾濾過温服

雙荷散　聖惠方　治猝暴吐血

大藕節七箇　荷葉頂七箇

右同蜜擂細水二鍾煎八分去滓温服或研末蜜調下

荊芥散　治外感風邪欝久吐血宜服

荊芥穗五錢　甘草一兩　桔梗二兩

右水二鍾薑一片煎一鍾食遠服

茯苓補心湯　治思慮傷心心氣虛耗不能藏血以致面

色黃黑而吐血者宜服

茯苓一錢 人參一錢 枳殼炒五分 麵陳皮六分 當歸一錢

熟地一錢五分 栢子仁一錢 甘草分 桔梗五分

白芍一錢

右水二鍾薑一片棗一枚煎八分溫服

歸脾湯 治思慮傷脾不能統攝心血以致妄行或吐血

下血皆宜服之 方見内傷

麥門冬飲子 拔萃方 治脾胃虛弱氣促氣弱精神短少衂

血吐血

人參二錢 五味十五粒 紫菀一錢 黃芪一錢 芍藥一錢

甘草六分　麥門冬二錢　當歸一錢五分

右水二鍾煎一鍾食遠服

加減養榮湯　治見血後脾胃弱精神少而血不止者宜服

人參一錢　黃芪二錢　五味十三粒　芍藥　甘草五分

當歸五分　麥門冬五分

右水二鍾煎一鍾不拘服如不止再服

側栢散　治內損吐血。因酒太過。勞傷於內。血氣妄行。其出如湧泉。口鼻皆流。須臾不救。服此即安。又治男子婦人九竅出血。

側柏葉一兩五錢　人參一兩去芦　荆芥穗一兩燒灰

右為末每服三錢入飛羅麪三錢拌和汲水調糊相似啜服

枇杷黃連湯　治内損脾胃陰火上衝嘔血者宜服

枇杷葉一錢　黃連一錢五分　茯苓八分　甘草六分　白芍一錢五分　丹皮八分　桔梗四分

右水二鍾煎八分不拘服

生地保命散　治勞傷心肺積火嘔血者宜服

生地黃八兩酒浸薑汁炒乾　丹皮三兩酒洗炒　茯神二兩　甘草一兩　蒲黃二兩炒黑

右為末每服三錢食遠童便和百滾湯調下

芩連薏苡湯 治飲食傷脾胃熱嘔血者宜服

黃芩一錢 黃連一錢 薏苡二錢 當歸一錢 白芍藥一錢 茯苓八分 甘草五分

右水二鍾煎一鍾不拘服

藿香地黃湯 治脾胃熱痰致血嘔唾不止者宜服

藿香一錢 生地黃二錢 麥門冬一錢 竹茹五分 黃連一分錢五 半夏麯一錢 甘草五分 茯苓一錢

右水二鍾煎一鍾溫服

補陰止血湯 治勞心思慮損傷精神驚悸煩熱不時嘔

血者宜服

當歸一錢　白芍藥一錢五分　生地黃一錢　麥門冬一錢

人參八分　棗仁炒一錢　茯神八分　甘草五分　遠志四分

栢子仁一錢

右水二鍾煎一鍾不拘服

百合貝母湯　治內傷咳嗽先咳痰而後見血者宜服

百合一錢　貝母一錢　枇杷葉五分　紫菀八分　黃芩一錢

甘草五分　茯苓八分　枳殼四分　白芍藥一錢　桔梗三分

右水二鍾煎一鍾不拘服

芍藥門冬湯　治內傷先見血而後咳痰者宜服

白芍藥 天門冬各二錢 茯神一錢 生地黄二錢

甘草五分 丹參一錢 當歸八分 桑白皮六分

右水二鍾煎一鍾不拘溫服

黄連阿膠丸 治內傷血枯咳嗽聲啞喉痛者宜服

黄連一兩酒炒 阿膠一兩五錢蒲黄炒成珠 茯神一兩 人參五錢去芦

麥門冬一兩去心微炒

右研為末煉蜜為丸每服三錢百滾湯送下

天麥二冬膏 治內傷咳嗽痰中帶血

瓊玉膏 治吐血後肺氣虛弱咳嗽不止見燥門

二母止血湯 治內損痰火酒色過度致傷肺腎咳唾痰

血不止者宜服

知母　貝母　生地各二錢　甘草一錢　黃柏一錢五分

茯苓一錢　石棗一錢五分　白芍一錢

右水二鍾煎一鍾不拘服胃虛加人參五分骨蒸熱加地骨皮八分嗽甚加桑白皮八分肺虛加阿膠一錢

河澗生地湯　治鬱熱於肺鼻衂者宜服

枸杞一錢　柴胡六分　黃連一錢　地骨皮　天門冬

白芍各八分　甘草五分　黃芩　黃芪各八分　生地黃

熟地黃各一錢

右水二鍾煎一鍾不拘服

茜根散　治鼻衄不止者

茜根　阿膠　蒲黄炒　黄芩各一两　側柏葉一两

生地黄一两　甘草五錢

右研末每服三錢童便和百滚湯調服

黄芩芍藥湯　治肺脾積熱鼻衄不止

黄芩三錢　芍藥三錢　甘草二錢

右水二鍾煎一鍾温服

乾葛防風湯　治内熱夾風變為鼻衄

乾葛二錢　防風一錢　桔梗五分　白芍一錢　甘草五分

玄參八分　麥門冬一錢

右水二鍾煎一鍾食遠服

止衄散　治鼻衄不止

黄芪五分　赤茯苓二錢　白芍藥二錢　當歸一錢五分

生地黄二錢　阿膠二錢

右為末每服二錢食遠童便和百滾湯調下

芎黄湯　治風熱欝腦見痰飲

清肺飲　治上熱鼻衄

黄芩二錢　玄參一錢　生地黄二錢　麥門冬一錢

甘草五分　桔梗六分

右水二鍾煎一鍾食遠服

三白人参湯 治肺虚鼻衂

白芍藥二錢 白术一錢五分 白茯苓一錢 人参八分

麥門冬一錢 甘草六分 桑白皮一錢

右水二鍾煎一鍾食遠温服

参麥飲見傷門 天門冬膏見燥門

山梔子散 治鼻衂不止

山梔子不拘多少燒灰為末少許吹入鼻中即止不止再吹

黄連散 治大人小兒盛熱乘於血血隨熱氣散溢於鼻者謂之鼻衂凡血得寒則凝澀結聚得熱則流散妄行

黃連二錢　黃芩二錢　柏葉一錢五分　甘草一錢　豆豉二十粒

水二鍾煎一鍾食遠服

當歸承氣湯　治尿血積熱脾胃大便閉結者

當歸一錢　厚朴五分　枳實八分　大黃一錢　芒硝八分

生地黃一錢五分　丹皮八分

水二鍾煎一鍾食前服

當歸琥珀散　治心小腸積熱小便出血

當歸一兩　赤茯苓六錢　琥珀碎三錢

右為末每服二錢燈心薄荷湯調下

梔子木通湯　治小腸結熱膀胱瘀閉小便尿血

山梔子二錢　黃連一錢　木通一錢　赤芍藥一錢
生地二錢　丹皮一錢
右水二鍾煎一鍾食前服

羚羊當歸湯　治男婦小便出血肝經鬱熱
羚羊角剉碎一錢　當歸一錢五分　赤芍藥一錢　生地一錢五分
銀柴胡六分　生甘草四分　黑梔子一錢
右水二鍾煎八分食前服

故子蒲黃散　治腎虛尿血
補骨脂湯泡去辛味炒五錢　蒲黃炒五錢　牡蠣灰三錢
右研末每服二錢空心温酒調下此治虛脱之症乃塞

劑也

鹿角膠丸　治房屋勞傷小便尿血

鹿角膠五錢　沒藥二錢研另　柏子仁五錢油去　茯神五錢

牛膝三錢　熟地黃五錢　淮山藥五錢

右為末煉蜜為丸每服三錢百滚湯送下

加味地黃丸見火門　瓊玉膏見燥門

黃連香茹飲　治腸胃積熱或冒暑氣

黃連二錢　香薷一錢　茯苓一錢　扁豆一錢五分　甘草七分

黃芪一錢　黃芩一錢　人參一錢　厚朴八分

水二鍾煎一鍾食前服

槐花散　治腸胃有濕脹滿下血
蒼朮　厚朴　陳皮　當歸　枳殼各一兩
槐花二兩　甘草五錢　烏梅肉八錢
右研末每服三錢百滾湯調食前服
升麻和血湯　治腸澼下血作派其血唧出有力而遠射
四散或腹中作痛此陽明氣上衝熱毒所作也當去濕
毒和血而愈
生地二錢　牡丹皮　甘草　黄芪　當歸各一錢
熟地一錢五　白芍藥一錢　升麻八分　陳皮五分
蒼朮四分　秦艽五分　肉桂二分

右水二鍾煎一鍾食前服

當歸和血湯 治腸澼下血濕毒下血

槐花二錢 青皮一錢 當歸身一錢 升麻一錢 白朮六分 荆芥穗五分 熟地黄一錢 川芎四分 甘草四分

水二鍾煎一鍾食前服

香連丸 治下血似痢

芍藥湯 治大便膿血俱積見痢

補中益氣湯 治勞倦下血見内傷

歸脾湯 治心脾虛勞下血見内傷

芍藥黄連湯 治大便後下血腹中痛謂之熱毒下血

芍藥二錢 黄連二錢 當歸一錢五分 淡桂二分 甘草炙五分

大黃一錢

右水二鍾煎至一鍾服如痛甚調木香檳榔末一錢服

黃連阿膠丸治飲酒過多下血不止

黃連二兩 赤茯苓 阿膠炒各一兩

右用黃連茯苓爲末調阿膠衆手丸每三十丸食後米飲下

涼血地黃湯 如飲食不節起居不時者陰受之陰受之則入五臟入五臟則塡滿閉塞下爲飧泄久爲腸澼者水穀與血另作一派喞出也時令值夏濕熱大盛正當客氣勝而主氣弱也故腸澼之證甚以此藥主之

熟地黃一錢 當歸一錢 青皮五分 槐花一錢炒 知母八分炒
黃柏八分炒
右水二鍾煎一鍾溫服。如小便澀、臍下悶，或大便後重，
調木香檳榔末各五分，稍熱空心服，或食前服。如裏急
後重又不去者，當下之。如有傳變，隨証加減。

竹茹湯 治婦人汗血、吐血、尿血、下血。
竹茹一錢 熟地黃二錢 人參八分 白芍藥一錢
桔梗六分 川芎五分 當歸八分 炙甘草五分 桂心三分
右水二鍾煎一鍾，食後通口服。

剪紅丸 治臟腑虛寒，下血不止，面色痿黃，日久羸瘦，

側栢葉炒 黃鹿角火去毛醋煮 附子炮去皮臍 川續斷酒浸
黃芪 阿膠蛤粉炒 白礬枯 五錢 當歸去芦酒浸各一兩
右為末醋煑米糊丸如桐子大每服七十丸空心米飲
下

經驗醫按

戊寅芝山寺施醫。一人吐血，服犀角地黃湯不止，繼服止血立應散，其血愈甚，身如火炙，煩燥不眠，飲食即吐。至寺求治，余診其脉洪大而無倫次，按之豁然而空。謂其父曰：此非胃火實症，乃榮氣虛極之候也。夫榮氣亦胃氣之別名，若胃實內有積熱，服地黃湯、立應散自然相宜。今服之病反見增者似胃虛不能受也法當用獨參湯急補胃氣耐方云血隨氣亂必隨氣定人參能定胃氣胃氣定則血自止矣其父曰家清奈何余思歸芪湯以代之服三劑而血止五劑而諸症悉退但脉按之尚空行動氣喘汗出如雨復用六味地黄丸倍加黄芪當歸麥門服一月而愈

一婦人因惱怒吐血服清火解毒湯其血愈甚改用犀角地黄湯而大小便俱有血出人事昏亂尋衣撮空惟有一氣呼吸而已召余診視余診其脉有八至餘即謂其病曰此症胃氣大敗致血亂崩急用獨參湯救之稍遲則不能挽回也病家見服涼藥反增遂取人參一兩煎服其血

仍然不止傍人有曰諸血症皆屬于火曾未見用人參止血者余爭曰藥未足耳仍用人參一兩加熟附子五分其血立止精神亦頓復此素無陰虛火盛之症乃偶遇大怒吐血因誤服清火破氣等藥遂致陽氣耗散故用純陽之劑救之若陰虛誤用參附則禍不旋踵學者當細審之凡疑似之間不可輕易用參附

一人五十歲吐血發熱服止血諸湯無一應効患此症月餘名余診視余見其形色羸瘦心脾二脉數而無神謂此症是勞倦傷神飲食傷脾所致主服歸脾湯而補心脾以脾氣運則能統血歸經病者不信仍用清涼降火等劑忽

一日氣喘嗽血愈甚復至求治余仍主服歸脾湯乃愈

前任海道尊施四民宗師每為政事勞心飢飽失時即發吐血服諸藥不驗惟服歸脾湯即止凡勞倦傷神飢飽傷脾吐血者惟歸脾湯累試累驗也

一友姓鄭肝氣素旺易發惱怒復好飲酒嗜食煎炒忽一日牙肉腫痛流血不止一醫用犀角地黃湯不止改用三黃湯清火解毒湯其血愈甚患此症旬日不止倉皇無措召余診視余見其脉六部洪大寸口急数有七至餘謂其病者曰此陽明胃積熱症無疑但火勢已甚恐不能直折仍用前三黃湯合地黃湯少加炒黑肉桂從治則其火必

下降也。服二劑。其血立止。凡火症正治不增。必須從其性以治之。此乃先賢之秘方也。

一友患鼻衄。服地黄湯。茜根散。止衄散無効。召余診視。余見其肺胃二脉。舉之浮數。按之損小。謂此症乃虚火。非實火也。主服參麥飲而血止。繼服三白人參湯全愈。

又一友患鼻衄。服地黄湯不止。改服梔子散。遂發嘔吐昏眩。召余診視。余見其脈肺部浮數而大。謂病者曰。此乃風欝於腦。而至鼻中流血。非肺熱作病。不宜用寒凉傷胃。主服乾葛防風湯二劑而愈。

一人小便出血。經年不愈。到芝山寺求治。余診其脉。虚數無神。問其前服何藥。答曰百色凉藥皆已嘗試。余曰今腎氣虛敗。將為脱症。法當温理。不宜再用寒凉。遂與故子蒲黄散服五早。血止。繼服八味丸二斤乃痊。

一人忽然癲狂。如喪神守。小便出血。滋陰降火之劑愈服愈劇。召余診視。見其面色目下青黑。左寸心脉浮滑。右寸肺脉浮洪。遂用滚痰丸九錢。分三日與服。計下宿痰斗許。癲狂立止。惟小便血尚存。繼用四物湯加二陳竹瀝膽星之類。服一月而血止。二月而全愈。此心包絡熱痰為病。非小腸膀胱本經積熱也。

雪潭居醫約

三衢徐世蔭較正　三山陳澈編輯

內傷門

傷氣血　傷飲食　傷藥餌

王節齋曰東垣論飲食勞倦為內傷不足之證治用補中益氣湯溯洄集中又論不足之中亦當分别飲食傷為有餘勞倦傷為不足余謂傷飲食而留積不化以致宿食鬱熱熱發於外此為有餘之證法當消導東垣自有枳术丸等方治法具於飲食之門矣其補中益氣方論却謂人因傷饑失飽致損脾胃非有積滯者也故只用補藥益脾胃

全賴飲食之養。今因饑飽不時。失其所養。則脾胃虛矣。又脾主四肢。若勞力辛苦。傷其四肢。則根本竭矣。或專因飲食不調。或專因勞力過度。或飲食不調之後。加之勞力。或勞力過度之後。繼以飲食不調。故皆謂之內傷血氣不足之證。而宜用補藥也。但須於此四者之間。審察明白。畧為加減。則無不效矣。

按內傷乃本氣自病。故為不足。外感乃客邪為病。故曰有餘。蓋不足有餘。以主客言之也。又云內傷有餘不足者。以傷血氣為不足。傷飲食為有餘。而東垣於傷血氣用補中益氣湯加減。傷飲食用枳朮治中等治之。不為不悉矣。然飲食傷胃，而勞役傷脾，或服丹藥致傷元氣，種種不同，尤宜詳辨焉。夫飲食不節，醉飽傷胃，胃病則氣短肌消，精神少而發熱，火時上衝，面如火烘。胃既病，則脾無所禀受，故亦從而病焉。治宜清胃火，胃火既清，則脾土得其所禀而安矣。如輕用黃連、重用石膏之類是也。若起居不常，形體勞役，則脾病。脾病則怠惰嗜卧，大便溏瀉，行動氣喘。脾既病，則胃不得獨行津液，故亦從而病焉。治宜補脾氣，脾氣運健，則胃之津液自行，而陽明之氣得以生發矣。如深用理中湯、建中湯，淺用六君子、異功散之類是也。故其受傷有先後，而施治有重輕也。東垣云：胃氣乃衛氣、元氣之别名不可一日使之虛。尤不可一日使之不生發。益傷飲食諸症。胃氣實者攻之即去。而疾猶易愈。胃氣虛者攻之不去。而疾自如。非藥不能去病也。主氣不能行藥力也。故不獨丹藥偏勝之品。能傷元氣。即補血補氣之劑。用之一不當。亦停滯而生病爲。所以東垣論脾胃諄〻。不已。正以爲後人不審虛實。而輕用尅伐之劑者永戒也。

內傷約脉

內傷元氣。則脉舉之損小。按之隱〻而弦。內傷陰血。則脉舉之浮大。按之損小而微。與傷飲食之脉不同。傷飲食脉。獨在右寸大於左寸口。脾胃本部脉。或大或弦或滑。皆傷

飲食之脉也右寸口外側浮大或見外疕仍當以外感治之其左右寸口俱有內傷外感也

內傷附脉

東垣曰古人以脉辨內傷外感謂人迎脉大於氣口為外感氣口脉大於人迎為內傷此辨固是但其旨有所未暢外感風寒皆有餘之證是從前客邪來也其病必見於左手左手主表乃行陽二十五度內傷飲食不節勞役所傷皆不足之病也必見於右手右手主裏乃行陰二十五度故外感寒則左寸人迎脉浮緊按之洪大緊者急甚於弦是足太陽寒水之脉按之洪大而有力中見手少陰心火之脉丁與壬合內顯洪大乃傷寒脉也若外感風邪則人

迎脉緩而大。或大於氣口一倍。或兩倍三倍。內傷飲食。則右寸氣口脉。大於人迎一倍。傷之重者過在少陰則兩倍。太陰則三倍。此內傷飲食之脉。若飲食不節。勞役過甚。則心脉變見於氣口。是心火刑肺。其肝木挾心火之勢亦來薄肺經云。侮所不勝。寡於畏者是也。故氣口脉急大而數。時一代而澁也。澁者肺之本脉。代者元氣不相接。若不甚勞役。惟右關脾脉大而數。謂獨大於五脉。數中顯緩。時一代也。如飲食不節。寒暑失宜。則先右關胃脉損弱。甚則隱而不見。惟內顯脾脉。若大數而緩。時一代也。宿食不消。則獨右關脉沉而滑。經云。內脉滑者有宿食也。

内傷約治

一內傷不足。最忌妄用發散。并尅伐之劑。蓋脾胃既虛。陰火即乘其位。致穀氣塞閉。濁氣隔於上焦。而清氣潛伏於下焦。故九竅為之不利。胃經受病。則十二經元氣皆因而不足。再誤用尅伐。不至輕者重。而重者斃乎。東垣立補中益氣湯。調中益氣湯。和中丸。補脾丸。調胃丸。參苓散。皆補中求行。而行不損中氣。行中求補。而補無碍積滯。乃調理脾胃。挽回中氣之劑也。

一內傷當辨虛實。經云。火邪盛則實。精氣奪則虛。又曰。邪之所湊。其氣必虛。凡言虛者。精氣奪也。凡言實者。火邪勝也是故虛則受邪〻客為實法先攻邪〻盡扶本是其治也如邪猶未盡又當審辨若誤補則犯實〻耳精者陰也氣者陽也倘為火所削奪是五臟六腑之陰精陽氣皆虛也宜各從其類以補之一切尅伐攻擊之藥概不可施犯之者是謂虛〻也經又曰實〻虛〻損不足而補有餘如是者醫殺之可不慎歟

一勞役傷氣酒色傷血二者亦有惡寒發熱類似外感切不可作外感有餘症治之當審血氣多少如傷血則宜補血傷氣則宜補氣如血氣俱傷則雙補之然內傷惡寒得就温煖即止外感雖近烈火不除內傷發熱手心熱甚外

感手心不熱此可驗其内外之分也
一傷食必惡食胞中滿悶宜用消導之劑如謂之内傷夾外感名為夾食傷風宜用香蘇散加平胃山查麥牙神麯之類兼而治之
一傷飲如酒水湯飲皆無形之物治宜發汗并利小便使上下分消五苓散葛花解醒湯生姜半夏枳實白术之類是也
一傷食如肉食瓜菓皆有形之物宜損其穀次宜消導重者宜吐宜下枳术丸保和丸寬中丸朴黃丸量輕重擇用之

一傷藥餌或陽虛悞服補血藥致傷中氣飽悶嘔吐乍寒乍熱宜二陳湯加香附砂仁木香之類行滯開達胃氣不宜用燥補藥或陰虛悞服補氣藥致傷真陰發熱燥悶口乾喉焦甚致咯血宜枳桔黃連竹茹華降氣清火最忌寒滯藥

一內傷饑飽失時憂思過慮至於心頭嘈雜或發噎逆或飢不食此胃口有熱痰宜加减二陳湯主之

一積有新久新者宜行而久者宜補中求行慎毋槩用行藥恐傷中氣單行積滯如意丸寬中丸保和丸之類補中求行白术丸參苓散治中丸之類

内傷約方

調中益氣湯　治脉弦洪緩而沉按之中空或滑一澁甚證四肢滿閉肢節煩疼難以屈伸身體重煩心不安忽肥忽瘦四肢懶倦口失滋味大小便清利而數或上飲下便或大便澁滯不行一二日一見夏月飱泄米穀不化或便後見血見血膿胷滿短氣咽膈不通安卧嗜睡肢節無力不思飲食

升麻二分　黄芪一錢　甘草五分　蒼术四分　木香一分

人參五分　柴胡二分　陳皮二分

右㕮咀一劑水煎食前熱服如時顯熱燥是下元蒸蒸

發也加生地黄〻柏如大便虚坐不得或大便了而不了腹常逼迫血虚血澁也加歸身

治中湯和劑方治脾胃不和嘔逆霍亂中滿虚痞或泄瀉

人參去芦　甘草炙　乾姜炮　白术　青皮去白　陳皮去白各一兩

右㕮咀每服三錢水一盞煎七分去滓空心温服嘔吐不已加半夏等分丁香减半名丁香温中湯

補脾湯三因方治脾胃虚寒泄瀉腹滿氣逆嘔吐飲食不消

人參去芦　茯苓去皮　草果去皮　乾姜炮各一兩　麥蘗炒

炙甘草各一兩五錢　厚朴去皮薑製　陳皮去白　白朮各七錢五分

右㕮咀每服四錢水一盞煎七分去渣空心溫服

白朮和胃丸　治久病不能食而臟腑或結或溏此胃氣虛弱也常服則和中理氣消痰去濕和脾胃進飲食

厚朴製　半夏各一兩　白朮一兩二錢　陳皮八錢　枳實二錢五分　木香一錢　人參七錢　甘草炙三錢

右為末生薑汁浸蒸餅丸如梧桐子大每三十丸溫水食遠服

補脾丸心法秘方　治脾虛而惡湯藥者製此丸用湯吞省口苦而易於從也

白术半斤 蒼术 茯苓 陳皮各三兩 芍藥五錢

右為末，粥糊丸。加潤下丸可作催生用。上熱甚者加清金丸尤妙。與此藥必無產患。

養脾丸 和劑方 治脾胃虛冷，心腹脹悶，嘔逆惡心，泄瀉。

大麥糵炒 茯苓去皮 人參去芦，各一斤 白术半斤 乾姜炮 縮砂去皮，各二斤 甘草炙，一斤半

右為末，煉蜜為丸，每兩作八丸。每服一丸，細嚼，姜湯下。

思食調中丸 御藥院方 治脾胃久弱，三焦不調，氣滯胞膈，痞悶不食，嘔逆惡心，或吐痰水。

神麯炒 麥糵炒 陳皮去白 半夏麯 烏藥各一兩

檳榔　人參各七錢　白朮一兩　木香　沉香各五錢

右為末，蜜調白麵打糊丸如梧桐子大，每服三十丸，米飲吞下。

道寧純陽丹　治真元虛損，心腎不安，精神耗散，脾土濕敗，不能化食，所食五味之物不生精液，皆成痰涎，聚於中脘，不能傳導，以致大腸燥澁，小便及多而赤，或時嘔吐酸水，久成翻胃結腸之症。

蒼朮堅實者，米泔水浸三日，再換淨水浸洗，切晒乾，以清鹽水浸一宿　蓮肉好者去心，取淨酒浸一宿。各四兩

右大公猪肚一箇，壁上揉洗淨，納入前二味，以線縫密

用無灰酒煑爛取起入石臼中搗爛捏成小餅烘乾研為細末入後藥

南星四兩淨切細以姜汁一小鍾浸一宿以灶心土同炒去土不用

大半夏四兩用姜汁竹瀝浸炒入前藥共研為細末荷葉煑汁打糊為丸每服三錢白滾湯食前送下

補中益氣湯治飲食勞倦所傷始為火邪所中益入受水穀之氣以生所謂清氣營氣衛氣春升之氣皆胃氣之別名也夫胃府為水穀之海飲食入胃則生精氣上輸於脾脾氣升發則上布於肺通調水道下輸膀胱水精四布五經並行合於四時五臟陰陽揆度以為常也若飲食失節寒溫不適則脾胃乃傷喜怒憂恐損耗元

氣。脾胃氣衰。元氣不足。而心火獨盛。心火者陰火也。起於下焦。其系繫於心。心不主令。相火代之。相火包絡之火。元氣之賊也。火與元氣不兩立。一勝則一負。脾胃氣虛則肝腎陰火得以乘其土位。故脾症始見。夫脾胃受病。其症氣高而喘。身弱而煩。頭痛而渴。其脈空大。其皮膚不任風寒而生寒熱。蓋陰火上衝。則氣高喘也。煩熱頭痛也。燥渴脈大也。脾胃之氣下流。使穀氣不得升浮。是春生之令不行。則無陽以護其營衛。故不任風寒。乃生寒熱矣。此皆脾胃不足所致。與外感風寒之症頗同。然內傷脾胃。乃傷其氣。外感風邪。乃傷其形。傷其外則有餘○有餘者瀉之○傷其內則不足○不足者補之○汗之下之吐之尅之〻類皆瀉也○溫之和之調之養之〻類皆補也○內傷不足之病○苟誤認作外感有餘之症○而反瀉之○則虛其虛也○實〻虛〻○如此死者醫殺之耳○然則奈何○惟當以辛甘溫劑○補其中而升其陽○甘寒以瀉其火則愈矣○經曰○勞者溫之○損者溫之○又曰溫能除大熱○大忌苦寒之藥○損其脾胃○脾胃之症○始得其熱中○今立法治始得之症也

黃芪弱甚熱甚者一錢　人參三分有嗽去之　炙草五分　當歸身二分酒製

陳皮二分　升麻二分　柴胡二分　白术三分

右㕮咀作一劑水二盞煎至一盞食遠服渣再煎病有遠近藥有重輕宜斟酌加減用之如腹中痛加白芍五分甘草三分脉沉冷痛加官桂三分脉浮惡熱腹痛加白芍甘草各三分不止加黄芩五分此治火病也

如頭痛脉虚浮加蔓荆子防風各三分痛甚加川芎三分頭頂痛加藁本五分痛甚加細辛二分如虚火上冲加梔子五分血虚倍當歸加芍藥四分

如身體疼痛濕熱相搏加五苓散去桂一錢五分痛甚加竹瀝半盞姜汁五茶匙此火痰濕熱夾虚之劑也

如久虚痰嗽肺熱者去人參加貝母天花粉各五分如

肺寒。加去節麻黄五分。紫蘇五分。
如病人能食。心下痞者。加黄連三分。不能食。心下痞。或
脇下痛者。加柴胡青皮各三分。或枳實二分亦可。
如陰虛火盛。脈數而虛者。加炒黄柏五分。麥門冬三分。
骨熱。加地骨皮五分。知母四分。
如見太陽證。頭項痛。腰脊強。加羌活防風桂枝。陽明則
身熱目痛鼻乾不得卧。加葛根倍升麻。少陽則胸脇痛
而耳聾。加黄芩半夏川芎倍柴胡。
如太陰則腹滿而嗌乾。加枳實黄連。少陰則口燥舌乾
而渴。加生甘草麥門。厥陰則煩滿囊縮。加川芎。

四君子湯　治中氣虛弱不思飲食面皮黄瘦泄瀉

白术二錢人参二錢茯苓一錢五分炙甘草一錢

水二鍾姜三片棗一枚煎一鍾温服有去甘草用黄芪

二錢名大四君子湯

異功散　治脾胃虛弱不思飲食或病後中氣虛皆宜服

人参一錢五分白术一錢五分茯苓一錢五分陳皮六分炙甘草一錢

水二鍾煎一鍾不拘服加半夏名六君子湯

十全大補湯　治血氣俱虛六脉細數精神困倦或産後

暴厥大病後虛脫諸症

黄芪一錢五分白术一錢五分茯苓一錢人参一錢五分熟地黄一錢五分

白芍一錢五分　川芎一錢　當歸一錢五分　内桂五分　附子五分

水二大鍾煎一鍾食前服　一方去附子加陳皮八分　一方去黄芪加甘草八分俱名十全大補

四物湯　治陰血虛脉洪緩五心潮熱精神困倦

當歸一錢五分　白芍藥一錢五分　川芎一錢　地黄二錢

水二鍾煎一鍾食前服渣再煎　如吐血○加黑梔子童便○發熱加丹皮柴胡黄芩○如血虛冒風發熱○加防風荆芥薄荷○如産後瘀血○或跌仆打傷○心腹疼痛○發熱狂譫○加大黄紅花蘇木玄胡索○如熱入血室○口乾煩躁發熱○大便不通○加黄芩蒲黄丹皮○如血枯筋惕○遍身痛○加秦艽○

如變證發癍。加葛根玄參及升麻。血傷挾痰。加半夏竹瀝。仍入姜汁傳送。

補氣湯　治勞倦辛苦用力過多豫服免生内傷發熱之病

黄芪一兩五錢　人參　白术　陳皮　麥門冬各一錢　五味十箇　甘草炙七分

右剉作一劑生姜三片棗二枚水煎食前服勞倦甚加熟附子五分

補血湯　治勞心思慮損傷精神頭眩目昏心虚氣短驚悸煩熱並宜服之

當歸一錢川芎五分白芍炒一錢生地黄五分人參一錢二分
茯神一錢棗仁炒一錢甘草炙五分麥門冬一錢
右剉作一劑水煎溫服
參苓白朮散治脾胃虛弱飲食不進或致嘔吐泄瀉及
大病後調助脾胃此方最宜
白朮　蓮肉去心　人參　薏苡仁　甘草
砂仁　山藥　茯苓　白扁豆　桔梗
右等分為末每服二錢白湯調下
寬中丸治傷肉食不消胞膈飽悶或作痛
山查不拘多少蒸熟去核晒乾

右研末煉蜜為丸每服二錢白湯下

大安丸 丹溪秘方 治脾經消導之劑辛平之藥也

山查二兩 神麯炒 半夏 茯苓各一兩 蘿蔔子

連翹各五錢 白术二兩

右為末粥糊為丸每服二錢白湯下

除濕益氣丸 治傷食濕麪心腹滿悶肢體沉重

枳實麩炒 白术 黃芩各一兩 蘿蔔子炒熟去殼五錢

神麯炒一兩 紅花三錢

右為末荷葉燒飯為丸如菉豆大每五六十丸白湯送

或姜湯下

白朮丸 治傷豆粉湿麪油膩之物

白朮 半夏湯洗 神麯炒 枳實炒各一两 陳皮七錢

黄芩五錢 白礬枯二錢

右為末湯浸蒸餅為丸如菉豆大一倍每服五十丸白湯下量所傷加減服

如意丸 濟生方 治氣虛積冷停食不消心下堅痞噫宿腐氣及霍亂吐瀉水穀不消一切食積之疾並治

半夏湯洗七次 三稜 枳殼去白 檳榔 陳皮

乾姜 黄連 蓬朮各二两 巴豆三十七粒連殼用同前藥醋煑

右除巴豆外餘藥剉如豆大用好酒煑乾用巴豆同藥

焙為末薄糊丸如菉豆大每服十丸加至二十丸用茶清姜湯任下食後温服孕婦不宜

混元鄧山房神効感應丸　常服消食除積滯不動臟府

丁香　木香　檀香　陳皮　角沉香（不見火）

青皮　黄連　砂仁　香附（去毛）　三稜（煨）

半夏（湯泡七次去衣）　莪朮（十分大者用麪裹煨）

已上藥各一兩。淨研為細末。外用肥烏梅一百枚去核。巴豆三百粒肥白者。去皮膜心。右用磁罌一隻盛巴豆。以烏梅肉蓋之。却用陳米醋浸與烏梅肉平。於甑上蒸。以巴豆紅色為度。即擣二件。令極爛。次用糯米粽。和煎

件諸藥搜匀擣千百下以黑為度和丸如蘿蔔子大每服十丸飲食不消陳皮湯下氣滞茴香湯下酒後嘔吐痰涎生姜湯下

大枳殻丸御藥院方治一切酒食傷胞膈閉悶疼痛飲食不消兩脇刺痛嘔逆吐惡心並治

蓬莪朮煨熟香厚朴去粗皮姜汁製人參去芦青皮黑牽牛炒

枳殻麩炒去穰茯苓去皮木香陳皮白朮各一兩

大黄錦紋者切二兩半夏湯炮七次麥蘖微炒神麴炒三稜各一兩

右為末姜汁糊丸如桐子大每服三四十丸姜湯下常服美食一方有乾生姜五錢

葛花解醒散 拔粹方 治飲酒太過嘔吐痰逆心神煩亂胞膈痞塞手足戰搖飲食減少小便不利

白豆蔻　砂仁　葛花各五錢　木香五分　青皮三錢

陳皮　茯苓　猪苓　人參各一錢五分

白朮　神麯炒　澤瀉　乾生姜各二錢

右為細末和勻每三錢白湯調下但得微汗酒病去矣。

論云。此蓋不得已用之。豈可恃此飲酒耶。是方氣味辛温。偶因病酒服之。則不損元氣。何者敵酒病故也。若頻服之。損人天年。

葛黄丸 治飲酒過度酒蘊積胞中以致吐血衄血并天

暑地熱上焦積熱忽然吐血脉数垂死者

葛花二兩 黄連四兩

右為末用大黄末水熬膏為丸每服百丸温水下

解酒化毒丹 治飲酒過度遍身發熱口乾煩渴小便少

白滑石水飛一斤 白粉葛三兩 大粉葛三兩

右為末不拘時冷水熱湯調服二三錢日進二三次

鹿兔丸 治飲酒積熱薰蒸五臟津血枯燥小便併多肌肉消爍專嗜冷物寒漿

鹿茸一兩 兔絲子 山藥各二兩

右為末蜜丸每服三十丸米飲或人參湯鹽湯酒任下

朴黄丸　治一切宿積肚腹飽脹或作痛或滯下不通利

川大黄四兩酒蒸熟　川厚朴一兩姜汁炒

右研末煉蜜為丸如梧桐子大每服三四十丸白滚湯下量大小淺深與服

六平湯　治久年積變成痰吐酸餱饑嘈雜諸症

半夏一錢姜汁炒　陳皮去白一錢五分　甘草炙五分　白茯苓八分

黄連八分姜汁炒　枳實麩炒六分

右剉一劑水煎温服

保和丸　治一切飲食所傷胞膈飽悶或積聚成痞

白术五兩壁土炒　枳實一兩麩炒　陳皮三兩去白　半夏三兩泡炒　茯苓二兩

蘿蔔子二兩炒 黃連 黃芩各一兩酒炒 麥芽一兩五錢炒

右為末姜汁糊為丸每服五十丸食遠茶送下

加減香蘇散 治內傷飲食外感風寒胞膈飽悶發熱頭痛諸症

藿香一錢 紫蘇八分 甘草三分 陳皮一錢 半夏八分 砂仁五分 山查八分 茯苓八分 川芎六分 桔梗四分

水二鍾姜二片葱九分溫服

香砂平胃丸 治一切脾胃積濕不思飲食心腹疼痛

蒼朮四兩 川朴二兩 陳皮二兩 甘草一兩 砂仁一兩 木香六錢

右為末米糊為丸每服二錢五分米飲送下

諸氣

経云諸痛皆繇於氣百病皆生於氣謂怒則氣上喜則氣和悲則氣消恐則氣下寒則氣收熱則氣泄驚則氣亂勞則氣耗思則氣結夫氣本一為九者激之而動也如怒氣所激則為嘔血為飧泄為脇痛為食不下為胞膈煩悶為耳目盲閉喜氣所激為笑不休為心邪病甚則癲狂悲氣所激為筋骨拘攣為肌肉麻痺為陽事痿縮男子為溲血女子為血崩恐氣所激為面熱膚急為肉痩骨痿驚氣所激為癡癇為失神守或不省人事或口吐潮涎勞氣所激為嗌噎病為喘促咳血為腰疼脚軟男子為少精女子為

不月思氣所激為不眠為嗜卧為三焦痺澁為咽喉不利。寒氣所激為上下清冷，或下利清白，或腹痛厥冷。熱氣所激為煩悶嘔吐，或鬱熱下滯。此皆一氣之為病，而變化之多端也。沉香降氣散、四七湯、四磨湯、沉香化氣丸、蘇子降氣湯、木香流氣飲、指迷七氣湯、正氣天香散，皆治氣病之聖劑也。然氣病亦有虚實寒熱不同，施治又當詳審焉。

約治氣脉

一云：氣有餘便是火，固知氣病寒少而熱多也。或病人覺冷氣自下而上，此非真冷，乃上升之氣自肝而出，中挾相火，自下而上，其熱為甚，陽亢而陰微也。治宜急瀉其陽，峻

補其陰如槩用辛燥之劑則誤矣以四物湯加黄柏知母併行氣藥主之

一云壯則氣行怯則氣滞調正氣甚者則能運行邪氣正氣怯則易成積滞或氣怯之人患痞悶壅塞氣痞苟不用補法其氣何繇滑而行也四君子補中益氣湯加行氣藥主之

一脉沉便知是氣為病或脉沉滑胞膈鬱悶喘急吐痰氣兼痰飲者二陳湯桔梗半夏湯四七湯主之一脉弦虚或滑大或微弱此飲食不節妄作起居至傷元氣或夏月暑熱傷氣法當補中益氣湯調中益氣湯四君子湯加减

主之。一脈結澁。或沉弦。腹脇腰胯疼痛。不能轉側。此七情欝滞。跌閃傷損。宜蘇子降氣湯。化氣散。四磨湯。選用。

諸氣約方

正氣天香散　河間　治九氣

烏藥二兩　香附末八兩　陳皮　紫蘇葉　乾姜各一兩

右為細末。每服一錢匕。塩湯調服

沉香降氣散　約說　治陰陽壅滞。氣不升降。胸膈痞塞。喘促短氣。又治脾胃留飲。噫醋呑酸。脇下妨悶。

沉香二錢八分　縮砂仁七錢五分　炙甘草五錢五分

香附塩水炒去毛六兩二錢五分

右為細末每服二錢入塩少許白滚湯或淡姜湯不拘時調服

四七湯和劑治喜怒憂思悲恐驚之氣結成痰涎狀如破絮或如梅核在咽喉之間咯不出嚥不下此七情所為也中脘痞滿氣不舒快或痰飲嘔逆惡心並皆治之

半夏湯泡五次一錢五分 茯苓一錢五分 紫蘇葉六分 厚朴姜製九分

水一盞生姜七片紅棗二枚煎八分不拘時服

指迷七氣湯治七情相干陰陽不升降氣道壅滯攻衝作疼

香附二錢 青皮去白 陳皮去白 桔梗 蓬朮 藿香

半夏湯洗七次 甘草炙各一錢

水二鍾生姜三片紅棗二枚煎壹鍾食遠服

蘇子降氣湯和劑 治虛陽上攻氣不升降上盛下虛痰涎盛胞膈噎塞并久年肺氣至効

紫蘇子炒 半夏湯泡各二錢五分 前胡去芦 甘草炙 厚朴去皮姜製炒

陳皮去白各一錢 沉香七分

水二鍾生姜三片煎一鍾不拘服虛冷人加桂五分黄芪一錢

四磨湯 治七情感傷上氣喘息妨悶不食

人参 檳榔 沉香 天台烏藥

右四味各濃磨水取七分煎三五沸放温空心服或下養正丹尤佳

木香流氣飲 和劑 治諸氣痞塞不通。胸膈膨脹。面目虛浮。四肢腫滿。口苦咽乾。大小便秘。

半夏 湯洗七次焙一兩 青皮 去白 厚朴 姜製去麁皮 香附子 去毛炒 紫蘇 去梗 甘草 炙各二兩 陳皮 去白三兩 肉桂 去麁皮不見火 蓬莪朮 煨 檳榔 麥冬 去心 木香 不見火 丁香皮 不見火 大腹皮 製 草果 仁各六兩 木通 去節二兩 白芷 藿香葉 乾木瓜 赤苓 去皮 白朮 人參 去芦 石菖蒲 各一兩

右㕮咀每服四錢水一盞半姜三片棗二枚煎七分服

沉香升降散御藥治一切氣不升降脇肋刺痛胞膈痞塞

沉香　檳榔各二錢五分　人參　大腹皮各五錢煨去核　白朮

烏藥　香附子炒　神麴炒　紫蘇葉　厚朴去麄皮姜製

麥蘖炒各一兩

右為末每服二錢食遠百沸湯調下

沉香化氣丸專攻赤白青黃等色痢疾諸般腹痛飲食傷積酒積痰積血積跌撲損傷五積六聚胞膈氣逆痞塞胃中積熱中滿腹脹瘧痞茶癖及中諸毒惡氣傷寒大便不通下後遺積未盡感時瘦氣瘴氣并諸惡腫瘡瘍腫毒及食諸般牛畜等物中毒不問婦人男子小兒

並皆治之
大黄錦紋者　黄芩條實者各一兩　人參去芦　白朮去芦肥者各三錢
沉香上好角沉水者四錢另為末
右將前四味剉碎用雷竹瀝七浸七晒候乾為極細末
和沉香末再研勻用竹瀝入姜汁少許為丸如菉豆大
硃砂為衣晒乾不見火每服一錢淡姜湯下小兒六分
四君子湯　治正氣虚不能運行邪氣而致脾胃痞塞
調中益氣湯　治中氣不運邪氣滞塞胞満氣短咽隔不
通四肢無力不思飲食　補中益氣湯　治勞倦傷脾
致中氣不得升降三方俱見內傷血氣

分心氣飲真方　治憂思鬱怒諸氣痞滿停滯噎塞不通大小便虛秘

紫蘇葉一錢　半夏一錢　枳殼八分　青皮五分　大腹皮五分　桑白皮八分　赤茯苓八分　南木香五分　蓬莪朮五分　麥門冬八分　檳榔五分　木通去節八分　陳橘紅五分　桔梗五分　辣桂五分　香附八分　藿香八分　甘草三分

右剉水二鍾薑三片棗一枚燈心十條煎八分不拘時服此方不獨治氣痞脹大小便不通或感山嵐瘴氣作脹不食皆宜服之

諸鬱約論

夫鬱者滯而不通之義。乃結聚而不得發越者是也。人身之血氣。不可一刻使之不行。蓋行則和。不行則滯也。故丹溪曰。血氣沖和。則百病不生。一有怫鬱。則百病生焉。鬱之為病。雖云有六。亦有因六淫所乘而為鬱者。或因七情所感而為鬱者。或因鬱而生病者。或病久而致鬱者。或本非鬱病。因嗜服補藥而成鬱者。又有當升不升。當降不降。失其升降之宜而為鬱者。此皆謂之鬱也。然豈止六者盡之哉。余每治久病。必兼治鬱。以病久之人。血氣必然凝滯。神情必至怫鬱也。往往見用本病之藥。不得取効。遂多方求

變而愈變愈訛致病轉劇者皆不知兼鬱之病而用無治之法也學者叅之

六鬱治脉

氣鬱則胸脇痛脉沉而濇宜香附蒼朮撫芎濕鬱則週身走痛或關節痛遇陰寒則發其脉沉細宜蒼朮川芎白芷茯苓熱鬱則目瞀小便赤其脉沉數宜山梔青黛香附蒼朮撫芎痰鬱則其動即喘寸口脉沉滑宜海石香附南星瓜蔞仁血鬱則四肢無力能食便紅其脉芤宜桃仁紅花青黛川芎香附食鬱則噯酸腹滿不能食其脉右寸緊盛宜香附蒼朮神麴山查縮砂

諸欝約方

越鞠丸　解諸欝

香附　蒼朮米泔浸一宿炒　川芎各二兩　山梔炒　神麴各一兩五分

右為末滴水丸如菉豆大每服百丸白湯送下

氣欝湯　治因求謀不遂或橫逆之來或貧窘所迫或暴怒所傷或悲哀所致或思慮太過皆為氣欝其狀胸滿脇痛脉沉而澀者是也

香附童便浸一宿焙乾杵去毛為粗末三分　蒼朮　橘紅　製半夏各錢半

貝母去心　茯苓　撫芎　紫蘇葉自汗則用子　山梔仁炒各一錢

甘草　木香　檳榔各五分

生姜五片水二鍾煎一鍾温服如胞脇作痛此有血滯也宜叅血鬱湯治之

濕鬱湯治因雨露所襲或嵐氣所侵或坐卧濕地或汗出衣衫皆為濕鬱其狀身重而痛倦怠嗜卧遇陰寒則發脈沉而細數者是也

蒼术　白术　香附　橘紅　厚朴姜汁炒

半夏製　茯苓　撫芎　羌活　獨活

甘草五分

生姜三片水二鍾煎一鍾温服

血鬱湯凡七情鬱結盛怒叫呼或居失宜或挫閃致瘀

一應飢飽勞役，皆能致血鬱。其脉沉濇而芤，其體胞脇常有痛如針刺者是也。

香附童便製二錢　丹皮　赤麯　通草　蘇木　降真香　穿山甲　山查　麥牙炒研各一錢　紅花七分

水酒各一半煎，去滓，入桃仁去皮泥七分，韭汁半盞，和勻服。

有陰虛而滑之者，有胃虛食冷物抑遏陽氣于脾土中而滑之者，治法俱見發熱條中。此則治夫非陰虛非陽陷，亦不發熱，而常自蒸蒸不解者也。

熱鬱湯

連翹四錢　薄荷葉　黄芩各一錢五分　麥門冬去心三錢　甘草五分　鬱金一錢　山梔仁二錢　瓜蔞去穰二錢

竹葉七片煎。問何不用蒼朮香附撫芎。曰火就燥。燥藥
皆能助火。故不用也。

寒鬱湯　治過食生冷菓物。寒氣鬱滯于脾胃間。胞腹飽
脹。不思飲食。或惡心吐酸泄瀉。

蒼朮二錢　厚朴一錢五分　香附一錢五分　神麯一錢　赤茯苓一錢
砂仁一錢　陳皮一錢　乾姜一錢五分
水二鍾　姜三片　煎一鍾　溫服

風鬱湯　治感冒風邪。初失表散。鬱滯于肺。脹熱惡風。

紫蘇一錢五分　撫芎一錢　防風一錢　白芷一錢　香附米一錢
薄荷八分　桔梗八分　杏仁一錢　甘草五分　煎法同上

諸痞

夫痞與脹不同。脹在腹中。而痞在心下。痞無形。而脹有形。東垣云。痞者心下滿。而不作痛。不能食是也。或傷寒下早變痞。則傷其血。仲景立黃連瀉心湯。活人用枳桔湯。或酒積雜病。下之太過作痞。宜六君子湯。二陳湯。調和其胃氣。兼以血藥治之。傷寒痞者。從血中來。雜病痞者。亦從血中来。雖俱為血症。大抵傷寒之痞。從外至內。從有形至無形。故無形氣症。以苦泄之。有形血症。以辛甘散之。無形氣症。以苦泄之者。枳實黃連之類是也。有形血症。以辛甘散之者。仲景人參湯之類是也。夫仲景治痞。其効如響應桴。然其致病之繇又不可一言而盡也如外六淫之相感内五邪之相乘陰陽之偏負飲食之失節皆足以亂其元傷其土也其治法當各適其宜如高者越之下者竭之上氣不足推而揚之下氣不足溫而行之高者抑之下者舉之欝者開之結者解之寒者熱之熱者寒之虛則補之實則瀉之此隨機應變以為治也

諸痞約治

一無形氣証以苦泄之枳實黄連之類大消痞丸黄連消痞丸失笑丸　有形血証以辛甘散之枳實理中丸人參湯半夏瀉心湯　傷寒五六日不論已下未下心下痞滿

瀉心湯。小柴胡湯加枳桔主之。飲食傷脾痞悶。輕者。大消痞丸。枳朮丸。回金丸之類。甚者。微下之。吐之。下之者。檳榔丸。煑黃丸。吐之者。二陳湯。及瓜蒂散。探吐之。戴復菴曰。諸痞塞及噎膈。乃是痰為氣所激而上。氣又為痰所隔而滯。痰與氣搏。不能流通。並宜用二陳湯加枳實砂仁木香。或木香流氣飲。入竹瀝姜汁服。因七氣所傷。結滯成痰。痞塞滿悶。宜四七湯。或導痰湯加木香五分。或下來復丹。脾胃弱而轉運不調。為痞。宜四君子湯。傷於勞倦者。補中氣湯。大病後。元氣未復而痞者。亦宜之。脉之右關多弦。弦而遲者。必心下堅。此肝木尅脾土。鬱結涎閉於藏府氣不舒則痞木香順氣湯　挾死血者多用牡丹皮江西紅麴麥芽炒研香附童便製桔梗川通草穿山甲番降香紅花山查肉蘇木各錢許酒童便各一鍾煎甚者加大黄臨卧入韭汁桃仁泥此方一應大怒之後作痞者皆可用

諸痞約方

失笑丸一名枳實消痞丸東垣治右關脉浮弦心下濕痞惡食懶倦開胃進食

枳實　黄連各五錢　白术　人參　半夏麴各三錢

厚朴炙四錢　乾生姜　炙甘草　白茯苓　麥蘖各二錢

右為細末湯浸蒸餅為丸桐子大每服五七十丸白滾湯下不拘時量虛實加減服劉宗厚云此方並半夏瀉心湯加減法也內有枳實湯四君子五苓平胃等利濕消痞補虛之藥也

附子瀉心湯　治心下痞而復惡寒汗出本以下之故心下痞與瀉心湯痞不解其人瀉而口燥煩小便不利者五苓散主之

大黃　黃連　黃芩各壹兩　附子一枚炮去皮切另煑取汁

右四味切三味以沸湯二升漬之絞去滓內附子汁分温再服

生薑瀉心湯　治傷寒汗出解之後胃中不化心下痞硬
乾噫食臭脇下有水氣腹中雷鳴下利者
生姜　半夏洗各二兩　炙草　黄芩　人參各一兩五錢
乾姜　黄連各五錢　大棗陸枚擘
右八味以水五升煑取叁升去渣再煎取一升半温服
半升分三
甘草瀉心湯　治傷寒中風醫反下之其人下利日數十
行米穀不化腹中雷鳴心下痞硬而滿乾嘔心煩不安
醫見心下痞謂病不盡復下之其痞益甚此非結熱但
以胃中虛客氣上逆故便硬宜此湯治之

甘草二兩　半夏一兩　黄芩　乾姜各三兩五錢　黄連

人參各五錢　大棗六枚

右七味以水五升煑取叁升去滓再煎取一升半温服

半升分三

半夏瀉心湯治下利而不痛者痞也痛即爲結胞

半夏半升泡　黄芩　乾姜　人參各三兩　黄連一兩

甘草炙二兩　大棗十二枚

右七味以水一斗煑取六升去滓再煑取三升分三温

服

黄芩利膈丸除胞中熱利膈上痰

黃芩生炒一兩 白朮 枳殼 陳皮 南星各三錢
半夏 黃連 澤瀉各五錢 白礬五分
右為末水浸蒸餅為丸每服三五十丸白湯下食遠服
合加薄荷葉一兩玄明粉二錢

理中丸 治胃寒而痞
人參 甘草 白朮 乾姜各三兩
右四味擣篩為末蜜和丸如鷄子黃大以沸湯數合和
一丸研碎溫服之日三四夜二服腹中未熱益至三四
丸

增損理中丸傷寒 治太陰下之胸滿鞕諸結胸皆宜服

人參　白朮各一兩　甘草　黄芩各五錢　枳殼十二片

右為細末煉蜜丸如彈子大沸湯化一丸渴者加括蔞根汗出者加牡蠣

枳實理中丸傷寒　治寒實結胸

茯苓　人參　白朮　乾姜　甘草各二兩

枳實十六片

右為細末煉蜜丸如鷄子黄大每服一丸沸湯化下連進二三服

活人枳桔湯　治傷寒痞氣胸滿欲絶

桔梗　枳殼炒各三兩

右剉水煎分作二服此手太陰經藥也活人書云審知是痞先用此湯無不驗也緣枳殼行氣下膈故效

平補枳朮丸　調中補氣血消痞清熱

白朮三兩　白芍酒炒一兩五錢　陳皮　枳實去穰炒　黃連姜汁炒各一兩　人參　木香各五錢

右為末荷葉打米糊為丸。如桐子大。每服六七十丸。米飲下。方廣云。白朮補脾氣為君。白芍補脾血為臣。陳皮以和胃。枳實以消痞。黃連清熱為佐。人參以補元氣。木香以調諸氣為使。如此平補氣血。廓清痰火。兼通氣道。則病邪日消。而脾胃日壯矣。

茯苓杏仁甘草湯 仲景下同

茯苓三兩　杏仁五十枚　甘草一兩

右三味以水一斗煮取五升溫服一升日三服

枳實散　治胷脾心下堅痞胞背拘急心腹不利

枳實麩炒　赤苓去皮　前胡去芦　陳皮去白各一兩　木香五錢

右㕮咀每服五錢水一大盞姜三片煎五分去渣食前

溫服

半夏湯　治胷痺短氣

半夏湯洗焙　柴胡各五錢　赤苓去皮　前胡去苗

官桂去麄皮　人參各七錢五分　甘草炙二錢五分

右㕮咀每服五錢水二盞生姜五片棗三枚擘開煎一盞去渣不拘時温服

枳桂散 治胷痛及背痛

枳實麸炒二两 官桂去麄皮一两二錢五分

右為細末每服二錢温酒調服桔皮湯調亦可空心日午臨卧各一服

大消痞丸 東垣 治一切心下痞滿積年久不愈者

白术 姜黄各一两 黄芩去焦 黄連炒各六錢 枳實麸炒五錢

半夏湯洗七次 陳皮 人參各四錢 澤瀉 厚朴

砂仁各三錢 猪苓二錢五分 乾生姜 神麴炒 甘草各二錢

右為細末湯浸蒸餅為丸如梧子大每服五七十丸至一百丸食遠百滾湯送下

黄連消痞丸　治心下痞滿壅塞不散煩熱喘促不寧

黄連一兩　黄芩炒二兩　半夏九錢　枳實炒七錢　橘紅　猪苓各五錢　茯苓　白术　甘草炙各六錢　澤瀉　姜黄各一錢　乾生姜二錢

各製為末水跌為丸服法同大消痞丸

人參湯　治脾虚不運心下痞滿

白术三錢　人參二錢　乾姜二錢　木香一錢　甘草一錢

水二鍾姜二片煎一鍾不拘服

四君子湯　五味異功散　治中湯　大安丸　俱見內傷門

大黃厚朴湯　治積聚結痞

厚朴二錢　大黃五錢　枳實一錢

水二鍾薑二片棗一枚煎一鍾不拘服

三脘痞氣丸　治三焦痞滯水飲停積脇下虛滿或時刺痛

木香　白蔻仁　青皮各一兩　橘紅　半夏

檳榔　大腹子　砂仁各五錢　三稜六錢　沉香三錢

右為末神麯煮糊為丸如梧子大每服五六十丸食後陳皮湯送下

水腫

何柏齋先生云造化之機水火而已宜平不宜偏宜交不宜分水為濕為寒火為燥為熱火性炎上水性潤下故火宜在下水宜在上則易交也交則為既濟不交則為未濟不交之極則分離而死矣消渴證不交而火偏盛也水氣證不交而水偏盛也制其偏而使之交則治之之法也小火不能化大水故必先瀉其水後補其火開鬼門瀉在表在上之水也潔淨府瀉在裏在下之水也水勢既減然後用暖藥以補元氣使水火交則用藥之次第也又云盧氏以水腫隸肝腎胃而不及脾丹溪非之似矣然實則皆非

也蓋造化生物天地水火而已矣主之者天也成之者地也故曰乾知大始坤作成物至於天地交合變化之用則水火二氣也天運水火之氣於地之中則物生矣然水火不可偏盛太旱物不生火偏盛也太澇物亦不生水偏盛也水火和平則物生矣此自然之理也人之藏府以脾胃為主蓋飲食皆入於胃而運以脾猶地之土也然脾胃能化物與否實繇於水火二氣非脾胃所能也火盛則脾胃燥水盛則脾胃濕皆不能化物乃生諸病水腫之證蓋水盛而火不能化也火衰則不能化水故水之入於脾胃者皆滲入血脉骨肉血亦化水肉發腫脹皆自然之理也導

去其水使水氣少減洩補其火使二氣平和則病去矣丹溪謂脾失運化繇肝木侮脾乃欲清心經之火使肺金得令以制肝木則脾土全運化之職水自順道乃不為腫其詞迂而不切故書此辯之

按內經曰至陰者腎水也少陰者冬脉也其本在腎其末在肺皆能積水生病又曰諸濕腫滿皆屬於脾又水無相火不溢故盧氏有陰盛水溢之說丹溪有脾虛不能制水之論何公有水火偏勝之辯此三家各執一理而言實非誣妄之談也後之學者當於三家議論中叅酌體認不可偏廢且水之為病有陰陽之別有內外之分感受不同施

治亦異。非一家之說所能盡也。

五水

一心水者。其身重而少氣。不得卧。煩而躁。其陰大腫。肝水者。其腹大。不能自轉側。脇下腹中痛。時時津液微生。小便續通。肺水者。身腫。小便難。時時鴨溏。脾水者。其腹大。四肢沉重。津液不生。但苦少氣。小便難。腎水者。其腹大。臍腫。腰痛。不得溺。陰下濕。其足逆冷。面黃而瘦。大便反堅。

十腫

氣短不得卧。為心水。發腫。兩脇緊痛。為肝水。發腫。大便鶩溏為肺水發腫四肢苦重為脾水發腫腰痛足冷為腎水發腫口苦咽乾為胆水發腫下虛上實為大腸水發腫腹急肢瘦為膀胱水發腫小便閉澁為胃水發腫小腹急滿為小腸水發腫

水腫之脉有陰有陽其脉沉遲其色青白不渴而瀉小便青者為陰其脉沉數其色黃赤燥糞赤溺兼渴者為陽脉有沉而有力沉而無力者有浮而有力浮而無力者其浮沉之中亦有有力無力者大抵無力宜補不宜行有力宜行不宜補夫水病之脈多沉而下以其陰氣溢于上陽氣潛于下若突然浮出者仲景云死脉也

按仲景云不足者正氣不足。有餘者邪氣有餘。凡邪之所凑。正氣必虛。使以治不足之法治有餘則可。以治有餘之法治不足則不可。故治水諸方。須認脉症為本。然後量其輕重虛實而施治。此守聖經之法耳。奈何今醫欲急求一時之效。多以破氣行水為功。不一二日其病復作。益竭其陰陽。絶其胃氣。故輕者至重。重者必死。而不可救藥矣。於是詳摘諸家立治之法。願與同志相參。毋厭簡編之繁。實惟約而有據也。

水腫約治

仲景云。風水其脉自浮。外證骨節疼痛惡風。　風水脉浮身重汗出惡風者防已黃芪湯主之風水急風一身悉腫脉浮不渴續自汗出無大熱越婢湯主之惡風者加附子一枚泡皮水其脉亦浮外證胕腫按之沒指不惡風其腹如鼓不渴當發其汗皮水為病四肢腫水氣在皮膚中四肢聶聶動者防已茯苓湯主之裏水者一身面目黃腫其脉沉小便不利故令病水假如小便自利此亡津液故令渴越婢加朮湯或甘草麻黃湯主之

一行人勞甚渡水或冒雨濕或沐浴感風或坐卧濕地或多飲湯水以致濕邪侵灌腫脹乃邪從外而入與不循毫毛腠理而入水從內而溢出於外者異也治當發汗而愈

一有遍身之間唯面與兩脚浮腫早則面甚晚則脚甚經云面腫為風脚腫為水乃風湿所致須問其大小便通閉别其陰陽二症前後用藥惟除濕湯加木瓜腹皮白芷各五分或以蘇子降氣湯除濕湯各半貼煎之或導滞通經湯治面目手足浮腫甚効亦堪用之

一感濕而腫者其身雖腫而自腰下至脚尤重兩腿脹滿必甚于身氣或急或不急大便或溏或不溏但宜通利小便為要以五苓散吞木瓜丸或除濕湯加木瓜腹皮各半錢炒萊菔子七分半有因氣而腫者其脉沉伏或腹脹或喘急宜分氣香蘇飲　飲食所傷而腫或胞滿或噯氣

宜消導寬中湯

一遍身腫煩渴小便赤澁大便閉身熱脉沉數者此屬陽水以八正散主之如遍身腫不煩渴大便溏小便少不澁身不熱脉沉者此屬陰水以胃苓湯主之

一大病後浮腫者此係脾虛宜加味六君子湯白朮三錢人參黄芪各一錢五分白茯苓二錢陳皮半夏麴芍藥木瓜各一錢炙甘草大腹皮砂仁各五分姜棗煎小便不利間入五苓湯有脾肺虛弱不能通調水道者宜用補中益氣湯補脾肺六味丸補腎有心火尅肺金不能生腎水以致小便不利而成水症者用人參平肺散以治肺滋陰丸

以滋小便。若腎經陰虧。虛火爍肺金。而小便不利者。用六味地黃丸。以補腎水。用補中益氣湯。以培脾土。肺脾腎之氣交通。則水穀自然尅化。二經既虛。漸成水脹。又誤用行氣分利之藥。以致小便不利。喘急痰盛。已成蠱證。宜加減金匱腎氣丸主之。

一不服水土而腫者。胃苓湯。加味五皮湯。有患生瘡。用寒涼藥太早。致遍身腫者。宜消風敗毒散。若大便不通。升麻和氣飲。大便如常。或自利。當導其氣。自小便出。宜五皮飲。和生料五苓散。若腹腫只在下。宜除濕湯。和生料五苓散。加木瓜。如澤瀉之類。

水腫約方

防已黃芪湯 仲景下同

防已一兩　黃芪一兩二錢五分　白朮七錢　炙甘草五錢

右剉每服五錢。生姜四片。棗一枚。水盞半煎。八分。去渣溫服。良久再服。腹痛加芍藥。一法潔古用此湯。調五苓散。治因濕為腫者。又治風水脈浮在表。其人或頭汗出。表無他症。病者但下重。從腰已上為和。腰以下常腫。及身重。難以屈伸。皆效。

越婢湯加朮四兩即越婢加朮湯

麻黃一兩五錢　石膏三錢　生姜一兩五錢　大棗五枚　甘草五錢

水六鍾先煮麻黄去上沫內諸藥取三鍾分三次服

防已茯苓湯

防已　黄芪　桂枝各一兩半　茯苓三兩　甘草一兩

水六鍾煮取二鍾分三次服

甘草麻黄湯

甘草一兩　麻黄二兩

水五鍾先煮麻黄去上沫內甘草煮取三鍾温服一鍾

重覆汗出不汗再服慎風寒

分氣香蘇飲

桑白皮炒　陳皮　茯苓　大腹皮　香附炒各一錢

紫蘇一錢五分 桔梗 枳殼各八分 草果仁七分 五味十五粒
水二鍾姜三片煎八分入鹽少許食前服
消導寬中湯
白朮一錢五分 枳實麩炒 厚朴姜製 陳皮 半夏 茯苓
山查 神麯炒 麥芽炒 蘿蔔子炒各一錢
水二鍾姜三片煎八分服小便不利加澤瀉猪苓
胃苓湯
蒼朮 厚朴姜汁炒 陳皮 白朮 茯苓各一錢五分
澤瀉 猪苓各一錢 甘草六分 官桂五分
水加生姜煎服

加味五皮湯　即五皮散內脚腫加五加皮木瓜防已不服水土入胃苓湯

消風敗毒散

人參　獨活　柴胡　桔梗　枳殼麸炒

羌活　茯苓　川芎　前胡　甘草

荆芥　防風各一錢

麻黄附子湯

麻黄一兩　甘草一兩　附子半枚炮

水七鍾先煑麻黄去上沫內二味煑取二鍾半温服或一日三次服

五皮散 和劑 治風濕客于脾經氣血凝滯以致面目虛浮四肢腫滿心腹膨脹上氣促急兼治皮水妊娠胎水

五加皮　地骨皮　生姜皮　大腹皮　茯苓皮

各等分每服三錢水一鍾煎七分熱服不拘時一方用白朮磨沉香木香入

五皮散 澹寮 治他病愈後或瘧後身體頭目四肢浮腫小便不利脉虛而大此繇脾肺虛弱不能運行諸氣諸氣不理散漫於皮膚肌腠之間故致腫滿此藥最宜

大腹皮　赤苓皮　生姜皮　陳皮　桑白皮 炒

各等分為粗末每服五錢水一大鍾煎八分去渣溫服

日三次忌生冷油膩堅硬之物

香蘇散　治水氣虛腫小便赤澁

陳皮（去白一兩）　防已　木通　紫蘇葉（各五錢）

右為末每服二錢水二鍾生姜三片煎一鍾去渣食前温服

除濕湯　見中濕

實脾飲　治陰水發腫用此先實脾土

厚朴（去皮姜製）　白术　木瓜（去穰）　大腹子　木香（不見火）

草果仁　附子（炮）　茯苓（去皮）　乾姜（炮各一兩）　甘草（炙半兩）

右為末每二錢五分水二鍾生姜二片煎一鍾温服

導滯通經湯寶鑑　治脾濕有餘及氣不宣通面目手足浮腫

木香　白朮　桑白皮　陳皮各五分　茯苓去皮一兩

右㕮咀每服五錢水二鍾煎一鍾去渣溫服空心食前

内經曰濕淫所勝平以苦熱以苦燥之以淡泄之陳皮苦溫理肺氣去氣滯故以為主桑白皮甘寒去肺中水氣水腫臚脹利水道故以為佐木香苦辛溫除肺中滯氣白朮苦甘溫能除濕和中以苦燥之白茯苓甘平能止渴除濕利小便以淡泄之故以為使也

木瓜丸見中濕

升麻和氣散 和劑

乾薑五分 乾葛一兩 大黄蒸半兩 枳殼熟五分 桔梗 升麻

蒼术熟各一兩 芍藥七錢五分 陳皮 甘草各一兩半 當歸 白芷

茯苓 半夏各二錢

每服四錢水一鍾姜三片灯心十條煎七分食前溫服

補中益氣湯見內傷 六味丸見火門 入參平肺散見喘

滋陰丸見火門

加減金匱腎氣丸 治肺腎虛。腰脚腫。小便不利。或肚腹腫脹。四肢浮腫。或喘急痰盛。已成蠱證。其効如神。此證多因脾胃虛弱。治失其宜。元氣復傷而變證者。非此藥

不能救

茯苓三兩　附子五錢　牛膝　官桂　澤瀉　車前子

山茱萸　山藥　丹皮各一兩　熟地黃四兩擣碎酒拌杵膏

右為末和地黃煉蜜為丸桐子大每服七八十丸空心白湯下濟生以附子為君此薛新甫重定者

調胃白术澤瀉散元戎　治痰病化為水氣傳為水鼓不能食

白术　澤瀉　芍藥　陳皮　茯苓　生姜　木香

檳榔

各等分為末一法加白术本藥各半治臍腹上腫如神

心下痞者加枳實下盛者加牽牛

白术木香散　治喘嗽腫滿變成水病者不能食不能卧小便秘者宜服

白术　猪苓去皮　檳榔　赤苓　澤瀉各一錢五分

木香　甘草各一錢　官桂七分　滑石三錢　陳皮二錢

水二鍾生姜三片煎一鍾食前服

分氣補心湯　治心氣欝結發為四肢浮腫上氣喘急

木通　川芎　前胡去苗　大腹皮洗　枳殼麩炒

白术　甘草炙各一錢　香附去毛炒　白茯苓　桔梗各一錢

細辛　木香各五分

水二鍾，姜三片，紅棗二枚，煎一鍾，食前服。

防已散　治皮水腫如東水在皮膚中，四肢習習然動。

漢防已　桑白皮　黄芪　桂心各一兩　赤茯苓二兩

甘草炙五錢

每服五錢，水一大盞，煎五分，不拘時服。

導水茯苓湯　治水腫，頭面手足遍身腫如爛瓜之狀，手按而塌陷，手起隨手而高突，喘滿倚息，不能轉側，不得着牀而睡，飲食不下，小便秘澁，溺出如割而絶少，雖有而如黑豆汁者，如喘嗽氣逆，諸藥不効，用此即愈。亦嘗驗其病重之人，煎此藥時要如熬阿刺吉酒相似，約水

一斗止服藥一盞服後小水必行時即漸添多直至小便變清白色為愈

赤苓　麥冬去心　澤瀉　白朮各三兩　桑白皮

紫蘇　檳榔　木瓜各一兩　陳皮　大腹皮

砂仁　木香各七錢五分

每服五錢水二盞燈心廿五根煎八分去滓空心服如病重者可用藥五兩再加麥冬二兩燈草五錢以水一斗于砂鍋内熬至一大椀再下小銚内煎至一大盞五更空心服渣再煎服連進三服自然利小水一日添一日則腫隨日而消矣

腫脹

夫腫脹一証觀内經諸論則五藏六府皆有之亦有寒熱虛實濕勝熱勝種種不同如精微論曰胃實氣有餘則脹病形篇曰胃病者肚腹䐜脹胃脘當心作痛本神篇曰脾氣實則腹脹涇溲不利陰陽應象大論曰濁氣在上則生䐜脹此皆實脹也太陰陽明篇曰飲食起居失節五藏之氣不運虛而脹滿者此皆虛脹也經脉篇曰胃中寒則脹滿方宜篇曰藏寒生脹病風論曰胃風寒鬲塞不通則䐜脹此皆寒脹也陰陽別論曰陰弱陽盛發為脹滿又曰諸脹腫滿脹大有聲如鼓皆屬于熱此言熱脹也至真論

曰諸濕腫滿皆屬於脾太陰勝復乃濕勝之脹也又云少
陽勝復則熱勝腫脹此火勝之脹也水熱論曰脹生于脾
其本在腎其末在肺又曰腎者胃之關關門不利則聚
水以作脹也繇此言之則腫脹雖五臓六腑無不有之然
無不干於脾肺腎三臓蓋脾屬土主運化肺屬金主氣腎
屬水主五液凡五氣所化之液悉屬於肺轉輸二藏之中
以制水生金者悉屬於脾所以腫脹之生無不繇此三藏
但証有陰陽虛實如諸論之所云者不可不辨大都陽証
多熱熱者多實陰証多寒寒者多虛先脹於內而後及於
外者多實先腫於表而後甚於裏者多虛小便黃赤大便

秘結者多實○小水清白○大便稀溏者多虛○脉滑數有力者多實○弦浮微細者多虛○形色紅黄氣息粗長者多實○容顔憔悴音聲短促者多虛○凡是實証必以六淫有餘傷其外○或飲食怒氣傷其內○故致氣道不行三焦壅閉此則多在氣分○無處不到○故不分部位而多通身浮腫○又或氣實於中則為單腹脹急○然陽邪急速○其至必暴○每成於旬日數日之間○此惟少壯者多有之○當破其結氣利其壅滯則病無不愈○此治實之道也○若是虛証必以五志積勞或酒色過度○傷其脾腎○日積月累○其來有漸○此等病候多染於中年之外○其形証脉氣必有虛寒之候可察○非若實証之暴

至而邪熱壅結肝氣悍逆之有因也治實者本無所難最難者在治虛耳然虛有在氣者有在水者在氣者以脾氣虛寒不能運化所謂氣虛中滿者是也在水者以脾虛不能制水則寒水反侮脾土泛濫為邪其始必從陰分漸次而升按肉如泥腫有分界所謂水膨水脹者是也然水雖制於脾而實主于腎蓋腎本水藏而元陽生氣所繇出爲若腎中陽虛則命門火衰既不能自制陰寒又不能溫養脾土陰陽不得其正則化而為邪夫氣即火也精即水也氣之與水本為同類惟在於化與不化耳故陽王則化而精能為氣陽衰則不化而水即為邪凡火盛水虧則為病

燥水盛火虧則為病濕故火不能化則陰不從陽而精氣皆化為水所以水腫之證多屬陽虛故經云寒脹多而熱脹少也善治腫脹者必察其虛實寒熱若果係壅塞為熱實邪為病則直清理陽道除之極易凡屬虛勞損傷氣虛中滿必從溫補脾腎使其元陽漸復如此調治則萬無所失矣或臨症之際稍有虛實未明疑似難決者寧先以不足之法探治有餘若稍補而病即增是不宜補也不妨易轍自無大害倘若以不足認為有餘藥未及病而其病即甦者其咎莫大焉今之病者苦於脹滿醫師急於取効或服行藥得一時之快不一二日脹疾復作為前服行藥得

快今復求行藥攻之往往受害而不悟者殊可悲也故余詳辨及此欲救今時之弊非好補而創言也觀者惟加洞察則蒼生幸甚

腫脹約脉

夫脉盛而緊堅大而濇遲緩而滑皆脹脉也經云脉遲為寒濇為血不足弦為有積數為有熱浮緊為寒沉濇為濕凡此諸脉胃氣實則生胃氣虚則危又云腫脉浮大洪實者易治沉細微弱者難治腹脹身熱脉細是逆也腹脹四末清脱形洩甚是逆也嘔咳腹脹且飧泄其脉絶是逆也更有少陰終者面黑齒長不治太陰終者善息噫噦不治

腫脹約方

厚朴七物湯　治濕氣内甚心腹脹滿大便滑泄小便短濇等症

厚朴三錢　甘草三錢　大黄一錢二分　枳實八分　桂枝一錢　大棗二枚　生薑三片

水二鍾煎一鍾嘔甚加半夏一錢瀉甚去大黄

中滿分消湯　治脾虚脹滿

吴茱萸六分　厚朴一錢　黄芪一錢　半夏五分　木香三分　陳皮五分　乾薑六分　草豆蔻八分　青皮三分　茯苓八分　人參五分

水二鍾煎一鍾不拘熱服忌房勞酒麪生冷

中滿分消丸　治中滿熱脹有寒者不治

黄芩去芦炒夏月加二錢　黄連淨炒各五錢　姜黄　白术

人參去芦　甘草炙　猪苓去皮各一錢　白茯苓去皮

乾生薑　砂仁各二錢　枳實炒黄　半夏一錢　厚朴一兩姜製

知母炒四錢　澤瀉　陳皮各三錢

右除茯苓澤瀉生薑外共為細末入上三味和勻湯浸

蒸餅為丸如桐子大每服一百丸焙熱白湯下食後服

量病人大小加減

木香順氣湯　治濁氣在上則生䐜脹兩脇刺痛脉弦而

細者

木香三分　蒼朮五分　厚朴五分　青皮三分　柴胡一錢

升麻五分　人參四分　陳皮三分　茯苓四分　半夏五分

吳茱萸二分

水二鍾生薑一片煎一鍾服忌生冷硬物

香砂調中湯　治飲食所傷脾胃嘔吐胸滿噯噫或胸腹

脹痛

藿香　砂仁各一錢二分　蒼朮二錢米泔水浸炒　厚朴姜汁炒八分

陳皮去白八分　半夏薑汁炒一錢　茯苓一錢　青皮六分

枳實麩炒八分

水二鍾薑三片煎一鍾食前服大便瀉去枳實青皮加
神麯山查黄連白术

藿香正氣散　治外感風寒等脹見暑門

木香流氣飲　治氣脹見氣門

蘇子湯　治憂思過度致傷脾胃心腹膨脹喘促煩悶腸鳴氣走漉漉有聲大小便不利脉虚緊濇

真紫蘇子炒搥碎一錢　大腹皮五分　艸菓仁五分　半夏製八分

厚朴製八分　木香三分　陳皮去白五分　木通四分　白术炒一錢

枳實麩炒六分　人參五分　甘草炙三分

右水二鍾薑五片煎一鍾食遠服

大異香散　治傷飢失飽痞悶停酸蚤食暮不能食名為
穀脹

三稜一錢　蓬术一錢　青皮八分　半夏麯一錢　陳皮八分
藿香一錢　桔梗五分　枳殼八分　香附一錢　益智八分
甘艸三分

水二鍾薑三片棗一枚煎一鍾渣食遠服

大半夏湯　治脾土受濕不能制水水漬於腸胃溢於皮
膚漉漉有聲怔忪喘息名為水脹

半夏二錢　陳皮分一錢五　茯苓二錢　桔梗一錢　甘草一錢
檳榔分一錢五

水二鍾生薑三片煎八分食前温服

人參歸芎湯　治煩燥喘急虛汗厥逆小便赤大便黑名為血脹

人參一錢　辣桂五分　五靈脂八分　烏藥一錢　蓬术煨一錢

木香四分　砂仁炒一錢　炙草五分　川芎八分　當歸一錢

半夏八分

水二鍾姜二片棗一枚紫蘇葉四葉煎八分空心服

七氣消聚散　治積聚相攻或疼或脹

香附米炒一錢五分　青皮　蓬术各炒八分　枳殼麵炒八分

砂仁炒一錢　厚朴姜汁炒一錢　陳皮去白六分　木香三錢

炙甘草三錢

水二鍾薑二片煎八分食前服

參术健脾湯　治積聚日久元氣虛脾胃弱而脹者

人參一錢陳皮八分半夏一錢砂仁八分白术二錢

白茯苓一錢厚朴薑汁炒一錢甘草三分

水二鍾薑三片煎一鍾食前服如更有積在脾胃加麥芽山查消之尤妙

化滯調中湯　治大病後飲食失調脾胃受傷運化且難而生脹者宜服

人參二錢白术三錢白茯苓一錢半夏一錢砂仁五分

陳皮去白八分　厚朴薑汁炒八分　山查肉八分　神麯炒六分

麥芽炒各六分

水二鍾薑三片煎一鍾食前服

參苓白术散　治脾胃虛甚不食作脹或瀉或嘔見內傷

補中益氣湯　治勞倦傷脾中氣不足作脹者方見內傷

六君子湯　治脾氣虛弱飲食生痰不生血作脹見痰飲

除濕益氣丸　治濕勝作脹見內傷

當歸活血散　治瘀蓄衃血而作脹腹皮上見青紫筋小便不利脉乳濇者

赤芍藥一錢五分　生地黃炒一錢五分　川芎　牡丹皮各八分

當歸鬚一錢　桃仁去皮尖一錢　紅花酒洗八分　玄胡索炒一錢
香附童便炒一錢　蓬术　三稜各七分炮　青皮六分
水二鍾煎一鍾空心服如積瘀內結服此藥不散宜用
桃仁承氣湯抵當湯下之方見傷寒畜血

利痰丸　導痰湯俱治痰脹方見痰飲門

小溫中丸　治脾虛不能運化肚腹脹滿不可下者
陳皮去白二兩　半夏薑製二兩　神麯炒一兩五錢　白茯苓一兩五錢
白术炒二兩　香附子一兩五錢　苦參炒五錢　黃連炒五錢　甘草三錢
右為末醋水煑糊為丸如梧桐子大每服三錢淡薑湯
送下虛甚用人參湯送下病輕者服六兩見効病甚者

服一觔見効

木香化滯散　治滯氣作脹心下痞滿

木香二錢　薑黄三錢　青皮　砂仁各三錢　白木五錢

人參　白豆蔻各二錢　大腹子　白茯苓各一錢五分

藿香葉　陳皮各一錢五分　白檀香一錢　桔梗六分

甘草五分

右為末每服二錢五分百滚湯食前調服忌生冷硬物

温胃湯　治憂思聚結脾肺氣凝陽不能正大腸與胃氣不平脹滿上衝欬食不下脉虚而緊濇

附子炮去皮臍一錢五分　厚朴去皮生用一錢　當歸一錢　人參八分

白芍藥八分　甘草五分炙　橘皮一錢　乾薑一錢　川椒四分

右作一服，水二鍾，薑三片，煎一鍾，食前服。此治虚寒作脹之劑。

木通散　治脇肋刺痛膨脹，小便赤澁，大便不利，或浮腫。

木通三錢　陳皮三錢　紫蘇梗二錢　甘草一錢

水二鍾，生薑二片，紅棗二枚，燈心十條，煎一鍾，不拘服。

參香散　治一切氣，脾虚作脹，痞氣。

人參一兩　官桂三錢　甘草二錢炙　桑白皮五錢　桔梗三錢　陳皮五錢　枳實五錢　麥門冬一兩　半夏六錢　茯苓八錢　紫蘇子六錢　香附米六錢　木香二錢

右爲末每服二錢五分淡薑湯調服

强中湯　治素啖生冷過飲寒漿有傷脾胃遂成脹滿有妨飲食甚則腹痛

人參二錢　青皮一錢　丁香一錢　白术一錢五分　附子一錢

陳皮去白一錢　乾姜炮八分　厚朴薑炒六分　甘草炙三分

水二鍾薑三片紅棗二枚煎一鍾不拘服嘔加半夏一錢

甘露散　治腫脹用下藥㵒利後以此補之

人參五錢　白术一兩　茯苓一兩　猪苓五錢　滑石飛五錢

澤瀉二錢　甘草炙一錢

右爲細末每服三錢百滚湯調下

積聚 癥瘕 痞塊

夫積聚有陰陽之别。内傷外感之異。積者多起内傷飲食飢飽勞鬱所致。故其發有常處。堅而不移。知其病在臟。是為陰也。聚者多起外感風寒六淫邪氣所致。故其發無定處。聚而復散。知其病在腑。是為陽也。蓋積之所生。繇五臟。聚之所成在六腑。難經謂五積。不過就其中折五藏相傳。分部位以立其名。肝之積。名曰肥氣。在左脇下。如覆杯。有頭足。久不愈。令人發欬逆痎瘧。連歲不愈。心之積。名曰伏梁。起臍上。大如臂。上至心下。久不愈。令人煩心。脾之積。名曰痞氣。在胃脘。覆大如盤。久不愈。令人四肢不收。發黃疸。

飲食不澤肌膚。肺之積。名曰息奔。在右脇下。大如覆杯。久不愈。令人洒淅寒熱。發咳結爲肺癰。腎之積。名曰奔豚。在小腹。上至心下。若豚狀。或上或下無定。久不愈。令人喘逆。骨痿少氣。皆因陰陽不和。藏府虛弱。風邪搏之。憂喜乘之。傷其五藏。違其四時。是以留結而成積聚也。其積聚之外。復立有癥瘕之名。亦不過寒温不調。飲食不化。藏氣與邪氣相搏而成。其腹中堅硬。按之應手者癥也。腹中雖硬。有可推移者。瘕也。故癥瘕與積聚雖異。而其動静陰陽則同也。更有痃癖痞塊等證。總不離積聚而治。許學士云。大抵治積。或以所惡者攻之。所喜者誘之。則易愈。如硇砂阿魏治內積神麴麥蘗治酒積水蛭蝱蟲治血積木香檳榔治氣積牽牛甘遂治水積雄黃膩粉治痰積礞石巴豆治食積各從其類也若用群隊之藥分其勢則難取効須要認得分明是何積聚兼見何証然後增加佐使之藥不爾反有所積要在臨時通變也治積當察其所痛以知其病有餘不足可補可瀉無逆天時詳藏府之高下如寒者熱之結者散之客者除之留者行之堅者削之強者奪之鹹以軟之苦以瀉之全真氣藥補之隨其所積而行之節飲食慎起居和其中外可使必已不然遽以大毒之劑攻之積不能除反傷正氣終難復也可不慎歟

約脉

積聚之脉皆細而附骨是也。寸見之積在胸，關見之積在臍傍，尺見之積在氣衝。脉出在右，積在右；脉出在左，積在左；脉左右兩出，積在中央。又云：沉而有力為積。脉浮而毛，按之辟易，脇下氣逆，背相引痛，為肺積。沉而芤，上下無常處，胸滿悸，腹中熱，名心積。弦而細，二脇下痛，邪走心下，足腫寒重，名肝積。沉而急，若脊與腰相引痛，飢見飽減，名腎積。浮大而長，飢減飽見，腹滿泄嘔，脛腫，名脾積。脈弦，腹中急痛，為瘕；脈細微弦，橫脇下及腹微痛，為癥。脉左轉而沉者，為氣癥；右轉不至寸口者，肉癥也。死脉不錄。

積聚約方

大七氣湯　治積聚癥瘕，隨氣上下，心腹疞痛，上氣窒塞，小腹脹滿，大小便不利。

京三稜一錢五分　蓬莪朮一錢　青皮一錢　陳皮去白八分
藿香葉去芦一錢　益智仁一錢　桔梗去芦五分　肉桂五分
甘草五分　香附一錢

右㕮咀，水二鍾，煎一鍾，食前温服。

肥氣丸東垣　治肝之積在左脇下，如覆杯，有頭足，久不愈，令人咳逆瘖瘧，連年不已，其脉弦而細。

柴胡二兩　黄連七錢　厚朴五錢　川椒炒去汗去目　甘草炙各四錢

廣茂炮　昆布各二錢半　人參三錢　皂角去皮弦子煨　茯苓各一錢半

川烏炮去皮臍一錢　乾姜五分　巴豆霜五分

右除茯苓皂角巴豆外為極細末再另研茯苓皂角為細末和勻方旋旋入巴豆霜和勻煉蜜丸如梧子大初服二丸一日加一丸二日加二丸漸加至大便微溏再從兩丸加服週而復始積減大半勿服在後積藥依此法服之春夏秋冬另有加減法在各條下秋冬加厚朴一半通前重一兩減黄連一錢半若治風癇於一料中加人參茯苓菖蒲各三錢黄連只依春夏用七錢雖秋冬不減淡醋湯空心送下

加減肥氣丸　治同前

柴胡　厚朴各六錢　人參　乾姜各五錢　川烏三錢五分

肉桂二錢　黃連一兩　川椒　甘草各五錢　巴豆霜三錢

右除巴豆外，同爲細末，旋入巴豆研勻，煉蜜丸如梧子大，初服二丸，一日加一丸，二日加二丸，漸加至大便微溏，再從二丸加服，淡醋湯空心送下。

鱉甲丸　治肥氣體瘦無力，少思飲食。

鱉甲一枚，可用重四兩者，洗淨，以醋和黃泥固濟背上，量厚三分，令乾

三稜炮剉　枳殼麩炒微黃，去穰，各三兩　川大黃剉酒炒，二兩

木香不見火　桃仁湯浸，去皮尖雙仁者，用麩炒微黃，細研如膏，各一兩五錢

右除鱉甲外擣為細末後泥一風爐子上開口可安鱉甲取前藥末并桃仁膏內鱉甲中用好米醋二升時時旋取入鱉甲內以慢火熬令稠取出藥却將鱉甲淨洗去泥焙乾擣為細末與前藥同和擣為丸如桐子大每服二十丸空心溫酒送下晚食前再服

息賁丸東垣治肺之積在右脇下大如覆杯久不已令人洒淅寒熱喘嗽發肺癰其脉浮而毛

厚朴姜汁製八錢 黄連炒一兩三錢 人參去蘆二錢 乾姜炮 茯苓去皮另末 川椒炮去汗 紫菀去苗各一錢半 桂枝去麁皮 桔梗各一錢 三稜炮 天門冬 陳皮 川烏炮去皮臍各一錢二分

白豆蔻一錢　青皮五分　巴豆霜四分

右除茯苓巴豆霜旋入外餘藥共爲細末煉蜜丸如桐子大每服二丸一日加一丸二日加二丸加至大便微溏再從二丸加服煎淡姜湯送下食遠周而復始積減大半勿服秋冬加厚朴五錢通前一兩三錢黃連減七錢用六錢

加減息賁丸東垣　仲夏合此其積爲病寒熱喘咳氣上奔脉濇失精亡血血氣滯則短氣血凝泣則寒熱相參氣分寒血分熱治法宜益元氣洩陰火破氣削其堅也

川烏　乾薑　白荳蔻各一錢　桔梗八分　紫菀

厚朴　川椒各一錢五分　天門冬　京三稜
茯苓各二錢　人參二錢五分　桂枝一錢五分　陳皮八分　黃連一兩
巴豆霜四分　紅花二錢　青皮七分
右為末。湯泡蒸餅為丸，如桐子大。初服二丸，一日加一丸，二日加二丸，如至大便微溏為度，再從二丸加服。煎生薑湯送下，食前。忌酒、濕麵、腥辣、生冷之物。

三因息賁湯　治同上

半夏湯泡一錢五分　桂心六分　人參去节一錢五分　吳茱萸湯泡八分
葶藶八分　甘草　桑白皮各一錢蜜炙
右作一服，用水二鍾，生薑三片，紅棗二枚，煎一鍾，溫服

半夏湯　治肺積息賁咳嗽

半夏湯泡去滑焙乾　細辛　桑根白皮蜜炙　前胡去芦

桔梗　貝母　柴胡去苗　訶梨勒　人參去芦

白术　炙甘草

右㕮咀每服三錢水二鍾生薑三片棗三枚擘破同煎

至七分去滓温服食後臨卧各一服

伏梁丸東垣　治心之積起臍上大如臂上至心下久不愈令

人煩心其脉沉而芤

黄連去鬚一兩五錢　人參去芦　厚朴去粗皮姜汁炒各五錢　黄芩三錢

肉桂　茯神去皮　丹參炒各一錢　川烏泡去臍

乾薑（泡）　紅豆　菖蒲　巴豆霜（各五分）

右除巴豆霜外為末。另研巴豆霜，旋入和勻，煉蜜為丸，如桐子大。初服二丸，一日加一丸，二日加二丸，漸加至大便微溏，再從二丸加服。淡黃連湯下，食遠。周而復始，積減大半，勿服。秋冬加厚朴五錢，通前共一兩，減黃連五錢，只用一兩，黃芩全不用。

三因伏梁丸　治同上

茯苓（去皮，一兩）　人參（去芦，六錢）　厚朴（去粗皮，薑汁製）　枳殼（去瓤，麩炒）　三稜（煨，各五錢）　半夏（湯泡七次）　白朮（各一兩）

右為細末，麪糊丸如桐子大。每服五十丸，食遠用米飲

湯下

半夏散　治伏梁積心下硬急滿悶不能食胷背疼痛

半夏湯泡去滑　鼈甲醋炙各一兩半　川大黄剉炒　訶梨勒皮

桂心　前胡　當歸焙　青橘皮去白　檳榔

木香　荆三稜炮各一兩

右為末每服三錢淡薑湯調服或作湯藥每服亦三錢

水一鍾薑一小片煎六分不拘溫服

痞氣丸東垣　治脾之積在胃脘腹大如盤久不愈令人四肢

不收發黄疸飲食不為肌膚其脉浮大而長

厚朴製五錢　黄連去鬚八錢　吳茱萸洗三錢　黄芩　白朮各二錢

茵陳酒炒　製砂仁　乾薑炮各一錢五分　白茯苓另為末
人參　澤瀉各一錢　川烏泡去皮臍　川楝各五分　巴豆霜另研
桂各四分
右除茯苓、巴豆霜另研為末旋入外，餘藥同為細末，煉蜜丸桐子大。初服二丸，一日加一丸，二日加二丸，漸加至大便微溏，再從二丸加服，淡甘草湯下，食遠。周而復始，積減大半勿服。

三因痞氣丸　治同上
赤石脂火煅醋淬　川椒炒去汗　乾薑炮各二兩　桂心　附子炮各五錢
大烏頭炮去皮臍二錢五分

右為細末煉蜜丸如梧子大以硃砂為衣每服五十丸食遠米湯下

鱉甲丸　治痞氣當胃脘結聚如杯積久不散腹脇疼痛體瘦成勞不能飲食

鱉甲（三兩去裙襴以米醋一小盞化硇砂一兩用塗鱉甲炙以醋盡為度）附子（炮去皮臍）京三稜（炮）乾漆（搗碎炒烟盡）木香各一兩吳茱萸（半兩湯炮微炒）川大黃（二兩剉碎醋拌炒令乾）

右為細末醋煮麪糊丸如梧子大每服二十丸空心溫酒送下

勻氣湯　治脾積痞氣胃脘不安肌瘦減食

陳麴炒　麥糵炒　桂心去麄皮　郁李仁半生半炒　白术
厚朴去麄皮姜汁炒各乙两　大腹子二枚連皮　牽牛一两半生半炒　良薑炮五錢
甘草炙二两
右㕮咀每服三錢水一鍾姜三片棗一枚煎至七分食
遠稍熱服
三因奔豚湯　治腎之積發於小腹上至心下若豚狀
甘李根焙　乾葛　川芎　當歸　黄芩
白芍藥　甘草炙各五分　半夏湯泡七次二錢
水二鍾姜三片煎一鍾食前服
沉香石斛湯　治腎藏積冷奔豚氣攻小腹疼痛上衝胸

脇

沉香　石斛　陳麴炒各一兩　赤茯苓去皮　人參

巴戟去心　桂心去麁皮　白朮　五味子微炒　芎藭各七錢半

木香　肉蔻各五錢

右㕮咀每服三錢水一鍾姜三片棗三枚煎六分食前

熱服

千金硝石丸　止可磨塊不令困人須量虛實

硝石六兩　大黄八兩　人參　甘草各三兩

右為細末以三年苦酒醋也三升置罌中以竹片作準每

入一升作一刻先入大黄不住手攪使微沸盡一刻乃

下餘藥又盡一刻微火熬便可丸如雞子黃大每服一丸或作梧子大每服三十丸服後下如雞肝米泔赤黑色等物下後忌風冷宜軟粥將息

醋煮三稜丸　治一切積聚不拘遠年近日服之神效

京三稜（四兩醋煮竹刀切片晒乾）　川芎（三兩醋煮微軟切片）　大黃（半兩醋浸濕紙裹煨過切）

右為末醋糊丸如梧子大每服三十丸不拘時白湯下病甚者一月効小者半月効

阿魏丸　去肉積

阿魏　山查（各一兩）　連翹（五錢）　黃連（六錢五分）

右三味為末以阿魏醋煮糊為丸如桐子大每服五六

十丸食前白湯送下脾胃虛者用白朮三錢陳皮茯苓各一錢煎湯下

散聚湯　治九氣積聚狀如癥瘕隨氣上下發作心腹絞痛攻刺腰脇小腹䐜脹大小便不利

半夏湯洗七次　檳榔　當歸各七錢半　陳皮去白　杏仁去皮炒

桂心各二兩　茯苓　甘草炙　附子炮去皮臍　川芎

枳殼去穰麩炒　厚朴姜製　吳萸湯浸各一兩

每服四錢水一鍾姜三片煎七分食前溫服大便不利加大黃

阿魏膏　治一切痞塊更服胡連丸

羌活　獨活　玄參　官桂　赤芍藥

穿山甲　生地黄　兩頭尖　大黄　白芷

天麻各五錢　槐柳桃枝各三錢　紅花四錢　亂髮如鷄子大一團

木鱉子去殼二十枚

右用香油二斤四兩煎黑去粗入髮煎髮化仍去粗徐下黄丹煎軟硬得中入芒硝阿魏蘇合油乳香沒藥各五錢麝香三錢調匀即成膏矣攤貼患處内服丸藥黄丹須用真正者効凡貼膏藥先用朴硝隨患處鋪半指厚以紙蓋用熱熨斗熨良久如硝耗再加熨之二時許方貼膏藥若是肝積加蘆薈末同熨

痰飲分論

夫痰之生其緣非一其為治也藥亦不同緣於陰虛火炎上迫乎肺肺氣熱則煎熬津液凝結為痰是謂陰虛痰火痰在乎肺而本乎腎治宜降氣清熱益陰滋水法忌辛溫燥熱補氣等藥緣於脾胃寒濕生痰或兼飲啖過度好食油麪猪脂以致脾氣不利壅滯為痰濃厚膠固甚至流於經絡及皮裏膜外或結為大塊或不思食或徹夜不眠或卒爾眩仆不知人事或癲癇或昔肥今瘦或叫呼異常或身重腹脹不便行走或泄瀉不止及成癱瘓種種怪證皆痰所為故昔人云怪病多屬痰暴病多屬火有以夫此

病在脾胃無關肺腎治宜燥脾行氣散結軟堅法忌滯泥苦寒濕潤等藥及諸厚味繇於風寒鬱閉熱氣在肺而成痰嗽齁喘病亦在肺治宜豁痰除肺熱藥中加辛熱辛溫如麻黃生乾姜之屬以散外寒則藥無格拒之患法忌溫補酸收等藥病因不齊藥亦宜異利潤利燥及利發散各有攸當非可混施也世以痰飲混稱藥亦混投殊不知痰之與飲其繇自別其狀亦殊痰質稠黏飲惟清水其色亦有異或青或黃或綠或黑或如酸漿或伏於腸胃或上支胸脇刺痛難忍或流於經絡四肢則關節不利夫飲上攻為心痛為中脘痛甚則汗出為嘔吐酸水苦黃水等種種

各異或發寒熱不思飲食及不得眠皆其候也此證多因酒後過飲茶湯則水漿與腸胃飲食濕熱之氣凝而為飲或因情抱抑鬱飲食停滯不得以時消散亦能成飲總之必繇脾胃有濕或脾胃本虛又感飲食之濕則停而不消此飲之大略也治宜燥濕利水行氣健脾乃為得也其藥大都以半夏茯苓白术為君佐以猪苓澤瀉以滲泄之白豆蔻桔皮以開散之蘇梗旋覆花以通暢之東垣五飲丸中有人參其旨槩可見矣

約治無脉

一痰生於肝者為風痰其脉弦面青四肢滿悶便溺秘濇

心多燥怒。水煮金花丸、川芎防風丸主之。痰生于心者為熱痰。其脉洪。面赤煩熱。心痛唇口乾燥。多喜笑。小黃丸小柴胡湯加半夏主之。痰生于脾者為濕痰。其脉緩。面黃肢體沉重。嗜卧不收。腹脹而食不消。白朮丸局方防已丸主之。痰生于肺者為氣痰。其脈澁。面白氣上喘促。洒淅寒熱。悲愁不樂。玉粉丸局方桔梗湯主之。痰生于腎為寒痰。其脉沉。面色黧黑。小便急痛。足寒而逆。心多恐怖。姜桂丸局方胡椒理中湯金匱吳茱萸湯主之。

一飲其人素盛。忽然消瘦。似水走胞間。漉漉有聲。乃痰飲病也。脉沉而滑。治宜淡劑。理脾胃。滌利水道。宜桔梗湯主之。或飲即流在脇，咳吐引痛，大便閉澁，胞脇飽悶，乃懸飲病也。脉沉而弦，治宜辛潤，十棗湯、大柴胡主之。或胞脇連背疼痛，咳嗽不休，氣短，發渴，支節痠痛，脉沉伏而微，乃留飲病也。治宜辛涼，薫痰丸、小黄丸主之。或身體重痛，肌膚拘急，水溢於肌肉之間，欲汗而不汗，乃溢飲病也。脉浮而滑，治宜發汗，大小青龍湯、防風丸或川芎丸主之。或咳嗽不休，氣短難卧，形體發腫，乃支飲病也。脉大而數，不治；脉弱而濡，可治。其人本有支飲在胞，脉數是濕盛生熱，內邪旺，元氣虛，故難治；脉弱是元氣尚存，而水未崩其土，故可治。

痰飲約方

水煑金花丸

南星 半夏各一兩俱生用 天麻五錢 雄黃二錢 白麪三兩

右為細末，滴水為丸，每服五十丸，先煎漿水沸，下藥煑令浮為度，漉出，淡漿水浸，另用生姜湯下。

防風丸和劑 治一切風及痰熱上攻，頭痛惡心，項背拘急，目眩旋運，心忪煩悶，手足無力，骨節疼痺，言語蹇澁，口眼瞤動，神思恍惚，痰涎壅塞，昏憒健忘，虛煩少睡。

防風洗 川芎 天麻去苗，酒浸一宿 甘草炙，各二兩 硃砂五錢，研飛

右為末，煉蜜為丸，每兩作十丸，硃砂為衣，每服一丸，荊

芥湯化服，茶湯嚼下亦可

川芎丸和劑　消風壅，化痰涎，和咽膈，清頭目，治頭痛旋運，心忪煩熱，頭項緊急，肩背拘倦，肢體煩疼，皮膚瘙痒，腦昏目疼，鼻塞聲重，面上遊風狀如蟲行。

川芎　龍腦薄荷葉焙乾，各七十五兩　桔梗一百兩　防風去苗，二十五兩　細辛洗，五兩

右為細末，煉蜜搜和，每兩半分作五十丸，每服一丸，臘茶清細嚼下，食後臨卧服。

小黃丸潔古　治熱痰咳嗽

南星湯洗　半夏湯洗　黃芩各一兩

右為細末姜汁浸蒸餅為丸桐子大每服五七十丸生姜湯食後下

白术丸 潔古 治濕痰咳嗽

南星 半夏各一兩俱湯洗 白术一兩五錢

右為細末湯浸蒸餅為丸桐子大每服五七十丸食後生姜湯下

玉粉丸 潔古 治氣痰咳嗽

南星 半夏各一兩俱湯洗 桔皮去白二兩

右為細末湯浸蒸餅為丸如桐子大每服五七十丸人參湯姜湯食後下

桔梗湯和劑　除痰下氣治胸脅脹滿寒熱嘔噦心下堅痞短氣煩悶痰逆惡心飲食不下

桔梗細剉微炒　半夏湯洗七次姜汁製　陳皮去白各十兩　枳實麩炒赤黃色五兩

右為粗末每服二錢水一中盞入姜五片同煎至七分去滓不拘時溫服

姜桂丸潔古　治寒痰咳嗽

南星洗　半夏洗　官桂去粗皮各一兩

右為細末蒸餅為丸桐子大每服三五十丸生姜湯送下食後服痰而能食大承氣湯微下之痰而不能食厚朴湯主之

胡椒理中湯和劑治肺胃虚寒氣不宣通咳嗽喘急逆氣虚痞胸膈噎悶脇腹滿痛廹塞短氣不能飲食嘔吐痰水不止

款冬花去梗　胡椒　甘草炙　蓽撥　良姜

細辛去苗　乾姜各四兩　白术五兩

右為細末煉蜜為丸桐子大每服三十丸加至五十丸温湯温酒米飲任下不拘時日三次

吴茱萸湯仲景

吴茱萸一升　人參三兩　生姜六兩　大棗十二枚

右四味以水七升煑取二升去滓温服七合日三服

大青龍湯 仲景

麻黄六兩去節 桂枝二兩去麁皮 甘草二兩炙 杏仁十四粒去皮尖

生姜三兩 大棗十二枚 石膏如鷄子大一塊搗碎如米

右七味以水九升先煑麻黄减二升去上沫入諸藥煑取三升去滓温服每一升

五飲湯 治五飲最効

旋覆花 人參 陳皮去白 枳實 白术

白芍藥 茯苓 厚朴製 半夏製 澤瀉

炙甘草 猪苓 前胡 桂心

右等分每一兩分四服姜十片水二盞煎至七分去滓

不時温服因酒成飲加葛根葛花砂仁

利痰丸 玄珠

南星　皂角　石膏　牽牛頭末　芫花各二兩

右為細末用姜汁糊丸桐子大每服一二十丸量人虛實用之姜湯下一方加青鹽五錢巴豆少許青礞石硝煅如金色五錢若風痰壅塞此藥乃為先鋒服之痰即已如寒不宜用

川芎丸 治膈上痰

川芎二兩細剉慢火熬熟　川大黃二兩蒸令乾

右焙乾為末用不蚛皂角五七挺温水揉汁絹濾出渣

瓦罐中熬成膏和前藥為丸桐子大每服十五丸小兒三丸姜湯下

導痰湯 濟生 治痰涎胞膈留飲痞塞不通

半夏 湯洗七次四兩　南星 炮去皮　枳實 去穰麸炒　赤苓 去皮　桔紅 各一兩

甘草 炙五錢

右㕮咀每服四錢水一盞姜十片煎八分食後溫服

小半夏茯苓湯 和劑

半夏　茯苓

右等分每服五錢水一盞半姜五片煎七分不時服

二陳湯 治痰飲為患或嘔逆惡心或頭眩心悸或中脘

不快或食生冷飲酒過度脾胃不和並皆服之

半夏湯洗七次 桔紅各五兩 白茯苓三兩 炙甘草一兩五錢

右吹咀每服四錢水一盞姜七片烏梅一個煎六分不拘服

六君子湯

人參 白术 茯苓 陳皮 半夏各一錢

炙草五分

水二盞姜五片煎一盞去滓不時温服

理中化痰丸 治脾胃虛寒痰涎內停嘔吐少食或大便不實飲食難化咳嗽痰涎此屬中氣虛弱不能統涎歸

源也

人參　白朮炒　乾姜　甘草炙　半夏姜製

茯苓各等分

右為末水丸桐子大每服四五十丸白湯下

橘皮湯　治胞膈停痰

桔皮　茯苓　半夏各一錢五分　煎如常

前胡半夏湯　治痰盛

前胡　半夏姜製　茯苓各二錢　陳皮　木香

紫蘇　枳殼　甘草各一錢

右水二鍾生姜三片烏梅一箇煎一鍾食遠服

枇杷葉散 治痰逆亦能温胃令人思飲食

青皮去白焙 草豆蔻各五錢 前胡 枇杷葉刮去毛炙黄 半夏泡

茯苓去皮 人參 大腹皮 白术 厚朴姜汁炙各一兩

每服四錢水一盞生姜半分煎六分不時温服

旋覆花散 治心胞痰熱頭目旋痛飲食不下

旋覆花 甘草炙各五錢 枳殻麩炒 石膏細研各二兩 茯苓

麥門冬去心 柴胡去苗 人參各一兩 犀角屑 防風

黄芩各七錢五分

每服五錢水一大盞生姜半分煎至五分食遠温服

沉香墮痰丸 治宿食不消咽膈不利咳嗽痰涎頭目昏

暈嘔逆惡心胞膈不快

沉香　木香各二錢　青皮去白二錢五分　檳榔大者二枚用麪裹煨熟

半夏麴二兩

右為細末生姜汁浸蒸餅和丸如小豆大每服二十丸

不拘時姜湯下

法製清氣化痰丸　順氣快脾化痰消食

半夏　南星去皮臍　白礬　皂角切　乾姜各四兩

右先將白礬等三味用水五碗煎取三碗却入半夏南

星二味浸兩日再煑至半夏南星無白點為度晒乾

陳皮　青皮去穰　紫蘇子炒　蘿蔔子炒另研　杏仁去皮尖炒研

葛根　神麴炒　麥蘗炒　山查　香附各二兩

右為末蒸餅丸桐子大每服五七十丸食後臨卧茶湯下薛新甫曰一男子素食厚味脹滿痰盛內多積熱服此立効脾虛者不宜

法製半夏御藥消飲化痰壯脾順氣

用大半夏湯洗泡七遍以濃米泔浸一日夜每半夏一觔用白礬一兩五錢研細溫水化浸半夏上留水兩指許頻攪冬月頓放煖處浸五日夜取出焙乾用鉛白霜一錢溫水化又浸一日夜通七日盡取出再用漿水慢火煑勿令滾候漿水極熟取出焙乾以磁罐收貯每服

一二粒。食後細嚼。溫薑湯下。人一法依前製成半夏。每一兩。用白礬水少許漬半夏。細飛硃砂末淹一宿。飲乾用。

滚痰丸　治百端怪病痰疾。其效甚速。其功甚大。其症之深淺。藥之輕重。俱錄于左

大黃酒拌蒸　黃芩去梗各半斤　沉香五錢　青礞石一兩搥碎朴硝一兩同入砂礶內瓦片盖之鉄線縛定鹽泥固濟晒乾火煆紅候冷取出　一方加硃砂二兩碾細末為衣

右為細末。淨水為丸。桐子大。每服三五十丸。量虛實加減。各隨引下。

一切喪心失志。或癲或狂等證。每服百丸。人壯氣實能飲

食。狂甚者一百二十丸。已上至二三百丸。以效為度。
一切中風癱瘓。痰涎壅塞。大便或通或閉者。每服八十丸。
人壯氣盛者百丸。常服二三十丸。無大便之患。自得上清
下潤之妙。或飲食與痰膠結於內。漲滿作痛。八十丸。
一切陽證風毒脚氣。遍身遊走疼痛。每服八九十丸。未效
再加十丸。痰滯胃肺間。疼痛不可名狀。似胃脘痛者百丸。
一切無病之人。遍身筋骨。平白疼痛。不能名狀者。每服七
八十丸。以效為度。
一切頭痛。非頭風證。牙疼。或浮或痒。非風蛀牙證者。每服
七八十丸。或頭眩喘急者百丸。

一切噫氣吞酸至於噫逆膈氣及胞閉或從胞中氣塊冲上嘔吐痰飲狀如翻胃者每服七八十丸未効再服

一切失飢傷飽憂思過慮至於心下憒雜或噦晝夜飲食無度或只虛飽中稍飢並不喜食每服八十丸

一切新久痰氣喘嗽或嘔吐涎沫或痰結實熱或頭目眩暈每服八九十丸虛老羸瘦者五六十丸未效再加十丸

一切急慢喉閉赤眼每服八九十丸顯頷腫硬遶項結核形若瘰癧者宜服此丸若年深多服之口糜舌爛咽喉生瘡者每五六十丸同蜜少許一處嚼破噙睡徐徐嚥之此少口瘡如此噙一二夜即瘥

皂角化痰丸　治勞風心脾壅滯痰涎盛多喉中不利唾稠粘嗌塞吐逆不思飲食或時昏憒

皂角木白皮酥炙　白附子泡二次　半夏湯泡七次　南星泡三次各一兩

白礬煅枯五錢　赤茯苓去皮　人參去芦各一兩　枳殼麸炒一兩五錢

右製研為細末用生姜汁麪煮糊為丸如梧子大弱人每服二錢壯人三錢食前白滚湯送下

金珠化痰丸　治熱痰眩暈恍惚心煩咳嗽

鬱金一兩　天竺黄五錢另研　半夏一兩炮　胆星一兩　硃砂五錢飛

右為細末竹瀝姜汁煮糊為丸如芡實大用金箔為衣每服一丸或二丸食後淡姜湯送下

咳嗽　附肺痿　肺脹

夫咳嗽証必繇於肺而內經曰五藏六府皆令人欬又曰五藏各以其時受病非其時各傳以與之則不獨在肺矣蓋欬有內傷外感之分故自肺而傳及五藏者有之自五藏而傳於肺者亦有之如風寒暑濕傷於外則必先中於皮毛皮毛為肺之合而受邪不觧此則自肺而後傳於諸藏也勞慾情志傷於內則諸氣受傷先繇陰分而病及上焦此則自諸藏而後傳於肺也但自表而入者其病在陽故必自表而出之治法宜辛宜溫求其屬而散去外邪則肺氣清而欬自愈矣自內而生者傷其陰也陰虛於下則

陽浮於上水涸金枯則肺苦於燥肺燥則痒痒則欬不能已治此者宜甘以養陰潤以養肺使水壯氣復而肺則寧也大法治表邪者藥不宜靜靜則流連不解久必變生他病故最忌寒涼收斂之劑如五藏生成篇所謂肺欲辛者此也治裏証者藥不宜動動則虚火不寧真陰不復燥痒愈增病必日甚故最忌辛香助陽等劑如宣明五氣篇所謂辛走氣氣病無多食辛者此也然治表者雖宜從散若形氣病氣俱虛者又當補其中氣而佐以温解之藥若專於解散恐肺氣益弱腠理益踈外感乘虛易入而病益甚也治裏者雖宜靜以養陰若命門陽虛不能納氣則參薑

桂附之類亦所必用否則氣不化水終無濟扵陰也至若因扵火者宜清因扵濕者宜利因痰者降其痰因氣者理其氣雖方書所載條目極多求其病本則惟風寒勞損二者居其八九風寒者責在陽實勞損者責在陰虛此欬証之綱領其他治標之法亦不過隨其所見之証而兼以調之則可原非求本之法也至扵老人之久嗽者元氣既虛本難全愈多宜溫養脾肺或兼治標但保其不致羸困則善矣若求奇効而必欲攻之則非計之得也夫治病本難而治嗽者為尤難在不得其要耳故余陳其大畧如此觀者勿謂治法不詳而忽之也

按咳嗽一証。雖言風寒勞損。二者居多。然受病之先後。傳變之輕重。亦當詳辨之。夫咳有聲而無痰者。肺氣傷而不清。即咳久而有痰。此肺先受病。因咳而動脾濕。治當清肺理氣是也。嗽有痰而無聲者。脾濕動而痰上。即嗽久而見聲。此脾先受病。因嗽而傷肺氣。治當理脾除濕是也。故外感輕者。風邪止留於肺。發為咳嗽。其重者。風邪不留於皮毛。而變生他病。即不為嗽也。內傷輕者。火邪未爇於肺。故肺未傷而不嗽。其重者臟氣相勝上。攻其肺。即變為嗽也。是以外感得嗽為輕。而內傷有嗽為重也。苟不知輕重先後。其不悞治者。未之有也。

約治

凡風邪所傷。咳嗽聲重。頭痛寒熱。宜發散風邪。消風散主之。肺氣虛。腠理不密。風邪易入。宜解表兼寔肺氣。加減參蘇飲主之。肺有火邪。則腠理不閉。風邪外乘。宜解表兼清肺火。麥門冬湯主之。肺虛被邪所滯。不能輸化。而小便短少。皮膚漸腫。咳嗽日增者。宜補脾肺兼滋腎水。六君子湯。地黃丸主之。喘急而嗽。面赤潮熱。宜清火邪。黃連解毒湯。石膏湯主之。咳而身熱。故自汗口乾。便赤煩燥。此因酒色過度。虛勞少血。津液內耗。心火自炎。遂使燥熱乘肺。咯唾膿血。上氣涎潮。其嗽連續而不已者。名勞嗽。

甚至盜汗寒熱交作又為陰虚火動而嗽宜補陰清金四物湯加黄柏知母紫苑天門麥門之類主之冷熱嗽或過熱亦嗽或遇冷亦嗽或飲冷亦嗽飲熱亦嗽宜分理陰陽應夢人參散合二母散主之嗽而失聲或因咽疼過進冷劑而聲愈不出者宜以生姜汁調消風散少少進之嗽而失聲非獨熱嗽有之其寒嗽亦有之不拘寒熱用枇杷葉擦去其毛生姜汁和蜜蒸晒五次単一味煎湯服更効

肺痿咳吐涎沫或不咳煩燥欲飲水者此肺痿也若欬而口中自有津液舌上胎滑此為浮寒非肺痿也肺痿皆因津液内涸主治滋補肺氣温養脾胃甘草湯保肺散

主之。肺脹而嗽者。動即喘滿氣急身重者是。主治宜收斂。用阿子海粉杏仁瓜蔞青黛香附之類主之。肺脹壅過不得眠者難治也。夏月嗽而發熱者。謂之熱痰宜小柴胡湯。石膏湯主之。若冬月嗽而發寒熱者。謂之寒痰宜十神湯。小青龍湯主之。丹溪云。上半日嗽多屬胃火。下半日嗽多屬陰虛黃昏嗽甚此火氣浮於肺。宜斂而降之。不宜用涼藥發散藥。咳嗽毋論內外寒熱。凡形氣病氣俱實者。宜散宜清宜降痰宜順氣。若形氣病氣俱虛者。宜補宜調。或補中稍佐發散清火。若專求於補。必至肺氣壅塞或結肺癰難治。專求解表。則肺氣益虛。腠理益踈。外邪乘

虛易入而其病愈難治矣

約脉

咳嗽之脉脈浮而傷風脈緊為傷寒脉數為傷熱脈細為受濕浮緊則虛寒沉數則實熱弦濇則少血洪滑則多痰虛濇則房勞各視其部位依脈投劑無不應効久嗽脈弱者可治實大數者難治嗽而喘急脈數有熱不得卧者難治上氣喘面浮腫肩息脈浮大者難治咳而脫形身熱脉小堅急以疾是逆也咳嗽脉沉緊者不治脉浮值浮軟者可治咳嗽羸瘦脉形堅大者不治此皆是不治之症脉也

約方

麥門冬湯　治火熱乘肺咳嗽有血胸膈脹喘五心煩熱

麥門冬　桑白皮炒　生地黄　半夏各一錢　紫菀

桔梗　淡竹葉　麻黄各七分　五味子五分　甘草五分

水二鍾薑三片煎一鍾食遠服

加減麻黄湯　治肺感寒邪咳嗽

麻黄去節二錢　杏仁去皮炒　半夏姜製　陳皮各一錢　辣桂四分

甘草五分　紫蘇八分

水二鍾薑三片煎一鍾去渣不拘服

加減參蘇飲　治四時感冒發熱頭痛咳嗽聲重中脘痞

滿嘔吐痰水或鼻塞發熱

紫蘇一錢五分　前胡一錢　桔梗一錢　枳殼八分　葛根一錢五分
陳皮　半夏各一錢　茯苓八分　甘草五分
右水二鍾。姜三片。煎一鍾。不拘服。肺寒咳嗽。加乾姜八分。肺熱咳嗽。加杏仁、黄芩、天花粉各一錢。食積咳嗽。加山查、神粬、枳實、黄連各一錢。勞熱咳嗽。加黄柏、知母、貝母各一錢。鬱火咳嗽。加香附、黑梔子各一錢。肺燥咳嗽。咯痰不出。加瓜蔞仁一錢。
六君子湯　治脾胃虛弱咳嗽見痰飲　滋腎丸見火門
黄連解毒湯　治肺胃積熱嗽見火門　知柏四物湯　治陰虛勞嗽見火門　小柴胡湯　治往來寒熱咳嗽見傷寒

易簡杏子湯　治咳嗽不問外感風寒內傷生冷及虛勞咯血痰飲停積皆治療之

人參八分　半夏一錢　茯苓八分　細辛一分　乾薑五分　甘草五分　桂枝五分　五味子八分　芍藥一錢　杏仁一錢

右㕮咀水二鍾薑三片煎一鍾不拘溫服

濟生橘蘇散　治傷風咳嗽身熱有汗惡風脉浮數有熱服杏子湯不得者

橘紅八分　紫蘇葉一錢　杏仁一錢　五味七分　半夏一錢　桑白皮一錢　貝母一錢　白朮一錢　甘草五分

水二鍾生薑三片煎一鍾不拘服

寧嗽化痰湯 治感冒風寒咳嗽鼻塞

桔梗八分 枳殼一錢 半夏一錢 陳皮八分 前胡一錢

乾葛一錢 茯苓八分 紫蘇一錢五分 麻黄一錢 杏仁一錢

桑皮八分 甘草四分

水二鍾薑三片煎一鍾食遠服

金沸草散 治肺感寒邪鼻塞聲重咳嗽不已

旋覆花去梗七分 麻黄去節七分 前胡去芦一錢 荆芥穗一錢

甘草 赤芍藥各五分 半夏泡八分

水二鍾生薑三片煎一鍾食遠服

梔子仁湯 治鬱火咳嗽四肢煩熱胸膈飽脹

鬱金一錢　枳殼麩炒一錢　升麻一錢　山梔仁一錢五分

水二鍾煎一鍾溫服

十神湯　治感冒風寒咳嗽不止　見風門　麻黃湯　見傷寒

華蓋散　治肺受風寒咳嗽聲重胸膈煩滿頭目昏眩

麻黃八分　紫蘇子一錢　杏仁八分　桑白皮七分

赤茯苓一錢　橘紅七分　甘草四分

水二鍾薑三片紅棗一枚煎一錢去渣不拘時服

小青龍湯　治感冒風寒咳嗽不止

麻黃一錢五分　芍藥一錢　乾薑一錢　炙甘草八分　細辛八分

桂枝八分　五味十粒　半夏八分

水二鍾薑二片煎一鍾溫服渣再煎

應夢人參散　治肺虛咳嗽

甘草　桔梗　白芷各八分　青皮六分　乾薑五分

人參　乾葛　白术各一錢

水二鍾姜二片棗一枚不拘時服

知母茯苓湯　治肺痿喘嗽不已往来寒熱自汗

知母一錢　白术　人參　桔梗各八分　茯苓

麥門冬　黃芩各一錢　甘草　薄荷　川芎各五分

半夏七分　柴胡六分　五味子十粒

水二鍾生姜三片煎一鍾食後服

紫菀散　治欬中有血虛勞肺痿

人參一錢　紫菀一錢　茯苓八分　阿膠一錢　桔梗八分

貝母一錢　知母一錢　甘草五分　五味十粒

水二鍾煎八分食遠服

貝母散　治暴發咳嗽肺火不退日久不愈

貝母一錢去心　杏仁一錢去皮尖　五味子十粒　桑白皮蜜炒八分

甘草五分　知母一錢去皮毛　款冬花一錢去梗

水二鍾姜一片煎一鍾溫服

百合湯　治肺氣壅滯咳嗽喘悶中脘不利氣痞多渴腰膝浮腫小便淋澁

百合一錢 茯苓八分 陳皮六分 人參八分 桑白皮八分
麥冬一錢 豬苓八分 枳殼六分 甘草四分 紫蘇葉六分
大腹皮八分
水二鍾煎一鍾不拘溫服

天門冬丸 治肺臟壅熱咳嗽痰唾稠粘

天門冬去心二兩 百合一兩五錢 前胡一兩 貝母去心 半夏泡各八錢
桑白皮八錢 桔梗五錢 防己八分 紫菀一兩 茯苓一兩
淮地黃一兩五分 杏仁八錢
右為細末煉蜜為丸如梧桐子大每服二錢淡薑湯送
下一日服三次

白术湯　治五藏受濕咳嗽痰多上氣喘急身體重痛脉濡細

白术二錢　茯苓一錢五分　半夏一錢　橘紅一錢　五味十粒　甘草八分

水二鍾生姜五片煎一鍾食遠服

茯苓甘草湯　治膀胱發欬而遺溺

茯苓一錢五分　桂枝一錢五分　生姜五片　大棗三枚　甘草炙一錢

水二鍾煎一鍾食遠服

清金湯　治遠年近日咳嗽上氣喘急喉中涎聲胸滿氣逆坐卧不寧飲食不下

陳皮七分　苡仁一錢　五味十粒　阿膠一錢　茯苓一錢
紫蘇八分　杏仁一錢　貝母一錢　百合一錢　粟殼蜜炒五分
桑白皮八分　款冬花八分　半夏麯一錢　烏梅肉一錢
人參五分　甘草五分
水二鍾生姜二片棗一枚煎一鍾食後服

清音散　治咳嗽失音不出

杏仁一兩五錢　木通五錢　桂心五錢　貝母一兩　桑白皮一兩
白蜜一兩　細辛五錢　菖蒲五錢　生姜汁一盞
右研為細末百沸湯調服日進三次或熬膏每日服三
次用三匕含化更妙

星香丸　治諸氣生痰咳嗽

南星　半夏各三两用白礬一两煎水浸一宿　陳皮五两米泔水浸去白用

香附子三两用黑栀一两煎湯浸一周時晒乾用

右四味俱不見火研為細末姜汁煮麪糊為丸如梧桐子大每服五十丸食後淡姜湯送下

烏梅丸　治脾胃發嗽々甚則嘔或吐長虫

烏梅三十枚　細辛五錢　附子六錢　桂枝五錢　人參去芦五錢

黄柏炒六錢　乾姜炒黑一两　黄連炒一两六錢　當歸　蜀椒各四两

右為末先用酒浸烏梅一宿放飯上蒸合前藥與米飯擣如泥為丸如梧子大每服三十丸白滚湯送下

補中益氣湯治虛損勞嗽　異功散治脾虛嗽不止　四君子湯加貝母橘紅百合治脾肺虛嗽方俱見脾胃

人參養肺湯治肺痿咳嗽午後潮熱聲音啞者

貝母一錢　人參一錢　阿膠一錢二分　茯苓一錢　桔梗六分　杏仁六粒炒　桑白一錢　枳實六分　甘草六分　柴胡一錢二分

水二鍾薑二片棗一枚煎一鍾不拘溫服

參薑半夏湯治肺脹喘嗽

人參五錢　生薑一兩　半夏五錢　甘草二錢　橘紅一錢

水二鍾煎一鍾食遠溫服亦有用越婢加半夏湯治者

大抵肺脹之症難治也

喘急

夫喘者促促氣急喝喝息數或口張擡肩搖身擷肚不能以息之謂也此症非有餘之病是火入于肺炎爍真氣而為喘焉故活人云喘之狀雖有餘其有餘者非肺氣實也乃肺中之火也此論不為不當然喘為火所起亦必有因其所起而從之或其喘起于腎則寒水之氣從之起于肝則風木之氣從之起于脾則濕氣從之起于心則熱氣從之起于肺則燥氣從之而其所從者得以大附之炎而逆也所謂諸逆之氣盛而入于所勝之藏或因火而徑衝于肺肺被五邪所干而真氣虛火邪作喘也其外亦有肺虛

夾寒而喘者。肺虛夾痰而喘者。有水氣乘肺而喘者。有憂怒氣鬱。致傷肺氣而喘者。有痰因火動而喘者。有陰虛火動而喘者。有胃虛積食積痰。上壅而喘者。有脾虛積飲。濕熱蒸肺而喘者。大抵治喘之法。肺寒則當溫之。虛則補之。肺熱者當清之。實者當瀉之。有水則當利水。有濕則當除濕。起于氣者當先調氣。起于痰者當先降痰。氣鬱者當解鬱。陰虛者當滋陰。有積者當行積。胃虛者當溫胃。至若傷寒發喘。表汗裏下。脚氣上衝。疏導行利。然其受病種種不同。其治法安可以一端盡之也。故經云。謹守病机。要明其所屬。如不明其所屬。則必犯虛虛實實之禍矣。

約治

一喘與脹相因。夫肺居最高。為五藏之華蓋。故肺氣即如天氣。或肺被六淫所侵五邪所勝。則其氣閉而不得下降。書云天氣不得下降。則地氣不得通達。亢喘脹之症。其小便必不通。利益治喘急俱要清肺金。實脾土。調氣開鬱通利水道。是其治也。

一喘暴作。或因外邪所感。必須發散攻邪為先。喘定之後。方可用補。或內傷所致。當審其虛實。或久病後喘者。微發之初。即當扶正氣為主。既發之後。當扵扶正氣藥中加攻邪。或因痰除痰。或因火清火。往往有補于既發。而喘愈甚。

攻于未發。而喘即至者。皆不明其内外虛實先後之序也。

一喘與氣短迥異。喘者促促氣急。聲粗痰壅。張口擡肩。搖身擷肚是也。治宜攻多于補。氣短者。氣少而息微。出入之氣似不能接續。呼吸氣急。亦無痰聲是也。治宜補多于攻。二者之病既異。而其治可同例乎。

一喘作於大病之後多危。上喘欬而下泄瀉亦危。汗出如油。髮潤而喘不休者死。瘂直視譫語而喘者死症。

一哮喘專主積痰。宜先用吐法。不可驟用寒涼。補滯。必兼降痰發散。治哮須慎飲食。薄滋味。未發以扶元氣為要。已發以攻邪為主。

約脉

喘脉浮滑。而手足温者生。沉濇而手足冷者死。細數者亦死。脉隨氣升降。氣既上喘。脉亦當浮起。反見沉濇細數。則脈症相反。為病敗而形損也。凡喘皆屬於肺。如右寸口脉。按之有力。喘逆咽塞。此肺實之症也。寸口脉若按之不應手而無力者。必咽乾無津少氣。此肺虛之症也。診者當辨虛實。

約方

紫蘇麻黄湯　治風寒發喘頭痛發熱喘急有痰聲者

紫蘇一錢五分　麻黄一錢　杏仁一錢　半夏一錢五分　陳皮八分

枳殼一錢　白芷八分　桔梗七分　甘草五分

水二鍾薑三片棗一枚煎一鍾温服

六君子湯　異功散俱見脾胃

參蘇温肺湯東垣　治肺受寒而喘

人參　肉桂　甘草　木香　五味子

陳皮　半夏　桑白　白术　紫蘇葉各二兩

茯苓一兩

右吹咀每服五錢水一鍾半生薑三片煎七分去滓食後温服如冬寒每服不去節麻黄半分先煎去沫下諸藥

四磨湯　四七湯　見氣門

加減瀉白散　治肺有伏火發喘

桑白皮一兩　地骨皮　知母　陳皮去白

桔梗各五錢　青皮去白　黄芩　炙草各三錢

右㕮咀每服五錢水二鍾煎一鍾食後温服

葶藶大棗瀉肺湯　治肺癰胞膈脹滿上氣喘急身面目

俱浮腫鼻塞身重不知香臭

葶藶不拘多少炒令黄

右研細末水三鍾棗十枚煎一鍾去棗入藥煎七分食

後服

半夏丸保命治因内傷飲食痰作喘逆兀兀欲吐惡心欲倒

半夏一两　檳榔　雄黄各三錢

右爲細末姜汁浸蒸餅爲丸桐子大每服三五十丸姜湯下小兒丸如米大

麥門冬湯治脾虚肺有火邪作喘

麥冬　半夏　人参　甘草　粳米

大棗

右六味以水一斗二碗煮取六碗每服一碗日三次夜一次

天門冬丸保命治婦人喘嗽手足煩熱骨蒸寢汗口乾引飲

面目浮腫

天門冬十兩去心　麥門冬八兩去心　生地黄三斤取汁為膏

右前二味為細末，膏子為丸，如桐子大，每服五十丸，逍遥散下。逍遥散須去甘草加人參，或與王氏愽施方，人參荆芥散亦得。如面腫不已，經曰：面腫因風，故宜汗，麻黄桂枝可發其汗，後與柴胡飲子去大黄。欬論曰：治藏者治其腧，治府者治其合，浮腫者治其經，治腧者治其土也，治合者亦治其土也。如兵圍魏救趙之法也。

人參平肺散東垣　治肺受熱而喘

桑白皮二錢炒　知母一錢五分　甘草炙　茯苓　人參

地骨皮 天門冬去心各一錢 青皮 陳皮各六分

五味子三十粒槌碎

水二鍾生姜五片煎一鍾食遠温服如熱甚加黄芩薄荷葉各一錢

安腎丸和劑 治腎經久積陰寒膀胱虚冷下元氣憊耳重唇焦腰腿腫疼臍腹撮痛兩脇刺脹小腹堅疼下部濕痒夜夢遺精恍惚多驚皮膚乾燥面無光澤口淡無味不思飲食大便溏結小便滑數精神不爽事多健忘常服補元陽益腎氣

肉桂去麄皮不見火 川烏頭炮去皮臍各十六兩 桃仁麩炒 白蒺藜炒去刺

巴戟去心 山藥 茯苓去皮 石斛去根炙 肉蓯蓉酒浸炙
萆薢 白术 補骨脂各四十八兩
右爲末煉蜜爲丸如梧子大每服三十丸溫酒或鹽湯
送下空心食前小腸氣茴香酒下

加減瀉白散 治陰氣在下陽氣在上咳嗽嘔吐喘促
桑白皮一兩 茯苓三錢 甘草 陳皮 青皮去白
五味子 人參去芦各五錢 地骨皮七分
右㕮咀每服四錢水一鍾半入粳米數十粒同煎食後
溫服

杏參散 治墜宕驚恐或度水跌仆疲極喘息

杏仁炒去皮尖 人參去芦 橘紅 大腹皮 檳榔

白术 訶子麪煨去核 半夏湯泡 桑白皮 桂心不見火

紫苑洗 甘草炙各一錢

右作一服水二鍾姜三片紫蘇七葉煎一鍾去滓服不拘時

五味子湯

治喘促脉伏而數者

五味子二錢 人參去芦 杏仁去皮尖 麥門冬去心

橘皮去白各二錢五分

右作一服用水二鍾生姜二片紅棗三枚煎一鍾去滓服不拘時

九寶湯　治經年喘嗽通用

麻黄去節　陳皮　桂枝　紫蘇　桑白皮炒

杏仁去皮尖炒　大腹皮　薄荷　甘草炙各一錢六分

右作二貼每貼用水二鍾姜三片烏梅一枚食遠温服

皺肺丸　治喘

款冬花　知母　秦艽　百部去心

紫菀茸　貝母　阿膠　糯米炒各一兩

杏仁去皮尖另研四兩

右為末用羊肺一具先以水灌洗看容淂水多少即以許水更添些煑杏仁令沸濾過灌入肺中繫定以糯米

甘蔗熟研細成膏搜和前藥末杵數千下丸如梧桐子大每服五十丸食前用桑白皮煎湯下

百花膏治嗽喘不已痰中有血

百合蒸焙 款冬花各等分

右為細末煉蜜丸如龍眼大每服一丸食後細嚼生姜湯送下噙化尤佳

三因神秘湯

紫蘇葉 陳皮去白 生姜 桑白皮 人參各五錢

白茯苓去皮 木香各三錢

右㕮咀水三鍾煎一鍾去滓大温分三服

中華醫藏

第三編

叢書卷

雪潭居醫約

3

（明）陳澈 編輯

《中華醫藏》編委會 編
江凌圳 主編

國家圖書館出版社

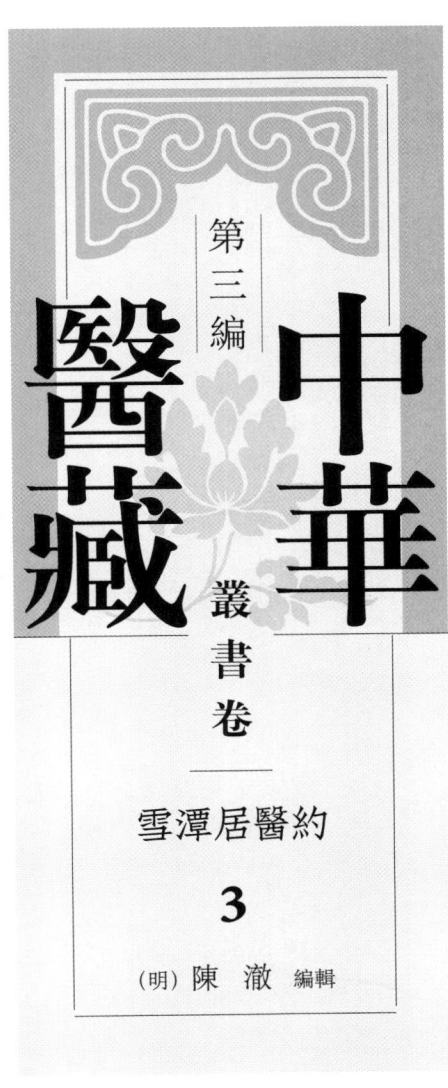

第三册目録

（明）陳澈 編輯

雪潭居醫約八卷

（卷六至八）

明崇禎十四年（1641）著者自刻本

雪潭居醫約

三衢徐世蔭較正　三山陳澈編輯

瘧門

瘧之為病其症多端其治亦不同經曰夏傷於暑秋必痎瘧其證大都多熱多寒或寒多熱少或熱多寒少或单熱不寒或单寒不熱或先寒後熱或先熱後寒或有汗無汗或汗少汗多或自汗盜汗或頭痛骨痛或大渴引飲口苦舌乾或嘔吐不思食或煩躁不得眠或大便燥結或瀉利或連日發或間日發或三日發或發於陽或發於陰此皆中氣不足脾胃虛弱暑邪乘虛客之而作雖隨經隨證投

藥解散必先清暑益氣調理脾胃爲主有食痰者兼豁痰逐飲感瘴癘者兼消瘴癘汗多者固表無汗者解表泄利者升發兼利小便便燥者兼益陰潤燥病有陰陽藥分氣血證有緩急治宜先後人有虛實法異攻補久而不解必屬於虛氣虛者補氣血虛者補血兩虛者氣血兼補非大補真氣大健脾胃不得瘳也然瘧亦分六經學者宜詳辨之毋使施治之誤

足太陽經屬膀胱其證腰痛頭痛脊強頭重寒從背起先寒後熱熇熇暍暍然熱止汗出難已或遍身骨痛小便短赤宜增補羌活湯

足陽明経屬胃其證發熱頭痛鼻乾口燥渴欲引飲目眴
眴不得眠甚則煩亂畏火光人聲木聲宜服竹葉石膏湯
足少陽経屬胆其證往來寒熱口苦耳聾胸脇痛或嘔宜
服小柴胡湯
足厥陰経屬肝其證先寒後熱色蒼〻然善太息甚者狀
如欲死或頭疼而渴宜先服三黃石膏湯加柴胡鱉甲橘
皮以袪暑邪後用當歸養榮湯和調肝血
足太陰経屬脾其證先寒後熱或寒多若脾瘧必寒從中
起善嘔嘔已乃衰然後發熱熱過汗出乃已熱甚者或渴
否則不渴喜火宜服桂枝湯建中湯病人虛甚用參姜湯

足少陰經屬腎。其證寒熱俱甚。腰痛脊強。口渴咽乾。寒從下起。小便短赤。宜先服人參白虎湯。加桂枝以祛暑邪。後用鱉甲滋陰湯以補其陰。

諸瘧約治

一瘧病多挾痰。有熱痰者。須用貝母為君。自二錢至五錢。竹瀝竹茹栝樓根桔紅白茯苓佐之。甚者加石膏。如寒痰發瘧。寒多不渴。用半夏白朮橘皮為君。多加生姜皮佐之。

一瘧病多挾風。有風者必用何首烏為君。白朮橘紅為臣。葛根姜皮羌活佐之。頭不痛。除羌活。

一暑邪藏解散不早。陷入於東。則變為滯下。急投芩連芍藥車前紅麴甘草佐以葛根升麻柴胡以表東分消之所胃薄弱者加人參扁豆蓮肉大劑與之以愈為度滯下若愈瘧亦隨止即不止其熱必輕仍隨經隨證以治之不煩多藥而自止也

一瘧疾多熱久不解者其人必本陰虛法當益陰除熱非鱉甲牛膝不能除也多寒而久不解者其人必本陽虛非人參白朮黃芪不能除

一瘧有山嵐瘴氣停留飲而發者古方類用常山砒霜等吐之今人誤執其方見瘧輒用不知二藥有大毒損人真血氣犯之多致危殆慎之慎之

一凡瘧方來正發不可服藥當在於未發兩時之先否則藥病交争轉為深害當戒之

一瘧後飲食少進四肢無力面色痿黄身體虛弱以四君子湯合二陳湯加黄連姜汁炒枳實麪炒生姜煎服

一凡瘧後大汗出者乃榮血不足之候以人參養榮湯主之

諸瘧約脉

瘧脉自弦弦數者多熱宜解散之弦遲者多寒宜温理之弦緊邪在下宜下浮大邪在上宜吐弦短者傷食弦滑者多痰虛微無力洪數無力皆虛瘧脉也宜調補之其脉若

代散則死矣

諸瘧約方

增補羌活湯　治太陽經瘧

羌活（一錢五分）廣陳皮（去白一錢）黄芩（一錢五分）前胡（一錢五分）猪苓（一錢）知母（一錢五分）炙甘草（五分）　右水二鍾煎一鍾不拘服

若口渴者即兼陽明宜加石膏麥門冬倍知母渴而汗少或無汗并加葛根因虛而無汗或汗少者加人參一錢麥門冬一錢五分姜皮一錢露一宿發日五更温服因虛汗多者加黄芪一錢五分桂枝五分汗止即去桂枝不可多服若病人素有熱者勿用桂枝以芍藥五味

子代之○

竹葉石膏湯　治陽明經瘧

石膏五錢　知母二錢　竹葉二十片　麥門冬三錢

米一撮水二鍾煎一鍾不拘服若無汗〻少者加乾

葛一錢五分虛而作勞者加人參痰多加貝母橘紅

小柴胡湯　治少陽經瘧

柴胡三錢　黄芩二錢　半夏一錢五分　人參二錢　甘草一錢

右水二鍾煎一鍾不拘服　若渴去半夏○加石膏麥門

冬○肺家有熱○去人參○加知母○倍麥冬○有痰不渴者○本方

加貝母二錢○白术茯苓各一錢五分○姜皮一錢○病人陰

虛而有熱者雖嘔吐忌用半夏生姜誤投則損人津液令人聲啞宜用竹茹橘皮麥門冬茯苓烏梅以代之

按以上三方乃治三陽經客邪之劑其証多熱多渴亦易解散宜大劑急逐去之毋使遲緩則病易愈繼以理脾開胃大補真氣蔑不瘳矣

理脾健胃湯　治瘧邪已盡脾胃虛弱或嘔惡泄瀉不思飲食

陳皮一錢　白荳蔻五分　茯苓一錢五分　山查一錢　麥牙一錢

藿香六分　白藊豆一錢五分　芍藥一錢五分　人參一錢　白朮一錢五分

水二鍾煎一鍾不拘服　有肺火者去人參白朮加麥

門冬石斛各一錢二分。停食者必惡食加山查。傷肉食者。加黃連枳實各八分。傷穀麪食者。加麥牙穀牙萊菔子如此藥。食消即已。多服則損真氣也。

散邪湯　治秋感風寒頭痛發熱無汗不因暑淂者

川芎八分　白芷八分　麻黃一錢　細辛八分　防風七分

荊芥七分　紫蘇八分　羌活一錢　甘草二分

右剉一劑生姜三片葱白三根水二鍾煎一鍾露一宿次早温服有痰加二陳有濕加蒼朮夾食加山查麥牙

不二飲　治一切新久寒熱瘧疾一劑截住神効

常山　檳榔要一雌一雄若重二錢細切製煉加知母

貝母各一錢每四錢酒一鍾煎至八分不可過熟熟則不效露一宿臨發日五更溫服勿令婦人煎藥

露薑養胃湯　治久瘧三五日一發者及感寒發瘧

蒼朮一錢　厚朴八分　陳皮五分　草菓五分　人參五分

茯苓八分　藿香五分　半夏八分　甘草三分

右剉一劑棗二枚烏梅一箇煎先以生姜四兩水二鍾煎一鍾搗汁露一宿次早合入煎藥服忌生冷油膩

清補湯

白貝母去心二錢　人參一錢

水二碗煎八分臨發日五更空心服未全愈再服三劑

即獲全功矣

桂枝羌活湯　治瘧病處暑前後頭痛項強脉浮惡風有汗

桂枝一錢　羌活一錢五分　防風一錢五分　甘草一錢

水二鍾煎一鍾溫服

桂枝石膏湯　治瘧無他症隔日發或先寒後熱或寒少熱多宜服

桂枝一錢　石膏一錢五分　知母一錢五分　黃芩二錢

水二鍾姜三片棗一枚煎一鍾溫服

芍藥桂枝湯　治瘧寒熱大作不論先後或太陽陽明合

病發時大戰者謂之大争寒熱陽盛陰虛之證

桂枝八分　黄芪一錢五分　知母一錢五分　芍藥一錢五分　石膏一錢五分

水二鍾煎一鍾不時温服

人參養胃湯　治脾胃虛瘧嘔吐泄瀉

人參一錢　茯苓一錢　橘紅八分　甘草五分　草果仁七分

藿香　半夏各八分

水二鍾姜三片烏梅半箇煎一鍾不時温服脉弱無力或寒多者加乾姜附子如脉洪有力熱多者加黄芩黄連柴胡

六君子湯　治虛瘧見痰飲　補中益氣湯　治勞倦發瘧見脾胃

當歸常山飲　治久瘧不愈服二劑即止

當歸二錢　常山二錢　甘草一錢五分　陳皮一錢五分　烏豆四十九粒炒

此方無論血虛氣虛皆宜服但熱多寒少脉洪大勿服

水酒各一鍾煎一鍾瘧前服

鱉甲丸　治瘧母神効

青皮去白一兩五錢　桃仁去皮尖炒二兩　神麯炒一兩五錢　麥牙炒一兩五錢

三稜醋浸炒一兩　鱉甲醋炙二兩　蓬朮醋炒一兩　紅花酒炒一兩　海粉一兩

香附醋炒一兩　蒼朮姜炒一兩　茯苓一兩五錢　半夏姜炒一兩

右為末米糊為丸如梧子大每服五七十丸白滚湯下

小兒瘧疾痞塊減半或二三十丸米飲下

寒熱

經曰陽虛則外寒陰虛則內熱陽盛則外熱陰盛則內寒寒熱往來此乃陰陽相勝也故寒氣并於陰則發寒陽氣并於陽則發熱寸口脉微為陽不足陰氣上溢陽中則惡寒尺脉弱為陰不足陽氣下陷陰中則發熱陽不足則先寒後熱陰不足則先熱後寒陰陽不歸其分則寒熱交爭也又上盛則發熱下盛則發寒陽勝則乍熱陰勝則乍寒陰陽相勝虛實不調故邪氣更作而寒熱往來或乍寒乍熱也少陽胆者肝之府界乎太陽陽明之間半表半裏之分陰陽之氣易於相乘故寒熱多主肝胆經症以小柴胡

湯加減調之。若祇見寒熱起。居如常。久而不愈。及大病後。元氣未復。悉屬陰虛生熱。陽虛生寒。宜用八珍湯補之。甚者十全大補湯。有食積為病。亦令人寒熱。用枳實丸消之。若兼嘔吐泄瀉。用六君子湯。厥冷飲熱。人參理中丸。作渴不止。七味白朮散。食積既消。而寒熱尚作者。肝邪乘脾所勝。侮所不勝也。用異功散加柴胡山梔。凡寒熱瘧疾多類似瘧。若以瘧治。則害不旋踵。后學當慎之。

附東垣治寒熱法

足太陽膀胱之經。乃熱因寒用。蓋膀胱本寒。老陽經也。太陽為標。有陽之名。無陽之實。謂其將變陰也。其脉緊而數。

按之不鼓而空虛是外見虛陽而內有真寒也故仲景以姜附湯久〻熱煎不温服而寒服之亦是寒治也姜附氣味俱陽加之久〻熟煎取重陽之熱瀉純陰之寒是治其本也不温服而寒服此以假寒治太陽標之假熱也故為真假相對之治法因藥處治者當知其脉之空虛則是內伏陰寒之氣外顯熱症大渴引飲目赤口乾面赤身熱四肢熱如火者此浮陽將絶于外而內則為寒所拒也手少陰心之經乃寒因熱用且少陰之經真陰其心病根本是真火也故曰少陰經標陰本熱是內則心陽為本外則真陰為標其脉沉細按之洪大緊甚而盛者心火在內則緊

而洪大真陰爲標則得脉之沉細寒水之體也故仲景以大承氣湯酒製大黄煎成熱服之以除標寒用大黄芒硝辛苦大寒之氣味以瀉本熱以此用藥可以爲萬世法矣

寒熱治方

仲景曰病人身大熱反欲得近衣者熱在皮膚寒在内腑也活人云外熱内寒者先與桂枝湯治寒次與小柴胡湯治熱　桂枝湯　小柴胡湯　俱見傷寒

仲景曰病人身大寒反不欲近衣者寒在皮膚熱在骨髓也活人云先與人參白虎湯治熱次與桂枝麻黄各半湯以解其外

麻黄各半湯

桂枝一錢二分　芍藥八分　麻黄六分　甘草五分　杏仁去皮尖七粒

生姜三片　棗二枚

水煎温服

人參白虎湯加減

人參一錢　石膏二錢　知母一錢　粳米一撮　甘草六分

麥冬一錢　柴胡六分

水二鍾煎一鍾温服

脉経云熱病陽附于陰者腰以下至足大熱腰以上至頭皆寒乃陰氣下争也此上寒下熱當先理上焦之寒而後

瀉下焦之熱治法俱載針灸

脉經云陰附陽者腰以上至頭皆熱腰以下至足皆寒乃陰氣上溢也仲景曰膈上有熱丹田有寒宜用附子瀉心湯引導陽氣下行而陰邪自去矣

附子瀉心湯

黄連二錢　黄芩一錢　大黄二錢酒浸　附子一錢　甘草一錢

桔梗一錢　連翹一錢

水二鍾煎一鍾温服

續寒熱治方

加減補陰湯　治陰虛内熱勞役不節房勞過度五心煩

熱頭眩困倦或煩躁咳血
生地一錢五分　白芍一錢五分　當歸一錢五分　川芎一錢　黄柏一錢
知母一錢　甘草六分　丹皮八分　茯苓八分　麥門一錢
水二鍾煎一鍾温服
加減補陽湯　治陽虚外寒精神困倦頭眩背痛汗出惡
風氣短喘促泄瀉清水
白术一錢五分　茯苓一錢　人參一錢　甘草炙六分　陳皮五分
附子製熟八分　肉桂五分　黄芪一錢
水二鍾姜三片煎一鍾温服
加減八珍湯見中風　十全大補　異功散　補中益氣湯

參苓白朮散俱見內傷 六君子湯見痰飲 消痞丸見痞門

人參理中丸 治脾胃虛弱四肢厥冷喜飲熱湯時常嘔吐精神困倦或乍寒乍熱宜服

人參一錢 白朮二兩炒 乾姜一兩五錢 甘草一兩炙 棗仁五錢炒 山藥二兩炒 厚朴一兩薑汁炒 蒼朮一兩五錢米泔水浸炒

右為末神粬煮糊為丸每服四五十丸食前白滾湯送下虛極汗出加黃芪蜜炙一兩倍人參一兩

參麥飲 治發熱煩渴見傷暑

升陽開鬱湯 治鬱火不得通達乍寒乍熱顫似瘧疟宜服或火邪內鬱五心煩熱亦皆治之

升麻一錢　乾葛一錢　香附八分　撫芎八分　黃連一錢
蒼朮一錢　甘草五分　柴胡五分
水二鍾煎一鍾溫服

發熱

發熱一證有心肝脾肺腎五藏之異有表裏陰陽之別夾痰夾風夾濕食積種種不同當詳察之治始不悞五藏之發熱各有時候可驗也心熱者心主血脉微按至皮膚之下肌肉之上輕手乃得微按至皮毛之下則熱少加力按之則全不熱是熱在血脉也日中太甚乃心之熱也其症心煩心痛掌中熱而噦以黃連瀉心湯導赤散硃砂丸安

神丸清涼散之類治之肝熱者按之肌肉之下至骨之上乃肝之熱寅卯時尤甚者其脉弦其病四肢滿悶便難轉筋多怒多驚四肢困熱筋痿不能起於床瀉青丸柴胡飲之類治之兩手脈弦者或寅申發者皆肝熱也俱宜用之脾熱者輕手捫之不熱重按之筋骨又不熱不輕不重在輕手重手之間此熱在肌肉遇夜尤甚其症必怠惰嗜卧四肢不收無氣以動以瀉黃散調胃承氣湯治實熱用之人參黃芪散補中益胃湯治中虛有熱者用之肺熱者輕手乃得微按全無瞥瞥然見於皮毛上為肺主皮毛故也日西尤甚乃皮毛之熱也其症必見喘欬洒淅寒熱輕者

瀉白散重者凉膈散白虎湯及地黃地骨散之類主之腎熱者輕按之不熱重按之至骨其熱蒸手如火如炙其人骨蘇〻然如虫蝕其骨困熱不任亦不能起於牀滋腎丸六味地黃丸主之此言五藏之熱各有時候然其虛實仍當辨之實則面赤氣粗口燥唇腫發渴飲冷大小便難或掀衣露體狂躁暴呌伸體而卧睡不露睛手足指熱宜用寒凉表散虛則面色青白神情恍惚口氣噓冷語言短澁喜熱惡寒或泄瀉汗出乍凉乍温怫欝驚惕屈體而卧睡不露睛手足指冷宜用調補温補壯熱者身體大熱甚則發狂似癎温熱者肢體微熱〻〻之不已則發筋惕肉瞤陰

虛則內熱陽虛則外熱表熱則熱在皮毛血脈之間手背
熱手心和是也裏熱則熱在藏府筋骨之間手心熱手背
和是也熱在半表半裏者則熱在肌肉之間手背手心俱
微熱是也有發熱惡風寒者是元氣不克於表乃表之虛
熱也治當以補中益氣主之有發熱不惡風寒者邪客於
表乃表之實熱也治宜用小柴胡合麻黃湯主之有發熱
喜飲熱湯者津液不足乃裏之虛熱也治宜真武湯主之
發熱喜飲氷水者內火消爍乃裏之實熱也治宜承氣湯
主之熱而脉洪大或滑或數按之鼓指者此熱盛拒陰其
形症雖有似寒之狀而非真寒也治宜小柴胡大柴胡湯

主之熱而脉浮大或數或急按之不鼓指者此寒盛格陽其形症雖有壯熱之狀而非真熱也治宜人參理中湯主之有發熱煩躁無汗目痛大渴者乃血虛發躁也當補其血有發熱惡食熱時自汗欲近衣被者乃氣虛作熱也當補其氣有身熱汗出脉緩有力者風之為熱也治宜疎風有熱而身重四肢痺痛近似黄疸脉沉而濇者濕之為熱也治宜除濕有發熱或時惡寒脉浮胞痞類似瘧症者痰之為熱也治宜理痰有發熱頭重惡食喜嘔寸口脉有力者食之為熱也治宜消積繇此言之治熱似不可不慎也往往見發熱之症有誤認為傷寒外感卒用表藥表之不

去復用寒藥設若元氣不甚虛者尚能受之如元氣虛者豈不立斃哉又有知發熱起於內傷多而外感少然其用藥而不知氣血之分或氣虛而補血或血虛而補氣不自咎用藥之不投而反咎其病之不可救療良可嘆也故外感之與內傷寒病之與熱病氣虛之與血虛如水火之相反治之稍誤則輕病必重重病必危矣可不慎與

約方

清熱散火湯　治男婦四肢發熱肌表間熱如火烙此內陰血虛外感風邪血氣俱鬱之病鬱者宜發之也

防風一錢五分　甘草一錢　乾葛一錢　羌活一錢　升麻八分

柴胡八分　人參七分　橘紅六分　梔子一錢炒

水二鍾　姜一片　煎一鍾　温服

清心蓮子飲　治發熱口渴小便短赤夜安靜晝發熱此熱在氣分也宜此湯主之

黄芩一錢　柴胡八分　茯苓一錢　麥門冬八分　人參一錢　甘草六分　黄芪一錢　地骨皮八分

水二鍾　姜一片　煎一鍾　温服

清火養血湯　治煩躁口乾發熱血虚發熱晝則安靜夜則發熱此熱在血分也宜此湯主之

當歸一錢　黄連一錢　白芍一錢　生地黄一錢五分　甘草八分

丹皮一錢　川芎八分　黃芩一錢　麥門冬一錢

水二鍾，煎一鍾，溫服。

四順清涼飲　治風熱結核，頭面生瘡，目赤咽痛，一切壅滯壯熱，或瀉。

赤芍藥　當歸　甘草　大黃各等分

每服三錢，水煎溫服。

承氣湯　大柴胡湯治裏實熱　小柴胡湯治表裏寒熱不解　麻黃湯治表實熱俱見傷寒

補中益氣湯治表虛熱見傷寒　人參附子理中湯治裏虛熱　理中湯治積寒作熱俱見中寒

升火湯　治五心煩熱是火鬱于地中四肢土也心火下陷在脾土之中故宜升發火鬱

升麻一錢　葛根八分　防風八分　柴胡根七分　炙草五分　白芍八分　玄參八分

右水二鍾入蓮鬚蔥白二寸煎一鍾温服

加減瀉白散　治肺熱

桑白皮一錢　白茯苓一錢　地骨皮一錢二分　甘草五分　黄芩八分　桔梗五分　白芍藥一錢

右水二鍾煎一鍾不時温服肺熱有痰喘急加貝母天花粉各一錢

柴胡飲子治一切肌膚蒸熱　益氣清火湯治氣虛鬱火
汗出發熱　滋陰清火湯治骨蒸潮熱　補陰丸加
減地黄丸　俱見火門

蒼連丸　治濕痰發熱胸膈嘈雜

蒼朮去粗皮炒二兩　黄連酒炒一兩五錢　香附炒一兩三錢八
黄芩酒炒一兩五錢　半夏麯炒一兩五錢

右為細末水跌為丸每服二錢五分大便不通加熟大
黄一兩氣喘加枳殻一兩食積生痰發熱加山查神麯
冬一兩

附五蒸勞熱治方

五蒸主治

肺蒸鼻乾主烏梅天冬麥冬紫菀大腸蒸右鼻孔乾痛主大黃芒硝皮蒸舌白吐血主石膏桑白皮膚蒸昏昧嗜臥主丹皮氣蒸鼻乾喘促遍身氣熱主人參黃芩山梔心蒸舌乾主黃連生地小腸下唇焦主赤苓生地木通血蒸髮焦主生地當歸桂心童便脉蒸唾白浪語脉絡溢脉緩急不調主當歸生地脾蒸唇焦主白芍木瓜苦參胃蒸舌下痛主石膏粳米大黃芒硝乾葛肉蒸食無味而嘔煩燥不安主白芍肝蒸眼黑主川芎當歸前胡膽蒸眼白失色主柴胡括蔞筋蒸甲焦主當歸川芎三焦蒸乍熱乍寒主石

膏竹葉腎蒸兩耳焦主生地石膏知母寒水石膀胱蒸右耳焦主澤瀉茯苓滑石腦蒸頭眩熱悶主生地防風羌活髓蒸髓枯骨中熱主生地當歸天門冬骨蒸齒黑腰痛足逆冷痱虫食臟主鱉甲地骨皮丹皮生地當歸髓蒸肢細趺腫腑臟皆熱主石膏黃柏胞蒸小便赤黃主澤瀉茯苓生地沉香滑石凡此諸症皆火病後食肥甘油膩房事飲酒犯之而成久蒸不除變成痱病死期近耳

五蒸約方

補天丸治陰虛骨蒸發熱形躰羸瘦

龜板一兩五錢 酥炙 黃柏一兩五錢 酒炒 牛膝二兩 酒洗 乾姜二錢 炒

陳皮去白五錢

各藥共研細末外用紫荷車一箇洗淨用布絞乾熔至極乾研末合前藥酒煮米糊為丸每服七八十丸百滚湯送下

防風當歸飲子　治煩熱皮膚乾焦小便紅赤大便結

紫胡一錢　黄芩一錢　人參八分　甘草五分　白芍一錢
當歸一錢　大黄一錢　防風六分　滑石三分
水二鍾　姜一片　煎一鍾　食前溫服

五蒸湯　治五臟蒸熱

天門冬一錢　生地黄一錢　白芍藥八分　知母分　塩水炒八

木通五分　甘草四分　前胡六分　麥門冬一錢　山梔八分

水二鍾煎一鍾食前溫服

補陰湯　治臟中虛榮血熱脉按之不足舉之有餘陽亢陰衰之症

茯苓八分　知母一錢　石膏一錢　地骨皮八分　人參八分

柴胡六分　生地一錢

水二鍾生姜二片煎一鍾溫服

金花丸　治心肺肝三經發熱　知柏四物湯　治血虛骨蒸見風熱　柴胡飲子　治肝經蒸熱　滋腎丸　治腎經蒸熱　加減地黃丸　治肝腎蒸熱見火門瓊玉

膏 治虛勞發熱見燥門

地骨皮枳殼散 治骨蒸壯熱肌肉消瘦力困多汗

地骨皮一錢 秦艽八分 柴胡六分 枳殼六分 知母一錢

當歸六分 鱉甲醋煅一錢

水二鍾煎一鍾食前服

秦艽鱉甲丸 治骨蒸壯熱肌肉消瘦舌紅頰赤目倦盜汗

柴胡一兩 地骨皮一兩 秦艽五錢 當歸八分 知母六分

鱉甲醋煅一兩 生地黄酒炒一兩 白芍藥八錢 白茯苓五錢

黄連炒五錢 麥門冬一兩

右為末煉蜜為丸每服六七十丸食前白滾湯送下

人參地骨皮湯　治元氣虛弱骨蒸潮熱四肢困倦心煩汗出少氣

人參一錢　地骨皮八分　生地一錢　黄連六分　茯苓五分　甘草五分　麥門冬一錢　棗仁八分　白芍藥八分

右水二鍾竹葉二片米一撮煎一鍾不拘服

犀角地黄湯　治心火蒸肺汗出發熱

犀角一錢　生地一分錢五　丹皮八分　木通六分　赤芍六分　甘草五分　梔子八分

水二鍾煎一鍾食前服

痢門

滯下俗呼痢疾其證腹痛便膿血或赤或白或赤白相雜
或下純血或下紫黑血塊或如豆汁或如魚凍或如屋漏
水或下純黄積類多裏急後重數登圊而不得便小便短
赤不利或發熱或口渴甚則嘔惡不思食此皆暑濕之邪
與飲食積滯膠固腸胃而作必先祛暑滲濕安胃為主傷
氣分則調氣益氣傷血分則和血補血挾瘀血則行血藥
雖因證而設治皆以補養胃氣為急故其證以噤口痢為
最重胃氣一絕則不可治矣經曰安穀則昌絕穀則亡俗
治多藉口迎而奪之之説輕用大黄朴硝及誤用巴豆牽

牛。以致洞泄腸開而斃。又有妄投訶子粟殼亞芙蓉肉豆蔻收澀之劑。以致便閉腹脹。或濕熱上攻。肢節腫脹拘攣。痛不可忍。難以救療。慎之慎之。

按古今治痢者皆曰熱則清之。寒則溫之。初起熱盛則下。有表症則汗之。小便赤澀則分利之。此舉世信用。若規矩準繩之不可易。予細思此五法。惟清熱無忌。而餘者皆犯大忌。必不可用也。夫痢之為病。繇濕熱蘊積。膠滯腸胃之間。清邪熱。導滯氣。行滯血。則其病可以速除。若不問虛實。即用參朮等溫補。則熱愈盛。氣愈滯。久之正氣虛。邪氣熾。至扵不可救療者。乃輒投溫補之禍也。痢因邪熱膠滯腸胃而成。與溝渠壅塞相似。惟磨刮疏通。是其良法。若即以大承氣湯下之。譬如以清水蕩壅塞之渠。而壅塞不去。徒傷胃氣。損耗真陰而已。正氣一損。邪氣必盛。強壯者猶可。怯弱者必危矣。痢有發寒發熱。頭痛目眩者。此雖似外感。乃內熱毒薰蒸。自內達外。實非表邪為病也。若妄發其汗。則表虛於外。邪熾於內。鮮不斃矣。抑利小便者。治水泄之良法也。以之治痢則乖。痢因邪熱膠滯。津液枯澀所致。若用五苓等劑。分利其水。則津液愈枯。滯澀愈甚。遂至纏綿不已。則分利之為害。可勝道哉。予素畏此症險惡。凡立一方。用一藥。必求肖病而施。毋敢犯此四忌。及巳卯闈中親

患此症愈加叅究今試驗益精頗堪自信故備錄之敢與同志者共登斯世於仁壽之域可也

一凡痢宜行氣和血開鬱散結瀉脾胃之濕熱消藏府之積滯經云熱積氣滯而為痢其初起可行而竭之或木香導氣湯之類以推其邪以激其毒皆良法也痢下已久者不可妄下以其胃虛故也宜調中理氣湯加味香連丸之類擇便用之

一滯下非元氣壯實多啖能食之人慎勿輕用大黄巴豆牽牛等下藥

一噤口痢胃中熱甚大虛大熱故也用人參二錢黄連姜

汁炒一錢濃煎汁終日細細呷之如吐宜再喫但一呷下咽便開又宜封臍引熱下行用田螺肉搗碎罨臍中入麝香少許

一痢凡後重逼迫而得不便者爲有物而然今虛坐努責而不得大便知其血虛也故用當歸爲君生血藥佐之

一胎前滯下宜用黃芩黃連白芍炙甘草橘紅赤麴枳殼蓮肉畧用升麻未滿七月勿用滑石

一産後滯下積滯雖多腹痛其治不可用大黃等藥行之致傷胃氣遂不可救但用人參白芍當歸紅麴升麻益母草滑石末足矣若惡露未盡兼用乳香沒藥炒砂仁久之

自愈血虛可加阿膠

一凡下痢純紅者如塵腐色者如屋漏水者大孔開如竹筒者唇如朱紅者俱死證也如魚腦髓者身熱脉大者俱半生半死

諸痢約脉

下利之脉宜微小不宜浮洪宜滑大不宜弦急身涼脉細者生身熱脉大者死此乃大槩言之又當審其胃氣如有胃氣則脉雖大不妨又不可以一途而論也

諸痢約方

立效散　治赤白痢疾膿血相兼裏急後重疼痛一服立止

淨黃連四兩酒洗吳茱萸二兩同炒去茱萸不用 陳枳殼二兩麩炒

右為末每服三錢空心黃酒送下泄瀉米湯下噤口痢

陳倉米湯下

調中理氣湯

白朮一錢 陳皮七分 白芍一錢 木香四分 茯苓二錢

甘草五分 神麯八分 苡仁一錢五分 山查八分 如紅痢白芍

不煨再加黃連錢半 條芩錢半 紅甚者倍芩連白痢只

依本方

加味香連丸

黃連去毛炒二兩 木香二錢 白芍一兩 白豆蔻一錢五分

秘方加乳香沒藥各一錢

右為細末，用烏梅二兩，滾水泡去核，擣和為丸，如梧桐子大。每服三十丸，白乾姜湯送下。血痢，甘草湯；赤痢，乾姜甘草湯；泄瀉，乾姜湯送下。

錢氏豆蔻香連丸　治泄瀉不問寒熱，赤白陰陽不調，腹脹攻痛極有神效。

黄連三錢，炒　肉豆蔻　木香各一錢

右為細末，粟米飯丸，米粒大。每服米飲下十丸至二三十丸，日夜各四服，食前。

仲景下痢膿血，裏急後重，日夜無度，宜導氣湯

白芍二錢　當歸五錢　大黃　黃芩各二錢五分　黃連　木香

檳榔各一錢　右為細末每服三錢水盞鍾煎七分去渣溫

服如未止再服下後重即止

陳麯丸　治腹中冷痛磨積止痢

陳麯一兩五錢炒　乾姜炮　官桂　白朮　當歸　厚朴

人參　甘草炙各五錢　右為細末煉蜜為丸如梧桐子大

每服三五十丸酒送下或淡醋湯亦可食前一日三服

發時不拘增數

槐花丸　治血痢久不止腹中不痛亦不裏急後重者

青皮　槐花　荊芥穗各等分　右為末水煎空心溫服

救命延年丸　治丈夫女人一切重痢
黄連　乾姜　當歸　阿膠　右為末另用米醋煑阿膠令消盡後將藥搜醋丸如桐子大每三十丸米飲下

又方
茱萸　黄連　阿膠　白芍等分同炒黄
右為末麪糊為丸如桐子大每服三十丸陳米飲送下小兒十丸陳無擇無阿膠名戊己丸

黄連丸　治赤白痢
吳茱萸　黄連　右用好酒同浸三日各自為末各自為丸白痢茱萸丸赤痢黄連丸甘草湯下赤白兼服

白术黄芩湯　服前藥後痢已除宜以此和之

白朮一兩　黄芩七錢　甘草　水煎溫服

附黄湯本草　治痼冷在脾胃間頓年腹痛泄瀉休作無時服諸熱藥不效宜先取去然後調治毋畏藥以養病也

厚朴　乾姜　甘草　桂心　附子生各五錢

大黄生細切水一盞浸半日煎汁用

水二升半煎八合後下大黄汁再煎六合分三次溫服

白朮散　治痢久服芩連藥過多致脾氣寒冷滑瀉不止飲食不進者

白朮　木香　附子　人參各等分

右細末每服二錢水一鍾生姜三片棗一枚煎六分服

行滯湯 治傷生冷菓物胸膈飽脹腹痛痢下
枳殼一錢五分 檳榔一錢 赤茯苓一錢 山查一錢五分
砂仁七分 蒼术一錢 厚朴八分 甘草五分
右水二鍾薑一片煎一鍾溫服

導氣湯 治下痢膿血裏急後重日夜無度
芍藥一錢 當歸一錢 大黃八分 黃芩一錢 黃連一錢
木香三分 檳榔八分
右水二鍾煎一鍾溫服

朴黃丸 大枳殼丸見內傷飲食 三黃丸 參連散見火門

調中養胃湯 治痢久脾胃虛弱裏急後重

扁豆一錢　茯苓八分　當歸八分　木香三分　甘草五分
枳殻八分　人參六分　黄連八分　白芍一錢
右水二鍾煎一鍾食前服

梅連丸　治腸胃熱積久痢不止當酸以收之苦以燥之
黄連去芦酒炒一兩　烏梅拌蜜頓飯上蒸熟取肉一兩
右二藥共搗為丸如菉豆大每服二錢百沸湯送下

黄連阿膠丸　治脾胃氣冷熱不調下痢赤白狀如魚腦裏急後重臍腹疼痛口燥煩渴小便不利
黄連三兩去鬚　茯苓二兩去皮　阿膠三兩
右各為末水調阿膠和衆藥為丸如桐子大每服二十

丸溫米飲湯下

參連湯　治胃虛積熱飲食不進下痢不止

人參一錢　黄連一錢五分

右水一鍾半煎八分不時服小便不通加茯苓一錢

五味異功散　治痢後泄瀉飲食不進見內傷

六君子湯　治痢後有痰不思飲食見痰飲

補中益氣湯　治痢後虛弱不思飲食見內傷

養陰調血湯　治熱邪傷血裏急後重坐努責而不得大

便者血虛也

當歸一錢　白芍一錢二分　生地一錢五分　桃仁八分　茯苓一錢

甘草八分 木香三分 枳殻六分 黄連八分

右水二鍾煎一鍾不時服

加減六味地黄丸 治痢久陰虚四肢煩熱肌肉消瘦 見火門

參苓白朮散 四君子湯治久痢脾虚不思飲食 見内傷

加減黄芩芍藥湯 治肺氣結熱下利膿血小便短濇

黄芩二錢 芍藥二錢 甘草一錢 枳壳一錢五分 赤苓一錢

木通八分 青皮五分

右水二鍾煎一鍾食前服

萸連丸 治寒熱不和赤白痢疾

呉茱萸泡去辛味一兩 川黄連去芦二兩 甘草梢五錢

右用好酒將前藥浸三日晒乾共研細末烏梅肉為丸每服二錢五分白滚湯食前送下

地榆阿膠湯　治痢久陰虛大便純下血水者宜服

阿膠蒲黃炒二錢　地榆酒洗一錢五分　甘草炙一錢　白芍藥炒一錢

香附炒黑八分　熟地黃二錢　陳皮三分　黃連酒炒一錢五分

卷柏酒洗五分

右水二鍾煎一鍾不拘服

歸黃丸　治積血腸胃腹痛下痢者宜服

歸尾六錢　大黃五錢　枳殼六錢　赤芍三錢　桃仁四錢

右為末煉蜜為丸每服三十丸白滚湯送下

泄瀉

泄瀉一證。雖從風濕熱論之。亦有冷熱虛寔之分。內傷外感之異。不可不辯。夫脾胃虛寒。或外感風寒。內傷生冷。水穀不化。下利澄清而冷。此冷瀉也。藏中蘊熱積鬱不通。大便黃赤而臭。此熱瀉也。有始病即熱者。邪氣勝而為實也。終變為寒者。真氣奪而為虛也。虛當溫補。實當清利。瀉屬於濕者。瀉水而腹不痛是也。瀉屬於熱者。瀉水如熱湯。腹痛是也。瀉屬於痰者。或瀉或不瀉。腹痛緜緜是也。瀉屬于積者。腹痛甚。瀉後即減是也。經云。春傷於風。夏為飧泄。此風之為瀉也。有瀉久而反熱者。此元氣虛弱。內屬寒而外假熱也治瀉無他法虛則補之寒則溫之實則行之熱則涼之風則散之濕則燥之下陷則提之滑則濇之亦有脾虛而積滯者補脾行積是也脾虛夾熱者補脾清熱是也脾虛夾痰者補脾豁痰是也肺與大腸為表裏有肺氣上結大腸空虛而發瀉者當降其肺氣夫肺氣即天氣也天氣降則地道寔故瀉自止也治瀉之要孰有過此哉

約脉

凡泄瀉之脉俱沈其傷於風則脉浮傷於寒則脉緊傷於暑則脉微傷於濕則脉緩有積則脉弦有痰則脉滑脉沈弱微緩者生絃急浮大者死

約方

加減理中湯　治脾胃虛冷水穀不化瀉利清水肚腹疼痛脚手厥逆脉沈少氣

白术炒一錢　乾薑炮八分　人參一錢　炙草五分　茯苓八分
陳皮六分　白蔻仁八分　熟附子五分

右水二鍾姜一片煎一鍾不時服渣再煎

加減清胃飲　治脾胃積熱中脘悶痛口乾身熱瀉利稠粘脉沈而數小便短赤

白术炒一錢　黄連炒一錢　茯苓八分　車前子八分　陳皮八分
黄芩炒八分　扁豆炒一錢　厚朴炒五分　甘草三分

右水二鍾煎一鍾加姜一片燈心十四條不拘服

健脾除濕湯治脾胃積濕四肢浮腫胞腹飽滿瀉利不思飲食喘急咳嗽

蒼朮炒一錢　白朮炒八分　赤苓八分　防風七分　澤瀉八分

桔梗六分　陳皮七分　半夏一錢　猪苓七分

右水二鍾姜三片煎一鍾不拘服

建中升麻湯治脾氣下陷不思飲食瀉利不止精神困倦

黄芪生用一錢　人參八分　炙甘草五分　陳皮去白七分　茯苓八分

升麻一錢　白朮炒六分

右水二鍾姜一片煎一鍾食前服

防風益黃湯　治脾胃冐風胞腹脹滿腸鳴飧泄脈浮汗出惡風發熱

白朮炒八分　防風八分　陳皮七分　藿香八分　茯苓一錢

羌活八分　厚朴炒八分　白芍一錢　桂枝四分

右水二鍾姜一片煎一鍾不拘服

降氣湯　治肺氣結實大腸空虛泄瀉不止

杏仁炒一錢　桔梗八分　枳殼炒一錢　甘草炙八分　蘇梗七分

茯苓八分　蔔子八分　白朮三分

右水二鍾生姜一片煎一鍾不拘服

加減胃苓湯　治冷熱不和致傷脾胃腹痛泄瀉小便不利水穀不化

蒼朮米泔浸一錢　厚朴姜汁炒八分　陳皮去白八分　炙甘草四分
砂仁炒五分　白朮炒一錢　茯苓八分　猪苓七分　肉桂三分
木香三分不見火　澤瀉炒七分

右水二鍾姜一片煎一鍾不拘服食積加神粬山查各八分積痰加半夏枳殼各八分氣虛加人參八分積熱炒黄連一錢積寒加黒姜八分

五味異功散　治脾虛泄瀉見內傷六君子湯　治脾虛痰飲時常作瀉見痰飲補中益氣湯　治勞倦泄瀉見

內傷歸脾飲如治心火不能生脾土精神困怠時常泄瀉見內傷八味丸治腎虛泄瀉見火門四君子湯參苓白术散治氣虛脾泄久瀉不食俱見脾胃

白术芍藥湯治脾濕水瀉體重腹滿困弱不食水穀不化此方和中除濕利水凡瀉之要藥也

白术　芍藥各三錢　炙草二錢

右水二鍾煎一鍾不拘服此方和丸亦可

加減柴苓湯治寒熱往來口乾泄瀉此係外感暑熱內傷生冷宜分表裏治之也

柴胡八分　黄芩六分　人參五分　甘草四分　半夏六分

白术五分　茯苓八分　猪苓　澤瀉各五分　肉桂二分

防風四分　厚朴四分　藿香五分

右水二鍾薑一片煎一鍾不時服

瑞連丸　治元氣虛弱久瀉不止胃氣不和飲食不進

淮山藥微炒二兩　蓮子去皮心二兩　白茯苓一兩五錢　人參一兩

益智炒去殼一兩　芡實二兩　橘紅一兩　砂仁六錢　木香二錢

白芍酒炒一兩　炙草五錢

右為末用猪肚一箇洗淨將藥末入猪肚內用線縫密蒸爛搗千餘下使藥與肚匀和為度每服百丸空心米飲送下

霍亂

霍亂者，上吐下瀉，揮霍變亂是也。或內傷生冷，或外感風寒，致陰陽不分，升降失宜，故心腹忽然作痛，嘔吐下利並至也。發熱惡寒頭痛者，外感風寒，治當溫散，五積散、藿香正氣之類是也。發熱無寒，口渴頭眩者，外傷暑熱，治當清解，五味香薷飲、清暑益氣湯之類是也。有先吐而後瀉者，此胃病及脾，治當調和胃氣，而泄瀉自止矣。有先瀉而後吐者，此脾病傳胃，治當溫理脾氣，而嘔吐自止矣。有先腹痛而後吐瀉者，是內傷食積，外感風邪，治當行積滯，散風邪是也。有先吐瀉而後腹痛者，是元氣空虛，積寒驟發，治當補元氣溫脾胃是也。有心腹臍痛霍亂轉筋四肢將厥者。此寒氣直中太陰經。亟用灸臍法。使陽氣回復。繼用附子理中湯之類。遲則難救矣。霍亂亦有內傷外感表裏寒熱之分。治不可忽也。

約脉

霍亂之脉。其病發之甚驟。其脉見之亦異。凡結脉促脉代脉滑脉皆霍亂之脉也。若見微細。按之欲絕者。元氣已脱乃不治之脉也。故霍亂脉洪滑而大則易治。沉濇而細則難治耳。

約方

加減正氣散　治感四時不正之氣或瘟疫瘴氣所中忽然肚腹疼痛上吐下瀉或飲食停滯渡冒風寒胃膈痞悶發為寒熱吐瀉皆宜服之

紫蘇一錢　陳皮六分　半夏六分　蒼术八分　厚朴八分
藿香八分　茯苓五分　桔梗四分　白芷六分　甘草三分
赤茯苓一錢

水二鍾姜二片煎一鍾不拘温服卒中寒邪腹痛四肢厥逆加熟附子乾姜各八分嘔甚加砂仁丁香各五分瀉甚加白术黑姜各八分腹痛飽脹心下痞滿加枳実山查神粬各六分吐瀉發熱口乾加炒黄連白芍藥各

八分。暑天濕熱相摶。霍亂轉筋。加香薷黄連各八分。

薷苓湯　治中暑熱。忽發吐瀉。身熱口乾。或腹痛熱病。皆

宜服此。

香薷七分　乾葛七分　黄連八分　白术五分　茯苓八分

猪苓五分　澤瀉七分　甘草四分　麥門八分

右水二鍾。姜二片。煎一鍾。不時服。身體發熱。耳聾嘔苦

水。乃少陽膽經有熱。加黄芩、柴胡各七分。

塩姜湯　治霍亂心腹卒痛。六脉沉微。欲吐不吐。非寒非

熱。欲瀉不瀉。

食塩一两　生姜五錢　二藥同炒焦色。每服八錢。用童便

二盞煎一盞不時溫服立止

竹茹門冬湯　治霍亂已愈復煩熱多渴小便不利乾嘔

竹茹六分　茯苓八分　麥門冬一錢　人參七分　甘草四分

橘紅五分　烏梅一枚　半夏粬八分

水二鍾生姜三片煎一鍾不拘溫服

藿香冲和飲　治外感風寒内傷飲食嵌為吐瀉身體發熱

防風八分　川芎七分　羌活六分　紫蘇七分　山查五分

麥芽五分　厚朴八分　砂仁五分　陳皮五分　香附六分

炙甘草四分

右水二鍾生姜二片煎一鍾不時溫服

香砂和胃散　治脾胃虛冷上吐下瀉脉沉微無力

白朮八分　人參八分　茯苓一錢　砂仁七分　木香四分磨用

陳皮六分　黑姜六分　炙甘草四分

水二鍾煨薑三片煎一鍾不時溫服此方凡脾胃虛寒作瀉作嘔無論新舊虛實皆宜服

木瓜附子湯　治中寒手足厥冷霍亂吐瀉轉筋脉沉欲絕腹痛脣青直中傷寒皆宜服

木瓜炒一錢　藿香八分　附子製一錢　乾姜七分　茯苓八分

陳皮六分　甘草炙五分　白朮炒八分

右水二鍾生姜二片煎一鍾不拘溫服

附子理中湯　四逆湯　治中寒霍亂　方見寒門

分理四苓湯　治霍亂吐瀉腹中熱痛小便不利發熱口渴筋膚急痛似火燃炙

乾葛八分　柴胡七分　茯苓八分　猪苓六分　白术七分　澤瀉六分　甘草四分　白芍藥八分

水二鍾姜一片燈心十四條煎一鍾不時服

黄連香薷飲　益元散　治傷暑熱腹痛泄瀉嘔吐發熱口渴　香砂平胃散　治夏月傷生冷菓物　俱見暑門

經驗醫按

戊寅芝山寺施醫。一人忽發吐瀉。呼吸將絶。心悶不語。目畏日光。有診其脉沉伏。按之不起。認為中寒症。與附子理中湯一劑。病勢愈加。余至診視。見其脉雖沉伏。而肝腎微數。以其脾虚不能生肺金。而肺金不能生腎水。而腎水不能生肝木。乃四藏不能相生為病也。用補中益氣湯。六味地黄丸。連服十劑遂愈。夫補中益氣補益脾肺。地黄丸滋補肝腎也。

一人盛暑吐瀉。米穀不化。或時熱渴。脉數。有用黄連香薷飲。益元散之類治之。遂腹脹作痛。手足厥冷。召余診視。見其脾脉虚數。肝脉弦急。謂病人曰。此乃脾氣虚而伏陰在內當溫補脾氣不宜用寒凉遂與五味異功散加木香砂仁服二劑而痛止脉緩五劑而全愈此中氣不守積虚生寒故當補理脾氣凡夏月吐瀉手足溫熱發渴引飲者皆屬陽症治宜清涼手足微冷作渴飲熱者俱屬陰症治宜溫補于此不辨即傾人性命于反掌耳

嘔吐

夫嘔吐之症有三氣積寒是也皆從三焦論之上焦在胃口上通天氣主納而不出中焦在胃脘上通天氣下通地氣主腐熟水穀下焦在臍下下通地氣主出而不納是故上焦吐者皆從於氣氣乃天之陽也其脉浮而洪其症食

而暴吐渴欲飲水大便燥結氣上衝胸膈中發痛治當降氣和中用藿香枳殼橘紅厚朴之類是也中焦吐者皆從於積滯積有陰有陽食與氣相假聚而爲痛其脉浮而弦其症或先吐而後痛或先痛而後吐治當去積調氣用檳榔木香山查神麯砂仁之類是也下焦吐者皆從於寒水乃地之道也其脉沉而遲其症朝食暮吐暮食朝吐小便清利大便閉而不通治當溫散寒氣用乾姜熟附子丁香之類是也此三焦受病更有爲飲食所傷痰飲阻隔暑氣所干寒邪暴中或有積痰胃口火氣上衝皆能令人嘔吐雖所感不同治法亦異然總屬于胃而胃者水穀之海主

納五穀榮養百骸，故胃氣和則嘔吐不作。或有客邪所犯本經受傷，則嘔吐之病作矣。治當辨其陰陽寒熱，藥宜對症，不可亂也。

約脉

嘔吐之脉，寒則緊與遲，熱則洪與滑，食積則右寸浮大，風寒則左寸浮急。脉滑而弱則易已，脉微濇不起則難治。身熱脉微，手足厥冷，脉沉或絶，皆不治之症也。

約方

薑米飲　治脾胃虛弱，寒氣客入，嘔吐眩悸。

半夏粬二錢　桔紅一錢　生薑五片　茯苓一錢五分　粳米一撮

水三鍾煎一鍾半不時温服

和中湯　治胃氣不和飲食不下嘔吐不止或心下痞滿皆宜服

陳皮去白一錢　半夏姜汁炒一錢五分　甘草四分　茯苓一錢　藿香一錢

黄連姜汁炒八分　扁豆炒二錢　厚朴姜汁炒六分　人參八分

水二鍾生姜二片煎一鍾不時服嘔吐甚加伏龍肝一塊同煎

藿香枇杷散　治脾虛多渴嘔逆不止

藿香一錢　橘紅八分　半夏一錢　麥門冬一錢　竹茹五分

甘草八分　枇杷葉去毛蜜炒一錢　生姜二片

水二鍾煎一鍾溫服

半夏竹茹湯治胃中濕熱嘔吐不止或飲酒過度嘔逆或胃火上衝熱痰作嘔俱宜服

半夏薑汁炒一錢　青竹茹微炒一錢　乾葛一錢五分　白茯苓一錢

人參五分　甘草生用四分

水二鍾薑二片棗一枚煎一鍾不時服熱甚加炒黃連白芍藥各一錢

黃連湯專治胃火嘔逆不止

黃連生用二錢　人參一錢　橘紅五分　白芍一錢五分　麥門冬去心二錢

白茯苓一錢

水二鍾煎一鍾不時溫服火甚加知母石膏各一錢

異功散 四君子湯治脾胃虛弱不進飲食時常嘔吐面皮黃瘦精神困倦方見脾胃

柿蔕去噦湯 治傷寒下早心煩嘔噦

柿蔕二錢五分 茯苓一錢 竹茹七分 甘草四分 陳皮一錢

生薑三片

右水二鍾煎一鍾不拘溫服

透隔湯 治脾胃不和積滯不消噎塞不通脇肋刺痛嘔逆痰涎飲食不下

檳榔一錢 枳殼 白豆蔻各八分 陳皮 半夏各一錢

大黄一錢　甘草四分　木香三錢　青皮八分

水二鍾　姜二片　煎一鍾　不時温服　大便燥結不通加芒硝八分　桃仁五粒

獨參湯　治胃虚嘔吐脉細不食

人參二錢　生姜三片

右水二鍾　煎一鍾　不時温服　或虚極加白术一錢五分　茯苓一錢　粳米一撮

丁香吴萸湯　治脾胃積寒嘔逆不止

丁香五分　吴萸一錢　人參八分　茯苓六分　艸豆蔻八分

半夏一錢　蒼术八分　乾姜五分　甘草

右水二鍾生姜一片煎一鍾不時温服

惡心

生姜半夏湯　治病人胸中似喘不喘似噦不噦徹心中憒憒然無奈者。用此湯治之。丹溪治惡心。皆用生姜。隨症佐使他藥。以惡心多屬痰熱虚。生姜性温能補味辛能散火豁痰故也。

半夏八兩用礬水浸煮去沫　生姜一斤取汁炒半夏至熱

每服四錢水二鍾煎一鍾入蜜三茶匙熱服不止再服

茯苓湯　治胃氣虚弱積痰惡心

白茯苓一錢　陳皮八分　麥芽炒錢一　白朮炒錢一　神粬炒錢一

甘草五分　半夏八分

水二鍾生姜五片煎八分不時溫服

吐酸吞酸

吐酸與吞酸不同吐酸是吐出酸水如醋平時津液隨上升之氣鬱積而成凡積聚既久濕中生熱必從木化故治吐酸當用辛涼而治吞酸當用辛溫者謂積鬱不得通達復為風寒外束內熱外寒而酸味伏在肺胃之間咯不得上嚥不得下或酸味吞下刺心服辛溫等劑而愈者是肌表得溫腠理開發津液得行鬱滯遂散故吞酸吐酸雖同一症而其治亦有所異也

咽醋丸　治酸氣上攻或吐酸呑酸皆宜服

吴茱萸去梗泡去辛味五錢　陳皮去白三錢　黄芩酒炒五錢　蒼朮米泔浸炒七錢

黄連陳辟土炒一兩

右為細末神粬糊為丸如梧桐子大每服二錢百滚湯送下或壯人服至五錢亦可

姜連二陳湯　治脾胃濕熱嘔吐酸水飲食不下

黄連炒一錢　乾姜炒八　半夏一錢　陳皮七分　茯苓一錢

甘草四分　桔梗[illegible]分

水二鍾生姜一片煎八分不時温服

參萸丸　治胃虚積濕痰飲作酸服利水開痰清火等藥

不效此藥甚宜

人參八分茯苓一錢吴茱萸七分陳皮八分黄連炒一錢

甘草五分丁香三分

水二鍾姜三片煎一鍾不時服

藿香安胃散　治内有積鬱外冒風寒酸氣刺心吞吐不淂發熱頭痛或時泠痺

藿香一錢半夏一錢陳皮八分厚朴一錢蒼术八分

甘草五分桔梗六分

水二鍾姜三片煎一鍾不時温服或氣喘頭痛外感重

加紫蘇川芎各一錢

嘔吐清水

茯苓飲　治心胃中有停痰宿水時吐酸水氣滿不能食

茯苓一錢　人参一錢　白术一錢五分　陳皮五分　枳實七分

生姜三片

水二鍾煎一鍾不時溫服渣再煎

嘔沫

半夏乾姜散　治乾嘔吐逆吐涎沫胃寒所致

半夏　乾姜各等分

右二味杵為細末生姜三片皂角五錢水不拘多少煎

數百滚不時溫服

吐虫

烏梅丸　治吐虫或傷寒後臟寒吐蚘一切虫痆皆宜服

烏梅十兩　細辛一兩　附子去皮尖炮一兩　蜀椒炒去汗子一兩

黃栢　桂枝各一兩　乾姜炮二兩　黃連酒炒四兩　當歸一兩

人參九錢

右九味共為細末以苦酒浸烏梅一宿去核蒸熟杵成泥和前藥納臼中加煉蜜不拘多寡杵二千餘下每服十丸或二十丸一日用三次俱食前白滚湯送下

膈氣

參連湯　治嘔吐飲食不進或胃中虛熱惡心宜服方見痢門

夫膈氣一症乃陰陽拒格不相榮運以致真陰日喪孤陽日亢凡犯此者皆因酒色傷精勞倦傷神或風寒外侵七情内傷積漸而至非比氣冷氣滯卒冒風寒可用辛香燥熱等藥治之也若不求其受病之原槩認翻胃噎噦嘈雜諸症為寒遽用燥熱尅伐之藥投之則不獨不能去疾而反耗其津液矣夫胃中津液不行其所進飲食必停滯而不化也飲食不化必積為痰飲而痰飲一生或朝食暮吐或暮食朝吐翻胃之症作矣或痰在喉間或胃脘枯槁嚥之不下吐之不出噎膈之症成矣或結痞作痛或吞酸嘈雜其病雖不同而叩其原揔不離虧其真陰所致故治膈

氣諸症皆當養血生精清痰降火潤燥補脾開鬱和胃不使其陰陽否絶變為垂羸離敗是為良工也盖丹溪云翻胃噎膈其病大約有四或血虚氣虚或有熱有痰血虚者當以四物湯養血氣虚者當以四君子補氣有痰者當以二陳湯竹瀝治痰有熱者當以芩連童便清熱此治膈氣不易之法也後學當于此叅究之可矣

約治

一老年犯此者臟腑陰氣盡脱孤陽浮露於外内津液枯稿多致不治即治亦不過和養血氣其降氣清痰清火等劑用之愈速其斃也

一嘔逆大便不通，胸中覺有熱氣熏蒸，嘈雜悶痛，此乃好用煎炒厚味，積成膈熱，或性急易怒，相火上炎，津液熬為濁痰，以致此症。淺用黄連、枳殼之類降之，深用熟大黄丸通之，此急則治其標也。積熱稍除，仍用養血，如四物湯、童便、牛乳之類滋補其真陰可也。

一七情欝結，漸致氣噎吃逆之症，宜用六欝湯、越鞠丸之類開達之。若仍用補血等藥，則愈滯其氣也。

一翻胃噎膈、噦逆嘈雜等症，原主於氣，而氣病初起，宜用馨香辛凉氣藥開達其滞氣為緊。若遽用滋補血藥，則兊滞塞其氣。夫血氣不相離之物，氣通則血自得運行，氣閉則血隨之而滯血氣既滯則陰陽自然隔絕故膈氣之症而有先後血氣之别尚不知先後不分血氣偏用辛香燥之劑或用寒凉滯塞之藥皆不善其治者也

約脉

膈氣之脉浮緩者易治沉濇者難治脉數無力者血虚脉緩無力者氣虚脉滑而數者有痰脉數而洪者有熱脉弦而結者有鬱脉濇而沉者血氣枯竭三難曰脉有太過有不及有陰陽相乘有覆有溢有關有格何謂也然關之前者陽之動也脉當見九分而浮過者法曰太過减者法曰不及遂上魚為溢為外關内格此陰乘之脉也關以後者

陰之動也脉當見一寸而沉過者法曰太過减者法曰不及遂入尺為覆為内關外格此陽乘之脉也故仲景宗之曰在尺為關在寸為格關則不淂小便格則吐逆是也

約方

大小承氣湯治胃中積熱脉實便結朝食暮吐者見傷寒

厚朴丸治翻胃吐逆飲食噎塞氣上衝心腹中諸疾皆宜服其藥味與古方加减不同

厚朴薑汁炒二两　蜀椒去目微炒一两五錢　紫菀去土苗一两五錢　吳茱萸湯泡一两

菖蒲一两　桔梗一两　茯苓一两五錢　紫胡去苗炒一两五錢　官桂一两

皂角去皮炙一两　乾姜泡一两　人參一两　黃連酒炒二两五錢

右為細末入巴豆霜五錢研勻煉蜜為丸如黑豆大每服三丸漸次加至五七丸以利為度生姜湯送下

十膈散 專治十般膈氣冷膈風膈氣膈伏膈熱膈悲膈水膈食膈喜膈或因憂驚氣滯不散或因喜怒食積不化或冷熱不調飲食不節漸至心胸噎塞此皆膈氣之病源也

人參一兩 茯苓一兩五錢 官桂八錢 甘草炙六錢 神曲炒一兩

麥芽炒八錢 白术炒一兩 陳皮去白一兩 枳殼炒一兩 乾姜炮一兩

三稜煨一兩 訶黎煨去核一兩 厚朴姜炒 檳榔各五錢 木香三錢五分

右為細末每服一錢淡塩湯調下脾胃不和胸膈脹滿

用水一鍾生姜五片棗二枚加塩少許煎七分和滓空
心熱服

大黃湯 治冷涎畨胃其症每發時先流冷涎然後吐食
此積熱在胃因勞而發若不早治危在旦夕也
大黃一兩 用生姜自然汁半茶鍾煮大黃乾微火焙為
末每服二錢陳米一撮葱白二根水一大鍾煎至七分
調大黃末服此方胃間積熱作脹作痛或嘔或嘈雜或
發噎病淺者五服即愈深者十服除根

人參利膈丸 治胷中不利痰嗽喘滿併脾胃壅滞大便
秘結此方乃推陳致新膈氣中之聖藥也

木香七錢 檳榔一兩 人參 當歸各一兩二錢 甘草六錢
藿香 枳實各一兩 大黃酒煨一兩二錢 厚朴姜炒一兩
右為細末滴水為丸如梧桐子大每服三五十丸食後
米飲送下
香砂和胃丸 治胃氣積滯飽悶嘔逆 方見霍亂 利痰丸
治積痰發噎 六君子湯 治胃虚夾痰發噎 方俱見痰飲
五噎膈氣丸 治憂勞思慮致傷脾胃胃膈不快煩悶吐
逆諸症
遠志四錢 麥門冬去心五錢 人參四錢 半夏一兩 桂心三錢
桔梗六錢 細辛二錢 枳殼五錢 乾姜二錢五分

右為末煉蜜為丸每服三四十丸淡薑湯食後臨卧時送下

消痞丸治痰積痞膈心胷脹悶方見痞門

吴茱萸丸治寒在膈上咽膈不通此乃陰氣滋上陽氣不能升發以致咽膈不通治當升清降濁

吴茱萸二錢　草豆蔻一錢　陳皮　人參　黄芪

升麻各八分　木香　青皮各二錢　柴胡　澤瀉各四分

甘草六分　麥芽一錢　當歸六分

右為末荷葉煮糊為丸如緑豆大每服三十丸白滚湯不拘時送下此藥服後不宜多食湯水

藿香安胃散治胃氣不和嘔酸發噦見嘔吐　滚痰丸治氣結生痰停滯胃膈脹悶作痛變為噎噦見痰飲

噦症

夫噦者俗呼為吃逆是也即氣上逆也氣自臍下直衝上出于口而有聲此症雖屬于火而有虛實不同虛火發噦法當補虛實火發噦法當降火内經曰諸逆衝上皆屬于火東垣云火與元氣不兩立火即元氣之賊此正言其虛實也人之陰氣以胃為養若胃土傷損則肝木侮之木乃土之賊也陰氣被火所乘不得内守而火相挾直衝清道而上發為噎噦之聲蓋噦症多發在吐利后此緣胃氣虛

膈上熱。言胃虛者。即陰虛也。病後見此。是爲危症。即經所謂壞府者。似此症也。

噦方

陳皮竹茹湯　治胃中虛膈上熱發噦逆者神效

陳皮二錢五分　竹茹二錢五分　甘草七分　人參三分　大棗二枚　生薑三片

水二鍾煎一鍾不時服氣逆甚加枳殼五分木香一分同煎大便不通脉實者去人參加桃仁七粒大黃一錢枳殼八分便通即止

丁香柿蒂散　治胃中虛寒發噦

丁香一錢　柿蒂一錢五分　青皮八分　陳皮去白一錢　人參八分

水二鍾煎八分去渣不時温服如脉不甚虛氣逆胃脹去人參如脚手厥逆脉沉微不起者加熟附子一錢乾姜八分

經驗醫按

乙丑歲有知友病嘔吐每夜食物至天明原物吐出不見消化數醫用温胃之劑罔効召余診脉隱在肌肉之下且微而弱想前醫所用之藥與病原不相遠是日反覆思之未决次日復為診視見脉沉遲而濇謂其父曰嘔症雖屬氣積寒三種然必從三焦論之上焦嘔者從於氣中焦嘔

者從於積，下焦嘔者從於寒。今脈沉且遲，暮食朝吐，小便利，大便秘結，此乃下焦嘔也。法當通其秘，溫其寒。先用透膈湯通大便，次用丁香吳萸湯散積寒，繼用和中湯調之，服至一月，而飲食如常，即經所謂寒淫所勝，平以辛溫是也。其見溫劑罔効，遂用寒凉，以致不救者，自當一省。

戊寅芝山寺施醫一人，腹中伏有氣塊，此塊翻動，即覺氣壅腹痛，嘈雜嘔吐，或時嘔飲食，或時嘔黑水，診其脉浮弦細弱。有醫作痰治者，作脾血虛治者，又有作熱治者，又有作寒治者，俱不中病。余以人參三錢，麥芽一錢，陳皮、藿香各五分，黃連六分，吳萸三分，每日一劑，服一旬餘，諸症漸退。繼用參苓白朮散。服至半年而安。此症是脾氣大虛失其運。健吐飲食者脾虛也。吐黑水者因脾土虛不能制水也。故水邪乘虛侮之。即經曰以不勝侮其所勝是也。夫前醫作瘀治。必用二陳。二陳乃剛劑也。脾虛則不能生血。加以剛劑。則脾血愈虛矣。作血虛治。必用四物。四物乃柔劑也。脾虛則氣滯。加以柔劑。則脾氣愈滯矣。其作熱治者。必用芩連。脾氣既虛。正畏水泛其土。安能復受苦寒助水之劑。其作寒治者。必用丁香薑桂。蓋辛香之品。皆傷肺氣。肺金乃脾土之子。經云虛則補其母。實則瀉其子。今脾已虛。豈可復瀉其子。故用藥貴其對症。如不對症。不獨無益。且

愈損元氣耳

一村夫因食芋梗羹嚥納間忽發噎一聲遂致延年不退百藥不効一日與叔伯爭口怒氣壅胸津唾亦嚥不下衆擬不治至寺中求治余記王中陽有一案頗與此症相合先用升麻柴胡各一錢人参三分水一鍾煎六分與服隨以礬湯探吐之果吐宿痰一升但噎未止繼用白术一錢白芍二錢青皮一錢木香陳皮各七分研末投入清米粥內計煮一滚令病者大口啜之一吸而盡連服三日漸能飲食此乃肝氣過鬱素有痰在喉口因飲芋羹而噎先用吐法乃升舉其肝氣后用藥入粥內是安平其胃氣即所

謂木欝則達之氣逆則平之之意也
一友家頗殷厚喜用煎炒善發怒時覺胸膈微痛所進飲食自覺屈曲而下形色日見羸瘦或時聞腥氣上衝即發噎吐食右脉寸關俱見沉濇左脉和平一醫用二陳丁香豆蔻等溫胃理痰胃膈遂悶溢作痛一醫用四物芩連等清火養血胸中飽脹作嘔到寺求診余見其脉沉濇中有力擬其胸中必有瘀血用生韭汁和童便令病人時飲細呷之服至五日見有一物在胸膈上下欲吐不吐後用鹽湯探吐之初吐痰血一盞次日再吐黑血二碗立愈此乃瘀血致病即所謂血滞于氣是也

一友病後發噦。日輕夜重。入事昏憒。數醫用丁香柿蒂二陳竹茹等劑罔效。以為不治。余見右手關脉沉遲帶結。謂其病者曰。此病在血不在氣。治當行血方效。用四物湯加桃仁紅花。因其大便結燥。于煎藥中。少加大黃朴硝。急火煎服。二日而噦止。繼用四君子湯。加歸芎而痊。此非氣滯發噦。乃積瘀發噦也。

腹痛

東垣曰。心胃痛及腹中諸痛。皆因勞役過甚。飲食失節。中氣不足。寒邪乘虛而入。故卒然而作大痛。經言得炅則止。炅者熱也。以熱治寒。治之正者也。然痛之一癥。有虛有實。

有寒有熱有死血積痰種〻不同若綿〻痛而無減增者有寒也時痛時止者熱也每痛有處不行移者死血也痛甚欲大便利後痛減者食積也痛而小便不利者濕痰也痛無定所或上或下者虫也経云腹痛按之不痛為虚按之痛者為實似不可槩認為寒一例用熱藥治也

約脉

關脉弦中焦作痛尺脉弦下焦作痛亦有脉不弦而作痛者假若緊為寒數為熱滑為積濇為濕又云脉細而遲者生大而急者死此言其大槩然有腹痛而脉大不死者往往有之豈可執一論乎

約方

草豆蔻丸　治脾胃虚弱心腹疼痛或咽膈不通肢體沉

重或吐涎沫腸鳴泄瀉併感冒風寒皆可治也

草豆蔻麪炒搥碎一錢四分　吴茱萸湯泡微炒八分　陳皮去白八分　人參八分

青皮六分　桃仁去皮尖七分　白姜蚕一錢　當歸身酒洗焙乾六分

益智仁八分　甘草炙六分　半夏製七分　麥芽炒一錢五分　黄芪八分

神曲炒五分　澤瀉二分　姜黄四分　柴胡炒五分

右研末内桃仁另研如泥合薄米糊為丸如梧桐子大

每服三五十丸白滚湯送下

神聖復氣湯　治腹痛連腰脊胸膈俱痛口中流涎目中

流淚或瘀嗽耳鳴兩足無力脅肋作痛氣少發喘此乃寒水來復火土之仇也

乾姜泡三分　人參五分　半夏製七分　柴胡炒一錢　藁本酒洗八分　升麻七分　防風五分　羌活一錢　甘草六分　當歸酒洗七分　桃仁去皮尖研六分　陳皮三分　黃芪生用一錢

水二鍾，姜二片，煎一鍾，不時服。

溫胃湯　治傷生冷併寒凉藥致脾胃虛寒心腹疼痛

白豆蔻三分　砂仁二分　陳皮七分　乾姜四分　厚朴三分　人參五分　甘草二分　澤瀉三分　官桂一分

水一鍾半，煎七分，不時溫服。

高良姜湯　治心腹絞痛兩脇支滿不可忍
高良姜三錢　厚朴姜炒一錢　當歸炒八分　桂心炒一錢　陳皮去白五分
水二鍾煎一鍾不拘溫服以痛止為度
桂术湯　治積寒腹痛或寒濕所侵身体沉重胃脘連腹
痞滿時上作痛
桂枝五分　草蔻仁六分　蒼术二錢　陳皮一錢　白茯苓八分
紅曲炒六分　半夏七分　澤瀉　猪苓各五分　甘草炙二分
水二鍾煎一鍾去渣食前熱服
香砂理中丸　姜砂六君子湯治脾胃虚弱積寒作痛或
嘔吐泄瀉皆可治也方見中寒

厚朴三物湯　治腹痛秘結肚腹脹滿按之愈痛者宜服

厚朴二錢　大黃三錢　只實一錢

右三味研末用水二鍾煎數十滚食前服如大便不通加桃仁一錢五分去皮尖研泥将前藥湯調服以大便通為度

小建中湯　附子理中湯　四逆湯治脾胃虛寒或外寒直中三陰経卒發腹痛方俱見中寒　沉香降氣丸四磨湯治脾氣滞濇痞悶作痛方見氣門

甘草芍藥湯　治腹痛吐酸夫酸者屬木甘者屬己甲己化土乃仲景治腹痛之妙方也

芍藥三錢 甘草一錢五分

水二鍾煎一鍾不時溫服海藏云白芍收而赤芍散謂辛苦緩急食酸以收之白芍是也脾欲緩急食甘以緩之甘草是也

升麻除濕湯 治濕痰停滯于脾胃閒作痛至陽氣不得上升形色痿黃飲食少進肢體沉重

升麻一錢 陳皮八分 半夏一錢 柴胡六分 蒼术一錢五

防風五分 香附八分 紫蘇八分 甘草二分

右水二鍾生姜二片煎一鍾不時溫服

消瘀飲 治瘀血停滯心腹其疼痛不可忍者立効

當歸尾一錢赤芍藥炒五分一錢紅花五分蘇木一錢
玄胡索炒八分生地黃一錢五分甘草一分
右水酒各一鍾煎八分不拘服如大便不通加大黃芒
硝各一錢

心痛

俗所謂心痛即胃脘痛是也其痛雖有九種而得病之繇
非因飲食積滯外感寒邪即因七情拂鬱惱怒所觸而起
其新病者非積則寒宜消導積滯溫散寒邪其舊病者非
鬱則痰宜開通鬱氣清降痰火故王節齋曰凡治心腹疼
痛若是新病須問曾服何飲食因何傷感有無積滯便與

和平消導之藥。若日數已久。服過辛溫燥熱之藥。噎吐不納。胷膈飽悶。口舌乾燥。大小便不通。或原有舊病。因有所感而發。二者之病。內俱有鬱熱。俱用開鬱行氣降火潤燥之藥。如川芎香附炒山梔黃連薑汁之類。其甚者再加硝黃下之。又云痛久而不止者。兼有伏火。須於溫散藥內加苦寒鹹寒之藥。分而治之。此為溫治其標。而寒治其本也。治痛之法。于新久標本中求之。似可謂盡善矣。然其痛必有所因。或身受寒邪。口食寒物。法當溫之。或素有鬱火。因感熱氣。法當清之。或有頑痰死血作痛者。法當行消之。或有氣壅蟲動作痛者。法當降伏之。更有太陰觸犯心君併污血冲心。其痛時手足遂青過節者。此真心痛也。朝發暮死。又非藥物所能治者也。若執一論。不察其痛之所因而臨治。寧無眩惑乎哉。

約脉

凡脉弦細沉伏。俱屬痛症。若脉堅實而大便不通者。此寔痛也。宜下之。若脉空虛而手足厥冷者。此虛痛也。宜溫之。脉動面青唇紅帶紫。其痛時作時止者。是虫痛也。宜治其虫。痛脉沉細而遲者易治。浮大而長者難治。

約方

正氣木香散　治胃氣不和停滯作痛

蒼朮一錢二分　陳皮八分　枳殼一錢　木香六分　甘草三分
青皮八分　茯苓一錢　藿香六分
水二鍾　生姜三片　煎一鍾　不時溫服

木香丸　治氣不得升降積滯胃膈間刺痛或痞悶吐酸嘔吐泄瀉諸症

木香一兩　厚朴一兩　丁香五錢　陳皮去白六分　乾姜泡五錢
砂仁五錢　甘草炙三錢　草豆蔻炒一兩
右為末水滴為丸每服三十丸淡姜湯送下

桂枝薑枳湯　治感冒風寒併口食生冷停流中焦胃氣閉塞大發疼痛

桂枝一錢　乾姜一錢炮　陳皮八分　川芎八分　桔梗五分

砂仁八分　紫蘇一錢　枳殼一錢　甘草炙三分

水二鍾　姜三片　煎一鍾　不拘溫服

溫胃湯　治過飲冰水　胃冷作痛　草豆蔻丸　治傷生冷菓

菜等物　胃脘發痛　方俱見腹痛　麻黃桂枝湯　治外感風邪

心脾發痛　嘔吐不食　方見風寒　朴黃丸　治胃脘痛胷膈

痞滿　大便不通　方見痢門

化虫丸　治一切虫痛神效

乾漆五錢炒盡烟　桃仁四十九粒去皮尖　雄黃二錢五分　巴豆霜一錢

當歸尾五錢　烏梅肉三錢

右為末麪糊為丸如綠豆大每服十二丸用苦練根皮煎湯送下

玄胡索散　治死血流滯胃脘作痛併女人產後瘀血未盡停在心脾發痛諸症

玄胡索醋炒一兩　川芎炒一兩　紅花炒五錢　桃仁去皮尖四十九粒

紅麯炒五錢　官桂炒五錢　赤芍藥酒炒一兩

右為細末每服二錢溫酒送下若不能用酒艾湯送下

丸妙

梔子湯　治胃有伏火膈有稠痰或惡心嘔吐舌燥咽乾痛時自覺烘烘然熱者宜服

枝子仁炒黑一錢五分　枳殼炒一錢　黃連酒炒八分　小川芎炒八分
香附醋炒一錢　乾姜炒黑五分　陳皮去白六分　甘草二分
水二鍾，姜一片，煎一鍾，不拘溫服。一方用山梔仁一味，
炒黑研末，每服二三匙，淡姜湯調下，又名倉卒散。

桂靈散　治卒心痛

良姜麸炒一兩　厚朴姜汁炒一兩　五靈脂明淨者醋炒一兩
右為細末，每服一錢，淡醋湯調下，其痛立止。

經驗醫按

戊寅歲，芝山寺施醫，一人心腹忽痛，脉沉似絕，手足厥冷，
面青嘔逆，諸醫皆認為寒，用溫胃湯、豆蔻丸不効，求余診

視見其面青唇紅痛無定心遂與化虫丸二十粒其痛立痊繼與六君子湯加烏梅而愈

一村婦心腹疼痛吐出清涎如鷄蛋清狀其痛稍止吐止又痛諸藥不能入咽余診其脉堅寔而弦按之且長先用乾姜五分炒黄連一錢研末與之細呷其嘔方定繼用朴黄丸滚痰丸下碩痰數升而愈此是氣結生痰碩痰痛也

顧兵尊向有胃脘痛疾一日因惱怒舊病忽發衆醫亦有作氣滯治者亦有作欝火治者其痛愈甚召余診視見其胃脉芤遂與玄胡索散三錢用老酒送下其痛立止此因怒血壅胃脘乃瘀血痛也

一婦人素有心脾痛疾，痛時四肢厥冷。每用辛香桂附之類，隨服隨止。一日前病復作，遂用前藥服之不効，改用豆蔻木香檳榔等丸，計百餘粒，大便通後，其痛稍可。不一時痛來愈甚，加下墜拘急，口燥乾嘔，召余診視，見脉數有力，知其服香燥藥太過，先與单梔子仁湯一服，口燥漸止，而下墜亦減，繼用黃連解毒湯而安。

頭痛

金匱真言論云：東風生於春，病在肝，俞在頭項，故春氣者病在頭。又諸陽會於頭面，如足太陽膀胱之脉，起於目內眥，上額交巔，上入絡腦，還出別下項，病衝頭痛。又足少陽胆之脉起於目鋭眥上抵頭角病則頭角額痛夫風從上受之風寒傷上邪從外入客於經絡令人振寒頭痛身重惡寒治在風池風府調其陰陽不足則補有餘則瀉汗之則愈此傷寒頭痛也頭痛耳鳴九竅不利者腸胃之所生乃氣虚頭痛也心煩頭痛者病在耳中過在手巨陽少陰乃濕熱頭痛也如氣上不下頭痛癲疾者下虚上實也過在足少陰巨陽甚則入腎寒濕頭痛也如頭半寒痛者先取手少陽陽明後取足少陽陽明此偏頭痛也有真頭痛者甚則腦盡痛手足寒至節死不治有厥逆頭痛者所犯大寒內至骨髓〻者以腦為主腦逆故令頭痛齒亦痛凡

頭痛皆以風藥治之者總其大躰而言之也高巔之上惟風可到故味之薄者陰中之陽乃自地升天者也然亦有三陰三陽之異故太陽頭痛惡風脉浮緊川芎羌活獨活麻黄之類為主少陽経頭痛脉弦細往来寒熱柴胡為主陽明頭痛自汗發熱惡寒脉浮緩長實者升麻葛根石膏白芷為主太陰頭痛必有痰躰重則腹痛為痰癖其脉沉緩蒼术半夏南星為主少陰経頭痛三陰三陽経不流行而足寒氣逆為寒厥其脉沉細麻黄附子細辛為主厥陰頭項痛或吐痰沫厥冷其脉浮緩吳茱萸湯主之血虚頭痛當歸川芎為主氣虚頭痛人参黄芪為主氣血俱虚頭

痛調中益氣湯少加川芎蔓荊子細辛其効如神白朮半夏天麻湯治痰厥頭痛藥也青空膏乃風濕熱頭痛藥也羌活附子湯治厥陰頭痛藥也如濕氣在頭者以苦吐之不可執方而治先師甞病頭痛發時兩頰青黃暈眩目不欲開懶言身體沉重兀兀欲吐潔古曰此厥陰太陰合病名曰風痰以局方玉壺丸治之更灸俠谿穴即愈是知方者體也法者用也徒執體而不知用者弊體用不失可謂上工矣

約脉

凡診頭痛之脉俱在兩寸口候之脉浮洪或數為風熱脉

弦緊或緩為風寒，脉弦細而濇為氣虚，脉弦數而大為血虚，脉浮滑為風痰，弦滑為痰厥，脉浮濇為濕熱，沉堅為寒濕。又云脉浮洪弦急緊滑皆屬于陽，則易治也；沉濇短細堅實皆屬于陰，則難治也。

約方

大清空膏　治偏正頭痛年深不愈者，善療風濕熱頭上壅損目，反腦痛不止。

川芎五錢　柴胡七錢　黄連炒　防風去蘆　羌活各一兩

炙草一兩五錢　細梃子黄芩三兩，去皮挫，一半酒製，一半炒

右為細末，每服二錢七分，投入盞内，用茶少許，湯調如

膏抹在口內少用白滚湯送下臨卧時服 如苦頭痛每服加細辛一分 如太陰脉緩有痰名曰痰厥頭痛减羌活防風川芎甘草加半夏一兩五錢 如偏正頭痛服之不愈减羌活防風川芎一半加柴胡一倍 如發熱惡熱而渴此陽明頭痛只與白虎湯加好吴白芷

上清瀉火湯

昔有人年少時氣弱嘗於氣海三里灸之節次約五七十壯至年老添熱厥頭痛雖冬天大寒猶喜寒風其頭痛則愈微来暖處或見烟火其痛復作五七年不愈皆灸之過也乃火邪上攻頭面宜服此湯

川芎　荊芥穗各二分　黃連酒炒　地黃生　藁本

甘草各五錢　蔓荊子　當歸　蒼朮各三分　升麻七分

黃蘗酒炒　炙甘草　黃芪各一錢　防風七分　黃芩

知母各一兩半　銀柴胡五錢　羌活三錢　細辛　紅花各少許

右剉如麻豆大，分作二服。每服水二鍾，煎至一鍾，去粗，稍熱食後服。

羌活清空膏　治頭痛風熱

蔓荊子一錢　黃連三錢　羌活　防風　甘草各一錢

黃芩一兩

右為末。每服一錢，用茶調如膏，白沸湯下，食後臨臥服。

川芎神効散　治頭目不清利。風熱夾火上攻

川芎三分　生甘草　羌活　防風　藁本

升麻各一錢　炙甘草　地黃生各二錢　柴胡七分　黃連炒

黃芩各四錢五分

右為細末。每服一錢或二三錢。食後茶清調下。忌酒濕麵。

半夏白朮天麻湯

范天騋之內。有脾胃症。時顯煩燥。胸中不利。大便不通。而又為寒氣拂鬱悶亂。大作火不伸故也。疑其有熱。服踈風丸。大便行。其病不減。恐其藥少。再服七八十丸大便復見兩行。元証不瘳。增以嘔吐。飲食不進。痰唾稠粘。湧出不止。眼黑頭旋。惡心煩悶。氣短促上喘。語言無力。精神顛倒。目不欲開。如在風霧中。頭苦痛如裂。身重如山。四肢厥冷。不得安臥。余料前証。是胃氣已損。復下兩次。則重虛其胃。故痰厥頭痛並作。與此藥治之。

黃蘗二分酒洗　乾薑三分　澤瀉　天麻　白茯苓

黃芪　人參　蒼朮各五分　半夏湯泡　麥蘗麪

橘皮各一錢半　神麪炒　白朮各錢。

右㕮咀。每服三錢。水二大盞。煎至一盞。去粗。食前熱服。一服而愈。此頭痛苦甚。謂之足太陰。痰厥頭痛。非半夏

不能療。眼黑頭旋。風虛內作。非天麻不能除。黃芪甘溫
瀉火補元氣。實表虛。止自汗。人參甘溫。瀉火補中益氣。
二术俱苦甘溫。除濕補中益氣。澤瀉茯苓利小便導濕。
橘皮苦溫。益氣調中升陽。神麴消食。蕩胃中滯氣。大麥
麴寬中助胃氣。乾薑辛熱。以滌中寒。黃蘗大苦寒。酒洗
以療冬天少火。在泉發燥也。

碧雲散　治頭痛

細辛　鬱金　芒硝各一錢　川芎一錢三分　蔓荊子一錢三分
石膏一錢三分　青黛一錢五分　薄荷二錢　紅豆一箇

右為細末。口噙水。鼻內嗃之。

又川芎丸　治頭風痛

川芎炒一兩　白芷八錢　細辛五錢　黃芩酒炒一兩　大黃酒煮熟一兩半

石膏煅一兩　羌活八錢　甘草三錢

右為末煉蜜和丸。每服一錢五分。食遠白滾湯送下。

順氣和中湯　治中氣不和。痰氣上逆。頭痛頭眩。胸膈脹滿氣急。

烏藥一錢　枳殼炒八分　半夏泡一錢　陳皮去白八分　黃連酒炒一錢

藿香八分　茯苓六分　甘草三分

右剉一劑。水二鍾。煎一鍾。食遠服。

白附子散　治膈中有痰。因感風邪。頭重眩痛。或痛時昏迷。不省人事。

白附子三錢 胆南星二錢 橘紅一錢五分 薄荷三錢

香白芷二錢五分 北細辛二錢

右為細末每服一錢。淡薑湯食後送下

補中益氣湯。治飲食勞倦。致傷血氣頭痛。見內傷 半夏細辛

湯。治痰飲頭痛見瘧門 防風通聖散。治風熱頭痛見風門

茯苓湯治脾經積濕生熱。濕熱上攻頭痛。

茯苓二錢 防已一錢 半夏八分 防風一錢 川芎炒錢

桔梗六分 陳皮去白八分 甘草三分

右剉一劑。水二鍾薑一片。煎一鍾不時服。

喉痺

夫喉痺之症。多因素有痰涎或痰因火動而發或痰因風激而發。夫風飛騰火燔灼。俱能動痰上壅。致天氣不通地道閉塞。治療之法。當先治其標後治其本。治標者。吐其熱痰。清其火邪。散其風寒是也。治本者。清其天道。益其中氣補其陰血是也。若不審緩急。驟用寒凉峻治之劑。非徒無益而且有害矣

約脉

喉主氣。兩寸脉浮。而溢上魚際者生。兩寸沉微而伏者死。

此症大端是火衝逆。脉至洪滑數急。俱屬本病。吉脉也。

約方

碧雪散　治咽喉閉塞。一時不能言語。痰涎壅盛

灯心灰二錢　硼砂一錢

右研細末。用鵝翎管。吹入喉中立効。

如聖碧玉丸　治心肺積熱。上攻咽喉。腫痛閉塞。水漿不下。或生口瘡。並宜服之。

青黛　盆硝　蒲黄　甘草各製

右同研勻。用沙糖為丸。每兩作五十丸。每服一丸噙化。或用白湯徐徐送下立効。

神効散　治急喉風

白礬枯　殭蠶炒焿糸　皂角末　硼砂枯

各等分為細末。將少許吹入喉中。痰出即瘥。

桔梗湯　治咽喉疼痛。如有物脹悶。

桔梗炒五錢　半夏湯泡七次切焙乾一錢半　人參去芦　甘草炙各一錢五分

右剉一劑。水二鍾煎一鍾。不時温服。

訶子湯　治咽喉疼痛。聲音啞塞。

訶子煨三錢　薄荷二錢五分　甘草二錢　桔梗二錢五分　玄參二錢

殭蚕一錢五分　升麻八分　牛蒡子一錢

右作二服。每服水二鍾煎一鍾。不時温服。

潤喉散　治氣鬱夜熱。咽乾硬塞。

桔梗二錢五分 粉草一錢 紫河車三錢 香附米二錢五分 梔子炒

百藥煎各一錢五分

右為細末。每服不拘多寡，傅口內噙下。

上清連翹散 治熱毒上攻，咽喉腫痛，煩渴，大便自利，虛熱不寧。

連翹去子 山梔子炒各三錢 甘草生 防風各二錢 薄荷五分

黃連酒炒 牛蒡子炒各一錢五分

右剉作二服。每服水鍾半，煎八分，食後温服。

利膈湯 治脾肺虛熱，上壅，咽喉腫痛。

荆芥穗 桔梗各八分 牛蒡子炒四分 防風五分 人參[illegible]

生甘草各四分　玄參五分　紫蘇葉三分

右六二鍾煎一鍾。不時溫服。

增減如聖湯　治風熱上壅咽喉腫痛。或喉内生瘡。

地黃生二錢　玄參　升麻　桔梗各八分　黃芩酒炒

犀角各一錢　木通去皮　甘草生各八分

右水二鍾薑一片。煎一鍾。食後溫服。

發聲散　治喉痛聲音不清。

訶子三錢　木通三錢　桔梗二錢　甘草二錢　生地黃三錢

各製半生熟。分為二劑。每服水二鍾煎一鍾。不時徐徐

嚥服

開關散　治喉痺不堪

楊梅樹皮向東者。晒乾去粗皮為末。加麝香少許。吹入鼻中。噴嚏即開。亦有用皂角者俱効。

小續命湯。治風邪卒中。喉痺危症。　和肝清肺湯。治腦怒傷肝。肝火上衝喉痺。方俱見風門　茯苓半夏湯。治濕痰壅塞喉痺。方見痰飲

按喉痺一症。古方言風熱者。言熱痰者。言脾肺積熱壅塞者。言肝腎相火衝逆者。謂此症皆屬於熱。然亦有卒冒風寒而痺者。又當分別。熱痺則腫塞不通。寒痺則緊縮而硬。寒當辛溫以達散之。熱當辛涼以清降之。可槩用寒涼乎。

經驗醫按

戊寅芝山寺施醫。一人患喉痺。漿水不入。津嚥亦噤不下。危急無策。至寺求治。余語之曰。此係熱痰壅於咽嗌之間。凡散不能吞下。須用吐法。先吐其痰。次清其火可也。遂用枯礬湯。以鵝毛探之。吐頑痰數碗。喉間覺噤嚥無碍。繼與清上連翹散三劑而安。此痰因火動。乃因忿怒失常。肝火衝逆之症也。治宜清火吐痰。

本寺一僧。自幼無病。為喜食煎炒。時有喉痛之疾。忽一日喉腫似蛾。痰涎壅上。語言不出。漿水不入。急在旦夕。自擬為熱。用涼膈散上清丸不効。漸至咽喉緊閉。呼吸不通。至局求余診視。見其兩寸脉俱浮滑帶緊。語之曰。此寒包熱之症也。不可用寒凉。改用小續命湯。連進二劑。其痺立開。此熱痰因風冲激而發。治宜去風豁痰。

一婦人常覺喉中有物。哽哽不能上下。自以為氣欝痰滯。每發痛時。即進香砂湯一服遂通。一日痛極。併香砂湯亦不能下咽。至寺求治。余仍用香砂湯強飲。以手探吐之。吐出結痰。如魚膠天門冬之狀者六七枚。其痛即止。此痰因氣欝。凝結喉中。陰陽失次。氣苞痰聚所致也。

耳門

夫耳者。以竅言之。腎水也。以聲言之肺金也。以經言之手足少陽之脉會於其中也。耳雖屬金水二藏。而各経亦能客入為病也。更有左右之分。虛實之别。豈可一槩論哉。耳之為病。因忿怒不節。動其肝胆之火。或多恐而耳聾者。肝虛也。多怒而耳聾者。肝實也。因色慾過度。動其膀胱之火。或面黑精脫而耳聾者。腎虛也。面黑發熱而耳聾者。相火也。因嗜酒厚味。動其脾胃之火。面黃發熱而耳聾者。脾虛也。面黃痰壅而耳聾者。胃實也。少氣嗌乾而耳聾者。肺虛也。面赤狂燥而耳聾者。心火也。心火上炎。宜犀角丸解之。肺病主氣。宜清氣湯平之。脾病多濕。宜豁痰湯導之。胃病多實。宜大柴胡下之。腎病多虛。宜腎氣丸補之。相火多燥。

宜地黄丸潤之。肝病多鬱宜火鬱湯開之。膽病多熱宜解熱飲清之。大都熱則清之。風則散之。寒則温之。痰則開之。虛則補之。實則瀉之。似不可不審虛實而分經以施治也。

約脉

耳病之脉。非止二尺脉斷之。左關脉弦數。屬肝胆火風熱為病也。右關脉浮滑。屬胃火熱痰為病也。肺脉浮而空大者。氣虛為病也。心脉洪大而虛數者。火邪為病也。尺脉浮洪或大或數。皆真陰虛而相火甚也。微濇或沉或細皆元陽虛而陰氣溢也。

約方

檳榔神芎丸 治濕痰上壅而耳聾者

大黃 黃芩各二兩 牽牛 滑石各三兩 檳榔四兩

各製為末水滴為丸每服二十丸白湯食遠送下

復元通氣散 治元氣虛弱兩耳虛鳴

山藥炒三兩 白茯苓二兩 橘紅一兩 人參一兩五錢 貝母

甘草各八錢 香附子 桔梗各二兩

各製為末每服二錢食遠百沸湯送下

清痰養血湯 治血虛痰甚耳聾者

半夏麯一錢 茯苓八分 天花粉一錢 當歸八分 川芎

白芍藥各六分 天麻 膽南星各五分 甘草三分

右水二鍾煎一鍾不時温服

羚羊清肝湯　治肝經風熱心火上衝而耳聾者

羚羊角（磨粉一錢）　白芍（生用八分）　柴胡（炒一錢）　茯神（八分）　麥門冬　薏苡仁（各一錢）　桔紅　甘草（各四分）　薄荷（五分）

右水二鍾煎一鍾不時温服

犀角地黄丸　治相火上炎真陰虧竭耳聾者

犀角屑洗淨　白菊花（各一兩）　前胡去蘆　枳殼（麩炒去穰各八錢）　生地黄（炒二兩）　麥門冬（去心二兩）　木通（去粗皮）　石菖蒲（各五錢）　赤芍藥（炒一兩）　牡丹皮（一兩）　牛膝（八錢）　甘草（八錢）

右剉各製為末煉蜜和丸每服三錢百沸湯空心送下

黄芪丸　治中氣虛兩耳蟬鳴

黄芪（蜜炙一錢）白蒺藜（炒八錢）當歸（酒洗）茯苓（各五錢）黄栢（酒炒四錢）芍藥（酒炒）石棗肉（各一兩）附子（童便製四錢）

各製為末煉蜜為丸每服四十丸白滾湯送下

龍腦膏　治卒耳聾

細辛（去葉）蒲黄（各一分）麵末（炒）杏仁（去皮尖各三錢）龍腦（研）

甘草（各一分）

右擣研勻合。綿裹棗核大。塞耳中。一日一易。

柴胡耳鳴湯　治污血耳聾。耳中町聹而鳴者最効。

柴胡（三錢）連翹（四錢）甘草（炙一錢）䗪蟲（去翅足三箇）水蛭（炒另研五分）

當歸一錢五分 人參一錢 麝香一分，研

右除䖟虫、水蛭、麝香另研外，用酒水煎熟，去渣，方下巳工三味。再煎一二滚，熱服。

解熱飲子 治氣虛熱壅，兩耳聾閉，及外腫痛，流濃水，肝胆血熱。

犀角屑 赤芍藥 木通 菖蒲 玄參各一兩五錢 赤小豆一兩 甘菊花一兩 甘草四錢

右剉，每服四錢，水二鍾，薑三片，煎八分，溫服。

菖蒲開竅湯 治耳塞不通

石菖蒲一錢 遠志八分 防風五分 甘菊花八分 木通五分

炙甘草三分　茯神一錢

右水二鍾煎一鍾不時温服

補中益氣湯。治中氣虚弱。兩耳蟬鳴。見內傷　火鬱湯。治肝火鬱滯耳聾多恐。見氣門　大柴胡湯。治胃熱痰上壅耳聾。見傷寒　加減地黄丸。治相火上炎兩耳雷鳴。見火門

如聖豁痰湯　治痰火鬱胞。兩耳不能聽者。

黑梔子一錢　大黄八分酒蒸　白芍藥生用　貝母　枳殼各一錢　天花粉八分　黄芩一錢酒炒　白茯神八分　甘草二分

右水二鍾煎一鍾不時温服

鼻塞

夫鼻塞不聞香臭。本經受病雖多，緣心脾二經傳入，亦不少。夫陽氣宗氣，皆胃中生發之氣也。其名雖異，其理則一。有因飢飽失時，勞役不節，致損脾胃，生發之氣既弱，其營運之氣自不能上升，故邪塞孔竅，而鼻即不聞香臭也。其治又宜養胃氣為本。心主五臭，肺主諸氣，或因衛氣失守，火邪內伏，肺便受之，不能為用，故亦不聞香臭也。蓋以竅言之肺也，以用言之心也。世俗皆以鼻塞為寒，槩用辛溫等藥，致動心火，傷損肺氣。殊不知肺經多有伏火。夫火鬱極甚，反喜熱而惡寒，症雖似外感，實非外感也。若純用辛熱，則不知通變者矣。或一時偶感風寒，而致鼻塞聲重，時流清涕。此風寒為病。當以温散之。若時塞時通。内覺蘊熱此肺熱為病。宜以清解之。清解非純用寒凉。乃使心肺之氣得以交通。脾肺之氣不致間阻。而鼻塞自利。則香臭可以立聞也。

約脉

左寸脉浮緩。或浮緊。為傷風鼻塞。右寸脉浮滑。或洪數。為肺熱鼻塞。鼻齆鼻血酒齇鼻淵。皆浮洪而數也。

約方

麗澤通氣湯　治寒邪客肺。鼻不聞香臭。

羌活　防風　乾葛各八分　麻黄五分　蒼朮去粗皮錢半

升麻　白芷各一分　川椒　甘草各七分

右水二鍾薑三片棗一枚葱白三寸煎一鍾食遠服

温肺湯　治肺寒。目多眵淚。

升麻　黄芪各一錢五分　葛根　羌活各一錢　甘草炙五分

防風。一錢　麻黄去節一錢五分　丁香一分

右剉水二鍾葱白二根煎一鍾食遠温服

調衛補血湯　治血氣俱虛。不思飲食。四肢倦困。行步不進。膝冷脚痛。鼻塞不聞香臭。眼黑頭痛。呵欠噴嚏。

蒼术三分　升麻四分　生地黄五分　白术三分　黄栢炒二分

當歸　柴胡　牡丹皮各三分　甘草　桔梗各二分

白术一分　陳皮一分五厘　桃仁去皮尖三箇

右水二鍾煎一鍾食遠服

菖蒲散　治鼻內窒塞不通。不得喘息。

菖蒲　皂角各等分

右為末每用一錢。綿裹塞鼻中。仰卧少時。即愈。

蓽澄茄丸　治鼻塞不通

蓽澄茄五分　薄荷葉三錢　荊芥穗一錢五分

右為細末煉蜜和丸如櫻桃大每服一丸噙化

防風湯　治胆移熱于腦。則辛頞鼻淵。濁涕不止。如湧泉

不蔵。久而不已。必成衂血之症。用此方主之。

防風一錢　黃芩　人參各一錢　甘草炙八分　川芎炒七分

麥冬去心一錢

右剉水二鍾煎一鍾不時服

蒼耳散　治鼻淵流濁涕不止

辛夷仁五錢　蒼耳子炒二錢五分　香白芷一兩　薄荷葉五分

右為末每服二錢葱茶湯食遠調服

辛夷散　治鼻內壅塞涕出不止或氣息不通或不聞香臭

辛夷仁五錢　細辛去土葉　藁本去芦　升麻各四錢　川芎

香白芷各三錢　木通去節　防風各三錢半　甘草二錢五分

右為末每服二錢食後茶湯調服
羊肺散　治肺虛鼻塞生瘜肉不聞香臭
羊肺一具　白朮四兩　蓯蓉　木通　乾薑
川芎各一兩
右五味為細末以水量打稀稠和勻灌肺中煑熟焙乾
細研為末每服二錢食後米飲調下
細辛丸　治肺寒鼻塞清涕流出腦冷所致
通草　辛夷各五錢　細辛　甘遂　桂心
川芎　附子各一兩
右細末蜜丸如菉豆大綿裹納鼻中密封勿令氣泄微

覺少痛即効

枇杷葉散　治齄鼻紅鼻

枇杷葉一两去毛陰乾新者佳　梔子五錢

右為末每服二三錢温酒調下早晨服先去左邊臨卧服去右邊効如神

大柴胡湯治濕熱痰熱上蒸于肺鼻塞者此方主之見寒門

齒門

夫齒雖腎之標骨之餘然其痛亦各有別痛甚而齒揺動者惡寒腰痛此腎之虚極也上下齒齦腫痛者惡熱畏風此腸胃積熱也上齒齦痛多屬胃下齒齦痛多屬大腸手

陽明大腸也。故惡寒而喜熱。足陽明胃也。故惡熱而喜寒。其人腸胃素有濕熱。上發於齒齦之間。適被風寒。或飲冷所鬱。則濕熱不得外達。遂作痛也。其虛痛宜補。實痛宜瀉。痛既不一。治法亦宜通變。

約方

當歸龍胆散　治寒熱牙痛

升麻　麻黄各一錢　生地黄八分　龍胆草一錢　白芷五分

當歸六分　黄連一錢　草豆蔻去殼八分　羊胫骨灰五分

右為細末擦齒上立効

石膏清胃湯　治胃熱牙齒腫痛

石膏煅一錢半　升麻一錢　防風八分　白芷一錢　連翹去心八分
黄連一錢　荆芥五分　羌活五分　大黄一錢
右水二鍾急火煎一鍾不時服
細辛白芷飲　治風寒齒痛。連頭目痛。寒熱往來。
防風一錢　羌活　白芷各八分　細辛　甘草
陳皮各五分　升麻一錢　薄荷六分　藁本四分
右水二鍾薑一片葱白二寸煎一鍾不時温服
獨活散　治牙根腫痛
川芎　獨活　細辛　荆芥各五分　生地黄
防風　羌活各八分　薄荷六分

右剉水二鍾煎一鍾不時服

定痛散　治牙風疼痛立効

細辛 生五錢　白芷 生　川烏頭 生各一兩　乳香 三錢

右為末每少許擦牙痛處。引涎吐之。須臾以鹽水灌漱。

一方無白芷川烏。有全蝎草烏。

立効散　治牙齒痛不可忍。及頭腦項背痛。微惡寒飲。大惡熱飲。

防風 一錢　升麻 七分　甘草 炙三分　細辛 二分　龍胆草 酒洗四錢

右剉水二大盞煎。至一盞去渣。以匙挑入口中。餂痛處。少時立止。如多惡熱飲。更加龍胆草一錢。此方原無定

據寒熱多少臨時加減如更惡風作痛加草豆蔻黃連各五分勿加龍胆草

防風通聖散治熱風齒痛連頭腦痛（見風門）加減地黃丸治腎虛齒痛（見火門）補中益氣湯治胃弱齒痛（見內傷）

救苦散　治一切牙痛及風寒蛀牙疼痛

草烏（去皮）川烏（去尖）桂花（去梗）良薑（各四錢）紅豆　胡椒　蓽撥　細辛（各五分）石膏（煅）官桂（各三錢）

右為細末先用水漱口將此藥末乾擦涎出立愈

治虫散　治大寒犯腦牙齒疼痛及嘲風作痛虫痛胃經濕熱腫痛

麻黄去節　羌活　草豆蔻各五分　吳茱萸八分　藁本
白芷各三分　黄連　當歸身　益智仁各四分　黄芪
升麻各一錢　桂枝一分　羊脛骨　熟地黄各二分
右研細末。先用温水漱口，方以此藥擦之。

羌活防風湯　治風寒濕氣犯腦，頭項拘急，齒浮搖動。內齦袒脫，疼痛難忍。
麻黄去根節　白芷各三錢　羌活根一錢五分　防風根三錢　藁本
當歸各三錢　升麻　細辛根　柴胡根　蒼术各五錢
桂枝　草豆蔻各一錢　羊脛骨灰二錢五分
右研細末。先用温水漱口净，搽之，其痛立止。

腰痛門

夫腎之外候腰脊是也。諸經之脉貫于腎而絡于腰脊，故腎氣一虛則腰脊便發痛矣。其痛有五：若脉按沉細，二便清利，惡寒腰痛者，此元陽不足，腎中之氣虛也。脉舉浮洪，二便結濇，煩熱腰痛者，此真陰虛極，腎中之精虛也。精不足者補之以味，地黄丸之類是也；形不足者補之以氣，腎氣丸之類是也。此言本藏之陰陽更有所感不同為病，不一者。風寒温燥皆能入客為痛。夫身重如沙墜悶腰脊疼痛者，此感寒濕為病也。大便結濇不通，腰連季脇脹痛者，此濕熱内滯為病也。背脊連腰痛，或時痛而時止者，此風熱為病也。腎乃北方之水藏也。其所感之病，大抵寒濕多而風熱少。治宜審其所痛之繇。或内或外，或風或濕，或實或虛。從内而發者虛也。從外而感者實也。虛當補益，實當行散。豈可亂乎。

約方

羌活勝濕湯　治風寒感入腰背疼痛，腿膝酸痛，遍身拘急，行履艱難，不可俛仰。

羌活　防風各一錢　桂枝去皮　杜仲炒各七分　五加皮酒洗一錢

川芎八分　牛膝酒洗　附子製熟　續斷酒炒　丹參酒洗各七分

麻黄去節五分　當歸一錢

右剉水二鍾薑二片煎一鍾不時温服

獨活寄生湯 治腎氣虛弱。喜卧濕地。腰腿拘急。筋骨攣痛。冷痺麻木。腰痛牽脚俱痛。

獨活 桑寄生各一錢 杜仲炒 牛膝各一錢 人參八分 秦艽酒洗一錢 白茯苓 防風各七分 桂心八分 川芎 芍藥 當歸身各一錢 地黄二錢

右剉水二鍾生薑五片煎一鍾食前温服

川芎肉桂湯 治寒濕久客。腰痛不能轉側。或血因寒滯積瘀於中。致經絡不活。此方神妙也。

羌活一錢五分 柴胡一錢 獨活 防風各五分 漢防已四分

當歸　蒼朮各一錢　川芎　炒麴各八分　甘草炙五分

桃仁去皮尖研泥五箇　右剉水二鍾煎一鍾食遠服

杜絲丸　治腰痛脉大腎虚極者或遺精脚腿酸軟○

杜仲鹽水炒去絲四兩　兎絲子酒蒸晒五次八兩　龜板酥油煅一兩五錢

黄栢酒炒黑色一兩二錢　枸杞子人乳拌一兩五錢　知母去毛炒一兩五錢

五味一兩

右製為末煉蜜為丸每服四錢空心淡鹽湯送下此方不獨腰痛可服凡腎虚皆宜服也○

歸鹿膏　治精虚脉大腰痛不能屈伸○

當歸身五兩酒洗淨切片　大鹿茸五兩去毛蜜炙切片

右用酒水各八碗，放銅鍋内，陰煉成膏，不可見火。每早用五六茶匙，百沸湯調下。久服大補元陽，烏鬚黑髮，輕身延年。

八味腎氣丸　治元陽不足，陽痿腰痛。　滋陰丸　治真陰不足，遺精腰痛。方俱見類中

寄生牛膝酒　治腎氣虚，風熱客入，或寒濕相侵，腰痛不可忍，併足痿脚氣諸症。

桑寄生二两　牛膝　川芎　羌活　地骨皮　五加皮各一两　薏苡仁　海桐皮各二两　生地黄八两

右剉，以絹袋裝褁，入好酒二十斗，浸十四日，夏天七日。

每服只用一盃。一日飲三五盃。令酒氣不輟行於經絡
達於四肢為妙。

四物桃仁湯　治腎脉微弱。血氣俱滯。膀胱虛冷。胞中飽
悶。腰間空痛。或瘀血積聚不散。作痛皆効。

當歸　川芎　生地黃　白芍各三兩　桃仁去皮尖
續斷各二兩半　石斛　川萆薢各一兩半　牛膝　杜仲各三兩
蘇木　羌活各一兩　澤蘭花一兩五錢

右剉以絹袋裝裹。用好酒四斗。浸五宿。每服二盃。日服
六盃。亦要其酒氣不間斷也。脚氣服更効。

如神湯　治婦人經血不通。男子瘀血滯於腰脇間疼痛。

玄胡索（醋炒） 當歸（各一錢五分） 桂心（一錢） 杜仲（炒去絲二錢）

右剉，酒水各一鍾，煎一鍾，去渣，食前溫服。

戊寅，芝山寺施醫，一人患腰痛，經年不愈，服補腎諸藥，其痛愈劇，漸至飲食減少，骨瘦如柴，諸醫謂不治之症。求余診視，見其脉弦長而大，按之有力，小腹堅硬悶痛。當時以桃仁承氣湯與服，大便遂通，黑糞半桶，其痛立止。繼用桃仁酒服半月，全痊。有問者曰：腰乃腎之府，腎既虛而腰痛，服補腎藥罔效，服下藥得愈者，何也？余荅曰：此非真腰痛，乃季肋痛也。季肋屬大腸，與腎相近，凡有積熱於腸胃之間，鬱伏不得通達，亦能發痛。今與通藥，非治腎虛腰痛，乃治積熱腰痛也。

一友腰痛不可轉側，六脉散大，重取之則弦小而長。服補腎劑半年不効，有欲改濕熱治者，予以為惡血病者。曰：内有惡血可以下否？予曰：脉細未可驅逐，且用歸芪益母湯補之，然後用桃仁酒行之可也。服益母湯十劑而痛漸減，飲食亦進，遂與桃仁酒飲一月而安。

歸芪益母湯

當歸二錢　黄芪生三錢　益母草洗一錢　蘇木八分　香附五分

右水二鍾，煎一鍾，不時服。

脇痛

夫兩脇乃肝之分野。其所以發痛者，肝火盛，木氣實也。經云：肝氣實則怒，肝氣虛則恐。然脇痛善怒，小便紅赤，肝脉弦急者，實痛也，當以龍薈丸瀉其肝火。脇痛善恐，小便清利，調中順氣丸和其肝氣。大抵暴怒傷觸，悲鬱内結，飲食失調，積痰瘀血為痛者，發於内也。寒暑不避，風寒外襲，暑熱相侵，風寒暑熱為痛者，感於外也。治内清肝火，破結氣，化痰和血為要；治外散風邪，解暑熱，辛凉順氣為主。

約方

桂枝散　治肝虛脇痛，或因驚傷所致，痛連脊骨者，宜服。

枳殼一兩，小者，去穰炒　桂枝五錢，去梗

右剉為細末每服二錢薑棗湯調下

匀氣散　專治肝虚脇痛

山梔子　熟地黄　川芎　細辛　桂心

白茯苓各等分

右研為末加羊腊煎服

沉香導氣散　治一切氣不升降脇肋痞塞

沉香二錢五分　人参五錢　檳榔二錢五分　紫蘇葉　白术

烏藥　麥蘖炒　神麯　大腹皮炒　厚朴製各一兩

薑黄　橘紅　甘草各四兩　訶子皮炮五錢　香附炮一兩半

廣茂炮四兩　益母二兩　紅花四兩　京三稜二兩

右為細末每服二錢食前沸湯調服

調中順氣丸 治三焦痞滯。水飲停積。脇下虛滿。或時刺痛。

白豆蔻去殼 木香 青皮炮 京三稜炮各一兩

大附子 陳皮各二兩 縮砂去殼五錢 製半夏湯泡七次一兩

沉水香 檳榔各五錢

右為末麪糊為丸如桐子大每服三十丸漸加六十丸食後陳皮湯送下

薏苡丸 治脇痛如前。手足枯悴。

薏苡仁一兩 石斛細者二錢 附子五錢 牛膝 生地黃各三錢

細辛 人參 枳殼 梔子仁 川芎
當歸各五錢 甘草 桃仁各一兩
右為細末煉蜜丸如桐子大每服三四十丸酒吞一日服二次更妙

當歸龍薈丸 治熱在兩脇。寅卯甚。多怒多驚。屬肝病也。
當歸 梔子 黃連 黃柏 草龍胆
黃芩各一兩 大黃 蘆薈 青黛各五錢 木香二錢五分
麝香五分另研
右為末煉蜜丸如小豆大小兒如麻子大生薑湯送下二三十丸此方不獨治脇痛如肝積發熱亦効

枳殻煑散　治悲哀煩惱致傷肝氣兩脇骨痛筋脉拘際
腰脚重滞兩股筋急四肢不能舉動此藥大治脇痛之
劑也。

枳殻四兩先煎　細辛　桔梗　防風　川芎各一兩
葛根一兩五錢　甘草五錢

右為粗末每服四錢水一鍾半薑棗同煎至七分空心
温服

大黄附子湯　治脇下偏痛發熱其脉弦際此寒痛也當
以此藥下之。

大黄八分　附子炮一錢五分　細辛去葉一錢五分

右水二鍾煎八分二次温服

芎葛湯　治肺弱感冒脇下疼痛。

川芎　乾葛各八分　桂枝　細辛各五分　枳殼一錢

人参五分　芍藥八分　麻黄六分　防風八分　甘草三分

右水二鍾薑二片煎八分温服

諸疝　癩疝　狐疝

疝痛屬足厥陰肝經也。小腹亦肝經也。故疝痛與小腹痛同一治法。所謂疝者。睾丸連小腹痛也。其痛有獨在睾丸者。有獨在小腹偏於一邊者。有睾丸如升斗者。癩疝是也。又立卧出入往來者。狐疝是也。丹溪曰。疝痛之甚者也。或有形或無形或有聲或無聲或有形如瓜有聲如蛙者素問以下歷代名醫皆以為寒盛寒主收引經絡得寒收引不行所以作痛理固然也有履霜雪踏氷涉水終身不病此者素無熱在內也按此症始於濕熱在經鬱而至久又感寒氣外束濕熱之邪不得疏散所以作痛若只作寒論恐為未備或曰此症多客厥陰一經鬱積濕熱何繇而致予曰大勞則火起於筋醉飽則火起於胃房勞則火起於腎大怒則火起於肝本經火積之久母能令子虛濕氣便盛厥陰屬木係於肝為將軍之官其性急速火性又暴為寒所束宜其痛亦大暴也愚見有用烏頭梔子等分作湯

用之其効亦敏。後因此方隨症與形加減。用之無有不應。然濕熱又須分多少而施治。但溼者腫多。癩疝是也。又有挾痛而發者。當以參术為君。而以疏導藥佐之。診其脉不甚沉急。而大豁無力者是也。然其痛亦輕。惟覺重墜牽引耳。

約方

丁香疝氣丸　治臍下撮急疼痛。併臍下週身皆急痛。小便頻數。脉急洪緩濇沉。按之皆虛。獨腎脉按之不急。皆虛無力。名曰腎疝。

當歸　茴香各五錢　甘草梢五錢　麻黃根節一錢

丁香五分 全蝎十三箇 玄胡索五錢 羌活梢三分
肉桂一錢 防已三錢 川烏五錢
右研末酒糊丸如桐子大每服五十九淡盐湯送下空
心服

玄胡苦練湯 治臍下冷撮痛陰冷大寒
玄胡索二分 苦練子三分 肉桂 附子各三分
甘草梢炙五分 熟地黄一錢 黄栢一錢
右水四鍾煎一鍾食前服
右四方桂附治寒玄胡當歸川練茴香丁香木香和血
調氣盐寒症挾污血滯氣者宜

天台烏藥散

烏藥　木香　茴香炒　良薑各五錢　川楝子十箇

檳榔三錢　巴豆粒十四　青皮五錢

右八味先以巴豆打碎同練子用麩炒候黑色去巴豆麩為細末每服一錢溫酒調下痛甚炒生薑熱酒下

木香練子散　治小腸疝氣膀胱偏墜久藥不効者服此其効如神

川楝子三十箇巴豆三十粒同炒黄色去巴豆將川練子研為細末　萆薢五錢

石菖蒲一兩炒　青木香一兩炒　荔枝核二十枚炒

右研末每服二錢入麝香少許空心炒茴香鹽湯調下

右以巴豆炒藥例。許學士云。大抵此疾因虗而滑之。不可以虗。驟補邪之所湊。其氣必虗。留而不去。其病則實矣。故必先滌去所畜之邪熱。然後補之。是以諸藥多借巴豆氣者。蓋為此也。

茴香散　治膀胱氣痛

茴香　金鈴子肉　蓬莪朮　京三稜各一兩

甘草五錢

右為細末。每服二錢。熱酒調下。每發痛甚。連日只二三服立定。

沉香桂附丸　治中風虗弱。脾胃虗寒。飲食不美。氣不調和退陰助陽除臟腑積冷心腹疼痛脇肋膨脹腹中雷鳴面色不澤手足厥逆便利無度又治下焦陽虛及療七疝痛引小腹不可忍腰痛不能伸喜熱熨稍緩

沉香　附子炮去皮臍　川烏炮去皮臍　乾薑炮　良薑炒

官桂去皮　茱萸湯洗　茴香炒各一兩

右研末醋煮麪糊為丸如桐子大每服五十丸至七八十丸止空心食前米飲湯下日三次忌物

桂枝湯　治肝氣不斂小腹疼痛自汗不止見傷寒

香附散　治癩脹用香附子不拘多少為末每用酒一鍾海藻一錢煎至半鍾先撈海藻嚼細用所煎酒調末二

錢服。

安息香丸　治陰氣下墜痛脹卵核腫大堅硬如石痛不可忍者。

玄胡索炒　海藻洗　昆布洗　青皮去白　茴香炒　川練子去核　馬藺花各一两五錢　木香五錢　大戟酒浸三宿切片焙乾三錢五分

右為細末另將硇砂真阿魏真安息香三味各二錢五分用酒一鍾醋一鍾將硇砂阿魏安息香淘去沙石用酒醋各一鍾熬成膏再入麝香一錢沒藥二錢五分俱各另研細入前藥一同和丸如菉豆大每服十丸至十五丸空心用綿子灰調酒下

金鈴丸　治膀胱腫硬牽引疼痛及治小腹氣陰囊腫毛間出水宜服

金鈴子肉五兩　茴香炒　馬蘭花炒　兎絲子　海蛤　補骨脂　海帶各二兩　木香　丁香各兩

右研末糊丸如桐子大每服二三十丸溫酒鹽酒空心食前服

小便不通　癃閉

小便不通者其因不一或因氣虛而不通者當補其氣而氣足則自能通矣或因血虛而不通者當補其血而血運則自通矣或血虛夾痰當補血豁痰是也夾熱當補血清

熱是也或氣虛夾痰行痰補氣是也夾火清火益氣是也若不分虛實痰熱槩以通利之劑投之豈不竭其真陰而耗其元陽乎故當分虛實痰熱而藥之可也

廣按曰淋症其感不一或因房勞或因忿怒或因醇酒或因厚味所致夫房勞者陰虛火動也忿怒者氣動生火也醇酒厚味者醇成濕熱也積熱既久熱結下焦所以小便淋瀝欲去不去又來而痛不可忍者初則熱淋血淋久生煎熬水液稠濁如膏如沙如石也諸方中類多散熱利小便而於開欝行氣破血滋陰蓋少焉若夫散熱利小便治熱淋血淋而已如膏淋沙淋石淋三者必須開欝行氣破

血滋陰方可也。古方用鬱金琥珀開鬱藥也。用青皮木香行氣藥也。用蒲黃牛膝破血藥也。用黃栢生地黃滋陰藥也。東垣用藥凡例小腹痛用青皮黃栢。夫青皮疎肝，黃栢滋腎。蓋小腹小便乃肝腎之部位也。學者不可不知。

約方

清肺散　治肺經實熱，小便不通。

黃芩炒五錢　桑白皮蜜炙一兩　白茯苓五錢　白芍藥炒　木通

梔子炒各六錢　甘草梢生　地骨皮各五錢

右為末，每服二錢五分，燈心湯空心調下。

茯苓導赤湯　治心小腸實熱，致小便淋滴不通。

茯苓一錢五分　生地黄二錢　赤芍藥一錢　木通八分　甘草梢
黄連炒各一錢
右水二鍾燈心十四條煎一鍾空心温服

滋陰丸　治腎經燥熱小便不通方見火門

琥珀散　治老人虚人小便不通
琥珀研末一兩　人參去蘆一兩　白茯苓去皮用心一兩五錢
右為細末每服二錢五分燈心湯空心調服

導氣除燥湯　治小便淋瀝欲去不去又来而痛不可忍
青皮　蒲黄各一錢　黑梔子一錢五分　木通八分　赤芍藥
當歸　滑石各八分

右水二鍾燈心十四條煎一鍾不拘溫服

蒲灰散　治血淋併尿血不止

蒲黃炒黑一兩　亂髮燒灰五錢　阿膠炒兩

右為細末入麝香少許米醋湯調下

猪苓湯　治諸般熱淋

猪苓一錢　茵陳五分　淡竹葉十片　木通　瞿麥各五分

甘草三分　滑石八分　山梔子一錢

右剉水二鍾燈心七條煎一鍾空心溫服

茯苓琥珀散　治血淋沙淋石淋

赤茯苓　琥珀各一兩　木通　當歸各五錢　木香

欝金各四錢　滑石一两

鹿角霜丸　治膏淋多因憂思失志。濁氣干清。小便淋閉。黯如膏脂。疲劇筋力。或傷寒濕。多有此症。

鹿角霜　秋石　白茯苓各等分

右為末。麪糊丸如桐子大。每服五十丸。空心米湯下

海金沙散　治諸淋急痛

海金沙七錢　飛滑石五錢

右為末。每服二錢。木通麥門冬煎湯送下

火府丹　治心經蘊熱。小便赤少。及五淋澁痛。方見火門

清心蓮子飲　治上盛下虛。心火炎上。口苦咽乾。煩渴微

熱小便赤澀不通。

石蓮子去心一錢　人參八分　麥門冬去心一錢　甘草炙五分　車前子　赤茯苓各七分　黃芩炒五分　地骨皮六分　黃芪蜜炙一錢

右水二鍾，煎一鍾，不時溫服。如發熱，加柴胡、薄荷各五分。

參术木通湯　治老人虛人氣虛成淋。

人參去芦一錢　白术去皮一錢　木通八分　山梔子一錢　甘草炙三分

右剉，水二鍾，煎一鍾，空心服。

立效散　治下焦結熱，小便淋閉作痛，有時尿血。

炙甘草二兩　瞿麥穗一兩　山梔子炒六分

右為細末每服三錢薑葱湯調服燈心亦効

按閉癃之症合而言之乃一病也分而言之猶二病也有新久之别閉者新病為溺閉小便點滴閉塞不出俗呼小便不通是也當即通利主之癃者久病為溺癃小便淋瀝點滴而出或一日數十次或百次俗名五淋病是也宜升提主之大抵溺閉乃膀胱主之膀胱藏溺而不出也溺癃乃三焦主之三焦出溺而不藏也故分其病立為二門學者不可不辨

大便不通

凡大便不通皆為津液所主夫腎主五液若津液盛則大

便如常或飢飽勞役損傷胃氣及食辛熱厚味以致火邪內伏闇耗陰血津液漸枯大便漸結此病老者多患之揔是氣虛津液不足也經云腎惡燥急食辛以潤之此潤腸丸之類是也

約方

潤腸丸 治胃中伏火大便閉澀或乾燥不通全不思食乃風結血秘須潤燥和血疎風則閉自然通矣

羌活　歸稍各六錢　大黃煨五錢　麻仁隔紙炒　桃仁去皮尖各一兩

桃仁麻仁另研如泥合前三藥再研為細末煉蜜為丸如桐子大每服三五十丸空心白滾湯送下

血燥者加桃仁大黃。風燥者加麻仁大黃秦艽。大便閉結之症。雖屬陰寒。當服陽藥。亦須少加苦寒之劑。通其大便。使寒氣得門而出。此治之大法也。

當歸潤腸湯　治精血枯結。大便不通。

升麻一錢五分　歸稍　熟地黃各一錢　大黃煨　桃仁去皮尖　麻仁各一錢　甘草生五分　生地黃二錢　紅花四分

右剉水二鍾煎一鍾空心熱服

麻仁湯　治大便不通

麻仁微炒一錢。外用枳殼二錢。當歸稍一錢五分。赤芍一錢。青皮八分。水二鍾。煎一鍾。熱沖在麻仁內。濾服。以大便通為度。

潤腸橘杏丸　治大便閉結。而　降氣潤腸。服之大腸自無澀滯之患也。

橘皮（去白）　杏仁（去皮尖）

各等分。研為細末。煉蜜為丸。如桐子大。每服三五十丸。空心白滚湯送下。

蓯蓉潤腸丸　治發汗過多。耗散津液。大便閉結。

蓯蓉（酒浸焙，二兩）　沉香（另研，一兩）

右為末。用麻仁汁打糊為丸。如桐子大。每服七十丸。米飲下。

導滯通幽湯　治大便艱難幽門（胃之下口也）不通。吸門不開噎塞不便。

當歸身一錢　桃仁一錢去皮尖　熟地黃　生地黃

升麻稍　甘草各五分　紅花二分

右剉水二鍾煎一鍾。調檳榔末五分熱服。

通關散　治卒閉不通。用食塩入臍中灸之即通。此法即鹹能軟堅之意也。

宣積丸　治大便不通。手心握藥。其便即通也。

巴豆　乾薑　韭子　良薑　白檳榔

甘遂　硫黃各等分

右為細末，研飯為丸，如龍眼大，先用椒湯洗手，又以麻油塗手心，握藥一粒，移時便瀉，欲止，以冷水洗手。

蜜煎導法：用蜜一鍾，熬至滴水成珠，入鹽五錢，乘熱捻如青棗大，納穀道中，一時蜜煎開化便通也。一法用蜜煎不通者，純用鹽吹入穀道中亦妙。此法為人胃氣已虛，不能用下藥而設也。

大黃牽牛丸　治相火之氣遊走臟腑，大便閉結。

大黃一兩　牽牛五錢

右為細末，煉蜜為丸，每服三錢。如手足煩熱者，白滾湯送下；手足厥冷者，酒送下。以大便微通為度，虛人不可

輕用

疸症　黄汗　黑疸　目黄

疸症有五種而其病原皆緣濕熱所致其中更有臟腑之異陰陽風水之别又當辨之夫食而復飢善消穀食者是胃熱為疸屬陽症也食而不飢不嗜穀食者是脾濕為疸屬陰症也陽症當清其熱陰症當燥其濕黄疸亦有兼腫者風水為病也頭面主陽風為陽邪故先感於頭面也治當踈風為主兩足主陰水為陰邪故先侵於足脛也治當利水為主所以治疸與腫其治法大同而小異也

約方

茯苓除濕湯　治黃疸氣熱嘔吐渴欲飲冷身體面目俱黃小便不利不得安臥亦不思食

白茯苓五分　澤瀉　猪苓各三分　黃芩生　黃連各四分

茵陳蒿六分　山梔　防已　白朮　蒼朮

青皮　陳皮各二分

右水二鍾煎一鍾空心服

茵陳梔子湯　治脾胃濕熱穀疸

茵陳蒿一錢　黃芩六分　黃連　枳實炒各三分　白朮一錢五分

白茯苓六分　猪苓去皮　澤瀉各二分　陳皮　防已各二分半

山梔子炒　蒼朮炒各二錢　青皮一分

右剉，水二鍾，煎一鍾，食前服。此藥治穀疸之神劑也。方中山梔、茵陳能瀉濕熱而退黃，故以為君；枳殼瀉心下之痞滿；黃芩瀉肺中之伏火；二术、青陳皮除胃中之濕滯；防已去經絡之濕邪；澤瀉、猪苓、茯苓導膀胱中之濕閉。故藥品不能增減一味也。

桂枝黃芪湯　治黃疸脉浮，腹中不脹飽而和者，當汗解之。此方能發邪汗而復正氣者也。

桂枝　芍藥各三錢　甘草　黃芪各二錢　生薑五片

大棗三枚

右水三鍾，煎鍾半，熱服。服片時，可飲熱粥一碗，佐藥力。

取微汗為度如未汗再服

梔子大黃湯　治酒疸胞中懊憹或發熱疼痛

山梔子二錢　大黃三錢　枳實一錢五分　豆豉一錢

右剉水三鍾煎二鍾二次溫服

理中茯苓湯　治丹田有寒渾身及目睛發黃此皆寒濕為病又不可認作濕熱

人參　白朮　茯苓各一錢五分　甘草炙一錢　乾薑二錢

右水三鍾煎一鍾半二次冷服此熱因寒用以假寒對足太陽之假熱也

穀疸丸　專治穀疸

苦參三兩 龍胆草一兩 牛胆一箇

右為末，入牛胆汁，加蜜少許為丸。空心薑湯送下。或甘草湯亦得。

葛根湯 治酒疸

葛根二錢 枳實炒 山梔各一錢 豆豉 甘草各八分

右水二鍾，煎一鍾。不拘溫服。

芪桂酒湯 治黃汗，身體腫，發熱。汗出沾衣，其色與黃栢無異。脉沉者是也。

黃芪五兩 桂枝三兩 白芍藥五兩

右三味㕮咀。用苦酒一升，水七升，和煮取三升。溫服一升。初發當心煩，服至六七日乃解。若心煩不止者，恐苦酒所阻，用好酒代之亦可。

目黄者，獨目黄而身不黄也。乃風熱欝於内，不得發泄於外。治當清散風邪，除内結熱，與黄疸治法稍異。

黑疸者，黄疸久而變爲黑是也。不獨肌膚面目外黑，即大便亦黑。女勞疸、酒疸多變此症。宜急用土瓜根一斤，擣碎絞汁頓服。小便有黄水出，便有生機。如黑未盡退，更宜服之。此症多死，非此藥莫救。

戊寅芝山寺施醫，一人五十餘歲，患疸症，渾身發黄，目睛亦黄，小便黄赤而黑，身熱又欲近火。服去濕熱等劑愈劇。

一日服梔子茵陳湯。手足遂冷。振寒轉慄。目昏闇。自以為不可救藥。擡到寺中求診。余見其脉六部虛細若散。遂用理中茯苓湯十貼而安。夫身熱又欲近火者。熱在皮膚而寒在骨髓也。小便黑。脉虛細者。寒濕勝也。振寒轉慄。乃足太陰寒水之症也。此人服寒凉劑過多。致陰氣大甚。陽氣欲絶。若不用溫中劑急救。何能挽回哉。此正所謂逐寇而傷君者是也。

一友病疸症。口渴身熱。大小便閉塞。身黃如橘色。衆醫皆認為陽明症。欲與大柴胡湯。服之病者不敢信。到寺求診。余見其脉沉而數。遂決之曰。此真濕熱症也。不下何繇得

愈即與黃連散二服下結糞一斗一夕而黃漸退而愈

驚悸　怔忡　恐

驚者心卒動而不寧也悸者心跳動而怕驚也怔忡亦心動而不寧也怔忡大槩屬血虛與痰有慮便動者屬虛時作時止者痰因火動瘦人多是血虛肥人多是痰飲覺心跳者亦血大虛也當臨症辨脉不宜執一而治可也

約方

四物安神丸　治勞役心跳大虛症

硃砂一錢　當歸身　白芍　側栢　川芎各五錢

陳皮　川黃連　甘草各三錢

右為末用猪心血為丸每服二錢百滚湯食遠送下

温胆湯　治心胆虚怯觸事易驚或夢寐不祥遂致心驚胆懾氣鬱生涎涎氣搏變生諸症或短氣悸乏或復自汗皆宜服也

半夏湯洗　竹茹　枳殼炒各二兩　甘草炙一兩　白茯苓一兩五錢

右為末每服四錢水一鍾半薑五片棗一枚煎七分去渣食前服

半夏麻黄丸　治痰飲在心下驚悸者

半夏　麻黄各等分

右為末煉蜜和丸如小豆大每服三丸一日三服白滚

湯送下。

茯苓甘草湯　治脾濕生痰。痰熱發悸。

茯苓　甘草各一錢　遠志　黄連各五分　半夏麹八分

枳殻　人參各三分

右水二鍾。薑一片煎一鍾温服。

硃砂安神丸　治驚悸

硃砂五錢　遠志　黄連各八錢　茯神　當歸各一兩

甘草　石斛各六錢　菖蒲四錢

右為末煉蜜為丸。如梧桐子大。每服二十丸。灯心湯送。

辰砂遠志丸　治驚悸消風痰。安神鎮心。

石菖蒲　遠志　人參　茯神　川芎

麥門冬　山藥　鐵粉　天麻　半夏

白茯苓　南星各一兩　細辛　辰砂各五錢

右為細末，生薑五兩取汁，入水煑糊為丸，如菉豆大，硃砂為衣。每服二十五丸，夜臥服，生薑湯下。小兒減服。

定志丸　治心氣不足，驚悸恐怯。

菖蒲炒　遠志去心　茯苓各二兩　人參一兩

右為末，蜜丸如桐子大，辰砂為衣。每服五十丸，米湯下。

珍珠粉丸　治心跳大虛症。

珍珠五錢　茯神一兩　硃砂四錢　人參五錢　當歸身一兩

甘草六錢 山藥一兩

右為末煉蜜為丸如彈子大金箔為衣每服一丸臨卧時嚼碎燈心湯送下

人參散 治虚驚

人參一兩 茯神六錢 淮山藥一兩 甘草五錢

右研細末每服二錢白滚湯送下

茯神丸 治虚痰驚悸怔忡

石菖蒲 辰砂各五錢 人參 遠志各八錢 茯苓

真鐵粉各四錢 茯神一兩 胆星 夏麴各五錢

右為末生薑四兩取汁和水煮糊為丸如桐子大另用

硃砂為衣。每服十九。加至二十九。臨卧生薑湯送下。

補胆防風湯　治胆虚驚悸

防風一錢　枳實　人參各六分　茯神　橘紅各五分

半夏八分　甘草四分　白术五分

右水二鍾。薑二片。棗一枚。煎一鍾。不時温服。

夢遺　白濁

夫心主陽。其藏神。腎主陰。其藏精。心腎不交。則精神散越。故為夢也。有夢而遺者。有不夢而遺者。有竟虛脫者。尤當辨之。蘊云。因夢交而出精者。謂之夢精。不因夢而自泄精者。謂之滑精。此皆屬相火所動。或久虛則有之。寒則無也。

王節齋曰夢遺滑精世人多作腎虛治而用補腎澀精之藥往往不效者殊不知此症多屬脾胃所致在飲酒厚味痰火濕熱之人多有之蓋腎藏精精之所生繇脾胃飲食生化而輸歸於腎今脾胃傷於膿厚濕熱內鬱致中氣濁而不清則其所生化之精亦變為濁也腎主必藏陰靜則寧今所輸之精既有濁氣則邪火動於腎中而水不得寧靜故遺而滑也此症與白濁同丹溪論白濁為胃中濁氣下流滲入膀胱而云無人知此也其有色心太重妄想過度而致精滑者宜從心腎治之但兼脾胃者多更當審察

約方

金鎖丹　治遺精夢泄關鎖不固
補骨脂　葫蘆肉　白龍骨各一兩　茴香炒八錢
平腎膏三對取開用塩五分同煮熟
右五味研成膏用酒麪糊為丸每服三五十丸淡塩湯
空心送下

固真丹　治精滑夢遺
肉蓯蓉　白茯苓　益智仁各一兩　芡實肉二兩
白龍骨　金櫻子各一兩五錢
右研細末用鹿骨膠酒浸化為丸如桐子大每服五六
丸空心淡塩湯送下

補陰玉露丸　治陰虛精脫湧泉發熱

熟地黄　山茱萸各二两　白龍骨水飛過　白茯苓各一两

兎絲子　蓮花鬚各一两五錢

右研末煉蜜為丸每服四五十丸温酒空心送下

珍珠粉丸　治夢遺泄精併精滑脫出不收

厚黄柏一斤鹽酒浸炒赤色　真蛤粉一斤細研

右為細末滴水為丸如桐子大每服六十丸温酒空心送下此方黄柏味苦降火蛤粉味鹹補陰也

丹溪云便濁多屬濕痰流注膀胱所致宜用二陳湯加减隨其新舊虛實治之

茯苓丸　治心氣不足。思慮過傷。腎經虛損。小便白濁。夢寐頻泄。

菟絲子酒蒸五兩　石蓮子去殼三兩　白茯苓去皮二兩

右為細末。酒糊為丸。如梧桐子大。每服三十丸。淡盐湯空心送下。

萆薢分清飲　治白濁凝結如糊

益智仁　萆薢　石菖蒲　烏藥各等分

右剉。每服四錢。水一鍾半。加盐少許。煎八分。食前温服。

一方加甘草茯苓。

固精丸　治心神不安。腎虛精滑

知母酒炒　黄柏酒炒各一两　牡蠣煨三錢　龍骨煅二錢　芡實肉
蓮蕊各一兩　茯苓　遠志各四錢
右為細末。山藥糊為丸。硃砂為衣。每服三五十丸。白滾湯空心送下。

二陳四苓湯　治脾胃濕痰白濁
半夏姜炒　陳皮各一錢　茯苓八分　甘草三分　猪苓一錢
澤瀉八分　白术五分　車前八分
右水二鍾。煎一鍾。温服。

自汗盗汗

自汗者。汗無時而自出也。盗汗者。睡則出汗。寤則汗收也。

自汗屬陽虛。盜汗屬陰虛。蓋陽為衛氣。陰為榮血。血之所主心也。所藏肝也。氣之所主肺也。所藏腎也。或熱搏於心。勞傷於肺。二者津液不能內歛。則外泄於皮膚也。夫人卧則靜為陰。起則動為陽。故曰自汗屬陽。盜汗屬陰也。大抵陰虛當補其陰。陽虛當補其陽是也。

約方

百解散　治感風邪。發熱自汗。

荆芥　白芷各五分　陳皮三分　桂枝六分　白芍藥一錢

蒼朮八分　甘草四分

右水二鍾。薑二片。煎一鍾。不時温服。

清燥湯　治自汗。因熱邪致傷元氣，大小便秘澁不通。

黄芪炙　蒼朮各五分　人參　陳皮各三分　白茯苓五分

地黄生八分　猪苓　黄連炒　澤瀉各二分　麥門冬

甘草各三分　神麯四分　五味五粒

右水二鍾，煎一鍾，不時温服。

當歸六和湯　治血虚盜汗内熱。

當歸　熟地黄　黄芪各五分　黄連炒黑　黄栢炒黑

黄芩炒黑　生地黄炒各三分

右水二鍾，煎一鍾，不時温服。

參歸散　治虚汗盜汗，血氣不足，精神恍惚

人參三兩去芦當歸三兩炒

右二藥為細末。入猪心內煨熟。再研細末每服二錢。百沸湯送下。

白朮散 治自汗盗汗

白朮三兩小麥一合炒

右水二鍾半煮。乾去麥為末。以炒黃芪煎湯調服。忌蘿蔔辛辣炙煿之類。乳母尤忌。

地黃丸 八珍湯 補中益氣湯 四君子湯 歸脾湯

導赤散 四物湯 茯苓補心湯 人參理中湯此皆治自汗盗汗之劑。方見各門。當隨症施治可也。

眼科　内外障　風熱　風寒

經云。瞳子黒眼法於陰。白眼赤脉法於陽。故陰陽合轉而精明。此則眼具陰陽也。又曰。五臟六腑之精氣。皆上注於目而為之精。精之窠為眼。骨之精為瞳子。筋之精為黒眼。血之精為絡。其窠氣之精為白眼。肌肉之精為約束。裹擷筋骨氣血之精。而與脉并為系。上屬於腦。後出於項中。此則眼具五臟六腑也。後世以内外皆屬心。上下兩瞼屬脾。白眼屬肺。黒眼屬肝。瞳子屬腎。謂之五輪。蓋本諸此也。又有八廓之説。無義無據。不復叅入焉。

約方

明目細辛湯　治兩目發赤微痛，羞明畏日，怯風寒，怕火，眼睫成細眵糊多，隱澀難開，眉攢痛悶，鼻涕唾吐多如稠膿，大便微硬，喜食冷物。

麻黃　羌活各三錢　藁本一錢　川芎五分　蔓荊子六分　茯苓一錢　細辛少許　川椒八粒　防風　荊芥穗一錢二分　歸梢一錢　地黃生六分　桃仁二十粒　紅花少許

右剉如麻豆大，分作四服，每用水二鍾，煎一鍾，去渣，稍熱服。

洗肝散　治風毒上攻，暴作赤目，腫痛難開，隱澀眵淚。

薄荷去梗　當歸　羌活　防風各去蘆　梔子仁

甘草炙　大黄　川芎各二兩

右為末。每服二錢。食後白滚湯調下。

四物龍胆湯　治目赤暴作雲翳疼痛不可忍。

四物各三錢　羌活　防風各二錢　草龍胆　防巳各一錢

右水二鍾。煎一鍾。食遠温服。

菊花散　治肝腎風。毒氣上衝眼痛。

甘菊花　牛蒡子炒各八兩　防風三兩　白蒺藜去刺一兩

甘草一兩五錢

右為末。每服二錢。白滚湯調下。食後臨卧服。

和血補氣湯　治眼疾熱壅。白睛紅腫多淚。無疼痛而隱

澀難開。此服寒藥太過，而真氣不能通九竅也。故眼昏花不明，宜服

防風七分 黃芪一錢 甘草炙五分 蔓荊子 當歸身洗各五分

白芷二分 升麻七分 柴胡五分

右㕮咀作一服。水一鍾半，煎一鍾。去渣，臨卧溫服。避風忌冷物。

羌活除翳湯 治太陽寒水翳膜遮睛，不能視物。

麻黃根一兩 羌活一兩五錢 防風一兩 藁本七錢 薄荷二錢

當歸根三錢 細辛少許 川芎三錢 川椒五分 黃柏四錢

生地黃酒炒錢 知母酒炒五錢 荊芥穗七錢煎成藥加之

右㕮咀每服三錢水二大鍾煎一鍾入荊芥穗再煎至八分溫服忌酒濕麪

消翳散一名龍胆飲子　治眼翳不開

青蛤粉五錢　龍胆草　羌活　黃芩各三錢　蟬退五分

穀精草　川鬱金五錢　麻黃一錢五分　升麻二錢

甘草根炙五分

右為末每服二錢食後溫茶調下

芩連湯　治肝胆經熱兩目赤腫疼痛難忍發熱諸症

黃芩酒洗炒一兩　黃連去鬚酒洗炒七錢　草龍胆酒洗炒四次一兩

地黃生酒洗一兩

右㕮咀，每服二錢，水二鍾，煎數沸，去渣再煎至一鍾，温服。午後晚間俱不可服，惟午飯時服之方效。

連柏益陰丸　治風熱目痛，遍身骨痛。

羌活　獨活　防風　甘草根炒　當歸身　五味各五錢　黄連酒洗剉炒火色一兩　石決明燒存性五錢　草決明　黄芩　黄柏　知母各兩

右為末，煉蜜和丸如桐子大，每服五十丸，漸加百丸止，臨卧清茶送下。

羚羊角散　治水翳久不去者。

羚羊角　升麻　細辛各等分　甘草五分

右為末，一半煉蜜為丸，每服五六十丸，用一半為散，以泔水煎，吞此丸，食後服。

滋陰地黄丸　治内障，兼右目小眥青白翳，瞳子脹大，及丈夫因勞力後，兩眼上星，右邊獨昏，此熱傷血。

白朮　歸身尾　木通　黄連酒浸　黄芩炒　黄柏炒　生地黄各二兩　甘草炙，一錢

分作三劑，煎服。大熱，加白芍藥。

人參補胃湯　治勞役飲食不節，内障眼病，此方神効。

黄芪根一兩　人參一兩　甘草炙，八錢　蔓荆子　白芍　厚黄柏各三錢，酒洗四次，炒四次

雜症彙考 耳病　　　　　　　　　　六卷一百九

右㕮咀每服三四錢水二大鍾煎一鍾去渣温服三五服後兩目光明視物如常惟兩足踹地不知高下益伏火升發故也病減住服七日再服此藥宜春間服之

益氣聰明湯　治飲食不節勞傷形體脾胃不足内障耳鳴或多年視物昏暗久服此藥無内障耳鳴耳聾之患又令精神倍常飲食增進身輕體健耳目聰明

黄芪 五錢　甘草根 炙錢 六　升麻根 三錢　人參 五錢　葛根 三錢　蔓荊子 一錢五分　白芍藥 一錢　黄柏 一錢酒洗四次炒

右㕮咀每二錢水二鍾煎至一鍾去渣滓臨卧熱服五更再煎服得睡更妙如煩亂或有熱春月漸加黄柏夏

月倍之。如脾胃弱去之。熱减亦少用。但有熱或麻木。或上壅頭目。三兩服後。其熱皆除。又治老人腰以下沉重疼痛。此藥久服。治人上重。又有精神。兩足輕浮。不知高下。空心服。或少加黃柏。輕浮自减。

甘菊花丸　治男子腎臟虛弱。眼目昏暗。或見黑花。常服明目。煖水臟。活血駐顏。壯筋骨。

甘菊花去土三兩　枸杞四兩　熟地黃三兩　乾山藥五錢

右為末。煉蜜和丸如桐子大。每服三四十丸。空心食後各一服。白滾湯下。

五癇　健忘

夫癇病雖分五種。其治法當祛痰順氣。清火平肝是也。其所發亦如中風卒然仆倒。口眼相引。手足搐搦。背脊強直。口吐涎沫。聲類畜叫。各應其屬。食頃乃甦。原其所繇。或因七情之氣鬱結。或爲六淫之邪所干。或因受大驚恐。神氣不守。或自幼小受之。或自長大因怒感觸而成。皆屬痰迷心竅。故當理痰也。

約方

温胆湯　治眩暈諸癇之症

陳皮　半夏各一錢　茯苓八分　甘草三分　枳實炒

黄連炒各一錢　遠志　菖蒲各八分　人參六分

右剉水二鍾煎一鍾不時服

壽星湯　治諸般痰癇或風痰壅上不知人事

南星姜製　天麻各一錢　半夏姜製　防風各五分　荊芥穗三分

細辛二分　茯苓　薄荷各八分　前胡六分　甘草三分

右水二鍾生薑二片煎一鍾不時溫服

清神丹　治癇病久年不愈

石菖蒲去毛二兩　辰砂六錢為末水飛過一半為衣

右研細末猪心血打麪糊為丸如桐子大每服三五十丸百沸湯空心送下

追風祛痰丸　治諸風癇暗風世之患此病者甚多

防風去芦　天麻　殭蚕洗去糸炒　白附子麪包煨各一两

全蝎微炒　木香各五錢　牙皂一两　製半夏姜汁泡炒三两

南星炒　甘草炙各一两五錢

右為末竹瀝薑汁為丸○硃砂為衣○每服七八十丸○百沸湯空心送下○

清神牛黄丸　治一切癲癇怔忡○清火豁痰○開心定志○

牛黄一錢　琥珀二錢　辰砂六錢　雄黄一錢五分　胆南星一两

沉香二錢　犀角二錢　黄芩炒二两　大黄熟一两半　青礞石煅五錢

天麻炒五錢　殭蚕炒七錢　蟬退五錢去頭足　石菖蒲一两五錢

右為細末○猪心血合竹瀝為丸○如菉豆大○每服六十丸

臨卧時薄荷湯下。

天竺黄丸　治元氣虛弱。癇病時發。

當歸酒洗　茯神　棗仁炒各一兩五錢　生地黄酒洗
黄連酒炒　橘紅各一兩　牛黄一兩　天竺黄五錢
真珠二錢　人参二錢

右為末。煉蜜為丸。硃砂為衣。如桐子大。每服三五十丸
白滚湯空心送下。

健忘

夫健忘者。陡然而忘其事也。此屬心脾二經。蓋心主思。思慮過多。心血耗散。神不守舍。脾乃心之子。其母病則子亦

病。調治之法。故當養心血。理脾氣。是也。

歸脾散即歸脾湯。治思慮過度。勞傷心脾。令人轉盼遺忘。

約方

心下怔忡 方見內傷

聰明湯 治不善記而多忘者

白茯神 遠志肉 石菖蒲各等分

右為末。每服五錢。水二鍾。煎一鍾。食遠去渣溫服。

天王補心丹 治怔忡驚悸。寧心保神。益血固精。壯力強志。令人不忘。

地黃半生半熟各兩六錢四分 遠志肉一兩一錢 玄參炒 沙參各一兩

白茯神八錢五分　酸棗仁炒一兩二錢五分　當歸九錢　丹參酒洗八錢
柏子仁去油一兩　麥門冬去心一兩三錢　粉草一兩　黄連四錢五分
石菖蒲一兩　天門冬去心一兩五錢三分　五味七錢

右為細末煉蜜為丸如彈子大硃砂金箔為衣每服一丸臨卧細嚼燈心湯下此方乃天王寺石刻真方非比諸書加減混亂君臣服之罔効者也

本府太尊吳九見老師因閱童生卷過勞精神虛耗神不守舍目花頭眩遂成怔忡驚悸心中躁動不安惕惕然如人將捕之狀服歸脾湯不愈服此藥一月全安精神日健後即有大勞不至困倦皆其靈驗也

加減補心湯　治血虚心煩懊憹驚悸怔忡胸心氣亂

當歸一錢二分　川芎七分　生地黄一錢一分　白芍一錢炒　白术一錢

茯神一錢二分　棗仁八分炒　麥門冬二錢去心　遠志八分　黄芩一錢二分

玄參五分　甘草炙三分

右剉一大劑，水三大鍾，煎一鍾半，分二次，食遠時服。此方乃補養心脾之劑，不獨病至時服，即常時用之，可免健忘怔忡之病也。

定心丸　治心跳健忘

硃砂五錢　人參一兩　石菖蒲一兩

各製為末，煉蜜為丸，如彈子大。每用一丸，臨卧細嚼，灯心湯送下。

狂癲

狂謂妄言妄走也。癲謂僵仆不省也。各自一症。有以狂入脾部、癲入肝部。然經有言狂癲疾者，有言狂互引癲者。又言癲疾為狂者。此則又皆狂癲兼病。今病有狂言狂走，頃時前後僵仆之類。有僵仆後妄見鬼神，半日方已之類。是以狂癲兼病者也。欲獨閉戶牖而處，陰不勝其陽則脈流蕩疾，併此乃獨狂症也。

約方

鎮心丹　治心虛癲狂

人參一兩　硃砂四錢　棗仁一兩　遠志八錢　真珠五錢

右為末煉蜜和丸如彈子大金箔為衣每服一丸白滾湯化下

當歸承氣湯　治陽盛陰虛大便閉結而狂者

當歸　大黃各一兩　甘草五錢　芒硝七錢

右剉如麻豆大每二兩水一大碗薑五片棗十枚煎至一半去渣溫服若陽狂奔走罵詈不知親踈此陽有餘陰不足大黃芒硝去胃中實熱當歸補血益陰甘草緩中加薑棗者胃屬土此引入胃中也經所謂微者逆之甚者從之此之謂也以大利為度安後用調心散洗心散涼膈散解毒湯調之

寧志膏　治脾胃俱虛

人參　酸棗仁各一兩　辰砂五錢　乳香一分

右為細末，煉蜜和丸如彈子大。每服一丸，薄荷湯送下。予族弟緣兵火失心，製此丸與之服，二十粒愈。親舊多傳之，服皆有驗。

防已地黃湯　治病如狂狀，妄行獨語不休，無寒熱，其脉浮。

防已一錢　桂枝　防風各三錢　甘草二錢

右四味以酒一鍾浸一宿，絞取汁。生地黃二斤，㕮咀蒸之，一炷香為度。以銅器盛其汁，更絞地黃汁和服。

驚氣丸 治驚痙積氣痙風邪。發則牙關緊急。涎潮昏塞。醒則精神若痴。

附子 木香 白殭蠶 白花蛇 橘紅

天麻 麻黄各五錢 乾葛二錢 紫蘇葉一兩 硃砂一錢

南星洗切姜汁浸一宿五錢

右為末。加腦麝少許。同研極勻。煉蜜為丸如龍眼大。硃砂為衣。每服一丸。金銀薄荷湯化下。温酒亦得。戊申年軍中一人犯法。褫衣將受刑而得釋。精神頓失如痴。與服一丸而寐。及覺病已。提轄張載揚其妻因避寇失心已數年。予授此方。不終劑而愈。又黄彦奇妻狂厥者踰十年諸醫不驗予授此方去附子加鉄粉亦不終劑而愈鉄粉非但化痰鎮心至如摧抑肝邪特異若多恚怒肝邪太盛鉄粉能制伏之素問云陽厥狂怒治以鉄落飲金制木之意也此亦前人未嘗論及

苦參丸　治顛狂發作披頭大叫不避水火苦參為末蜜丸桐子大每服十丸薄荷湯化下立効

牛黄膏　治熱入血室發狂不認人

牛黄二錢五分　硃砂　欝金　牡丹皮各三錢　甘草

腦子各一錢

右為末煉蜜丸如棗子大新汲水化下

辰砂散治風痰諸癇。狂言妄走。精神恍惚。思慮迷亂。乍歌乍笑。飲食失常。疾發仆地。吐沫戴目。魂魄不守。

辰砂一兩須光明有墻壁者　酸棗仁五錢微炒　乳香五錢光瑩者

右量所患病人飲酒幾何。先令恣飲沉醉。但勿令吐。至靜室中。以前藥末作一服。溫酒調下。作一盞調之。令頃服。如飲酒素少人。但隨量取醉。服藥訖。便安置床枕。令卧。病淺者半日至一日。病深者三兩日。令家人潛伺之。鼻息勻調。但勿喚覺。亦不可驚觸使覺。待其自醒。即神魂定矣。萬一驚悟。不可復治。

口症

口者脾之所主胃大腸脉之所挾經云中央黃色入通於脾開竅於口藏精於脾又云脾主口在藏為脾在竅為口又云脾通於口脾和則口能知五味矣此脾之所以王於口也

口苦者胆病也脾主謀慮胆主决斷胆盛汁七合是清淨之府取决於胆胆或不决為之恚怒則氣上逆胆汁上溢故口苦或熱甚而使然也以龍胆瀉肝湯主之

龍胆瀉肝湯

柴胡一錢　黃芩七分　生甘草　人參　天冬去心

黃連　山梔　草龍胆　麥冬　知母各五分

五味子七粒

右㕮咀作一服水二鍾煎一鍾去渣食遠溫服忌辛熱物大効

口糜者膀胱移熱於小腸膈腸不便上為口糜宜胡黄連散主之

胡黄連散治口糜

胡黄連五分 藿香一錢 細辛三錢 黄連三錢

右為末每用五分乾掺口内漱吐之

又方治滿口白爛

蓽撥一兩 厚黄柏一兩六錢

右為末，用米醋煎數沸，後調前藥，涎出吐之，再用湯漱口即愈，重者二次。

必效散　治口糜

白礬　大黃各等分

右為細末，臨卧乾貼，瀝涎盡，溫水漱之。

加減甘露飲　治男子婦人小兒胃家客熱，口臭，牙宣，赤眼，口瘡，一切瘡瘍，已散未散，皆可服之。

熟地黃　黃芩　天門冬去心　枳殼　甘草

枇杷葉去毛　茵陳　生地黃　石斛各兩　犀角二錢

右為末，每服二錢，水一鍾，煎七分，食後臨卧溫服。小兒

一服

加減瀉白散　治勞心過度，肺氣有傷，以致氣出腥臭，涕唾稠粘，咽喉不利，口苦乾燥。

桑白皮三錢　地骨皮　甘草炙，各一錢五分　知母七分　五味子二十一粒　麥門冬　黃芩各五分　桔梗二錢

右㕮咀，作一服，水二鍾，煎一鍾，食後溫服，一日二次，忌酒濕麪及辛熱之物。

難經云：心主五臭，入肺為腥臭，此其一也。因洪飲大熱之氣所傷，從心火刑於肺金，以桑白皮、地骨皮味苦微寒，降肺中伏火，補氣為君；以黃芩、知母苦寒，治氣腥臭，清利肺

氣爲臣。肺欲收，急食酸以收之。五味子酸温以收肺氣，麥門冬苦寒，治涕唾稠粘。口苦乾燥爲君。桔梗辛温，體輕浮，治痰逆，利咽膈，爲使也。

雪潭居醫約

三衢徐世蔭較正　三山陳澈編輯

胎前一十八證

妊娠三兩月胎動不安

夫胎血氣調匀乃成○設若下血腹痛○緣子宮久冷○血海虛羸○致令胎墮○其危甚於正產若有此症可預服通靈散養胎○

通靈散

木香一錢　川芎二錢　黑附子一錢　白芍藥　山藥

白朮　乾薑　牡丹皮　熟地黄　黄耆

陳皮各二錢　甘草一錢

右剉焙。每用四錢。糯米三七粒。水一鍾半。煎一鍾。温服。日二次。忌生冷。

宿有風冷。胎痿不長。或失將理。動傷胎氣。多致損墮。常服白术散保胎臟。

白术散

白术　川芎各六錢五分　枳殼六錢去穰麩炒　熟地黄蒸一兩二錢

糯米一合　牡蠣火煆研三錢　川椒去合口并目二兩炒放地上用盞蓋出汗

腹痛加白芍藥一錢五分。心下毒痛加川芎一錢五分。心煩嘔吐。加半夏五分。湯洗七次。細辛一錢五分。為細末○溫酒或米飲調下○如湯煎大麥汁調服○病雖愈○亦盡服○勿置味惡阻人○宜作丸子○治室女帶下○赤治冷氣胎寒腹痛○胎熱多驚○舉動腰痛○腹痛胞急○卒有所下○或因頓仆閃肭○飲食毒物○或感時疾○寒熱往來○致傷胎臟○並皆服之○

又神方

陳艾（年久者佳　一兩洗）

右剉細○醋炒乾○投水五鍾○煎二鍾○併服○煖子宮○安胎○除鬼氣邪毒惡氣○冷氣心痛○霍亂轉筋○崩漏帶下○赤白血痢○吐血衄洪○神效不能盡述○婦人多因血○久服必孕子○

胎動腹痛

夫胎動腹痛。其理不一。盖緣飲食冷熱動風毒物。或因再交摇動骨節。傷犯胞胎。其候多嘔。氣不調和。或服熱藥太過。氣血相干。急服順氣藥安胎。不然變成漏胎。則難療矣。如聖湯主之。

如聖湯

鯉魚皮二錢　當歸二錢洗　川芎一錢五分　阿膠二錢粉炒　竹茹一錢五分

熟地黄二錢　生薑一錢

右剉作四服。入苧根水一盞半。煎一盞。温服。

胎漏經血妄行

夫妊娠成形。胎息未實。或因房室驚觸。勞力過度。傷動

胞胎或食毒物致令子宫虚滑經血淋漓若不急治敗血奏心子母難保日漸胎乾危巳不久人參散主之

人參散

人參　黄耆炙一錢　阿膠粉炒　竹茹各六分　木香不見火

甘草炙各三分　川芎一錢五分　陳皮一錢　苧根一錢　黑附子炮五分

生薑炮黑二錢

右剉末每用四錢糯米三七粒水鍾半煎一鍾熱服忌生冷鷄鴨魚麪

妊娠下血宜四物湯加減

加減四物湯

當歸五錢 川芎三錢 白芍藥三錢 地黄五錢 艾葉六十片

阿膠四錢

右剉作四服。水鍾半。烏梅少許。同煎一鍾。熱服。

胎漏下血。腹痛不可忍。或下黄汁。稠粘如漆。如小豆汁者。用苧根湯。

苧根湯

野苧根二兩剉炒。酒水各一碗。加金銀煎一碗服。

治經血妄行。及鼻衄不止。用地黄散。

地黄散

生地黄五兩酒擂取汁用大者佳 薄荷一錢 生甘草一錢

右為細末。新汲水合地黄汁調。食後服。

佛手散 治臭第十八証。洪方載四物湯加生地黄治臭衂

妊娠面赤。口苦舌乾。心煩腹脹。此緣恣情飲酒。因食瓜桃梨李羊鷄麪魚腥膻毒物。致令百節酸痛。大小便結澁。可服節命散。

節命散

川芎　甘草炙　苧根各二錢　糯米半合　荊芥穗

白朮　白芍　當歸各一錢

右剉作四服。水鍾半煎一鍾。入蜜一匙。温服。

大小便赤澁

大腹皮　枳殼（去穰炮）　甘草（炙各一錢）　赤茯苓（三錢）

右剉作二服。水鍾半。煎一鍾。用郁李仁去殼尖二錢。同煎五七沸。空心服。以通為度。如不通。必是大腑熱極。宜用大黄枳殼湯。

大黄枳殼湯

枳殼（去穰炮一錢五分）　大黄（炮二錢）　甘草（炙一錢）

右為細末。作三服。加葱白濃煎服。如通後。小便復澁脹。煩熱不得臥。而反倚息。以胞系戾不得溺者。病名轉胞。宜服八味丸。方見風門

小便不利。身重惡寒。起則眩暈。及水腫。

冬葵子三錢　赤茯苓二錢

右為細末。每服三錢。米飲下。以小便通為度。如不通。恐是胞轉。加髮灰一錢。神効。

飲食如故。小便難。

當歸　貝母　黄芩各四錢　滑石五錢　白芍藥二錢

右為細末。煉蜜為丸。每服三錢。米飲送下。

鯉魚湯　治娠婦腹脹。小便不利。吐逆。服温脾寛氣藥不効。即是胎將死腹中。服此可更生矣。

白术五錢　白芍藥。當歸各三錢　白茯苓去皮四錢

右剉作五劑。將鯉魚一頭。不拘大小。破洗鱗腸。白煑去

魚。每服用魚汁一鍾半。薑七片。橘皮少許。同煎一鍾。空心服。如胎水去未盡。再服。

胎冷腹脹虛痛。兩脇虛鳴。臍下冷疼。欲泄不泄。小便頻數。大便虛滑。

夫胎氣既全。子形成質。或食瓜果甘甜生冷不時之物。當風取凉。受不時之氣。則令胎冷。子身不能安處。皮毛疼痛。筋骨拘急。手足攣卷。有此危症。急宜服安胎和氣散救之。

安胎和氣散

生薑七錢 炒黃 熟地黃六錢 高良薑二錢 陳皮二錢 去白

木香不見火一錢五分　白芍藥一錢五分　白粳米炒黑五錢

右剉末。每服五錢。水鍾半，姜三片，煎一鍾，温服。忌生冷。

妊娠心神忪悸。睡夢多驚。兩脇膨脹，腹滿連臍急痛，坐卧不寧。氣急逼逼。胎驚。

夫胎氣既成。五臟安養。皆因氣悶。或為喧呼。心忪悸亂。致令胎驚。筋骨傷痛。四大不安。急煎大聖茯苓散安保胎孕。則無虞矣。

大聖茯苓散

白茯苓一錢　木香五分　人參八分　川芎一錢　甘草炙一錢

麥門冬去心六分　黃芪一錢二分　當歸一錢五分

右剉作四服。水鍾半。煎一鍾。温服。忌生冷。

胎氣不和。心腹脹滿疼痛。謂之子懸。可服紫蘇飲。此劑安胎順氣。寬中養血扶脾。服十劑自有効矣。

紫蘇飲

大腹皮二錢 人參一錢五分 川芎一錢五分 陳皮一錢 白芍二錢

紫蘇葉五錢 當歸三錢 甘草一錢五分

右剉末每服六錢水鍾半薑四片葱白七寸煎一鍾空心服。若發搐。名曰子癇。宜服防已湯立効。

懷孕月數未滿。半産。

此本因臟腑虛微。氣血衰弱。病起相感。精氣攻衝。侵損

榮衛有傷胞胎以致損落名曰半産急宜補治可保安寧稍緩變成虛勞不可醫也宜安宮散主之

安宮散

黑附子炮一錢半　阿膠炒　山藥　黄芪炙　當歸酒洗　熟地黄　赤芍各二錢　木香　五味各一錢　生姜五錢炒黑　炙甘草一錢五分　糯米一撮炒赤

右剉末每服五錢苧根三寸水鍾半煎一鍾温服

妊娠小便淋瀝

此本因調攝失理子臟氣虛蓋緣酒色過度傷其血氣致令小便閉澁遂成淋瀝宜服安榮散

安榮散

通草一錢 滑石一錢煅 燈心一錢 人參五分 當歸二錢

炙草一錢五分 麥冬一錢去心 細辛一錢去葉

右為細末。每服三錢。麥冬湯調服。又有一症。謂之子淋。

如安榮散不止。恐是此症。當服芍藥檳榔湯。

芍藥檳榔湯

赤芍藥四錢 檳榔三錢

右剉每服二錢五分。水二鍾。葱白二寸。煎一鍾。不時服

小便遺失。此精血虛滑。宜阿膠散補塞之。

阿膠散

阿膠粉炒二錢　牡蠣火炙四錢　鹿茸酥炙四錢

右剉每服三錢水一鍾半煎一鍾空心服

單用桑螵蛸十二枚炙研細末米泔調服立効

妊婦遺尿自不知出

白微　芍藥各三錢　右研細末酒調服立止

妊婦下赤白痢

此痢因冷物傷脾辛酸損胃冷熱不調胎氣不安氣血凝滯下痢頻頻時有時無或赤或白腸鳴後重谷道疼痛急服蒙薑黄連散若緩變成洞泄脫肛下血連臍刺痛日久必死矣

蒙薑黄連散

蒙薑　川黄連　阿黎勒　川芎各一錢

白朮一錢　龍骨五分　乳香研二分

右為細末，用塩梅三箇，取肉搗匀，丸如桐子大，每服五六丸。白痢生薑湯下，赤痢甘草湯下，赤白相兼，生薑甘草湯下。忌生冷毒物。三

妊娠腹中絞痛下痢，心下急滿，宜用當歸芍藥湯。

當歸芍藥湯

當歸酒洗　白芍藥　白茯苓　白朮各一錢

澤瀉　川芎各七分

右為細末。每服三錢。溫酒空心送下

懷者下痢。絞刺疼痛不可言。用雞黃散。

雞黃散

黃雞子一箇。頭上啄一竅。取去青白。却以黃丹一錢同雞黃攪勻。入殼內。厚紙裹。用黃泥固濟。灰火煨熟。取出焙乾。烏雞子尤妙。

右為細末分作二服。米飲下。一服見効是男。兩服見効是女。神異之妙如此。

妊娠傷寒。渾身壯熱。眼暈頭旋。

夫寒氣客于皮膚。傷于榮衛。或洗項背。或當風取涼。致

令心腦煩悶。增寒發熱。時發狂燥急。先以大安散解其
表。次調其裏。血氣調勻。其病自愈。

大安散

麻黄去節一錢　乾薑炮一錢　石膏炒一錢　乾葛五分　山茵陳一錢
京藭五分　白术五分　甘草炙一錢　人參二分半

右剉作三服。水一鍾半。葱白三寸。煎一鍾。不時服。

妊娠五七月。感時氣。煩熱口乾。心燥頭痛。麻黄散主之。

麻黄散

麻黄去節一錢　赤芍藥　柴胡去蘆　葛根各五分　甘草二分半

右剉作二服。姜二片。水二鍾。煎八分。温服。

妊娠傷寒煩燥咳嗽心胸滿悶自初娠至十月皆可服百合散

百合散

百合　貝母　紫苑　赤芍藥各八分　甘草炙五分

前胡　桔梗各一錢　赤苓五分

右剉作四服向東桑根不出土者取皮刮洗加一錢薑二片水一鍾二分煎八分温服

妊娠傷寒或中風頭項強直筋脉攣急言語蹇澁痰涎不止羚羊角散主之

羚羊角散

羚羊角挫屑　獨活　酸棗仁　五加皮各五分

薏苡仁　防風各三錢　蔓荊子二分半　海桐皮

大川芎　當歸各三錢　炙甘草一分半

右剉作三服。薑三片。水一鍾二分。煎八分。温服立効。

妊娠中風口噤。四肢強直反張。宜防風湯救之。

防風湯

防風五錢　羌活一錢五分

右為細末。以黒豆一合。炒焦烟出。投無灰酒。候沸定。以酒調藥。斡開口灌下。稍甦再灌。省事後。可用補養血氣之藥調之。

妊娠七月傷寒壯熱發赤班變黑溺血升麻六物湯救之

升麻六物湯

梔子仁　升麻各二錢　黄芩　杏仁去皮尖炒各一錢五分

遠志苗一錢

右剉作四服葱白三寸水一鍾半煎一鍾服即解

又以好艾多年者妙如雞子大剉以酒煮濾喫救妊婦危困立効

妊婦傷寒熱病用葱白一把重三兩水一升煮爛吃盡取汗主安胎若子死腹中須臾胎自出也

伏龍肝散治時氣傷寒身大熱護胎令子不落

伏龍肝（乃竈中心土也）

右為末。用酒或水調。塗臍下三寸。濶五寸。乾復塗。更取井底泥傳心下。乾則易之。即止。

傷寒大熱。悶亂燥渴。恐傷胎臟。用罩胎散。

罩胎散

捲荷葉（嫩者焙十两乾小者亦得）　蚌粉（細者二錢半）

右為細末。每用三錢。新汲水同蜜調。空心服。多合塗腹上尤妙。

妊娠傷寒。後變成瘧。

夫榮衛虛弱。脾臟受濕。先發傷寒。既愈。傳成瘧疾。急服驅邪散。莫待吐逆。

驅邪散

高良姜（三錢細挫以猪膽汁浸一宿用東邊壁土炒黑去土）　紅棗（十五枚去核）

右焙為細末。每用三錢。水一鍾。煎五分。遇發熱喫神効。

妊娠喘急。兩脅刺痛脹滿。

夫妊娠喘急脹滿。皆因五臟不利。氣血虛羸。因食生冷。或發增寒。唇青面白。筋脉拘急。骨節酸疼。皮毛乾澁。上氣喘急。大便不通。吐嘔頻頻。平安散主之。

平安散

生薑（三錢）　木香（一錢五分不見火）　乾姜（一錢）　川芎（五分）

乾地黃二錢五分　甘草炙四錢　厚朴薑汁製二錢　陳皮去白一錢

右剉每用五錢六分作四服水一鍾半入燒鹽一捻煎一鍾不時服甚者只三服

妊娠頭旋目暈視物不見顋項種核

夫胎氣有傷肝臟毒熱上攻太陽穴痛嘔逆背項拘急致令眼暈生花若加涎壅危在片時急煎消風散救之

消風散

石膏　菊花　防風　山茵陳　白芷

甘草炙各一錢　川芎三錢　阿膠粉炒二錢　荊芥穗一錢　木香不見火

白朮各五分　螺粉六分

右剉作四服每服用水一鍾入好茶五分煎八分不時服頭微汗得瘥

約按

戊寅芝山寺施醫有一娠婦將臨月兩眼忽然失明燈火不見頭痛目暈項顋腫滿不能轉頸諸醫治療不瘥轉加危困余曾用消風散三劑其病日減獲安分免但眼帶吊起人物不辨繼用天門冬飲子瀉肝散二者兼服眼始漸明命忌酒麪煎炙燒煿雞羊鵞鴨辛辣一切毒食并房勞及温補藥三五箇月方得痊可蓋此證為懷孕時多居密室火閣衣着裀褥厚蓋伏熱在裏或服補藥因食熱物太

過。致令胎熱肝臟壅極。風衝入腦所致也。

天門冬飲子

天門冬去心　知母各一兩　北五味子五錢　茺蔚子一兩

白茯苓去皮　羌活去蘆各七錢五分　防風五錢　人參七錢五分

右為末。每服四錢。水一鍾半。加薑三片。煎八分。食後服。

瀉肝散

麥門冬去心一兩　大黃炮　黃芩各五錢　細辛去苗三錢　芒硝四錢

玄參　桔梗各七錢五分

右為末。每服五錢。水一鍾半。煎八分。食後溫服。此方非

獨治產難。但有鬱熱內伏。誤用辛熱補藥。并食毒物致

内熱所攻。雙眼失明。皆宜服者也

妊娠小腹虚脹夫小腹虚脹。皆爲食硬物傷胎。胎既受病。傳于脾胃。虚氣冷氣。通於小腹。狀似奔豚。或腰重大便秘澁。兩脇虚鳴。急補榮衛。勝金散主之。

勝金散

吳茱萸酒浸炒去核　陳皮去白　川芎　乾薑炮各一錢五分

縮砂仁　厚朴去麄皮製　甘草炙各三錢

右爲細末。每用四錢。陳米飲下。入塩煎亦可。

娠婦將産。忽見横倒。

凡得此症緣平日不能忌口恣情多食五臟氣滯六腑不和胎血既肥或用力太過胎受驚觸急用瘦胎金液丸其胎孩自然順生矣

瘦胎金液丸

血餘（無病婦人髮燒灰五分）公母羊糞（燒灰一錢）竈中土一錢

黑鉛（三錢用銚子火上鎔投水銀五分急攪結成砂子傾出研）硃砂（研五分）

右為細末用粽子角為丸菉豆大每服五丸臨合時念救苦觀世音菩薩聖號勿令婦人雞犬見若五月五日合尤妙遇急難以倒流水送下兒身自順子母可活矣

生鉛丹治橫逆難產併催生

黑鉛一錢用小銚子火上鎔投水銀二錢急攪結成砂子傾出用好絹汗衫角紐作丸子如菉豆大臨香草水呑二丸立生仍須敬仰

欲産忽然氣血暈悶不省人事

凡有此症皆因用力太過脉理衰微精神困倦心膈否悶眼暈口禁面青髮直命在須臾急服靈藥来甦散

靈藥来甦散

木香八分　神麯　麥糵　陳皮各一錢　黃蓍炒一錢五分

白芍一錢五分　生薑炒黑一錢　苧根三錢　甘草炙二錢　阿膠炒一錢五分

糯米一錢五分

右剉每服四錢水一鍾煎八分斡開口灌連接煎再灌以知人事為度乃更生之方也

胎肥臨産難生

凡難産多繇富貴之人口厭甘肥聚樂不嘗食物無度既飽便卧致令胞胎肥厚根蒂堅牢行動氣急又未曾預服瘦胎滑胎之藥以致臨産艱難至七八月服無憂散則易生矣

無憂散

當歸酒洗 川芎 白芍各三錢 木香一錢 甘草炙一錢五分

硇砂研細醋煮飛過三分 乳香研三分 血餘一錢五分 積猪心血和研

右剉焙細末每服三錢水一鍾煎八分日二次

坐草驀然氣痿目番口噤

凡有此症因恣意情性有失調理衛竭榮枯胎轉難動坐草之時用性過多腹痛又不能熟忍氣痿目番口噤面黒唇青沫出口中子母俱殞若兩臉微紅子死母生急服霹靂奪命丹救之

霹靂奪命丹

蛇退一條入瓦灌内煆金銀箔各七片千里馬路上左脚草鞋一隻淨洗煆灰一錢馬鳴退蚕退燒灰一錢乳香研另五分黒鉛三錢五分水銀七分五厘

右為細末以獖猪心血為丸如梧子大每服二丸倒流

水灌下。如灌不行，宜再灌下。合時勿令婦人雞犬見。尤須存誠致敬，凢時宜焚香念救苦天尊，併救苦觀世音菩薩名號，以感動神聖相佑，自有靈驗也。

催生奪命如神丹

丹皮　枳殼　赤芍各一錢　蟬退二錢　五加皮

青皮　阿膠粉炒　甘草炙　管仲　芸薹子各六分

乳香另研　花蘂石煅五分　蠶退紙火炙焦五分

右爲細末，煉蜜和丸如彈子大。臨坐草時，細嚼，棗湯下。

正產催生

蛇蛻一條，洗焙乾，緊捲，以蚯蚓糞裹燒黑，去土，爲細末。

温酒調下先覺熱悶只以新汲水調白蜜服

妊娠因動跌蹉子死腹中悪露妄下疼痛不已口噤欲絶佛手散探之若子死腹中立便逐下若不損動痛止則子母俱安

佛手散

當歸 酒洗一兩 川芎 酒洗七錢

細剉作四服水一鍾煎將欲乾投酒一鍾半煎約一時久去滓温服如口噤宜用銀筯斡開灌下再灌盡四服便省立産神効

妊娠臨産難生或胎衣不下産後血暈不省人事狀如中

風血崩惡露不止。腹中血刺疞痛。血滯浮腫。血入心經。語言顛倒。如見鬼神。血風相摶。身熱頭痛。或類瘧疾。胎前産後。一切危急。狼狽垂死。黑龍丹灌救。三四服立活。

黑龍丹

當歸二錢　五靈脂一錢五分　川芎　高良薑各二錢
生地黄三錢

右細剉。入砂鍋内。紙筋鹽泥固濟。炭火煆通紅。候火滅冷。取出細研。入後藥。

百草霜用燒茅艸鍋底黑一兩　硫黄　乳香各三錢
花蘂石煆　琥珀各二錢

右五味研細末投入煎藥内再研匀米醋煮麪糊丸如弾子大服時用炭火燒藥一二丸通紅投入生姜自然汁浸碎以無灰酒併合童便頓服神効不能盡述

催生如聖散

黄蜀葵花去蔕萼君葵子尤炒焙乾為細末温酒服熱湯亦可若妊娠漏血連進三服自覺腹中氣寛胎安

下死胎方

桂末三錢麝香半個共研細末温酒調服立下

一妊娠必謹所感々於善者生子必善感於悪者生子必悪故不欲令見悪物異禽毒獸併驢馬犬兎亀鱉鷲鴟

無鱗魚之屬。飲食宜用和平甘淡。日務簡靜。動止有節。
調攝性情。不視惡色。不聽惡聲。生子必賢明端正也。
一妊娠臟腑筋脉濡滯。關節壅塞。切忌晝寢。日間閒睡。致
胎不轉。臨產必難。卻不可等閑服藥。思慮悲憂。驚恐惱
怒。須要頻頻行走。每日用溫湯濯足。澡浴不可入盆。以
防水氣衝胎。如此調理。可保無危。
一生產最是大事。婦女多未明曉。下愚婢妾。傭俗婆娘。論
理多端。妄談休咎。及使妊婦憂慮疑惑。此輩宜逐而避
之。但用老成親人照顧。臨產庶免災危。
一產後百日內禁入房勞。不信此而故犯之者。產婦必斃。

醫當戒喻庶淂用藥見効

揚子建云小產大産雖屬一症然其間多有小産後染成大疾或血熱成勞或血枯致損或血積成瘕歲月深久傾損性命蓋緣世人往々輕視小産不預調理所致也不知小産勝大産十倍大産不過大臟空虛小産則血氣俱損可不慎與夫大產如菓中之栗待其成熟則殼口自開其栗自墮是子與殼兩無傷損懷胎十月已满陰陽氣足子宮自開若月未足動靜誤失致令胎損胞繫腐爛然後胎墮如人折生栗碎其皮殼就殼中斷其蔕取栗此小産之喻也以其胎臟損傷胞繫斷爛而後

胎下則小産之殞，其調攝豈得不勝於大産十倍者哉。大産之後，補虗臟，生好血，化悪血，去風邪，無不安矣。小産之後，補虗損，生肌肉，益氣血，詢其所因，解其所病，去風邪，養臟氣，調理之功，當倍于大産，方能保其不虞。世多不知，專輕小産，而不將養，致百病蜂起，巍傾危而不預防，死豈勝数。若在卑幼之人小産，而尊長知有此症之不可忽，則須寛容將息，以全人命，更得良醫調劑，其功德莫大焉。

妊娠䕺搐，名曰子癇，宜漢防己湯主之。

漢防己湯

漢防已　貝母　葛根　丹皮　當歸

白茯苓　川芎各一錢　防風七分　桂六分　澤瀉

炙甘草各一錢　獨活　人參　石膏各一錢五分

右為末每服五錢水一鍾煎七分加竹瀝温服

楊子建曰懷娠七八箇月忽然臍腹疼痛有如欲產便却安靜名曰試月切不可坐草令人抱腰使娠婦妄亂用力並加疼痛須候胎兒身順臨逼門户方始用力一送便生若未見胎兒身順用力太早妄投催生藥餌譬如揠苗助長非惟無益反以損害名曰傷產

產前諸症辨按

按產前諸症雖因胎氣不安然胎動胎漏皆下血而胎動有腹痛胎漏無腹痛為異原故胎動宜行氣胎漏宜清熱也惡阻者惡心而阻隔飲子也子煩者煩躁而悶亂心神也子癇者痰涎潮搐目吊口噤也子腫者面目虛浮肢體腫滿也子氣者兩足浮腫也子淋者小便澁少也轉胞者小便不通也子懸者心胃脹痛也葢脾主運化水穀婦人有胎則脾運化水穀不利而生濕濕則生痰痰生熱熱生風也子腫子氣者濕也惡阻者痰也子煩子淋者熱也子癇者風也子懸者氣也轉胞者虛也濕則滲之痰則消之熱則清之風則平之氣則散之虛

則補之何為而不愈哉外有風寒熱病雜症之條者用藥要去邪保胎之並行有催生難胎死胎之目者治法有緩急輕重之少異其用藥顧可忽乎哉

治驗諸方

安胎散　治孕成之後或胎氣作痛胎動下血飲食不進腰疼腹痛諸症

當帰身一錢　大川芎八分　白朮一錢　黄芩一錢炒　陳皮六分　白芍藥八分　熟地黄一錢　砂仁八分　甘草五分

右剉水二鍾煎一鍾不時服安胎有二有因病致胎動先療病而胎自安因胎動而生病則安胎而病自除

竹茹湯治妊娠嘔吐頭痛顛倒痰逆氣上四肢不和煩悶不寧或泄瀉腹痛飲食不進

人參一錢　陳皮六分　白朮一錢　麥門冬八分　厚朴姜製六分

甘草炙五分　砂仁炒五分　竹茹炒六分　白茯苓一錢

右剉作二服水二鍾薑三片煎一鍾空腹服

半夏湯治妊娠嘔吐酸水頭眩四肢怠墮骨節酸痛飲食不化或腹痛嘔清水

半夏姜製二錢　川芎　紫蘇　桔梗各一錢　白茯苓五分

陳皮　人參各一錢　細辛去葉　甘草炙各五分　白芍藥炒一錢半

胃中虛熱口乾煩躁去細辛陳皮加黃連麥門冬各一

錢大便閉澀腹中急痛加大黄一錢五分黄芩一錢右
剉作三服薑三片水二鍾煎一鍾空心服忌鮮油生菓
參薑丸治妊婦酸心吐清水嘔逆不停
人參 一兩五錢 乾薑 炮一兩八錢
右為細末用生地黄熬膏為丸如梧桐子大每服三十
丸粳米飲送下
竹葉湯治妊婦心驚膽寒煩悶燥熱子煩等症
竹葉 十片 防風 黄芩 各一錢 麥冬 去心一錢五分 白茯苓 三錢
甘草 五分
右剉作二服水二鍾煎一鍾不時温服

腎着湯。治腰脚腫痛。

白茯苓　白术各二錢　木瓜酒洗　薏苡仁各一錢五分

大粉草炙　乾薑炮各一錢五分　杏仁去皮尖二錢

右剉作三服。水鍾半煎一鍾。空心服。

枳殼散。治妊婦食物無度。飽脹腹痛。七八個月宜服。

大枳殼麩炒黄黑色一兩　大粉草蜜炙六錢

右為細末。每服一錢五分。空心百沸湯送下。

生葛湯。治妊婦煩熱悶亂。

生葛不拘多少。切碎研爛。取汁。每次飲一盞。以寧為度。

如無生葛。以乾葛細剉。濃煎。取清汁代服。

救生散。治妊婦脾胃虛弱，胎氣不安，服此安胎益氣，臨産無難。

人參 白朮炒，各二錢 麥芽炒 神麯 陳皮去白，各二錢 枳殼炒，一錢 白芍炒，一錢半 甘草炙，六分

右剉作三服，水一鍾半，煎一鍾，食前服。

仙藤散。治妊婦兩足虛腫，行步艱難，似水腫病，名子氣。

仙藤即青木香，洗炒，一錢 紫蘇 陳皮 香附各八分 烏藥一錢 木香 甘草炙，各六分

右剉作二服，水鍾半，薑二片，煎一鍾，不時服。

産後二十一證

熱病胎死腹中

夫毋患熱病。至六七日以後。臟腑極熱。薰煑其胎。是以致死。緣兒身死冷。不能自出。但服黑神散。以暖其胎。須臾胎氣暖。即自出也。何以知其胎之已死。但看產婦舌青者。是其候也。

黑神散

桂心不見火 當歸 白芍 甘草炙 生地黃

乾薑炮 黑豆炒去皮，各一錢 黑附子炮，五分

右為細末。作四服。空心溫酒調下。

約按

夫妊娠身重○二命所繫○將理失宜○皆能損胎○不特因熱薫蒸○但因頓仆驚怕○出入觸冒○或原有癥瘕積聚○壞胎者多○其候舌青子死○乃是敗血作熱內攻○必致昏厥○命在須臾○四物湯加黃芩急救○若因驚仆腹痛不能忍者○必是壞胎敗血所致○可先服黑神散○痛稍定○方令坐草○自無虞矣○

臨盆難産

夫胎側有成形塊為兒枕○子欲生時○枕破為敗血裹子○故難産○惟勝金散○能逐其敗血○若逆生橫生並治○

勝金散

真麝香少許○研極細○入豆豉一錢○以舊青布裹燒紅○

急研細。酒調服。如坐草時努力太早。兒轉未及。若胞破水出。其血必乾。亦致難產。先露脚謂之逆。先露手謂之横。當以針微刺自縮。若產門已露頭髮。兒未得出。急令婆娘覷探。恐是臍帶攀住兒肩。此非藥可療。須款款分開臍帶。與產母打噴嚏自生。一法用單被益產母頭至腰。少時猛揭去。氣通立生。臨產時雖未見此症。宜先服神應黑散。以固其血。則兒身自轉。生無阻難矣。

神應黑散

百草霜燒竹木苑草錫底黑烟。香白芷不見火。

等分為細末。每服三錢。用好醋入童便湯調服。横生逆生甚者再服立生○有一法先脫產婦常着衣一件○蓋竈頭○免胎衣不下之厄○又一法尋左脚舊草鞋○洗燒灰○用三錢水下立生○二法已試有驗○故以附錄○

胎衣不下

夫母生子訖○血入胞中○衣為血脹○是故不得下○治之稍緩○脹滿腹中○以次上衝心胷○疼痛喘急○宜服奪命丹以逐去衣中之血○血散脹消○胎衣自下○

奪命丹

大黄四錢醋熬膏　黑附子炮二錢　丹皮四錢　乾漆一錢炒至烟盡研入藥

右為末○同大黄膏○入鷄子白○搗匀和丸○如桐子大○溫酒

急吞五七丸。如未下。用牛膝湯送。立下死胎。不出亦下。

牛膝湯

牛膝洗一錢　瞿麥一錢　滑石二錢　當歸洗

木通各一錢五分　葵菜子一錢二分或黃蜀葵花亦可

右剉每服三錢。水二鍾。煎一鍾。溫服。

洪氏方云。胎衣不下。合諸血奔上衝心。遂致不救。有產前失血過多。胎衣乾澀。亦不得下。庸醫不曉。例用破血藥。殊不知血盡則轉澀。而胎愈不得下也。

紛按

戊寅芝山寺施醫。一產婦胎衣不下。呻吟苦楚。百藥罔効。

余命用苧麻帶根。煎水喫兩碗。即時得嘔吐。胎衣便下。此乃古方已試有効者。不可不録。

楊氏云。或因胎臓積熱。胎衣不出。急令人於産婦背後。以兩手當心前交指抱心。隄防胞衣湊心。急進下胎藥。抱心人須放寛手。令藥下。如數日不得分免。或死胎不下。急用草麻子七粒。去殼研爛。塗兩脚心。胎下即洗去。

産後血暈

夫産後氣血暴虚。未得安静。血隨氣上。迷亂心神。眼目暈花。甚者令人悶絶。不知人事。口噤神昏。氣冷不知者呼為暗風。若作此治。病必致危。惟清魂散可救。

清魂散

澤蘭葉　人參各六錢　荊芥穗二錢　川芎二錢二分　甘草五分

右為細末。作三服。酒湯各半盞調藥灌下。眼開自省人事。若危險之極。急燒乾漆大煙衝醒。隨後進藥。此症頃刻害人。設使清魂不省。必是出血過多也。急煎芎藭湯救之。若果血出過多。便宜服此藥。若產血如常。花蘂石散治之。

芎藭湯

芎藭當歸各六錢作三服水鍾半煎七分服

胡氏獨行散。專治血暈迷悶。

五靈脂○不夾石潤者六錢○半炒半生○為細末○每用三錢○熱水送下○口噤以筋斡開灌之神効

按花蘂石散○救產後氣欲絶○緣敗血不盡迷暈○或子死腹中○或胎衣不下○急用三錢○童便調下○能使腹中悪物立下○如猪肝色○終身不患血疾○如膈上有血○服此藥亦令化為黄水吐出○或從小便中出○此等症非可泛視○尤非尋嘗藥物所能取効○當先期預備○以防臨時患症○凡大產小產○用三錢○童便入酒調服可保○或倉皇無藥○急燒漆罷猛烟○衝產婦鼻竅即醒○雖無事○晝夜不住○燒醋炭衝之○其產婦仍令高枕○頻頻呌醒○勿令濃睡○亦不可與

多語○此症人死最快○若不頻呷○恐為血暈致死○醫者當以此法○先諭産家○淂不横夭○陰功有帰也○

産後口乾痞悶

夫産後榮衛大虛○血氣未定○食麪太早○不能消化○麪毒結聚於胃脘○上薰胃中○是以口乾燥渴○心下痞悶○不知者認為胞膈壅滯○用下藥○其症轉盛○但服見皃丸立愈○

見兒丸

薑黄　三稜　良薑　人參　蓽澄茄

陳皮　蓬术各一錢

右為末○薄切蘿蔔○爛煑擣細○將汁煑麪糊為丸桐子大○

每服三十丸。百滚湯送下。此方如服未効。便恐非癥食所致。或是内積憂煩。外傷燥熱。飲食。二者皆令人口乾痞悶。當問病家因何所致。若内傷憂煩。四物湯去地黄加人參烏梅。若外傷燥熱。又恐是乳欲行。血氣弱使然。亦宜雙補氣血。

産後作寒作熱

夫陰陽不和。敗血不散。能令作寒作熱。産後血氣虚損。陰勝則作寒。陽勝則作熱。陰陽相乘則寒熱並作。此因産勞臟腑。血弱不得宣通。故令敗血不散。入於肺則熱。入於脾則寒。醫者若作瘧疾治之。則大誤矣。血氣虚羸。

宜用增損四物湯。敗血不散。宜用奪命丹。此二症何以辨之。肚腹時有刺痛者。敗血也。但寒熱無他症者。陰陽不和也。

增損四物湯

當歸洗　川芎　人參　白芍各二錢半　乾薑炮一錢半　甘草炙一錢

右剉末。作五服。水一鍾。姜五片。煎六分。熱服。

按乍寒乍熱。榮衛不和。難以輕議。若敗血不散。停止入脾肺二臟。敗血循經流入。閉諸陰則寒。閉諸陽則熱。榮與衛解。故作寒熱。如前藥不効。有大調經散。治血虛惡露未消。敗濁凝滯。榮衛失會。陰陽相乘。增寒發熱。或自汗。

或腫滿。皆榮衛受病也。

琥珀調経散

大豆黑大者三錢炒去皮　茯神二錢　真琥珀研細二分

右為細末。每服三錢。濃煎黑豆紫蘇湯調服。

産後四肢浮腫

夫産後敗血乘虚停積於五臟。循経流於四肢。久則腐壊如水。故令四肢面目浮腫。醫者誤作水氣治之。則産後既虚。又用導水氣藥。是重虚也。豈有再生之理乎。惟服調経散。行血消腫。自安也。

大調経散

沒藥研 琥珀 赤芍 當歸 桂心各五錢

細辛去葉三分 麝香一錢五分

右為末，每用一錢五分，生薑汁溫酒調勻，百沸湯送服。

按產後浮腫多端。有懷孕時先腫。至產後不退。有產後失於調理。外感寒暑風濕。內因喜怒憂驚。血氣相搏。留滯經絡。或在氣分。或在血分。不可不辨。治血分則用調經散。如不效。乃屬於氣。當用枳朮湯。及奪魂散。并大調經散。皆緊要藥也。枳朮湯無治心下堅大如盤脹滿痞積諸症。

枳朮湯

枳實炒去瓤二錢五分　白朮五錢

右剉末作二服。水一鍾半。煎七分。温服。腹軟即散。

奪䰟散　治虛腫喘促

生薑一兩取汁　白麪一兩　半夏三個湯洗去滑

以生薑汁搜麪。裹半夏為餅。炙焦。每服二錢。熟水調服。以小便利為功。

產後作見鬼神

夫心主血脉。因產傷耗血脉。心氣虛微。敗血停積。上干於心。心不受觸。遂致心中煩躁。起卧不安。乍見鬼神。語言顛倒。醫人不識。呼為風邪。妄投風劑。寧不傾人性命。

但服調經劑。加龍腦一捻。得睡即安也。

産後不語

夫心有七孔三毛。産後血氣虛弱。多致停積。敗血閉於心竅。神志不寧。人心内候血海。外通於舌。心氣閉塞則舌亦強矣。故不言語。惟服七珍散立効。

七珍散

人參　地黄生用　川芎　石菖蒲各一錢

防風　硃砂各五分　細辛一分

右為細末。每服三錢。薄荷湯調下。

孤鳳散。治閉目不語。

生晋礬細末二錢。以熟水灌即醒。

産後腹脹及瀉痢

夫産後腸胃虚怯。寒邪易侵。若未滿月飲冷。遂乘虚襲入。留於肓膜。散於腹肋。故發腹痛。或如刀刺。大腸水穀不化。洞泄腸鳴。或下赤白。胠脇䐜脹。或亂瀉不定。急服調中湯立愈。若以為積滞。妄下行藥則誤矣。

調中湯

當歸　白芍藥　人參各一錢半　桂心不見火　黑附子炮

川芎　高良薑各一錢　甘草八分

右剉作四服。水二鍾。煎一鍾。熱服。

按如調中湯未止。恐非一證。當隨所因調之。既云飲冷當風。何病不致。或有寒濕風熱。本屬外感。喜怒憂思。還從性情而得。至於勞逸飢飽。皆能致病。各隨其病選方。

桃膠散。治產後痢下赤白。裏急後重。疞刺疼痛。

桃膠（瓦上焙二兩）　沉香（五錢）　蒲黃（放水內浮者真隔紙炒一兩）

右為細末。每服三錢。空心米飲調下。

產後因無積痢。多有因食葷味太早。亦作瀉痢。謂之新產有傷。此症百無一生。非神仙感應丸不能救之。

神仙感應丸

神麴（炒三錢）　人參　枳殼（泡去穰各一錢）　赤石脂（煅一錢）　熟地黃

白朮各三錢

右為細末每服三錢空心米飲調下

神仙感應丸加減

當歸　白朮　甘草炙　乾薑各二錢　桂心不見火

細辛去葉　人參各一錢　桑白皮三錢桑根向東不出土者佳

右為細末煉蜜為丸如桐子大每審病深淺而用或十五丸至二十丸溫酒下

栗歸散治血虛下痢

陳粟米五錢洗淨當歸二錢五分酒洗同炒為細末每用三錢粳米調服

產後遍身疼痛

夫產後百節開張○血脉流走○元氣弱○則經絡血亦流滯○累日不散○骨節不利○筋脉引急○腰背不得轉側○手脚不能揺動○身熱頭痛○醫人以為傷寒○妄用表散○則變為筋惕肉瞤○手足厥冷之症○急服趂痛散以速除之○

趂痛散

牛膝洗　甘草各一錢　當歸洗　桂心不見　黃耆炙

白朮　獨活各一錢半　薤白一錢

右剉作四服水二鍾姜三片煎一鍾空心服

產後大便閉澀

夫産後精血俱耗。腸胃虛弱津液不足。如大便燥澀腹中悶痛者。此有積穢在臟腑。無血運行。故以乾竭。此腸枯血燥之症。非實火為病。急服麻仁丸潤之。若誤認為熱而投寒藥。則陽氣盡消而命必危矣。

麻仁丸

麻仁　枳殼泡去穰　人參各五錢　大黄煨五錢

右為細末蜜丸桐子大每服二十丸空心溫酒下

約按

戊寅在芝山寺施醫。一産婦因去血過多。臟燥便閉。理當用前方潤之。余診其脈虛澀以大黄性利。不敢泛用。先以火麻子擂爛濾漿。煑白粥與飲。兼以陳皮枳殼煎服。其便漸通。繼用四物湯加牛膝黄芩。十劑而安。

産後血崩

夫産後失於調養。傷耗經血。不得平復。又勞役損氣。致血暴崩。或因飲食不節。傷其榮衛。小腹滿痛。血海空虚。氣寒不守。急宜服加减固經丸。

固經丸

阿膠蒲黄炒一两　熟地黄一两　當歸身酒洗一两　艾葉五十片
茯苓六錢　熟附子四錢　赤石脂五錢　木賊三錢
甘草四錢

右為末陳米飯和丸如桐子大每服二十丸溫酒或米湯空心送下

按血崩不是輕病又在產後得之則愈危險然此症亦有虛實不同若元陽空虛血隨氣而脫者宜固經丸或因憂驚恚怒藏氣不平或服止血藥早致惡血不消鬱積於中變成崩下又宜芎歸湯救之

芎歸湯

大芎（微炒） 當歸（全各四錢） 遠志（洗三錢） 赤芍（酒洗三錢） 柏仁（去油三錢）

右剉末作二服水二鍾煎一鍾熱服不拘時

薑胎丹治血崩如漂水年老病此皆可與服屢驗之劑也

五靈脂糖心香潤者。淘淨研細。燒秤鎚淬酒下最妙。

產後腹脹滿悶。嘔吐不定。

夫敗血散於脾胃。脾受之則不能運化精微。而成腹脹。胃受之則不能容納水穀。而生吐逆。醫人不識。呼為翻胃。若以尋常止吐去脹藥治之。與病不相干涉。轉傷正氣。為禍不小。宜服抵聖湯。

抵聖湯

赤芍藥　半夏各二錢五分　炙甘草一錢二分　人參　陳皮

澤蘭葉各一錢二分

右為末。每服四錢。水二鍾。薑五片。煎一鍾。熱服。

産後口鼻黑氣併臭衄

夫鼻屬陽明，陽明者經脉之海，起於鼻交頞中，還出夾口，交人中左右。産後氣血俱傷，榮衛不調，亂入諸經，故令口鼻黑起，及變臭衄。此緣産後虛熱，變生胃肺，將致敗絶。急取産婦頂心髮二莖，并緋線兩條，緊纏繫兩中指節，得臭衄止可救。此乃死中求生之法也。

産後喉中氣急喘

夫榮者血也，衛者氣也。榮行脉中，衛行脉外，相隨上下，謂之榮衛。産下過多，榮血暴竭，氣無所主，獨聚肺中，故令喘急。此名孤陽絶陰。若惡露不行，敗血停積，上薰於肺。令人喘急。皆宜服奪命丹。養血定喘。始保無虞。方載第一症。

胡氏參蘇散。治産後氣喘。

人參四錢　蘇木八錢

右為細末。百沸湯調服。亦救産後血衝肺經發喘。面黑欲死之症。

按産後喘急不同。若瘀血已行過多。乃榮血暴絶。急用大料芎藭湯救之。方載第十三症。若惡露不行。敗血薫肺。急服奪命丹。二藥不騐。恐外感風寒。内食寒冷。發為痰喘。或因惱怒鬱發。小調經散。方載第七症。用杏仁桑白

皮湯下。如傷食寒冷。宜服見睍丸。方載第五卮。并五積散。如傷風感寒。咳嗽喘滿。痰涎壅塞。坐卧不寧。宜服旋覆花湯

旋覆花湯

旋覆花　赤芍藥　前胡　杏仁去皮尖　半夏製各一錢

荆芥穗　五味子　甘草炙　茯苓各八分　麻黄去節一錢

右剉末。每服四錢五分。水一鍾半。姜五片。棗一枚。煎七分。空心服。

産後中風

夫産後五七日。强力下床。或一月内傷於房室。或懷憂

發怒擾蕩沖和以致傷動臟腑得病之初眼澀口噤肌肉瞤搐以漸腰脊疼痛筋急強直角弓反張若純作中風治之必危矣

新產血虛多變痙病當察其有汗無汗無汗名曰剛痙有汗名曰柔痙有汗宜桂枝湯無汗加葛根

桂枝葛根湯

桂枝　白芍　甘草炙各三錢五分　乾葛六錢五分

右剉為末每用六錢薑四片棗一枚水一鍾半煎八分溫服

乾薑麻黃湯　治產後剛痙無汗惡寒風症

乾姜四錢 麻黃去節 桂枝去皮各四分 芍藥五分 甘草炙二分

右剉末。每服用六錢。生薑四片。棗一枚。水一鍾半。煎八分。温服。以薄衣蓋覆取汗為度。

小續命湯 治剛柔二痙。當用增減按法調治。

人參 黃芩 肉桂 麻黃 防己各一錢二分

甘草七分 白芍 白术各一錢三分 附子　錢 川芎

防風各一錢二分

右剉末。每服五錢。薑五片。水二鍾。煎一鍾。温服。

交加散 治產後中風。有神聖奇功。不能盡述。

生地黃 生薑各二兩並取汁

以地黄汁浸生薑滓。以生薑汁浸地黄滓。一宿各炒黄漬汁盡爲度。細末酒調灌下。

海神散 治産後身强手足搐搦。或産時損動子宫。風因而入。其病似中風。

魚鰾一两剉用螺粉炒焦去粉

爲細末。作三服。蟬蛻煎湯調下。

愈風散 治坐草時風入子臟。遂成口噤。手足瘈瘲。中風不語。角弓反張。或狂走歌唱。

荆芥穗一两瓦焙

右爲細末。炒烏豆四十九粒。煎酒調灌。或米飲灌下。醒人事爲度。

産後心痛

夫心者血之主人有挾宿寒因産太虚寒搏於血〻凝不得消散其氣逆上衝心故心發痛宜用調血兼去寒之劑則血脉温而經絡自通心痛自止若誤以内傷飲食治之愈耗其元氣必變為真心痛朝發夕死藥不可輕用宜用歸地治痛湯

歸地治痛湯

地黄　當歸各酒浸炒　獨活各一錢五分　吳茱萸湯洗八分　芍藥

桂心　乾姜炮　遠志各一錢　細辛五分

右剉末作三服每服水二鍾煎一鍾熱服

一婦人產後心痛，作瘀血停滯治之；又作寒邪客入治之，前方俱見不効。恐地黃、當歸泥血，未能去痛，改用失笑散治之，立愈。

失笑散

五靈脂 水淘去沙，焙，二兩　真蒲黃 隔紙炒，一兩五錢

右為細末，用釅醋調勻，煆火熬成膏子，每服五六茶匙，入水二盞，煎七分，空心熱服。

產後熱悶氣上衝，變為脚氣。

夫產後血虛生熱，復因春夏取涼，地多蒸濕，因足履之，漸成脚氣。其狀熱悶掣瘲，驚悸心煩，嘔吐氣上，皆其候

也宜服小續命湯自愈醫人誤以逐敗血藥攻之則血去而疾益增矣方見第七症

按脚氣故是嘗病而產後得亦作尋嘗治者殊不知脚氣初得之不覺因他病之後氣血空虛方見產後既虛發非小可其小續命湯治宜疎風固為對症之劑也

產後汗多而變風痓

夫產母血虛肌理不密故多汗出因遇風邪搏之則變痓也痓者口噤不開背强而直如發癇之狀摇頭身若反折須臾十數發氣息如絶速斡開口灌小續命湯稍緩則汗出如雨手足厥冷則不可治矣小續命湯方見

第十七症。

按産後汗出變痓。服小續命湯固善。但減去麻黄。加葛根選用更妙。

大豆紫湯　治頭眩惡風。自汗吐冷水。中風痱痓。背強口噤。直視煩熱。産後百病。

獨活黄色佳一錢二分　大黑豆

先以酒一升。煎獨活十數沸。次炒黑豆煙出。急投獨活酒中。密封俟冷。濾清酒灌數服。得少許即愈。多服更好。

去風消血結神効。

産後血出過多。虛極生風。

夫產婦因血氣虛極，症似中風，實非風也。治以榮衛為主。或血下大多，氣無所主，昏青肉冷，汗出目瞑，神昏不省，急服濟危丹，併十全大補湯。若以風藥治之，則必無可救之機矣。

濟危丹

乳香一錢二分　五靈脂水淘去沙炒一錢五分　玄精石一錢
生硫黃一錢已上四味相和瓦罐微火炒研　生卷柏焙一錢　陳皮去白
阿膠螺粉炒　桑寄生真者各一錢五分另為細末

右八味和勻，以生地黃汁為丸，如桐子大，每服二十丸，當歸煎酒空心送下。如不能吞，化開灌救。

十全大補湯　治血氣虛極症似中風

熟地黄　當歸　白芍藥　川芎各二錢五分

白茯苓　白术　嫩黄芪　人参各二錢

熟附子　肉桂各一錢

右剉每服五錢水二鍾薑三片煎一鍾不時服有痰加南星天麻氣喘加木香

楊子建十産

凡生産先知此十症庶免子母之命折於無辜也世之收生者少有精良妙手多致命傾予因傷痛而備言之

一曰正産

正產者。言懷胎十月。陰陽氣足。忽然作陣疼痛。胎至谷道。漿破血下。兒即正產。

二曰傷產

傷產者。言懷胎未足月。有所傷動。以致忽然臍腹疼痛。或服催藥過早。或產母努力太早。逼兒錯路。不能正生。凡分娩須待兒轉順。頭對產門。努力一送。兒即正產。

三曰催生

催生者。言欲產時。兒頭至產門。方服藥催之。或經日久。產母困倦難生。宜服藥以助其血氣。令兒速生。

四曰凍產

凍産者言天氣寒冷産母血氣遲滯兒不能速生故衣裳宜厚産室宜煖背心亦宜溫和庶兒易生

五曰熱産

熱産者言盛暑之月産婦當溫涼得宜熱甚則産母頭疼面赤昏暈若産室人衆熱氣蒸逼亦致前患名曰血暈若夏月風涼陰雨亦當謹避

六曰橫産

橫産者言兒方轉身産母用力逼之故也凡産母當令安然仰臥穩婆先推兒身順直頭對産門以中指探其肩不令臍帶羈扳方用藥催之繼以産母努力兒即生

七曰倒産

倒産者言兒未能轉身産母努力故也當令産母仰卧穩婆推入候兒自順若良久不生令穩婆手入産户一邊撥兒轉順近産門却服催藥并努力即下

八曰偏産

偏産者言兒回身未順生路産母努力逼兒頭偏一邊産雖露頂非也乃額角耳當令産母仰卧穩婆輕手正其頭向産門却令産母努力其子即下若兒頂後骨偏拄穀道露額令穩婆以綿衣炙煖褁手於穀道外傍輕手推正令産母努力兒即生

九曰礙産

礙産者言兒身已順門路已正兒頭已露因兒轉身臍帶絆其肩以致不能生令産母仰卧穩婆輕推兒面上以中指按兒肩脫其臍帶仍令兒身正順産母努力兒即生

十曰坐産

坐産者言兒之欲生當從高處牢繫手巾一條令産母以手攀之輕輕屈坐令兒生下不可坐砥兒生路

十一曰盤腸産

趙都運恭人每臨産則子腸先出然後産子其腸不收名曰盤腸穩婆以醋水各半盞默然噀産婦面背即收

半夏散治盤腸産以半夏為末搐鼻中腸自上

産後諸症辨按

按産後發熱血暈等證丹溪云産後血氣俱虛縱有風邪瘀血宜補血氣為主此言雖善而其中亦有虛實寒熱不同似不可以一槩論也假如血去過多脉虛無力虛煩而發熱者此陰虛生熱宜四物湯去芍藥加參苓白朮竣補其陰滲泄其熱而熱自退矣或惡露未盡腹脹腹痛狂躁而發熱者此瘀血生熱宜四物湯去地黄加玄胡索桃仁紅花香附養其新血行其瘀血則熱自解矣或脾胃虛弱飲食不化積聚而發熱者此食積生熱

宜治中湯。加神麴山查砂仁。健其脾胃。消其積滯。則熱自清矣。或榮衛不和。腠理不密。感寒而發熱者。此寒邪生熱。宜香蘇散。加防風羌活。調其榮衛。散其風邪。則熱自除矣。又有產後陰虛。恐冒風寒。內用薑酒雞椒。外用厚衣炭火。熱氣交攻。致傷陰血。忽然發熱。口眼喎斜顫似中風者。此熱極生風。非真中風也。宜四物湯。加柴胡枳殼芩連。滋其陰血。清其內熱。熱清則諸症俱退也。又有產後出房太早。不避風寒。卒然仆倒。腰背拘攣。角弓反張。發熱譫語者。此血虛中風。非內熱生風也。宜四物湯。加殭蠶蟬退。秦艽羌活。養血去風。消痰順氣。風去則諸症悉解也又有瘀血未盡惟恐失補悞補太早致生發熱血暈者當行血調氣有血去過多見腹疼痛悞行太過致生煩熱血暈者當大補氣血益產後發熱血暈等症雖同而其治法特異若執一補法豈謂盡善乎謹錄治驗諸方與同志參訂焉

治驗諸方

參苓四物湯　治產後去血過多陰虛發熱或眩暈不知人事虛煩不眠

人參一錢五分　白茯苓一錢二分　川芎　當歸身　橘紅　白朮各二錢　熟地黃三錢　甘草一錢

右剉作三服，水一鍾半，薑二片，煎八分，不時服。

桃仁四物湯　治産後惡露未盡，心腹疼痛，發熱煩躁譫語，脇肋脹痛。

當歸四錢　赤芍藥四錢炒　川芎三錢　益母花二錢五分　桃仁　香附炒各二錢　玄胡索醋炒錢半　甘草八分　白茯苓三錢

右剉作三服，水一鍾半，薑三片，煎八分，不時服。

加減治中湯　治産後食積生熱，胞膈飽脹，嘔吐泄瀉。

白朮炒三錢　陳皮去白二錢　厚朴薑炒二錢　香附一錢五分　白茯苓二錢五分　神麯炒　山查去核　砂仁炒各二錢　甘草七分

右剉作三服，水一鍾半，薑三片，煎八分，不時服。

加减香蘇散　治産後發熱頭痛遍身腰痛冷痺

羌活　防風　陳皮各三錢　紫蘇　川芎炒各二錢五分

白芷　藿香各一錢　甘草炙一錢

右剉作三服水鍾半薑二片煎八分不拘服

柴胡四物湯　治産後因食熱物内熱生風脉數口乾口

眼喎斜類似中風

柴胡蜜炒　黄芩酒炒各二錢半　當歸酒洗　川芎炒　白芍炒

丹皮　生地黄各三錢　茯苓　黄連　秦艽各二錢

右剉作三服水鍾半煎八分不拘服

殭蠶四物湯　治産後中風發熱頭痛腰背拘攣角弓反

張。譫語煩亂。

當歸　地黄生　白芍炒　川芎各三錢　殭蠶

秦艽　羌活各二錢　丹皮　防風各一錢半　甘草炙

肉桂各一錢

右剉作三服。水鍾半。薑一片。煎八分。不時服。

枳殼玄胡湯　治產後補早。瘀血發熱。血暈。

枳殼炒三錢　玄胡索炒　桃仁去皮尖　香附醋炒　青皮各二錢

右剉作二服。水鍾半。煎八分。溫服。

參歸湯　治產後行血太過。血虛發熱。或血暈煩亂。

人參三錢　當歸身二錢四分　茯神二錢　熟地黄　陳皮

白朮　炙甘草各一錢五分

右剉作三服，水鍾半，煎八分，不時服。

玄胡索散　治產後血氣攻刺疼痛不止，及新舊腹痛。

當歸酒浸　玄胡索　赤芍藥　蒲黃隔紙炒各一錢

桂去皮不見火　乳香水研　沒藥各七分

右為細末，每服三錢，空心酒調下。

烏金散　治產後惡露敗血走刺心腹，兒枕痛，坐卧不寧，

瘀血不快。

川白薑七錢五分燒然盐瓦中存性　黑附子半枚炮去皮

右為細末，每服三錢，童便入酒調下，痛止血即行下。

歸參羊肉湯　治産後虚勞發熱自汗肢體沉痛

當歸酒浸　人參各七錢　黄芪一兩　生薑五錢

右爲末用精羊肉一觔煑清汁五大盞去肉入前藥煎四盞分作四服早晚用能收汗止頭痛除困倦

參歸湯　治産後氣血兩虚發熱煩躁汗出

當歸六錢　人參四錢

右爲末猪腰一隻薄切合藥三錢水二鍾粳米半合同煎一鍾汗未止再服

秦艽湯　治産後傷風惡熱渾身疼痛

熟地黄三錢　當歸　白芍藥　柴胡

地骨皮　甘草各一錢　秦艽去芦一錢五分

右剉每服五錢，水一鍾半，煎八分，日三服。熱退為度。

貝母湯　治產後諸嗽積年不差者

貝母去心薑製　黄芩生去皮　陳皮去白　北五味各二錢　木香　甘草各一錢　半夏湯泡七次　柴胡去苗淨洗　桑白皮　桂心各一錢

右剉末作五服，水二鍾，杏仁七粒，去皮尖研碎，薑七片，煎八分熱服。

金不換散　治產後諸嗽及勞嗽神效

罌粟殼去葉蔕穰蜜炙七錢　款花一錢　陳皮去白五分　黄連一分五厘

右剉末作三服，水鍾半，薑三片，烏梅少許，煎七分溫服。

參膠湯　治産後下利虛極

人參一錢　阿膠炒二錢　甘草炙八分　黃連炒一錢　秦皮去皮一錢

木香四分　茯苓一錢

右剉作二服水鍾半煎八分空心服

連翹丸　治産後久患赤白痢疾葢因脾胃不和氣滯積聚心腹脹滿乾嘔吐酸飲食不下胸膈噎塞脇肋疼痛

連翹一錢五分　陳皮　三稜　莪朮　肉豆蔻

檳榔各一錢　肉桂　青皮各八分　好墨五分

右為細末麪糊丸如桐子大每服三十丸黃連湯或米飲下或酒送大抵起於熱者宜黃連湯下也

婦人經閉

血枯經閉潮熱咳嗽

夫婦人無他病而經水不行者皆因脾胃久虛飲食不能生血或胃熱中消善食肌瘦津液為火所爍漸致血海枯竭久變潮熱咳嗽此血枯症也宜調榮益氣湯補益血氣而經自行矣

調榮益氣湯治脾胃久虛飲食不能生血致經水不行

當歸洗　白芍藥炒　人參各八分　白茯苓　丹皮洗
甘草炙　麥門冬各六分　陳皮分　熟地黃一錢

右剉水二鍾煎一鍾不時服

清熱調經湯　治善食肌瘦發熱膚燥大小便閉澁

黄連炒一錢　白茯苓　黄芩炒各六分　白芍藥　陳皮

丹皮各八分　薏苡仁炒一錢半　當歸　生甘草各五分

右剉水二鍾煎一鍾食前服

滋陰調經湯　治陰血被火邪所爍漸致勞嗽咯血發熱

泄瀉

淮山藥一錢　知母炒　白茯苓八分　芡實一錢　山茱萸

牡丹皮各八分　甘草炙五分　當歸身炒六分　貝母去心八分　白芍炒

麥門冬去心各一錢

右剉作二劑水一鍾半煎八分不時温服

按婦人先経閉而後成勞者，多緣思慮傷心，氣鬱不得通達。夫心火乃脾土之母，肺金又脾土之子。心氣一傷，火鬱為病，火既受病，則不能榮養其土，脾土既虛，而肺金自不能獨旺，故飲食漸減，咳嗽日加也；毛髮漸焦，肌肉日瘦也。此乃陰血空虛，強陽乘之，是水不能濟火，而火過水涸之症也。法當峻補其陰，急瀉其陽，若認為血熱，純用寒凉，或以通藥行経，則禍不旋踵矣。

清肺飲　治婦人虛勞發熱，咳嗽吐血。

生地黃一錢　貝母去心　白芍藥炒　蒲黃炒，各八分　阿膠炒

天門冬去心　黃芩炒，各一錢　當歸身五分　丹皮洗　知母炒

炙甘草各六分

右剉作二服。水鍾半，煎八分，不時服。

左歸湯　治婦人肝心血虛，潮熱咳嗽。

熟地黄一錢　白芍炒，八分　淮山藥一錢　丹皮六分　山茱萸

白茯苓各八分　麥冬去心，一錢　炙甘草　橘紅各五分

右剉，水二鍾，煎一鍾，不時服，渣再煎。

百合逍遥散　治婦人肝脾血衰，泄瀉潮熱咳嗽。

白朮八分　茯苓一錢　當歸身五分　百合一錢　款冬花

甘草各五分　貝母八分　白芍藥六分　橘紅

右剉，水二鍾，煎一鍾，不時服，渣再煎。

血逆經閉。吐血鼻衄。

夫血氣原不相離之物。故氣滯則血滞。氣行則血行。氣清則血順。氣熱則血逆。凡治逆經之症。必須調平其氣爲主。經云。氣有餘便是火。若徒用寒凉止血。殊不知寒凉傷胃。胃氣一傷。則血愈不淂歸經也。宜益氣調經湯。

益氣調經湯

人參五分　白茯苓八分　當歸六分　香附子童便製一錢　丹皮　白芍各六分　生地黄一錢　黄芩八分　甘草四分

右剉。水鍾半。煎八分。不拘服。

清胃降氣湯　治胃火盛。致經血逆行。吐血鼻衄諸症

生地黄一錢　白芍八分　香附子童便製一錢　黄連六分　枳殼
白茯苓各八分　黄芩炒　黑梔子　當歸各二錢　甘草
澤蘭花各五分
右剉水二鍾煎一鍾不時服
升氣調經湯　治經水不調肝氣遏鬱頭項胞膈連背脊
骨疼痛或發熱
柴胡七分　當歸身　乾葛各五分　獨活　甘草炙各四分
羌活　生地黄　蒼朮各一錢　紅花三分　川芎五分
右剉作二劑水鍾半煎八分不時服
加减四物湯治婦人雜症

正四物湯方治婦人氣盛血虛經閉不行胎前產後一切血症皆宜用之聖藥也

當歸身　大川芎　白芍藥　熟地黃

各等分水二鍾煎一鍾溫服或有他病隨脉症加減

經水行後腹作空痛者氣血俱虛加五味異功散

加異功散方

當歸一錢　川芎六分　白芍藥八分　熟地黃一錢　人參六分

白朮一錢　陳皮五分　白茯苓八分　炙甘草四分

右剉水一鍾半煎八分空心服渣再煎

經水行三五日腹中綿綿而痛者此血因氣滯行之不

淂盡也。加香附木香陳皮，氣行而血自通矣。

加香附木香方

當歸一錢　川芎七分　白芍藥八分　熟地黄一錢

木香五分　陳皮八分　炙甘草三分　香附一錢童便製

水二鍾，煎一鍾，空心服。渣再煎。

經水過期而來，通時腹痛，紫黑成塊者，此内有積熱。加黄芩黄連梔子香附澤蘭，熱清而血自順矣。

加芩連澤蘭方

當歸一錢二分　川芎八分　白芍藥八分　熟地黄一錢　黄芩八分

黄連六分　澤蘭八分　香附一錢童便製　甘草五分

右剉水二鍾煎一鍾不時服渣再煎

經水因痰阻滯至期不通此痰多血少加二陳芩連等理痰去地黃痰清則經自調矣

加二陳方

當歸八分　川芎六分　白芍八分　茯苓八分　半夏六分

陳皮四分　甘草三分　黃連五分　香附八分

右剉水二鍾煎一鍾不時服渣再煎

經水微少漸漸不通手足瘦軟肌膚潮熱脉數咯血此陰血大虛加丹皮石棗牛膝澤蘭麥門冬滋補真陰去川芎陰血生而經自調也

加滋陰方

當歸八分 白芍藥六分 熟地黄一錢 石棗八分 牛膝六分

澤蘭六分 牡丹皮八分 麥門冬八分 丹參六分

右剉水二鍾煎一鍾。不時服渣再煎。

經水適来適斷。往来寒熱。如瘧症者。肝膽經鬱熱或風熱所感加小柴胡湯。分清表裏。則熱退而經自行矣。

加小柴胡方

當歸八分 川芎六分 白芍炒六分 熟地黄一錢 柴胡六分

黄芩五分 半夏六分 人參五分 甘草三分

右剉水二鍾。薑三片。棗一枚。煎一鍾。不時服。渣再煎。

經水因感寒邪腹中緼痛脉沉手足冷痺者此血因寒邪所阻加乾薑肉桂寒邪退而經自通矣

加薑桂方

當歸一錢　川芎八分　白芍六分　熟地黄一錢　乾薑四分
肉桂六分　陳皮八分　香附一錢　甘草三分

右剉水二鍾薑三片煎一鍾不時服渣再煎

經水因鬱氣阻滯不通胞膈飽脹小腹疼痛發熱大便閉澁小便短赤此係鬱火作病加越鞠湯鬱結散而經自行不可以滯氣藥雜之

加越鞠方

當歸八分 白芍藥炒 小芎各一錢 黃連炒 蒼术去皮 黑梔各八分 炙甘草三分 神麴炒 香附童便製各六分

右剉，水二鍾，煎一鍾，不時服。

滋陰百補丸 治婦人諸虛百損，血枯經閉，精神困怠，不思飲食，漸至尫羸，咳嗽潮熱，咯血諸症。

熟地黃四兩 茯苓一兩五錢 淮山藥二兩 當歸一兩五錢 丹皮 麥門冬各一兩 橘紅八錢 山茱萸 貝母去心 知母炒 白芍藥炒 丹參各一兩 炙甘草六錢

右製為末，煉蜜為丸，如梧桐子大。每服三錢，白滚湯空心送下。

烏雞補陰丸　治婦人血虛經閉。遍身疼痛。或腹痛。乍寒乍熱。經來或斷或續。并潮熱咳嗽。

當歸酒洗一兩五錢　丹皮酒洗八錢　白芍藥酒炒　剪黄芪蜜炙各二兩

香附童便製一兩　甘草炙六錢　白茯苓六錢　玄胡索醋炒八錢

地黄生用酒炒二兩　丹參酒洗　川續斷酒洗　川貝母去心各一兩

黄芩酒炒八錢　橘紅八錢　大川芎炒六錢

右剉各製為末。用白毛烏骨雞一隻。縊死乾挦去毛。開腹取出腹中各物。用布拭乾净。將前藥末藏入雞腹内。以線縫密。酒醋各八碗。煮至雞爛為度。和藥搗匀焙乾。研末。將原汁煮麪糊為丸。如梧桐子大。每早五十丸。白

滚湯送下此方不獨能調經兼能種子及血崩諸症並皆治之

加减八寶丹　治婦人血氣俱虚經閉不行五心潮熱飲食損少人漸羸瘦

黄芪蜜炙　白术炒　茯苓乳拌　人參去芦　當歸酒洗　白芍酒炒　地黄酒製　川芎微炒

各等分研末煉蜜為丸每服三錢白滚湯空腹送下此丸原有加减如血虚於氣倍加四物氣虚於血倍加四君子血氣並虚夾熱加丹皮黄芩夾痰加陳皮半夏夾寒加肉桂附子凡婦人血氣虚弱隨症加减皆可服

婦人崩漏

五崩漏下鮮血紫瘀腐臙黄水白帶。

夫婦人崩漏。雖分五種。其受病之原。皆因焦心勞思傷其心。氣遏其脾氣。則土陷水中。濕熱相兜。元氣爲火所傷。陰血被火冲激。以致經血暴然大下也。宜清心理脾爲主。其中虛實寒熱。尤當隨脉症施治可矣。

婦人經斷有年。忽然復來。身熱口渴。腹不作痛。脉虛氣短。純下鮮血者。乃勞傷致病。大虛之症也。宜清心歸脾湯主之。

清心歸脾湯

黃芪蜜炙一錢當歸洗一錢茯神八分麥門冬去心一錢棗仁醋炒八分

人參去蘆八分白朮炒甘草炙各六分遠志肉七分

右剉水二鍾煎一鍾不時溫服渣再煎

婦人經血尚行或行三五十日不止并下紫血塊頭眩潮熱腹痛脹悶脉弦煩亂者鬱滯致病瘀血之症也宜養血行瘀湯主之

養血行瘀湯

當歸洗一錢地黃生酒炒一錢半艾葉洗五分炒荊子八分黃芩炒

川芎炒各六分香附童便炒一錢白芍炒玄胡索炒各八分蒲黃炒

秦艽酒洗茯苓甘草炙各五分

右剉作二劑水二鍾半煎八分不時温服渣再煎

婦人崩下黑血帶膿如夏月腐肉之狀小腹悶痛通去稍寬大小便墜急者此濕與熱相蒸乃濕熱瘀也宜升氣清濕湯主之

升氣清濕湯

當歸酒洗 銀柴胡蜜炙各一錢 蒼术去皮 黄芪蜜炙各一錢半 炙草 茯苓各六分 蔓荆子泡 防風各八分 白芍炒五分

右剉水二鍾煎一鍾不時温服

婦人脾胃有虧血不安室血崩之後復下黄水小腹悶痛四肢痠軟飲食不下者此脾氣下陷腎氣不固乃中

氣大虛之症也。宜加减四君子湯主之。

加减四君子湯

當歸炒六分　白术炒一錢　茯苓八分　芡實　淮山藥各一錢

甘草炙　白芍炒　白蔻炒各五分

右剉，水二鍾，煎一鍾，不時服。

婦人白帶下脱，如水流下不絶，面色黃瘦，四肢無力，臍腹冷痛，目齒畏熱，眼花神昏者，此脾土虛，肝木盛，宜清肝益氣湯主之。

清肝益氣湯

柴胡蜜炙一錢　白术土炒八錢　白芍藥炒一錢　當歸酒洗四分　黃栢酒炒八分

黃芪（蜜炙八分）甘草（炙四分）山茱萸（酒洗一錢）肉桂（二分）

右剉水二鍾煎一鍾不時温服。

涼血地黃丸　治婦人血崩係腎水陰虛不能鎮守包絡相火故血走而崩也。

生地黃（炒二兩）當歸（八錢）黃芩（炒一兩）白芍藥（炒一兩）柴胡
荊芥穗（炒各八錢）川芎（炒）黃連（炒各五錢）薏苡仁（炒一兩）秦艽（洗）
淮山藥（一兩）茯苓（八錢）甘草（炙五錢）

右製為末煉蜜和丸每服三錢白滾湯空心送下。

滋金補水丸　治婦人血崩後咳嗽身熱面黃肌瘦大便閉結日下黃水與真陰下竭虛火上冲大腸與肺俱受

火邪所爍也。

天門冬一兩五錢 當歸一兩 柏子仁一兩五錢 黃芩一兩 知母一兩
淮山藥炒一兩 紫菀一兩五錢 地骨皮一兩 地黃生二兩 薏苡二兩
甘草梢六分 白芍一兩五錢 百合泡一兩二錢

右製為末，煉蜜和丸，每服三錢，白滾湯空心送下。

阿膠止血丸　治婦人崩漏不止，身熱惡寒，時下黃水，鮮血，精神昏亂，夜睡不安。

阿膠炒珠二兩五錢 酸棗仁炒一兩五錢 生地黃炒二兩 茯神
黃連炒各一兩二錢 香附米童便浸炒一兩 淮山藥炒一兩五錢 黃芩炒一兩
炎實一兩五錢 白芍藥炒一兩二錢 炙甘草八錢 石斛泡一兩

當歸八錢酒洗

右製爲末煉蜜和丸每服三錢百沸湯空心送下

血虚腹脹瘀血成蠱

夫婦人血崩之症其經脉錯亂不循古道淖溢妄行或行止不時便有積瘀停滯凝結於中更加止濇藥强以止之淺則成脹深則成蠱此乃虚中之實症也宜烏藥行瘀湯主之

烏藥行瘀湯

烏藥九錢　香附子炒一兩五錢　當歸一錢酒洗　赤芍藥炒三錢

川芎炒　玄胡索炒各二錢一分　紅花六分　熟大黄一錢五分

木香一錢 京三稜五錢 乾漆炒一錢五分

右剉末分作三服水鍾半煎八分不時服此方治婦人經後凝結肚腹作痛煩熱悶亂或瘀血成塊急墜於小腹瘀痛血因氣滯崩漏強止積成血脹血蠱皆宜服之此調氣行血去瘀生新之劑也

加減歸脾丸 治婦人血崩後脾氣虛弱不能運化飲食合瘀血作脹或腹痛滯瀉皆宜服之

當歸酒洗一兩 黃芪蜜炙一兩五錢 茯神八錢 紅花一錢五分 木香二錢 香附童便製 遠志去心各一兩 甘草炙五錢 白朮炒八分 人參去蘆一兩 丹參酒洗六錢 玄胡索炒一兩 青皮炒三錢

右製為末煉蜜和丸每服三錢百沸湯空心送下

婦人赤白帶下

夫帶下本屬榮衛之氣滯分赤白二症赤屬榮白屬衛乃氣血所主之别名也此症多因喜怒不甞憂思鬱火所致非虛寒為病也若純用燥熱之劑止濇不獨不能去病反助火邪消鑠陰血矣其用燥熱亦有浔効者帶下日久下焦虛冷故能受之如脾土陷入水中濕熱相迫所下之物有腥腐之氣緊以燥熱投之豈不愈傷其真陰乎故凡治帶下當清上補下理脾養血始不致犯虛虛實實之禍矣

補經固真丸　治婦人白帶下流。經年不止。或始病血崩。久復亡陽。當以此湯扶補血氣。

白葵花去蕚五分　陳皮八分　生黃芩　柴胡炒　乾薑炮　郁李仁各一錢　人參去蘆二錢　白芍藥炒　甘草炙各八分

右剉水二鍾煎一鍾溫服渣再煎。

玄胡苦楝湯　治婦人臍下冷。小腹撮痛。陰冷下帶清白。脉細手足時冷。精神困倦。

玄胡索炒　苦楝子各三分　熟地黃一錢　黃柏炒二分　白芍藥炒　炙甘草各五分　五味子七粒　附子泡　肉桂各三分

右剉水二鍾煎一鍾食前服渣再煎此方凡婦人下帯虗冷皆宜服之

桂附補陰湯　治腎氣大虗下元冷極白帯腥臭日下無度多悲少樂兩足膝冷

熟地黄一两　附子泡三錢　肉桂炒一錢　黄柏炒一錢　知母八分

右剉作三劑水二鍾煎一鍾食遠服如食少常飽有時腹脹痛加茯苓白芍各八分陳皮五分如虗煩惱亂面上如虫行氣短神弱此元氣虗極加黄芪人參各一錢

此方婦人下元虗冷久無子息亦宜服

白术茯苓湯　治婦人胃氣虗弱脾有濕痰積流下焦滲

入膀胱，惡心嘔吐，不思飲食，面皮黃瘦，帶下赤白。

白朮一錢　白茯苓八分　柴胡炒一錢　半夏泡　陳皮去白

神麴炒各五分　炙甘草　人參去蘆　升麻各四分

右剉，水二鍾，煎一鍾，食遠服。

立效散　治婦人血崩後，白帶不止，或兼有鮮血併下。

當歸炒二錢　蓮鬚一錢五分　芡實二錢　金櫻子去刺五錢　白芍一錢五分

右研末，每服二錢，百沸湯空心調下。

固經丸　治婦人赤白帶下，經年虛脫。

山茱萸去核一兩　龜板酒煅二兩　貝母去心　香附炒各五錢　黃柏炒一兩

白芍藥炒八錢　梔子炒一兩　白朮六錢　知母炒五錢　茯苓四錢

補骨脂泡八錢

右研末煉蜜為丸每服三錢百沸湯空心送下

升陽燥濕湯　治婦人白帶久下不止臍腹疼痛眼畏光

光喜食乾物過飲湯水

白芍藥炒　黄柏酒洗各八分　柴胡炒一錢　白石脂火燒紅水飛研末

當歸身各一錢　乾薑泡二錢　茯苓五分

右剉水二鍾煎一鍾食遠服

當歸芍藥湯　治婦人勞役傷脾氣逆汗出身熱帶下不

止飲食沉懶困倦四肢無力大便時瀉

當歸炒六分　白芍藥炒一錢　茯苓五分　柴胡五分　香附子炒

白朮各八分　益智仁去殼五分　黃芪蜜炙一錢　甘草炙四錢

右剉水二鍾煎一鍾不時溫服

固真丸　治婦人帶下不止小腹冷痛手足瘦軟肌肉羸瘦飲食不進泄瀉腰痛

補骨脂泡去辛味二兩　黃柏酒炒褐色一兩　杜仲炒去絲一兩五錢

右研末煉蜜為丸每服三五十丸空心溫酒送下

水陸丸　治婦人白帶年久虛滑不禁

金櫻子去刺蜜炒三兩　芡實肉乳拌一兩五錢　厚黃柏炒褐色一錢

右研末煉蜜為丸每服三五十丸空心白滾湯送下

按婦人赤白帶下。其病雖起於憂鬱。亦有無憂鬱而病者皆嗜食厚味。食積生濕，濕復生熱。或傷於氣則為白帶，傷於血則為赤帶。故治白帶多調氣去濕，治赤帶多清熱養血也。若不分血氣，純用止澁藥，殊不知止澁藥性味燥熱，能助火消爍真陰。帶症真陰本虧，復以燥藥傷之，寧不愈虛其虛乎。余每治此病，嘗以六君子湯合補中湯加減互用，無有不効者也。

加減六君子湯　治婦人憂思傷脾，濕熱生痰，胞膈飽脹，不思飲食，面皮黃瘦，白帶不止。

白朮炒一錢　黃連酒炒六分　白茯苓一錢　陳皮六分　白芍藥炒
半夏泡各一錢　人參去蘆八分　麥門冬去心八分　甘草炙四分

右剉水二鍾煎一鍾不時温服

加减補中湯治婦人脾氣下陷濕熱下迫肌肉羸瘦氣喘不食身熱帶下

當歸八分 黄芪蜜炙一錢二分 陳皮五分 黄柏酒炒 白术炒各六分
升麻四分 人參去蘆五分 柴胡四分 甘草三分 防巳八分
麥冬去心一錢

右剉水二鍾煎一鍾不時温服渣再煎

婦人積血成塊癥瘕欝結

丹溪云。氣不能作塊。夫塊乃有形之物。非痰與食積即血氣相滯。積久成塊也。其癥瘕亦積塊之别名。若素有痰漸積成塊者。理痰為主。若好食厚味。忽結成塊者。消積為主。或氣滯于血。而血因氣滯結成癥者。是氣為病。此屬陽症。宜調氣主之。或血滯于氣。而氣因血所阻而成瘕者。是血為病。此屬陰症。宜行血主之。或鬱久成結。時散時聚者。是鬱結為病。又宜開鬱主之。故血塊一症。亦有陰陽之別。血氣之異。但婦人性窄多有此病。從血調治不悞也。

黑神丸　治婦人血積並膈氣癥癖血瘕

神麴炒三两　茴香二两五錢　檳榔二两　京三稜二两五錢　木香一两
川椒炒香　丁香各五錢　乾漆六两半生半熟用薑湯煑半日以香為度

右除漆另將前藥研為細末用前生熟漆和丸每用一丸分二次服無灰酒送下

没藥散　治一切血塊腹腹撮痛及產後惡露不行兒枕痛

血竭　没藥（並細研各三錢）　蒲黄　玄胡索（炒各四錢）　桂心

當歸（各五錢）　木香（不見火）　紅花　赤芍藥（炒）　牛膝

乾漆（炒各三錢）

右研細末每服二錢温酒調下血塊攻心疼痛不可忍者皆効

牡丹皮散　治婦人久虚羸瘦血塊走疰心腹疼痛

牡丹皮　當歸各一兩五錢　京三稜　莪术

玄胡索各一兩三錢　牛膝　赤芍藥各三兩

右為粗末每服三錢水酒各半鍾煎六分不時温服

桃仁丸　治婦人血瘕血積夾熱之症

桃仁去皮尖炒黃二兩　大黃微炒　虻虫各三兩　朴硝二兩另研

各研細末先用醇醋六鍾放磁器中微火熬至三鍾將桃仁大黃虻虫末投入醋内不住手攪千餘下次投朴硝末再攪良久取出為丸如梧桐子大令病婦前一日勿吃晚膳五更時温酒送下五粒見下如黑豆水或下如猪肝色其塊即消見見鮮血即以調氣血而補之

戊寅芝山禪林施醫鼓山下一婦人小腹下有血塊如碗大痛不可按炒鹽滚湯熨之則痛稍定小便澁短大便畧通不時大小便抽痛飲食不進口渴發熱百藥罔効至寺求診余見其脉弦數重按空虛此虛者為前藥傷其胃氣弦者更有積瘀未行仍以行瘀藥與之五劑而塊消十劑而全痊也

桃仁黄芩湯　治婦人血塊久年不下

砂仁炒　甘草炙各四分　滑石一錢五分　川芎　黄芩炒各四分

牛膝二錢　香附炒三分　桃仁去皮尖七粒

右剉水二鍾煎一鍾不時温服

血竭丸　治婦人血塊血瘕

滑石三錢　沒藥二錢　血竭二錢

右研細末水滴和丸如惡露不下以五靈脂爲細末麪糊爲丸白朮湯陳皮湯送下

香附挑仁丸　治婦人血塊

香附童便浸　挑仁去皮留尖　各等分

右爲細末醋糊爲丸每服二錢白滚湯送下

白朮挑仁丸　治婦人有孕血塊作痛

香附四兩醋煑　桃仁一兩去皮尖　海粉二兩醋煑　白朮一兩

右爲細末紅麴煑糊和丸每服二錢白滚湯送下

婦人熱入血室瘀血衝心發狂譫語

夫血隨氣為動止，氣逆則逆，氣順則順，氣熱則妄走，氣寒則凝滯。故婦人感熱症，其熱邪客入血室，或積瘀因火冲動，上衝於心，煩躁發狂，言語錯亂，妄見鬼神，皆為氣盛所使。經云：氣有餘便是火。凡治此症，不可純用寒涼，當以沉香琥珀散、栢仁牛黃丸主之。

沉香琥珀散　治熱邪客入血室，煩躁狂譫，或發熱吐血。

沉香四錢不見火　當歸酒洗　丹皮炒各八錢　琥珀研四錢　赤茯苓

黃連炒各三錢　牛膝　生地炒各五錢　犀角二錢五分

右研細末，每服二錢，燈心湯不時送下。狂譫未止再服。

柏仁牛黄丸　治婦人血熱積瘀衝心煩亂狂譫或夾熱痰併作血室蘊熱

柏子仁〔夾去油一兩〕　遠志〔去梗甘草水煮八錢〕　生地黄〔姜炒一兩〕　琥珀

當歸鬚〔酒洗各三錢〕　大黄〔酒煮熟炒五錢〕　白茯神〔去皮六錢〕　紅花〔炒〕

澤蘭花〔洗各三錢五分〕　香附〔醋炒去毛五錢〕　赤芍藥〔炒八錢〕

右為細末煉蜜和丸如彈子大金箔三十張硃砂五錢為衣每服一丸淡薑湯研化送下

清熱湯　治婦人熱入血室發狂發熱煩躁脉數

生地黄〔二錢〕　丹皮〔一錢〕　枳殼〔八分〕　犀角〔碎六分〕　紅花〔三分〕

生蒲黄〔一錢〕　甘草〔五分〕　白芍〔生一錢〕

右劑水二鍾煎一鍾不時温服

桃仁丸治婦人瘀血夾熱上衝心穴煩悶腹痛發狂譫語

方見積血

驗胎是否種子神方

夫婦人三箇月經血不行或血因寒滯鬱結成瘕或血因火爍內熱乾枯皆因經水纔住便認為胎往往致悞以致成勞傷症當以探胎湯驗之

探胎湯

川芎一兩研為細末每服三錢五分濃煎艾湯空心調服服後覺腹中微動便是有胎如不動再服若動在臍

下者或不動作悶痛乃血病非有孕也急用行血藥治之若遲日積月深結成血瘕血塊血枯則治之晚矣

種子紫陽丸

夫此方治婦人血氣兩虧月信不調腰腿酸軟四肢困倦百節疼痛遍身麻木胞膈時飽不思飲食久無胎室又能安胎孕婦胎動腹痛嘔吐酸水懷孕三四箇月下血等症俱有神效

益母花二两忌鉄　川芎炒　當歸酒洗各五錢　熟地黄

淮山藥各一两　白芍藥同枳壳炒去壳五錢　阿膠真者蛤粉炒珠三錢

玄胡索炒二錢半　砂仁炒一錢半　木香不見火一錢半　香附子用酒醋鹽水童便各

製一次六錢

右為末。煉蜜為丸。每服二錢五分。艾湯送下。或服不便。前方內加蘄艾六錢和丸。米飲送下。亦可。

一婦終日腹痛嘔吐酸水。服參苓散。健脾丸。罔効。漸變咳嗽。肌肉消瘦。更服滋陰藥。其病反劇。得此方。服一料。諸症悉除。服二料。連生二子。故附刻卷末。共躋仁壽云爾。

雪潭居醫約

三衢徐世蔭較正　三山陳　澂編輯

藥症忌宜

風症諸暴強直支痛緛戾裏急筋縮皆屬於風真中風猝如僵仆口噤不言不省人事如遺尿直視口開手撒汗出如珠屬不治證西北高寒之地有此東南無之

忌破氣下吐苦寒酸斂諸藥俱錄後

宜辛甘發散峻補真氣

桂枝　附子　甘草　獨活　羌活　天麻　麻黄

防風　芎藭　細辛　藁本　牛黄　辛夷　白芷

蔓荆實　牡荆實　人參　黄耆　有痰加竹瀝

南星　半夏　薑汁

類中風。口眼歪斜。語言謇澁。半身不遂。口噤不言。四肢不舉。痰涎壅盛。昏眊不省人事。

忌汗吐下。大忌破氣　温熱　苦寒

及一切治風濕辛燥發散。并開竅走真氣行血諸藥。慎勿犯之。犯之則輕必重。重必斃。

麝香　蘇合香　檀香　龍腦香　安息香

餘忌藥俱錄後

宜滋補。陽虚者補氣　陰虚者補血　陰陽兩虚則

氣血雙補兼宜清熱降氣豁痰及保脾胃
天門冬（脾胃薄弱者勿多用）　麥門冬　荊瀝　蘇子　括蔞根
枇杷葉　貝母　霞天膏　橘紅　甘草　竹瀝
童便　梨汁　黄蘗　次益血於前藥中加胡
麻仁　石斛　生地黄　牛膝　薯蕷　五味子
甘菊花　丹參　枸杞子　竹葉　鼈甲　兔絲子
何首烏　木瓜　山茱萸　芍藥　遠志　白蒺藜
酸棗仁　青蒿　括蔞仁　沙參　茯苓　巴戟天
柏子仁　人參　車前子　茯神　羚羊角
如便閉加肉蓯蓉當歸倍麻仁兼氣虛加人參黄芪有

肺熱者勿入人參

感冒風寒俗名傷風其症或頭疼身熱輕者則兩鼻必塞兼流清涕必惡風寒或聲重或聲啞甚者痰壅氣喘咳嗽

忌補氣　酸斂　閉氣　諸藥餘後

宜發散　辛甘温

芎藭　細辛　藁本　防風　甘草　荆芥　白芷

前胡　桔梗　紫蘇　薄荷　杏仁

傷風熱

忌同感冒風寒

宜辛寒　甘寒　發散

石膏　知母　甘草　竹葉　麥冬　前胡　桔梗
薄荷　葛根　桑白　久而不愈者屬虛陽虛者加
人參黃芪陰虛者加五味地黃倍麥冬白芍

寒症　諸病上下所出水液澄澈清冷癥瘕癩疝堅痞腹滿
急痛下利清白食已不飢吐利腥穢屈伸不便厥逆禁固
皆屬於寒凡中寒必本於陽虛

忌破氣　苦寒　下　甘寒　辛寒　諸藥錄後

宜補氣　散寒　辛甘　溫熱　輕者解表重者溫補
桂枝　乾薑　麻黃　人參　附子　黃芪

傷寒冬月即病宜從仲景法

暑症諸病。喘嘔暴注下迫。霍亂轉筋。身熱瞀鬱。小便濁赤。

皆屬於暑。

忌破氣　升　復忌下　濕潤　辛温　辛燥　熱散

閉氣　熱　諸藥錄後

宜清暑益氣　健脾　甘寒　甘温　辛寒　酸寒

苦寒

黄連　香薷　葛根　石膏　知母　甘草　人參

黄芪　白术　扁豆　神麯　橘皮　茯苓　木瓜

麥門　五味　白芍　白梅　烏梅

大約用清暑益氣湯。香薷飲。生脉散。凡病暑之人。其

氣必虛暑傷氣無氣以動故當補氣為本惟肺熱多
火者忌參朮

中暑猝昏暈急以童便灌入即省
忌宜俱同暑
又方用絲瓜葉一片白鹽梅肉一枚幷取核中仁共
研如泥新汲水調灌立瘥熏治中暑霍亂有神

太陽病中暍　忌同暑
宜人參白虎湯有肺病不能服參者用竹葉石膏湯脾
胃作瀉者水調六一散

霍亂見胃虛條內忌宜俱同暑

痓夏繇於脾胃薄弱，胃家有濕熱及留飲所致。忌同前。

宜益氣健脾　酸寒　苦寒　淡滲

人參　半夏　白术　橘皮　茯苓　扁豆　白芍

木瓜　澤瀉　兼服生脉散

濕症。諸痙強直，積飲痞膈中滿，霍亂吐下，體重胕腫，肉如泥，按之不起，皆屬於濕。經云：地之濕氣，感則害人皮肉筋脉，故其病筋骨疼痛，腰重痛不可轉側，身重，四肢不利。濕在上，病嘔吐，頭重胸滿；濕在中，腹脹中滿，泄瀉；濕在下，足脛跗腫，脚氣廉瘡，久不愈。

忌濕潤　甘　鹹　諸藥錄後

宜散　滲泄　燥　辛　苦

木瓜　薏苡　蒼朮　石斛　萆薢　石菖蒲

茯苓　佐以防風葛根寒濕加半夏五加皮風濕加

獨活濕熱加黃蘗車前子木通甚者漢防已

脚氣繇於濕熱

忌溫燥　濕熱　補氣　復忌破氣升　諸藥錄後

宜清熱　除濕　利小便　甘平　酸寒　苦寒

辛溫　淡滲

黃蘗　石斛　麥門冬　木瓜　茯苓　石菖蒲

木通　澤瀉　薏苡仁　萆薢　防已　車前子

燥症諸濇枯涸乾勁皴揭皆屬於燥角弓反張筋攣急不舒舌強不能言二便閉濇口渴口乾舌苦皮膚皴揭毛髮脆折津液不生血枯胃槁以致飲食不化噎膈吐食

忌升散　破氣　下　辛燥大熱溫藥　餘俟

宜潤　益血　辛甘寒　酸寒　鹹寒

有熱症者宜兼清熱

當歸　地黄　麥門冬　人乳　牛乳　肉蓯蓉

酥　蜜　甘菊花　胡桃　麻仁　柏子仁

人參　胡麻　天門冬　松實　蔗漿　五味子

白芍　棗仁　蘆根汁　梨汁　韭汁　童便

佐以姜汁

火症諸熱瞀瘈暴瘖冒昧燥擾狂越罵詈驚駭胕腫疼酸氣逆上衝禁慄如喪神守嚏嘔瘡瘍喉痺耳鳴及聾嘔涌溢食不下目昧不明暴注瞤瘈暴病暴死皆屬於火

忌補歛升發閉氣　辛燥　温熱　諸藥錄後

宜降折下　鹹寒　苦寒　辛寒　甘寒

大黄　童便　芒硝　黄芩　黄連　黄蘗　連翹

石膏　山梔　玄參　甘草　知母　天冬　麥冬

生地　藍汁　虛者宜甘寒鹹寒以滋水不宜用苦寒傷胃

猝眩仆九竅流血多不治　忌同火

宜童便　鹽湯　竹瀝　藍汁　梨汁　生犀角汁

猝心痛　忌同火

宜山梔　白芍藥　玄胡索　生甘草　盐湯　蘇子

目暴赤腫痛甚見肝實條内忌宜俱同

二便忽閉以利小便為先　忌同火

宜降潤　苦寒　甘寒　辛寒　利竅

大黃　蘇子　生蜜　麻仁　桃仁　石膏　知母

天冬　麥冬　黃芩　山梔　滑石　澤瀉　豬苓

車前　木通

頭面赤腫　忌同火

宜清熱解毒　發散　苦寒　辛寒　甘寒　鹹寒

甘菊花　鼠黏子　連翹　荆芥　薄荷　蟬蜕

大黄　玄參　石膏　知母　竹葉　童便

生甘草

忽大渴思氷水　忌同火

宜潤　生津液　辛寒　甘寒　鹹寒

石膏　知母　玄參　麥冬　竹葉　栝樓根

梨汁　蔗漿　童便　涼水　氷　五味子

口乾舌苦　忌宜俱同火

暴瘖　忌同火

宜降氣　發音聲　苦甘寒　辛凉　鹹寒

蘇子　枇杷葉　貝母　桔梗　百部　竹瀝

梨汁　天門冬　甘草　薄荷　玄参　童便

麥冬　桑白皮

暴注　忌同火

宜利水　苦寒　酸寒

茯苓　黄連　黄芩　白芍藥　生甘草　葛根

滑石　木通　虚者加人参　白扁豆　蓮肉

躁擾狂越駡詈驚駭　忌同火

宜清鎮　苦寒　辛寒　鹹寒

丹砂　牛黄　黄連　黄芩　山梔　滑石　石膏

知母　童便　大便閉者加大黄下之不行加芒硝

禁慄如喪神守　忌同火　宜同躁擾狂越

氣逆衝上　忌同火

宜降氣　酸斂　甘寒　苦寒　鹹寒

蘇子　枇杷葉　橘紅　五味子　石斛　番降香

黄蘗　山茱萸　牛膝　白芍藥　童便　桑白皮

麥冬

瞤瘈瞀瘈　忌同火

宜清熱和肝　酸寒　苦寒　辛寒　甘寒

白芍藥　生甘草　竹葉　玄參　黄連　生地黄

甘菊花　麥門冬　知母　石膏

已上忌宜為風寒暑濕燥火六淫外症下乃陰陽五臟六腑表裏虛實内症之忌宜也

陽虛即真氣虛。其證惡寒。或發熱自汗。汗多亡陽。陽虛不發熱。单惡寒者居多。

忌破氣　降泄　利水　苦寒　又忌辛熱發散

青皮　枳殼　厚朴　牽牛　檳榔　以上破氣　大黄

石膏　山梔　知母　天冬　生地　括樓　已上降泄

澤瀉　木通　瞿麥　漢防已　海金沙　葶藶
豬苓　滑石已上利水　黃芩　黃連　黃蘗　玄參
槐花已上苦寒　芍藥　烏梅　醋已上酸　麻黃　羌活
獨活　前胡　防風　荆芥　吳茱萸已上辛熱發散

宜補　甘温　熱

人參　黃耆　二术　炙草　當歸　桂　淫羊藿
附子　仙茅　鹿茸　羊肉　補骨脂　巴戟天

陰虛即精血虛其證為欬嗽多痰吐血咯血嗽血鼻衄齒衄盜汗自汗發熱寒熱潮熱骨蒸無力不眠氣急腰背痛

忌補氣　復忌破氣　燥熱辛温　又忌大寒大苦傷

胃　并升提發散　利水

人參　黃耆　二术（已上補氣）　南星　半夏　附子

官桂　桂枝　仙茅　鹿茸　乾薑　丁香　胡椒

烏頭　火酒　吳茰　烏藥　生薑（已上燥熱辛溫）　山梔

黃芩　黃連　大黃　芒硝　玄明粉（已上大寒大苦傷胃）

麻黃　升麻　柴胡　羌活　獨活　藁本　川芎

防風（已上升提發熱）　破氣利水藥錄後

宜　生精補血兼清虛熱　歛攝　酸寒　甘寒　甘平

鹹寒　暑兼苦寒

地黃　栢仁　人乳　沙苑蒺藜　枸杞子　牛膝

麋角膠　阿膠　酸棗仁　沙參　石斛　白芍藥
山茱萸　遠志　地骨皮　薯蕷　續斷　車前子
五味子　鱉甲　麥門冬　黃蘗　知母　牡丹皮

表虛其證自汗惡風洒淅寒喜就溫煖脉浮無力

忌破氣　升發　辛熱
麻黃　升麻　防風　柴胡　羌活　獨活　前胡
乾葛　紫蘇　薄荷　白芷　生薑　荊芥已上升發
吳茱萸　桂枝表虛而中寒者不忌　乾薑已上辛熱　破氣藥見後

宜補斂　益氣實表　甘　酸
人參　黃耆　芍藥　甘草　桂枝有熱者勿用　五味子

裏虛其證洞泄或完穀不化心腹痛按之即止或腹脹或

傷寒下後痞滿

忌破氣 下 苦寒

大黄 芒硝 玄明粉 牽牛 已上下 黄芩 黄連

山梔 知母 天門冬 茗 已上苦寒破氣藥錄後

宜溫補 甘 佐以辛熱

人參 术 炙甘草 大棗 糯米 肉桂

附子 有熱者勿用 乾薑

陽實即表邪熱盛其證頭痛寒熱遍身骨痛無力

忌補斂 下 大熱

黄芪　人參　二朮　桂枝　芍藥　五味　醋
米麪食　猪羊犬肉已上補歛　附子　胡椒　乾薑
肉桂　蒜　吳茱萸已上大熱下藥錄後
宜辛寒發散　天寒畧加辛熱辛温佐之
石膏　知母　葛根　麥冬　前胡　柴胡　黄芩
紫蘇　薄荷　升麻　防風　葱白　荊芥　羗活
麻黄冬月可用春夏忌之
陰實即裏實外感證屬邪熱內結者其證胞腹鞕痛手不
可近大便七八日不行或挾熱下痢
忌辛温發散　補歛藥見上

宜下　苦寒　鹹寒　甘辛

大黄　厚朴　枳實　滑石　山梔　黄芩　黄連

藍　茵陳　芒硝　桃仁

陽厥即熱厥。其證四肢厥逆，身熱面赤，唇燥大渴，口乾舌苦，目閉或不閉，小便赤澀短少，大便燥結，不省人事。

忌升發　補斂　燥熱辛温　諸藥俱錄後

宜下　清熱　甘寒　苦寒　鹹寒

大黄　芒硝　石膏　黄芩　黄連　山梔　知毋

童便　如挾虚有痰者，宜麥門冬、竹瀝、蘆根汁、梨汁、牛黄、童便。如婦人熱入血室因而厥者，藥中以童便

為君加赤芍藥生地黄牛膝牡丹皮桃仁甚者大便結燥加大黄芒硝下之通即止勿盡劑

陰厥即寒厥其證四肢厥逆身冷面青踡卧手指爪青黯腹痛大便溏或完穀不化小便自利不渴不省人事

忌下　破氣　苦寒　鹹寒　酸寒

食鹽　童便已上鹹寒　芍藥　醋已上酸寒

下破氣苦寒藥錄後

宜補氣　温中　甘温　辛熱

人參　乾薑　附子　桂　吴茱萸

上盛下虚屬陽盛陰虚

忌升散　下　助陽補氣　復忌破氣　燥熱辛
宜降　益陰　甘寒　酸寒　佐以鹹寒　苦寒
蘇子　生地　沙參　牛膝　枇杷葉　枸杞子
麥冬　天冬　白芍　玄參　山茱萸　五味子
黃蘗　童便

心虛八證

忌升發　破氣　苦寒　辛燥　大熱　諸藥錄後
宜補血　甘溫　酸斂　佐以鹹寒　鎮墜
生地黃　龍眼肉　人參　石斛　丹參　茯神
炙甘草　酸棗仁　五味　栢仁　遠志　炒鹽

癲癇驚邪屬心氣虛無有熱痰忌同上宜清熱豁痰合心虛加麥門冬　犀角　羚羊角　竹瀝　天竹黃　牛黃　胆星　貝母　琥珀　金箔

心煩不得眠屬心血虛有熱忌同上宜養陰血清熱加白芍藥　玄參　黃連　淡竹葉　沙參

怔忡心澹澹動盜汗屬心血虛汗者心之液也忌同上宜補斂清熱合心虛加當歸　黃芪　芍藥　黃芩　黃柏

伏梁屬心經氣血虛以致邪留不去

忌破血　汗　下

三稜　蓬莪　薑黃　䗪蟲　紅藍花　水蛭

桃仁已上破血　諸藥錄後

宜活血　涼血　散熱通結　辛鹹

當歸　乳香　五靈脂　沒藥　赤芍藥　鬱金

遠志　菖蒲　延胡索　茯神　參用東垣伏梁

丸治之

肝虛十證

忌收斂　破氣　苦寒下　諸藥錄後

宜辛散　甘緩

當歸　陳皮　生薑　地黃　甘菊　甘草　胡麻

穀精草　决明子　刺蒺藜　因鬱而虛者加細辛
縮砂蜜　沉水香　川芎　香附

轉筋屬血虛

忌下　後忌升　燥熱　閉氣　苦寒　破氣藥
二术　黃耆　銀杏　猪脂　羊肉　麪已上閉氣

宜酸　辛　甘平
木瓜　牛膝　當歸身　石斛　續斷　陳皮
芍藥　炙草　縮砂蜜

目昏目光短屬肝血虛及腎水真陰不足

忌破氣升　燥熱　諸藥錄後

宜補肝藥滋腎　甘温益血　甘寒除熱

甘枸杞　生地黄　甘菊花　沙苑蒺藜　穀精草

五味子　决明子　天門冬　麥門冬

目翳屬肝熱兼腎水不足

忌破氣　升　燥熱　苦寒　諸藥錄後

宜補肝血　除熱　退翳

甘菊花　生地黄　决明子　石决明　沙苑蒺藜

羚羊角　犀角　黄連　伏翼糞　木賊

穀精草　密蒙花　人爪　蟬蜕

石蟹　真珠　琥珀

亡血過多角弓反張或小腹連陰作痛屬肝血虛有熱

忌同肝血虛

宜補血清熱　甘寒　甘温　酸寒　鹹寒　辛潤

當歸　生地黄　白芍藥　炙草　牛膝　麥冬

童便　牡丹皮　甘菊花　有汗加人参　黄耆

棗仁　五味子

偏頭痛屬血虛肝家有熱不急治久之必損目忌同目昏

宜養血清虛熱　甘寒　酸寒　辛寒

生地黄　天門冬　甘菊花　白芍藥　當歸

川芎　烏梅　炙甘草　土茯苓　金銀藤

黑豆　有火實者加黃連酒炒大黃酒蒸芎藭

石膏　雨前茶

目黑暗眩暈屬血虛兼腎水真陰不足忌同上

宜養血補肝清熱　甘寒　甘平　酸寒　苦寒

生地黃　枸杞子　甘菊花　五味子　白蒺藜

當歸　薯蕷　甘草　山茱萸　白芍藥

天門冬　黃蘗

肥氣屬氣血兩虛肝氣不和逆氣與瘀血相併而成忌同

上苦寒

宜和肝散結氣兼行氣血凝滯　甘溫　甘平

川芎　當歸　沉香　乾薑　肉桂　橘皮　紅花
鬱金　延胡索　赤芍藥　香附　山查　紅麴
砂仁　參用東垣肥氣丸治之

脾虛十二證

忌下降泄破氣苦寒諸藥錄後

宜甘温佐以辛香酸平

人參　大棗　黄耆　薯蕷　炙甘草　白茯苓
蓮肉　橘紅　藿香　木瓜　白藊豆　白豆蔻
白芍　棗仁

飲食勞倦傷脾○發熱○或飲食不消化○補藥中加麥蘖穀蘖○

忌破氣 消導尅伐 苦寒 復忌燥

草果 枳實 檳榔 蓬茂 三稜

宜補中益氣 甘溫 升 酸

人參 黃耆 朮 炙甘草 大棗 白芍藥

柴胡 升麻 石斛 麥門冬 橘紅 酸棗仁

停飲為恣飲湯水或冷茶冷酒所致

忌下 酸斂 濕潤 滯膩

桃仁 郁李仁

宜健脾利水 淡滲 兼辛散

人參 白朮 半夏 茯苓 橘皮 澤瀉 豬苓

木通　桑白皮　旋覆花　紫蘇　白豆蔻

水腫屬脾氣虛

忌破氣　下泄　濕潤　鹹　苦寒

食鹽　商陸以上鹹　諸藥錄後

宜補脾益氣　燥濕　利水　辛香　甘溫　佐以

淡滲

人參　二术　薏苡仁　橘皮　薯蕷　桑白皮

木瓜　茯苓　赤小豆　香薷　猪苓　縮砂蜜

澤瀉　薑皮

脾虛中滿屬脾氣虛兼脾陰虛

忌破氣　下　消導　利水　甘

飴糖　大棗　蜜　甘草已上諸藥錄後

晝劇夜靜屬脾氣虛宜補氣健脾　甘溫　淡滲

佐以辛香

人參　二朮　白芍藥　茯苓　橘紅　桑白皮

薑皮　藿香　車前子　縮砂蜜　無熱證佐以桂

夜劇晝靜屬脾陰虛宜補脾陰兼制肝清熱　甘平

酸寒　淡滲

酸棗仁　石斛　蓮肉　白芍藥　橘皮　白扁豆

五味子　蘇子　木瓜　桑白皮　茯苓　車前子

噎膈屬氣血兩虛繇於血液衰少而非痰氣壅逆所成

忌破氣升　復忌下　消導　燥　苦寒　辛熱

宜降　清熱潤燥　甘溫甘平以益血　佐辛香順氣

蘇子　橘紅　枇杷葉　人參　白芍藥　酸棗仁

人乳　牛乳　蘆根汁　薑汁　龍眼肉　白豆蔻

蔗漿　梨汁　韭汁

脾泄屬氣虛

忌破氣　下　消導　苦寒　諸藥錄後

宜溫中補氣　升清　甘溫　甘平　佐以辛香

人參　白朮　炙甘草　薯蕷　白藊豆　車前子

蓮肉　茯苓　白芍藥　升麻　肉豆蔻　縮砂蜜
柴胡　橘皮　白萊菔　木香　丁香　藿香
兼有濕及痰經年不愈糞色白者須服九製松脂

健忘屬氣血兩虛
忌升　燥熱　複忌苦寒　辛散　諸藥錄後
宜益脾陰兼補氣　酸斂　甘溫　甘寒　辛平通竅
酸棗仁　白芍藥　人參　黄芪　丹參　炙甘草
五味子　龍眼肉　茯苓　茯神　遠志　柏子仁
麥門冬　石菖蒲

倦怠嗜卧屬脾氣不足　忌破氣　消導　苦寒

宜補氣　兼健脾　甘温　辛香

人参　白术　炙甘草　黄耆　茯苓　白扁豆

薯蕷　穀蘗　縮砂蜜　橘皮　藿香　白豆蔻

脾虚腹痛按之則止屬血虚

忌破氣　破血　香燥　苦寒　諸藥録後

宜益氣補血　甘温　酸平

酸棗仁　炙甘草　人参　大棗　石斛　龍眼肉

麥門冬　白芍藥

痞氣屬脾氣虚及氣鬱所致忌破氣　下濕潤　苦寒

宜健脾　兼散結滯　甘温　辛香

人參　白芍　橘紅　縮砂　藿香　穀蘗

麥蘗　紅麯　香附　吳茱萸　木香　參東垣痞氣丸治之

肺虛七證忌補氣升散辛燥溫熱諸藥餘錄後

宜清熱降氣酸歛潤燥

貝母　蘇子　沙參　百部　天門冬　麥門冬

百合　杏仁　蜜　梨　柿　枇杷葉

桑白　五味　五倍子　無熱加人參

齁喘屬肺虛有熱因而痰壅忌破氣升發散收澁

訶子　亞芙蓉　粟殼已上收澁餘錄後

宜降氣　消痰　辛涼　甘寒　苦平

枇杷葉　蘇子　貝母　竹瀝　桑根白　栝樓根
款冬花　百部　百合　薄荷　天門冬　麥門冬
馬兜鈴　沙參　前胡　白前　射干

欬嗽吐血痰并聲啞屬肺熱甚
忌升破氣氣復忌補氣　破血　辛燥　熱　收澁
宜降氣清熱潤肺生液津　涼血益血　甘寒　甘
平鹹寒佐以苦寒
生地黄　鬱金　蒲黄　茅根　白及　阿膠
側柏葉　童便　知母

肺痿屬肺氣虛有熱　忌宜俱同肺虛

龜胞屬肺熱有痰 忌宜俱同齁喘欬嗽

息賁屬肺氣虛痰熱壅結所致 忌破氣 辛熱 補斂

宜降氣清熱開痰佐以散結

橘皮 白豆蔻 白芥子 旋覆花 射干

桔梗 桑白皮 參用東垣息賁丸治之

腎虛即腎水真陰不足

忌升 破氣 利水 溫熱 辛燥 補命門相火

仙茅 巴戟天 葫蘆巴 人參 補骨脂 鹿茸

人胞 已上補命門相火 餘藥錄後

宜滋陰 潤 生精補血 除熱 甘寒 酸寒

苦寒　鹹寒

地黄　牛膝　枸杞子　人乳　肉蓯蓉　柏子仁

胡麻　杜仲　山茱萸　續斷　天門冬　麥門冬

知母　黄蘗　五味子　鱉甲　兔絲子　車前子

丹皮　童便　地骨皮　沙苑蒺藜　薯蕷

腎虛腰痛屬精氣虛　忌破氣　燥熱　宜同腎虛

骨乏無力屬陰精不足。腎主骨故也。忌宜俱同腎虛。

骨蒸潮熱屬精血虛極，以致陽無所附，火空上炎。忌宜俱同腎虛

傳尸勞　忌同腎虛　宜除熱益陰　殺勞蟲　兼清鎮

諸藥同腎虛加　鬼臼　乾漆　漆葉　胡黄連

蘆會　象膽　獺肝　安息香　丹砂　磁石
神水
五心煩熱屬真陰不足　忌宜俱同腎虛
夢遺泄精屬腎虛有火　忌同腎虛
宜滋陰生精補血　除熱　酸歛　佐以澀精
石斛　蓮花蕊　生甘草　龍骨　魚膠　蓮肉
牡蠣　縮砂蜜　覆盆子　遠志　韭子
小便短澀熱赤頻數屬腎虛有火　忌宜俱同腎虛
溺有餘瀝屬氣虛　忌同腎虛　宜亦同腎虛以五味子
黃蘗人參為君加兔絲子覆盆子為臣益智為佐如

覺平日肺家有熱或欬嗽有火者忌人參用沙參

溺血血淋屬腎虛有火熱傷血分忌同腎虛

宜同腎虛加側柏葉阿膠茅根韭白乾地黃

戎鹽　蒲黃

傷精白濁屬房勞過度以致精傷流出似白濁證

忌利小便燥辛熱　宜同腎虛

五淋屬腎虛兼有濕熱　忌同腎虛　宜亦同加清濕熱

茯苓　黃檗　車前子　石斛　萆薢　薏苡仁

精塞水竅不通屬房慾不竟或思慾不遂或悞泄忍精或

老人氣不足以送精出竅忌破氣　下　利小便　燥熱

宜行敗精　壯實人宜兼泄火　老人宜兼補氣血外

治用吮法

牛膝　生地黃　當歸　桃仁　車前子　鹿角霜

紅花

齒浮真牙搖動及下齦軟或齒衂屬腎虛有熱

忌同腎又忌當歸芎藭

宜益陰　涼血　固腎　諸藥畧同腎虛應以地黃黃

檗五味子為君桑椹牛膝沙苑蒺藜鹿茸天門冬為

臣龍骨牡蠣為使

下消屬腎陰虛火伏下焦　忌同腎虛

宜清熱及峻補真氣　潤　酸歛　諸藥同腎虛宜

以黃檗五味子生地黄天門冬麥門冬人參為君石斛牛膝知母人乳童便為臣地骨皮青蒿側柏為佐

善恐屬腎氣虛腎藏志故也　忌破氣苦寒諸録後

宜補氣強志辛平甘温佐以辛香

人參　遠志　茯苓　酸棗仁　柏子仁　沉水香

鹿茸　石斛

陰竅漏氣屬腎氣虛不固。腎主納氣。虛則不能納故也。

忌破氣　降　香燥辛熱

蘇子　鬱金　降香　橘皮　沉水香　通草　已上降

白豆蔻　木香　香附已上香燥　餘藥錄後

宜補真氣　酸斂　固澀

人參　五味子　山茱萸　覆盆子　龍骨　牡蠣

遠志　枸杞子　益智子　金櫻子　沙苑蒺藜

蓮鬚　參用腎虛條內諸藥

疝屬腎虛寒濕邪乘虛客之所致。丹溪謂與腎經絕無相干者，誤也。又有先因濕邪為病，後成濕熱者，藥宜分寒熱先後二途。

忌升　破氣　苦寒　濕潤　諸藥錄後

宜補氣　通腎氣　除濕　又有陰虛有熱之人病此兼宜除濕

人参　黄耆　橘核　合歡子　荔枝核　牛膝
木瓜　杜仲　草薢　川楝子　巴戟天
虛寒而痛加桂　蘹香　補骨脂　仙茅　虛熱而
痛加黄蘗　車前子　濕盛者加朮

奔豚屬腎虛脾家濕邪下傳客腎所致○忌同疝無忌燥

宜補氣　健脾　辛温　散結
人参　薯蕷　桂　牛膝　山茱萸　蛇床子
蘹香　參用東垣奔豚丸治之

命門虛即元陽真火不足四證

忌下泄　破氣　發散　辛寒　苦寒　淡滲　燥

補腎水苦寒藥諸藥錄後

黃蘗　知母　生地黃　天門冬（已上補腎水苦寒藥）

宜益真陽之氣甘溫鹹溫　甘熱　酸歛

人參　人胞　肉蓯蓉　兔絲子　枸杞子　五味

石棗　鹿茸　覆盆子　巴戟天　補骨脂　附子

仙茅

陰痿屬命門火衰下焦虛寒　忌同命門虛

宜同命門虛加　海狗腎　蛇床子　原蠶蛾

牛膝　雀卵　狗陰莖

腎泄即五更及黎明泄瀉者是也。亦名大瘕泄。屬命門真

火不足○忌同命門虛　宜益氣　甘温　酸歛

肉豆蔻　補骨脂　人參　薯蕷　蓮肉　砂仁

吳茱萸　五味子　木香

小腸虛遺尿屬小腸氣虛兼腎不足　忌破氣　辛散

燥熱　宜補氣　甘温　酸温

人參　黃耆　麥門冬　五味子　山茱萸

遺尿宜固澀加益智龍骨金櫻子牡蠣

膽虛二證　忌汗下　苦寒　破氣　燥　吐

山梔　瓜蒂　藜蘆　鹽湯　常山已上吐　餘錄後

宜甘温　甘平　酸歛　佐以微辛

穀精草　人參　當歸　決明子　甘草　木賊草

白芍藥　竹葉　竹茹　酸棗仁

病後不得眠易驚屬膽氣虛　忌破氣升發　燥熱

宜補膽氣甘温辛温酸平

酸棗仁　人參　甘草　竹葉　當歸　竹茹

白芍藥　橘皮

胃虛　七證忌下　破氣　苦寒　燥熱　諸藥錄後

宜益氣甘平甘淡酸

人參　白朮　稨豆　蓮肉　石斛　橘皮　茯苓

木瓜　芍藥　無寒加生薑白豆蔻縮砂蜜　兼熱

加竹茹　枇杷葉　麥門冬　蘆根汁　蔗漿

胃弱不納食及不思飲食。忌宜俱同胃虛，仍分寒熱治。

胃虛嘔吐。宜分寒熱，忌宜俱同胃虛。

霍亂轉筋。屬胃虛，猝中邪惡氣及毒氣，無有停滯所致。轉筋與肝經血虛不同。

忌閉氣　滯臟　收斂　溫補　大熱

宜調氣和中　辛散　消導

兼於暑，必口渴或口乾齒燥，口苦，小水短赤。

白梅　滑石　石膏　甘草　橘皮　絲瓜葉

香薷　木瓜　石斛　童溺　食鹽　縮砂蜜

泥漿　厚朴　白藊豆并葉

繇於寒則小水清白不渴不熱

縮砂蜜 丁香 橘皮 藿香 甚者加吴茱萸肉

桂外治用杉木楠材煎湯浸洗

絞腸痧屬胃氣虚猝中天地邪惡穢污之氣

忌温補斂 尤忌火酒生薑蒜及穀氣米飲熱湯入

口即死

宜通竅辟惡 辛散 鹹寒

龍腦香 蘇合香 藿香 檀香 乳香 芒硝

童便 煎藥亦宜冷服

中惡腹中疞痛屬胃氣虚惡氣客之所致 忌同絞腸痧

宜辟惡氣　通暢胃氣　辛散

龍腦香　檀香　麝香　孕婦忌用　牛黄　乳香　蘇合香

沉水香　丹砂　雄黄　鬼臼　藿香　白豆蔻

石菖蒲　橘皮　木香　遠志　乾姜　桂

反胃屬氣虛中酒屬胃弱

忌破氣　升　苦寒　甘　燥熱　諸藥錄後

宜補氣　降氣　和胃　清熱　酸斂以制肝

枇杷葉　人參　蘇子　橘皮　木瓜　麥門冬

蘆根汁　竹茹　石斛　梅醬　蔗漿　白茯苓

白芍藥　若因虛寒而得者加生薑　术　白豆蔻

藥症忌宜　胃虛　大腸虛　卷十七

大腸虛四證忌破氣下燥熱諸藥錄後

宜補氣　潤燥　甘溫

人參　黃耆　麥冬　五味　白芍　炙草

虛熱便閉不通屬血虛津液不足

忌破氣　下　燥熱　苦溫　損津液　郁李仁（損津液）

宜生津液　潤燥　涼血　益血

生地黃　五味　麥冬　天冬　芝麻　麻仁

肉蓯蓉　生蜜　當歸　蘆會　炙草

虛熱滑泄不禁屬氣虛忌破氣下　濕潤　苦寒

宜補氣升　甘溫　酸斂

人參　黃耆　白朮　炙甘草　吳茱萸　肉豆蔻
蓮肉　升麻　木瓜　補骨脂　五味子　赤石脂

腸鳴脫肛屬氣虛兼有濕熱　忌同大腸虛
宜補氣　升提　除濕熱
人參　黃耆　炙草　白朮　蓮肉　白扁豆
升麻　乾葛　柴胡　黃蘗　防風　白芍藥
黃連　黃芩　樗根白皮　外用五倍子傅之

膀胱虛　三證　忌破氣　燥利小便　宜補氣　酸歛
人參　五味子　山茱萸　益智子　金櫻子

小便不禁屬氣血虛　忌降下　濕潤　燥熱

宜同膀胱虛加　牡蠣　龍骨　鹿茸　桑螵蛸
雞膍胵　頻數不能少忍加麥門冬　五味子
山茱萸　天門冬　黄檗　柏子仁　鱉甲
牛膝　甘枸杞子

遺尿屬本經氣虛見小腸虛條內因膀胱虛亦能致遺尿故復列此　忌宜俱見小腸虛

膀胱虛　忌宜俱同疝

三焦虛二證　忌破氣　降　復忌升發　苦寒
宜補中益氣　佐以辛溫
人參　黄耆　白术　益智子　沉香　五味子

短氣腹寒屬中氣虛　忌宜俱同三焦
心實即實火實熱（五證）　忌補斂　升熱　温燥
宜降火清熱　苦寒以折之　辛寒以散之　甘寒以
緩之　鹹寒以潤之
黄連　犀角　石膏　丹砂　牡丹皮　生甘草
滑石　竹葉　麥冬　童便　便結燥加芒硝大黄
發狂亦如之
譫語屬心家邪熱　舌破屬心火　煩躁屬心家邪熱及
心火内炎（煩屬心躁屬腎）　自汗屬心家有熱邪　發狂屬心家
有邪熱甚已上忌宜俱同心實

肝實五證忌補氣　升　酸歛　辛熱　辛溫　燥諸藥錄後

宜清熱降氣　苦寒　辛寒　甘寒　酸寒

橘皮　青皮　蘇子　黃連　龍膽草　生甘草

黃芩　柴胡　竹葉　青黛　赤芍藥

善怒怒則氣上逆甚則嘔血及飧泄

忌補　升　熱燥　閉氣　諸藥錄後

宜降氣　清熱　甘寒　酸寒　鹹寒　佐以辛散

蘇子　鬱金　青黛　麥冬　赤芍　生甘草

橘皮　蒲黃　當歸　砂仁　香附　生地黃

童便

善太息忽忽不樂　脇痛嘔血屬肝氣逆肝火盛肝血虛

忌宜俱同善怒

瘈搐屬肝家邪熱熱則生風風主掉眩故也　忌同善怒

宜清熱降氣利小便緩中

黄連　芍藥　丹砂　童便　生地黄　羚羊角

蘇子　麥冬　竹葉　茯苓　生甘草　甘菊花

木通

目赤腫痛屬血熱　忌同肝實善怒

宜涼血清熱　甘寒　苦寒　酸寒

生地黄　赤芍藥　穀精草　蜜蒙花　龍膽草

甘草 甘菊 荆芥 黄檗 大黄 連翹 黄連
玄參 山梔 竹葉 空青 曾青 木通 童便
芒硝 蕤核 急者宜以三稜針刺破眼眶腫處捋
出熱血立鮮遲則血貫瞳人目損矣

脾實即濕熱邪勝 六證

忌濕潤 收澀 滯膩 熱 鹹 甘 諸藥錄後

宜除濕清熱 利小便 辛散 風燥 苦寒

朮 山梔 猪苓 澤瀉 滑石 車前子
茯苓 防風 乾葛 黄連 枳實 白豆蔻

蠱脹繇於脾家濕熱積滯或內傷瘀血停積而成

忌補氣　甘温　燥熱

宜除濕　清熱　利小便　消積

車前子　木通　防已　猪苓　澤瀉　茯苓

烏鰠魚　葶藶　山查　紅麯　三稜　蓬朮

桑白皮

易饑屬脾家邪火　忌升　辛温　大熱　香燥

沉香　麝香　龍腦　豆蔻　藿香　縮砂蜜　已上香燥

宜清火除熱　生津液　益脾陰　甘寒　苦寒

酸寒

黄連　青黛　連翹　山梔　麥門冬　酸棗仁

芍藥　石膏　竹葉　石斛

中消口糜口脣生瘡屬脾家熱　忌温燥熱

宜甘寒　酸寒　苦寒　辛寒

麥門冬　甘草　烏梅　黄連　黄蘗　生地黄

白芍藥　玄參　連翹　乾葛　石膏　龍膽草

栝樓根　大青　竹葉

濕熱腹痛按之愈甚　忌閉氣　酸斂　温熱　燥

宜利小便　兼升提　苦寒

滑石　木通　黄連　黄芩　升麻　柴胡　葛根

防風　車前子不愈加熱大黄即土鬱則奪之義也

肺熱八證忌斂澀　補氣升燥熱酸鹹

宜降氣潤　甘寒　苦寒　佐以辛散

枇杷葉　蘇子　桑白皮　貝母　杏仁　白前

天門冬　前胡　車前子　知母　桑黄　石膏

栝樓根　黄芩

喘急屬肺有實熱及肺氣上逆忌同肺實宜亦同加桔梗

甘草　栝樓仁　玄參　青黛

聲重氣壅痰稠屬肺熱忌宜俱同肺熱

喉癬肺脹肺癰屬肺熱　忌同肺實

宜清熱　消痰　降火　解毒散結　甘寒　苦寒

辛寒

桑白皮　桑黄　黄芩　栝樓根　貝母　薏苡仁

虎耳草　戩米　連翹　鼠黏子　甘草　敗醬草

吐膿血血痰欬嗽嗽血屬肺家火實熱甚此正邪氣勝則

實之謂忌同肺實宜清熱降氣凉血豁痰

枇杷葉　桑白皮　童便　蘇子　剪草　蒲黄

麥門冬　天門冬　百部　桑黄　百合　甘草

生地黄　薏苡仁　貝母　白及　桔梗　紫菀

白芍藥　欵冬花

上消屬肺家實火及上焦熱　忌同肺實

上

宜降氣　清熱　補肺　生津　甘寒　苦寒　酸寒

辛寒

蘇子　桔梗　百部　百合　麥門冬　枇杷葉

黃芩　沙參　黃連　葛根　桑白皮　天門冬

知母　玄參　石膏　甘草　栝樓根　五味子

蘆根　冬瓜　人乳　天酒　白芍藥　䈽竹葉

腎無實故無瀉法

命門實（二證）忌補氣　溫熱　宜苦寒　甘寒　鹹寒

天門冬　麥門冬　黃蘗　知母　玄參　木通

牡丹皮　車前子　澤瀉

藥症忌宜　命門實　小腸實　八　卷廿三

強陽不倒屬命門火實孤陽無陰所致此證多不治

忌同命門實　宜亦同加五味　童便　生地黄

水竅澀痛屬命門實火　忌同命門實

宜清熱利竅　甘寒　苦寒　鹹寒　佐以淡滲

車前子　黄檗　知母　黄芩　牛膝　生地黄

天門冬　甘草　童便　茯苓　木通　麥門冬

小腸實一證　忌斂澀補氣

宜通利　淡滲　苦寒　甘寒　鹹寒

車前子　茯苓　木通　黄檗　知母　生甘草

麥門冬　黄芩　黄連　牛膝　童溺　生地黄

小水不利及赤或澀痛尿血　忌宜俱同小腸實

膽實二證　忌汗吐下

宜和解　辛寒　甘寒　苦寒　辛溫

柴胡　黃芩　半夏　生薑　甘草　龍膽草

橘皮

口苦耳聾脇痛往來寒熱　忌同膽實　宜用仲景小柴胡湯隨所見兼證加減

鼻淵屬膽移熱於腦　忌辛溫　燥熱

宜清熱　補腦　甘寒　甘平　佐以辛寒

天門冬　沙參　薄荷　柴胡　辛夷　沙苑蒺藜

甘菊花　石棗　黄芩　玄參　知母　生地黄

胃實六證忌升補歛辛温燥熱濕潤

宜下如邪未結宜清熱發散苦寒辛寒甘寒

大黄　枳實　知母　石膏　葛根　竹葉　大青

小青　青黛　麥冬　甘草

譫語發狂發斑棄衣而走登高而歌屬胃家邪熱實　忌

同胃實宜亦同如大便結者加芒硝亟下之發斑

者加鼠黏子玄參栝樓根多用石膏為君便結亦加

大黄下之

嘈雜吞酸口臭口淡數欲飲食屬胃火　忌同胃實

宜清熱降火　苦寒　甘寒　辛寒

黃連　青黛　連翹　麥冬　石斛　蘆根汁

竹葉　石膏

嘔吐屬胃火者必面赤小便短赤或澀大便多燥口苦或乾渴忌同胃實宜亦同加枇杷葉　竹茹　木瓜

蘆根　橘皮　通草　茯苓

大腸實四證忌補斂燥熱宜潤下苦寒辛寒

麻仁　桃仁　黃連　黃芩　槐花　生地黃

大黃　石膏　知母　枳殼

便鞕閉忌同大腸實宜亦同加芒硝　豬膽　檳榔

郁李仁　石蜜

臟毒腸風下血屬大腸濕熱　忌下　燥熱

宜清熱凉血　兼升　甘寒　苦寒

槐花　地榆　黄連　黄芩　生地黄　白芍藥

荆芥　防風　甘草　紅麹　側柏葉　白頭翁

蒲黄　雞子　葛穀

腸癰屬大腸實火　忌同腸風下血

宜下　苦寒　解毒

大黄　白芷　白及　白歛　白藥子　忍冬藤

連翹　甘草　黄連　黄耆　生地黄　天明精

明礬一　黄蠟　生蜜已上三味作丸

膀胱實一證　忌燥熱收澀　宜潤淡滲

知母　黄檗　木通　瞿麥　車前子　滑石

茯苓　豬苓　澤瀉

癃閉屬膀胱實熱　忌破氣　發散　燥熱　如屬水液

不足無忌利小便

宜同膀胱實佐以升提　升麻　柴胡

三焦實三證　忌補斂　升　燥熱

宜降　清熱　調氣　甘寒　苦寒　鹹寒

蘇子　麥冬　知母　黄檗　玄參　山梔

黃芩　黃連　童便

喉痺即纏喉風屬少陽相火少陰君火並熾經曰一陰一陽結為喉痺一陰者少陰君火也一陽者少陽相火也

忌同三焦實

宜辛散　佐以苦寒　鹹寒　急則有鍼吹吐三法

鼠黏子　射干　黃連　黃蘗　山豆根　麥門冬

生犀角　知母　玄參　童便　山慈菇　苦桔梗

續隨子　蘇子　貝母　甘草

急治用膽礬朴硝牛黃為末和勻吹入喉中又法用明礬三錢巴豆七粒去殼同礬煅礬枯去巴豆即取

礬為細末吹入喉中流出熱涎即寬

頭面赤熱屬上焦火升忌同三焦實

宜降　清熱　甘緩　佐以酸斂

蘇子　天冬　麥冬　玄參　薄荷　枇杷葉

梨汁　柿　蔗　童便　五味　栝樓根

芍藥

赤白遊風屬血熱熱則生風故善遊走俗名火丹小兒多

患此大人亦時有之忌同三焦實

宜清熱　涼血　兼行血　辛寒　甘寒　苦寒

鹹寒

黄連　黄檗　蒲黄　生地黄　生甘草　牡丹皮
連翹　玄参　牛膝　牡丹皮　紅藍花　鼠黏子
藍汁　苧根　童便　赤芍藥
宜兼外治砭出熱血及用漆姑草慎火草搗爛敷之
即易愈

諸瘧熱多忌辛熱宜清熱
貝母　石膏　橘紅　乾葛　滑石　麥門冬
竹葉　牛膝　知母　黄芩　柴胡　何首烏
茯苓　烏梅　牡蠣　鱉甲

寒多忌苦寒宜辛温

桂枝　薑皮　人參　白朮　蒼朮　草豆蔻

黃耆　當歸　橘紅　半夏　炙草　白豆蔻

汗多忌散宜補歛

人參　白朮　黃耆　秋冬加桂枝

無汗忌補歛宜疏散

乾葛　柴胡　石膏　羌活　薑皮　人參　蒼朮

瘧母忌純補宜補中行滯

鼈甲　射干　牡蠣　三稜　桂　縮砂蜜

橘皮　青皮　人參

諸痢忌破　閉氣　收澀　燥　温熱　鹹寒　滑膩

宜清熱消積　開胃氣　升　利小便

黄連　黄芩　白芍　紅麴　山查　廣橘紅

升麻　葛根　甘草　滑石　蓮肉　白穭豆

烏梅　如胃弱加人參三四錢　蓮子四十粒　桔紅二錢

升麻二錢　如腹痛以黄連四錢　白芍三錢　炙草一錢五分

黄檗一錢　升麻七分　煎服　如裏急同上藥加當歸二錢

如後重甚加檳榔一錢五分　枳殻一錢五分　木香汁七匙　如口

渴去木香倍滑石　如小便亦澀短少或不利亦倍之

赤多倍烏梅山查紅麴　白多加吳茱萸七分　惡心欲

嘔即噤口痢　多用人參蓮肉穭豆白芍以綠色升麻

七分佐之久痢不止加肉豆蔻一錢人參三錢砂仁一錢五分白茯苓二錢

泄瀉

忌濕潤破氣下苦寒滑利

宜安胃補脾升利小便

人參　茯苓　蓮肉　白朮　升麻　車前子　橘紅　藿香　木瓜　乾葛　炙草　白萊菔　藊豆　虛寒者加肉豆蔻　補骨脂　吳茱萸　虛熱者去白朮加川黃連　倍芍藥　蓮肉　暑濕為病則小水短赤或口渴倍用薑炒黃連為君佐以乾葛升麻豨於感風寒者二朮吳茱萸砂仁陳

皮乾姜紫蘇主之若縣飲食停滞者兼消導山查麥芽神麴陳皮肉豆蔻

諸疸忌破氣閉氣下鹹　滑利滞膩潤燥熱　有瘀血者兼忌酸寒

宜清熱利水除濕養胃氣有停滞者宜消積滞　有瘀血者宜行血

茵陳蒿黄連苜蓿酒疸非此不愈梔子紫草滑石栝樓根秦艽車前子白鮮皮黄芩茯苓仙人對坐草連錢草一名蟹靨草一名九里香取汁入姜汁少許飲之良

虚者加人參停滞者加紅麴橘穀麥蘖山查瘀血加

琥珀牡丹皮紅麴紅花桃仁延胡索蒲黄五靈脂韭

元氣壯實者服前藥瘀血不行可加熟地黄庢勿用

痰鬱於熱忌燥温熱補斂升諸藥錄後

宜降潤清熱苦寒辛寒佐以鹹寒

蘇子　橘紅　黄芩　薄荷　枇杷葉　桑白皮

百部　桔梗　貝母　蛤粉　栝樓根　栝樓仁

天冬　麥冬　竹瀝　童便　膠固者加霞天膏

痰鬱於風寒忌補斂酸鹹濕潤諸藥錄後

宜降氣辛散

橘紅　蘇子　杏仁　天麻　前胡　桑白皮

半夏　南星　葛根　薄荷　白前　生薑汁

痰鬱於濕　忌潤　鹹　酸　滯膩　發濕諸藥錄後

宜健脾燥濕　辛散　佐以淡滲

人參　二朮　橘紅　半夏　茯苓　桑白皮

澤瀉

飲如涎而薄者或如涎而稠者伏於胞中及脾胃間或吐酸水苦水黃水綠水或伏而不吐上支心胞胃脘作痛不可忍按之不得下或發寒熱嘔吐不能飲食

忌宜俱同脾虛證內停飲條

諸氣氣有餘即是火　忌升　閉氣　酸斂　滯膩

虛者宜降　補歛　調温　酸　辛　甘

枇杷葉　蘇子　橘紅　甘蔗　麥門冬　蘆根汁

白豆蔻　鬱金　甘草　童便　番降香　沉水香

五味子　芍藥　因虛極而氣不得行者加人參

實者宜破散　香燥　辛苦　辛寒

枳殼　青皮　檳榔　厚朴　木香　縮砂蜜

沉香　香附　烏藥　降香　藿香

諸鬱忌酸歛　滯膩　補氣　閉氣　諸藥錄後

屬情抱者宜開發志意　調氣散結　和中健脾

遠志　貝母　鬱金　香附　石菖蒲　白豆蔻

蘇子　橘紅　木香　麥冬　蘇合香　縮砂密

屬五臟者　木鬱達之宜升吐

升麻　柴胡　川芎　瓜蔕　人參蘆

火鬱發之宜散

升麻　葛根　柴胡　防風　羌活

土鬱奪之宜下

檳榔　枳實　厚朴　大黄

金鬱泄之宜降

桑白皮　赤小豆　橘紅　蘇子　猪苓　澤瀉

車前子　烏鰂魚　木通

關格　忌升　補斂　閉氣　酸　諸藥錄後

宜降下　辛寒　辛温

白豆蔻　沉香　丁香　蘇子　橘紅　龍膽草

蘇合香　生薑　藿香　次用大黃　車前子

黃檗　知母　滑石　木通　牛膝

噦症　俗呼呃逆　忌破氣　升散

宜補斂　甘温　甘寒

炙甘草　麥門冬　人參　黃芪　石斛　五味子

益智子　白芍藥

傷寒失下而發者　忌補斂　酸　燥熱　滯膩　諸藥錄後

宜下大小承氣之類便不鞕閉按之腹中和軟未經汗

吐者宜辛寒解表白虎湯之類

氣逆衝上而發者忌升補　諸藥錄後

宜降氣　甘寒　鹹寒　枇杷葉　蘆根汁　麥門冬

蘇子　橘紅　竹茹　童便

因痰水停膈而發者忌升　潤　苦寒　甘寒　酸寒

諸藥錄後　宜降氣開痰辛散

桑白皮　蘇子　貝母　橘紅　半夏　旋覆花

白豆蔻　生薑

吐血咯血鼻衄齒衄耳衄舌上出血忌升提發散　下

破血　補氣　閉氣　破氣　温熱　辛燥
　復忌極苦寒傷胃　諸藥錄後
　宜降氣　清熱　涼血　益陰　兼行血　鹹寒酸寒甘寒
　蘇子　麥冬　天冬　橘皮　枇杷葉　生地黄
　降香　鬱金　沙參　牛膝　生地黄　枸杞子
　五味　阿膠　鼈甲　青蒿　牡丹皮　犀角屑
　芍藥　剪草　童便　茅根　白藥子　側柏葉
　椶灰　藕節　當歸　蒲黄　小薊

蓄血　發熱積瘀不行　忌破氣　復忌補氣　下　苦寒
　辛燥　諸藥錄後　　辛行血　辛温　佐以鹹寒

瘀血行後宜補血益脾和肝
紅藍花　桃花　鬱金　乳香　延胡索　桂有火勿用
當歸尾　沒藥　䗪蟲　蒲黃　蘇方木　番降香
穿山甲　紅麴　韭汁　童便　五靈脂　麒麟竭
赤芍藥　桃梟　甚者用大黃花蕊石瘀行則止勿
過劑如元氣虛脾胃素弱者慎勿輕用大黃如瘀血
行後宜生地黃　川續斷　當歸身　牛膝　大棗
芍藥　酸棗仁　龍眼肉　枸杞子　石棗　炙草
頭痛挾風寒者忌補歛藥錄後　宜辛溫發散
羌活　防風　細辛　蔓荊子　荊芥　薄荷

川芎　藁本　升麻　白芷　生薑　葱白

頭痛挾邪熱者　忌同挾風寒　宜辛寒　苦寒　解散

石膏　薄荷　芽茶　黑豆　甘菊花　土茯苓

烏梅　黄芩酒炒　熱極目昏便燥者加酒蒸大黄

頭痛挾痰者　忌升　補斂　酸甘　滯膩　諸藥錄後

宜豁痰降氣　辛燥　蘇子　橘紅　朮　貝母

半夏　前胡　竹瀝　天麻

頭痛陰虛者　忌辛熱發散　諸藥錄後

宜補血益陰　甘寒　酸寒

生地黄　甘菊花　當歸　黄蘗　天門冬

麥門冬　枸杞子　忍冬　烏梅　白芍　五味

眉稜骨痛　忌宜俱同陰虛

齒痛　忌升　補斂　燥熱　辛温　諸藥錄後

宜清熱涼血　苦寒　甘寒　辛寒　鹹寒

竹葉　知母　黄連　黄芩　麥門冬　生地黄

黄蘗　玄參　石膏　薄荷　赤芍藥　牡丹皮

蘇子　甘草　童便　上下齦屬胃與大腸火宜熱

地黄　石膏　黄芩　黄連　麥門冬　赤芍藥

青黛　細辛　甘草　薄荷　生地黄　枇杷葉

蘇子　木通　西瓜皮灰　真牙浮動及黑爛屬腎

虛有火已見腎虛條内忌宜俱同

胃脘痛因火者　忌補斂　燥熱　諸藥錄後

宜降　苦寒　甘寒　鹹寒　辛寒

蘇子　橘紅　黃連　山梔　麥門冬　炙甘草

石膏　知母　玄參　童便

因寒者　忌破氣　滯膩　苦寒　諸藥錄後

宜辛溫發散　草豆蔻　橘紅　益智　丁香　桂

白朮　藿香　白蔻　吳萸　厚朴　香附　乾薑

縮砂蜜

因宿食者　忌升　補斂　苦寒　諸藥錄後

宜消導　兼降氣　因脾胃虛弱食停者消導加人參

山查　橘皮　草果　紅麴　草豆蔻　穀麥蘖

枳實　檳榔　青皮　厚朴　木　縮砂蜜

因瘀血者忌補氣酸歛諸藥錄後

宜辛溫苦溫以行血

桃仁　紅麴　紅花　韭菜　延胡索　山查肉

鬱金　肉桂　三稜　童溺　牡丹皮　赤芍藥

通草　牛膝　琥珀

因血虛者按之則痛止忌破氣復忌補氣燥熱　辛溫

宜潤　補歛　甘寒　甘溫

石斛　麥門冬　炙甘草　酸棗仁　白芍藥
當歸　生地黄
因蟲者　忌補　升　發散　甘　諸藥錄後
宜殺蟲　苦　酸　苦楝根　使君子　薏苡仁根
錫灰　檳榔　鶴虱　雷丸　蕪荑　大黄　烏梅
因惱怒者　虛弱入忌破氣　壯實入忌補氣　總忌酸
斂　升　諸藥錄後　宜降氣　辛溫
枇杷葉　白豆蔻　番降香　蘇子　木香　橘紅
縮砂蜜　延胡索　五靈脂
因痰飲者　忌宜俱見痰飲證下

腹痛因於寒忌苦寒下利　諸藥錄後
宜温中辛散　白朮　厚朴　吳茱萸　縮砂蜜
乾薑　桂　木香　橘皮　炙甘草
因於熱火在少腹則絞痛　忌辛散　香燥　補歛　諸藥錄後
宜甘苦寒　山梔仁　麥門冬　石斛　白芍藥
甘草　桔梗　黄芩　黄連　滑石　木通　戎鹽
諸痛不可按屬實　忌補氣大熱　諸藥錄後
宜破散　踈利　苦寒　枳實　青皮　蓬莪茂
檳榔　三稜　滑石　木通　大黄　有積滯宜用無者勿用
諸痛可按屬虛　忌破氣破血下利　發散　諸藥錄後

宜補氣血　甘温　酸歛　人参　黄芪　生地黄
二术　當歸　炙草　白芍　薯蕷　棗仁　五味

痺拘攣而痛也因風寒濕三者合而成風氣勝者為行痺
寒氣勝者為痛痺濕氣勝者為着痺

忌下　收歛　酸寒　苦寒　鹹寒　諸藥錄後

宜辛散　行氣　燥濕　甘寒　淡滲
漆葉　續斷　黄芪　草薢　甘菊花　車前子
甘草　防已　白术　防風　桑寄生　蔓荊實
羌活　獨活　秦艽　牛膝　白蘚皮　原蠶沙
木瓜　天麻　茯苓　澤瀉　威靈仙　海風藤

菖蒲　狗脊　杜仲　石斛　細辛　松節　松葉

痿屬濕熱經曰治痿獨取陽明忌破氣升辛熱發散

宜大補氣血清濕熱除濕甘寒甘溫苦寒酸寒

人參　黃芪　二术　麥冬　炙甘草　生地黃

木瓜　石斛　薏苡　黃檗　白芍藥　車前子

茯苓　澤瀉　木通　黃芩　川黃連

交腸其病大小便易位而出或因大怒或因醉飽遂至臟

氣乖亂不循常道法當宣吐以開提其氣使闌門清利得

司秘別之職則愈矣忌破氣燥熱諸藥錄後

宜升清降濁兼補氣淡滲

升麻　柴胡　蘇子　降香　橘紅　人參　朮

茯苓　澤瀉　豬苓　木通　滑石　車前子

鬼疰尸疰飛尸客忤此係天地陰邪殺厲之氣乘虛中人或遍身青黯或忽消瘦聲啞面色青黄不定或忽驚厥目直視手握拳或遍身骨節疼痛非常

忌破氣　復忌補氣　升燥熱　酸斂　諸藥錄後

宜辟惡氣　安神鎮心　辛香發散　金石鎮墜

牛黄　丹砂　琥珀　乳香　蘇合香　天竺黄

檀香　木香　麝香　沉香　龍腦香　安息香

真珠　雄黄　龍齒　犀角　金銀箔　代赭石

虎骨　獺肝　菖蒲　遠志　生地黄　天靈蓋

諸病應忌藥總例

補氣　人參　黄芪　二术　人胞　紅鉛

温補　人胞　紅鉛　白膠　鹿茸　人參　巴戟天

黄芪　白术　淫羊藿　肉蓯蓉　補骨脂

當歸　狗陰莖　兎絲子　蛇床子

大熱　附子　肉桂　仙茅　烏頭　陽起石　海狗腎

硫黄　羊肉　雀肉　天雄　葫蘆巴

破氣　青皮　枳實　枳殻　檳榔　厚朴　牽牛

閉氣　銀杏　二术　黄芪　米麪食　猪脂油

降氣　蘇子　鬱金　橘紅　沉香　枇杷葉　降真香

破血　烏藥　桃仁　紅花　乾漆　乳香　蘇方木　延胡索
没藥　薑黃　三稜　蓬茂　五靈脂　花蕊石
水蛭　蝱蟲　䗪蟲　肉桂　穿山甲　麒麟竭

升提發散　升麻　柴胡　川芎　紫蘇　麻黃
乾葛　羌活　獨活　防風　白芷　生薑
細辛　荊芥　前胡　藁本　葱白　薄荷

辛温辛熱發散　乾薑　桂枝　麻黃　吳萸
細辛　羌活　獨活　防風　藁本　川芎

白芷　葱白

吐　瓜蒂　梔子　豉　人參蘆、皂莢　藜蘆

常山　鰕汁　鹽湯

下　大黄　芒硝　巴豆　牽牛　枳實　玄明粉

厚朴

降泄　山梔　知母　玄參　天冬

利水　猪苓　澤瀉　木通　瞿麥　葶藶　海金沙

滑石　商陸　茯苓　萹蓄　琥珀　烏桕根皮

芫花　甘遂　大戟　車前　續隨子　漢防已

郁李仁

損津液　郁李仁　白礬　礬紅　半夏

歛攝　白芍　五味　醋　烏梅　白梅　酸棗仁

固澀　龍骨　牡蠣　粟殼　益智　山茱萸　桑螵蛸

肉果　蛇床子　阿芙蓉　金櫻子　原蠶蛾

蓮鬚　訶黎勒

消導　山查　麥牙　草果　檳榔　三稜　蓬茂

神麴　枳殼　枳實　綠礬　紅麴　萊菔子

橘紅　砂仁

開竅　麝香　檀香　龍腦香　蘇合香　安息香

香燥　沉香　麝香　豆蔻　龍腦香　縮砂蜜

藿香　香附　丁香　烏藥　木香

辛燥　火酒　蒜　半夏　南星　二术

辛熱　乾薑　胡椒　巴豆　吳萸　藤香　龍腦香

濕潤　地黃　當歸　天冬　知母　肉蓯蓉　栝樓仁

　　　猪脂　麻仁

滯膩　猪羊犬鵞肉　地黃　南麫　油膩　炙煿

滑利　榆皮　牛乳　柿　瓜　李　冬葵子

　　　桃　梨　蜜　青菜　蓴菜　椿根白皮

　　　酥　茄子

發濕　鰍魚　南麫

苦寒傷胃　山梔　黄檗　黄芩　黄連　大黄

苦參　玄參　知母　蘆會

補命門相火　鹿茸　附子　紅鉛　巴戟天　陽起石

白膠　人胞　肉桂　仙茅　淫羊藿　膃肭臍

補骨脂　狗陰莖　菟絲子　原蠶蛾

補腎水苦寒　黄檗　玄參　知母　天門冬

酸寒　牛膝　烏梅　芍藥

鹹寒　童便　芒硝　玄參　秋石

生冷　菱　梨　菜　李

甘　甘草　飴糖　大棗　蜜

鹹[illegible]　食鹽　商陸　堿水　鹿茸　蛤蜊　蟶

蠣黄

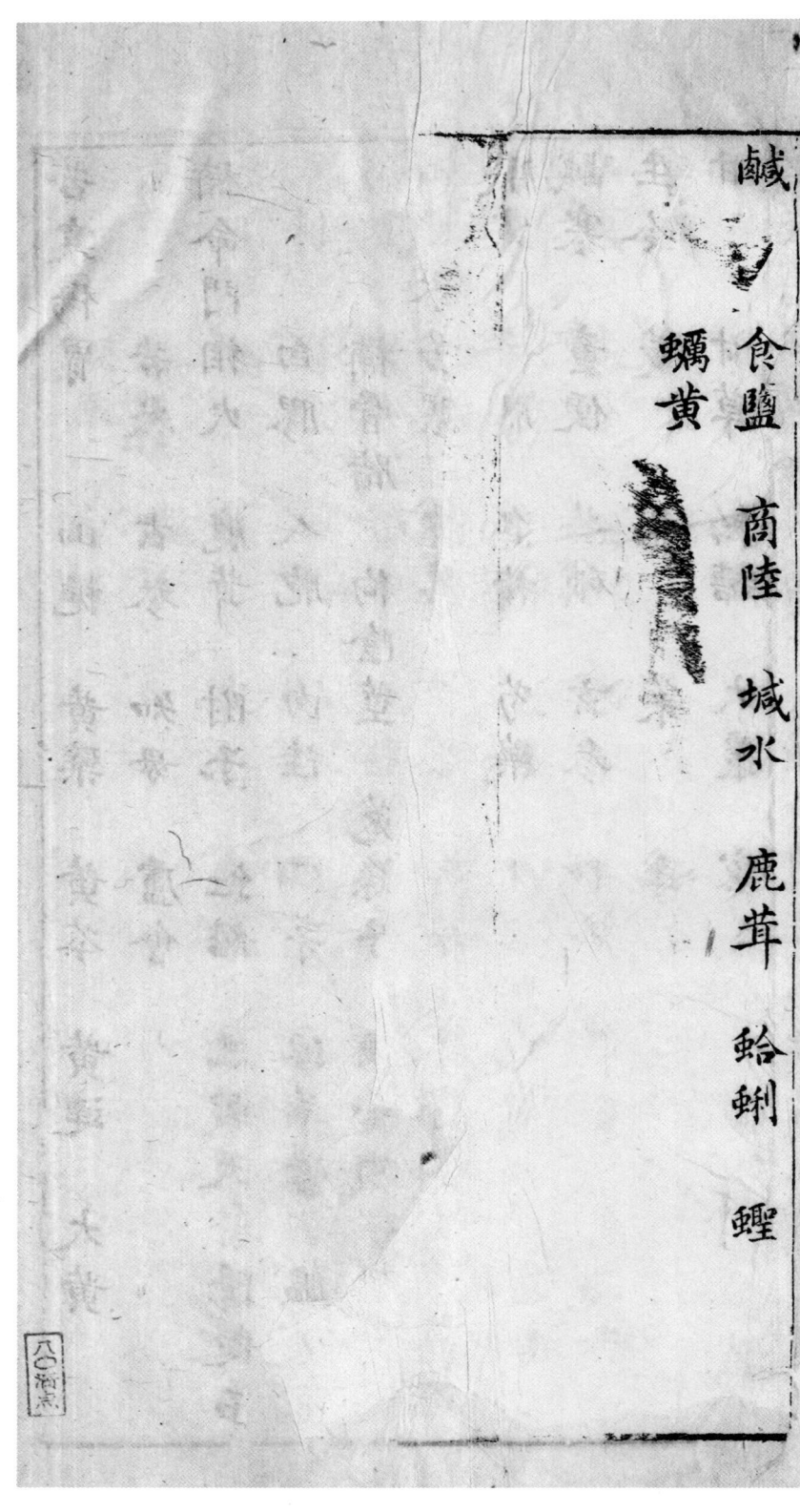